外科医の世紀
近代医学のあけぼの

外科の歴史は，過去1世紀の歴史である。それは痛みを感じない手術を可能にした1846年の全身麻酔の発見に始まる。これ以前の手術は，無知と苦痛と無益な闇に包まれていた。人類の知る最も激しい闘いの世紀が，この時からわれわれの前に繰り広げられた。

　　　　　　　　　　　　　ベルトラン・ゴセ

外科医の世紀
近代医学のあけぼの

Das Jahrhundert der Chirurgen

著／Jürgen Thorwald
訳／小川　道雄

へるす出版

Das Jahrhundert der Chirurgen

Jürgen Thorwald

Copyright © 1956 by Steingrüben Verlag · Stuttgart

Japanese translation rights arranged with
Droemersche Verlagsanstalt Th. Kamur Nachf.,
München through Japan UNI Agency, Inc., Tokyo.

序

　私がこの本の題名（訳者註：本書の原題の『外科医の世紀』をさす）となっている言葉を見つけたのは，家族の間でもほとんど話に出てこず，忘れられている母方の祖父ヘンリー・スティーブン・ハートマンの遺した記録の中だった。祖父は"この言葉"に何度も線を引いており，それを彼がどれだけ重視していたかが伝わってきた。

　祖父は1カ所に定住できないほどの旅行好きであった。その生活を2年間も中断したのは，私の祖母との結婚生活に入った時だけである。

　1846年10月16日，若きヘンリー・スティーブン・ハートマンはボストンのマサチューセッツ総合病院で，痛みからの解放を可能にする最初の全身麻酔手術，ゴセが外科の歴史上の一大転機と呼ぶ出来事に立ち会う機会があった。偶然にも彼は，外科が何千年もの間の幽閉から解放されたこの革命的な瞬間の証人となったのだ。この時まで，手術の際の激痛とその後に発生する感染と膿血症の脅威のため，外科手術が行える範囲はお話にならないほど小さく，わずかな緊急手術しか行われていなかった。しかし麻酔が行えるようになったこの瞬間，外科は自らの前に大きく広がる未墾の地，新しい世紀への扉を開いた。この未墾の地に外科の開拓者，探検者が入り込み，誰もがこの新しい世紀の寵児となった。それまでは考えられなかったような先駆的な手術や進歩が，巨大な潮流となって，やっと開かれた水門から流れ出した。そうした業績の集大成が，今日われわれの前に外科学としてそびえ立つ印象的な建造物なのである。

序

　祖父ヘンリー・スティーブン・ハートマンはドイツからアメリカに移住した教師の一族の出身である。初代の入植者であったカール・ウィルヘルム・ハートマンは，ニューイングランドでのきびしい入植時代に，教師としてだけでなく医師としても働かなければならなかった。もっともこの家長の医学知識と言えば，主にピューリタニズムの創設者でマサチューセッツの総督であったジョン・ウィンスロップが英国で書かせた『病気指南』という秘密めいた本からの知識に限られていた。後に私が見つけ出したこの指南書に説明されているのは，実際には9つの疾患，それに2種類の治療薬，すなわち"スタフォードの黒散薬"と"ゲリットの薬草"だけである。そしてどの疾患の治療にも"神のご加護があれば"という言葉が付け加えられていた。ヘンリー・スティーブンの日常をもう理解できるほどに大きくなっていた一番年上の伯父は，初代のカール・ウィルヘルム・ハートマンがその生涯で経験した外科疾患は，出血と熱傷で，手術は創傷熱のためにすべて失敗に終わったことだろう，と言っていた。そして彼によると，カール・ウィルヘルムは腕や脚，あるいは指を切断する手術に，肉切り包丁とのこぎりを使っていたという。当時の患者はあまり贅沢を言わなかったのだ。この伯父は，祖父ヘンリー・スティーブンについても，思ったことを遠慮なく話してくれた。

　カール・ウィルヘルムは気の進まない医療を行いながら，常に後ろめたさを感じていたようだ。そこで息子である曾祖父ウィリアムを，スコットランドから移住してきた"先生"の下へ"見習い"に出している。この医師は飲酒癖のためにスコットランドにいられなくなったのだが，「素面の時には」抜群の手術の腕前で，とくにヘルニアと痔瘻の手術に優れているとの評判だった。曾祖父ウィリアム・ハートマンは見習いの大部分の時間を，この"先生"が飲むウィスキーを蒸留することや，馬や馬車の手入れをすることで過ごした。当時の人々が書いたもので見ると，これは決して特別な例ではな

かった。それでも彼は，ヘルニアと痔瘻の手術についてはよく学んでいた。彼はニューヨーク，そして一時期はボストンから巡回診療を行い，馬と馬車でアメリカの各州を回った。痔瘻の手術に関しては，各地で評判の専門家となり，相当な財産を築いた。伯父によれば，ウィリアムの痔瘻の手術は，医学史上で最も有名な痔瘻外科医であった英国人ジョン・アーデンを真似たものだった。アーデンが痔瘻の予防薬として，もちろんまったく役に立たないものだが，特別な浣腸を処方していたように，曾祖父ウィリアムも似たような浣腸を発明した。この浣腸は，ウィリアム自身が患者に用いた時にだけ効果があるという代物で，5ドルから20ドルした。ヘンリー・スティーブン・ハートマンの書き残したものの中では触れられていないが，ウィリアムの外科的な才能，旅行好き，そして商売上手の混ざり合った性格は，子供たちへの最も重要な遺産であったと言えよう。

　かなり歳をとってから，曾祖父ウィリアム・ハートマンはフランス出身で30歳も歳下の女性と結婚した。この女性はとても博識で，歴史の研究をしたり詩を書いたりしていたらしい。1826年，60歳のウィリアムは，双子の父親になった。双子の1人はリチャード，もう1人が，本書の祖父ヘンリー・スティーブンである。母親は2人が12歳の時に亡くなった。父親の希望で，2人は大学で外科医として正規の教育を受けている。その頃になると，アメリカの医学教育制度はかなり整えられてきており，2人はハーバードで教育を受けた後に，さらにヨーロッパへ留学して学業を修了した。もっとも，曾祖父ウィリアム・ハートマンの才能と性格は，2人の息子の間でかなり偏って受け継がれたようだ。もっぱら商才を受け継いだリチャードは，学業の初期に父と兄弟のもとを去り，5年後に最初の20万ドルを持ち帰った。どのような方法でこの金を手に入れたのかは，まったく知られていない。その財産を，さらに彼が何倍にも増やしたいきさつも謎である。いろいろなことを話してくれた私の伯

序

父は，鉄道建設への投資に成功したのだろう，と考えていた。

祖父ヘンリー・スティーブン・ハートマンは，このリチャードに大恩を受けたにもかかわらず，彼については何も書き残していない。一度も触れていないのは，恩義のためかもしれないし，リチャードの人生にあった何かに触れたくなかったからだとも考えられる。

リチャードには妻も子もなく，70歳代で亡くなった時に，自分自身のように愛していた兄弟のヘンリー・スティーブンに，財産の大部分を遺した。この遺産のおかげで，ヘンリー・スティーブンは自分の関心のおもむくままに生きることが可能となった。

祖父ヘンリー・スティーブン・ハートマンの人生行路は，ボストンで麻酔の発見に立ち会った日に，初めて方向づけられた。この体験は，外科への関心に加えて，母ゆずりの歴史への興味を目覚めさせた。麻酔が外科の進歩にとって革命的な変化をもたらすであろうと確信したヘンリー・スティーブンは，アメリカでなされたこの発見のヨーロッパへの凱旋を体験するために，ヨーロッパへと渡った。ヨーロッパでの体験は，外科のこれからの発展を彼に確信させた。それと同時に，最初の麻酔手術の証人となったように，今後の外科の発展の証人でもありたい，という願望を強くさせた。さらに父ウィリアムから受け継いだ旅行好きが加わった。父親もヘンリー・スティーブンの協力者として，また同志として旅行に必要な手段を提供してくれた。この時から彼の人生は，外科の進歩を辿る長い旅そのものになった。旅を中断したのは，南北戦争で北側のポトマック軍に外科医として参加した時ぐらいであった。

経済的な心配がなく，後には金持ちにすらなった祖父ヘンリー・スティーブン・ハートマンは，幼少の頃から英語，ドイツ語，フランス語の3カ国語に慣れ親しんでおり，誰にも頼ることなくアメリカ，ドイツ，イギリス，フランス，イタリア，スペイン，ロシア，インド，アフリカ，その他多くの国々と大陸を旅した。そして画期

的な業績によって外科の歴史に名を残した医師や科学者のほとんどを訪問し，世界中の大きな図書館や博物館で調査を行い，無数の論文を集めた。これらの収集物は，外科の開拓時代に生きた英雄と犠牲者，その成功と失敗を色彩豊かに描写するものであった。

1922年，祖父ヘンリー・スティーブンは心臓発作のためにスイスで亡くなった。世界を股にかけたこの医学史研究者は，長く充実した人生の中で5回の手術を受け，「外科医の世紀」を身をもって体験し，その経験の多くについて記録を残している。彼は対象を生き生きと描き出すことができる雄弁な語り手でもあった。

ヘンリー・スティーブン・ハートマンの人生の最盛期は，アメリカが書籍に書かれた知識を軽視し，実際の生活と体験の方に重きをおいた時代と一致する。それに医学史の知識において，彼を上回る人物はわずかであった。それでも祖父は，書籍からの知識も参考にしていた。ただそれは，現在の外科と関係があり，外科の発展を説明するために役立つ，あるいはその発展の革命的な意義を強調するのに役立つ，と考えた時だけだった。

彼は麻酔の発見さえあれば，外科医の新しい世紀が幕を開けるに違いない，という若者らしい感激をもって，その始まりを体験した。彼の青年期，壮年期には不衛生な病院で起こる痛ましい手術や外傷後の創感染や膿血症は，ごく普通のことだった。後に彼は，麻酔だけでは解決できない障害が外科医の前に立ち塞がっているということを認識した。このことは彼を震撼させ，落胆させはしたが，彼の進歩への深い信頼を揺るがすことにはならなかった。そして創感染の問題が克服された時，あらためて外科の進歩への信仰の虜となった。外科医には不可能などない，克服できない病はなくなる，障害のある臓器はどれも摘出できるようになる，という確信が彼を満たした。それをともに体験したいという情熱が，彼を世界中に旅行させた。彼はすべてを，進歩への信仰の目を通して観察した。しかし，やがて試練の時が来た。彼個人への運命的な一撃が，外科の限界を

序

教え，可能と不可能，夢と現実の間の壁の存在を示し，彼にそれを認めさせた。

　自分と同じように医学に対する深い関心と，それにも劣らない歴史への興味をもつかもしれない子孫のために，祖父ヘンリー・スティーブン・ハートマンは，資料庫と彼が書きためた記録を遺した。しかし彼の子供たちは，いずれもこの分野に対しては無関心であった。祖父が亡くなった12年後に，私は医学を，そしてその後，歴史の勉強を始めた。こうして私は，謎めいて闇に包まれていた祖父が収集した資料と，医学史上非常に価値のある記録をゆずり受けることとなったのである。

　後年，第二次世界大戦を体験した私は，この悲劇的な時代を記録し，現代史の本を著述することになる。それよりもずっと以前に，祖父が遺した資料をもとに，『外科医の世紀』に関する祖父ヘンリー・スティーブン・ハートマンの生涯の記録と，彼の同時代人の目から見た近代外科の歴史をまとめ上げることを思いついた。祖父の資料は自分もそれを体験してみたい，という誘いとなり，ヨーロッパの内外で起こった決定的な出来事の場を訪ね歩くきっかけとなった。こうして私は，外科の歴史の研究へと入り込んでいった。

　その研究は，従来の，医学的事実だけを対象とするものではなかった。祖父の遺産の隙間を埋めるためには，その時代の背景と，そこに登場する人物の性格，生活様式，生活習慣，私生活，そして記録されている発言や会話を掘り起こし，ヘンリー・スティーブン・ハートマンが同時代人として彼らを知っていたのと同じくらいの親密さで，彼らに接する必要があった。真実味をもって描き出すのには，その姿を何百もの出典からつなぎ合わせ，一見重要ではないような些末なこと，たとえば彼らが着ていた上着やネクタイの色といった数え切れないほどの細かい事柄にも，注意を払わなければならなかった。他に類を見ない祖父の記録を裏づけるのに，私は何年

もかけた。たとえば,「ウォレン」に出てくる葉巻の話などのように,語り手のヘンリー・スティーブン・ハートマンが,単なる記録者であるはずなのに自分自身の考えを述べ,事実をどこかに押しのけてしまったのではないかと,疑ったこともある。しかしながら,巻末に示した参考資料は,彼が真実を書いたのだ,ということを私に示してくれた。たとえ時代の制約を受けた医学的,歴史的認識による例外はあるとしても。

　こうして,祖父ヘンリー・スティーブン・ハートマンの遺した資料と記録から,広範囲に及ぶ追跡調査と,それらの隙間を埋めるための長い歳月をかけた作業によって,この本が生まれた。

目　　次

第1篇　長い暗黒 …………………………………………… 1
1. ケンタッキー　3
2. ウォレン　28
3. 結　石　40
4. インド人の鼻　91

第2篇　世紀の目覚め ……………………………………… 117
1. 発　見　119
2. ロンドンとエジンバラ　149
3. ブロードウェイ　187
4. 強　欲　193

第3篇　手術熱 ……………………………………………… 219
1. スクタリ　221
2. マルガレータ・クレブの地獄　236
3. 帝王切開術　259

第4篇　救済者 …………………………………… 283

  1．汚れた手　285
  2．見えない暗殺者たち　311
  3．盲目の神々　331
  4．愛の手袋　356

第5篇　成　果 …………………………………… 385

  1．スーザン　387
  2．遥かな道のり　445
  3．聖　域　475

文　献

  1．文献索引　491
  2．参考文献一覧　505

訳者あとがき …………………………………… 523

第1篇

長い暗黒

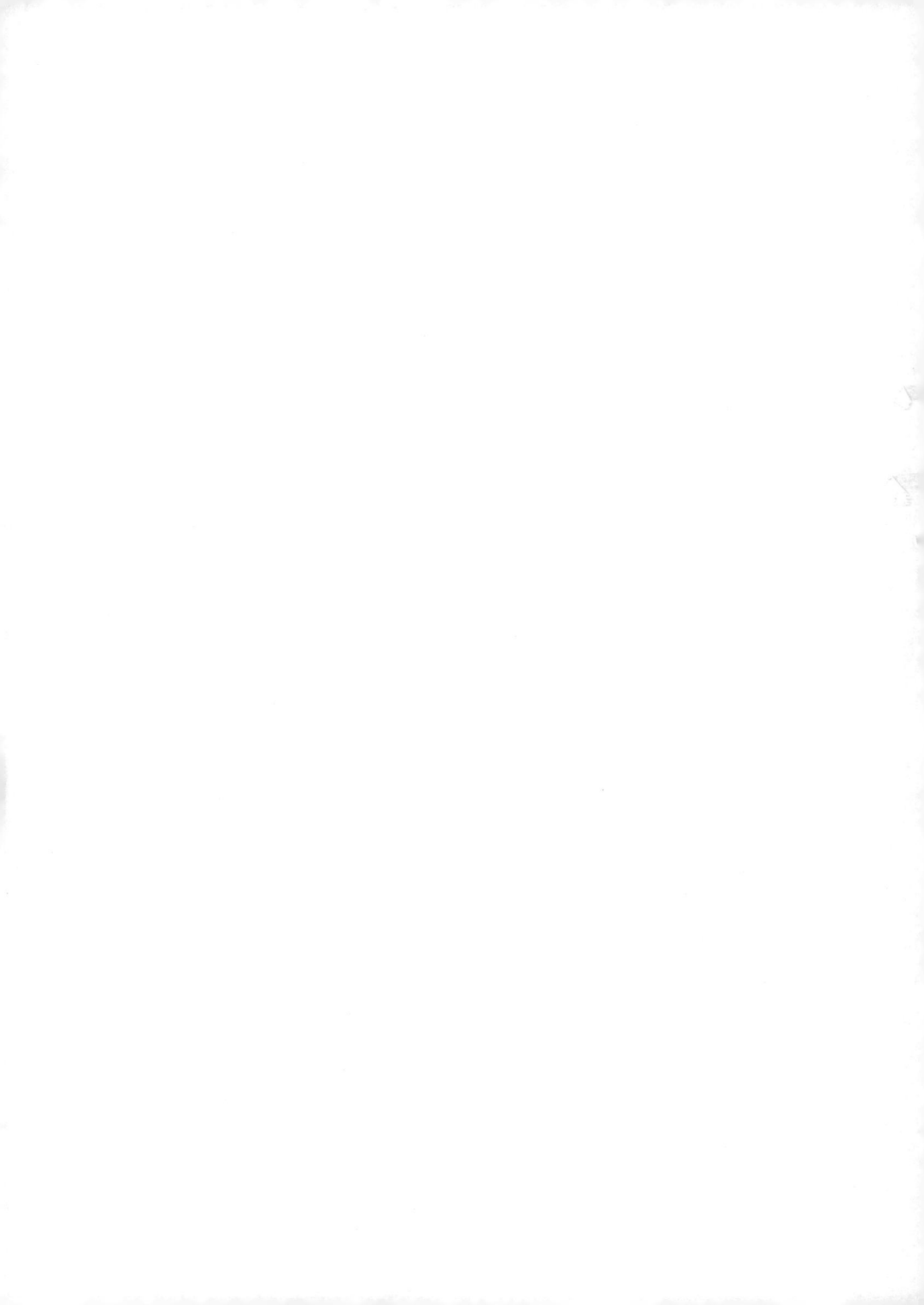

1. ケンタッキー

　エフライム・マクドーウェルは，私の少年時代の英雄だった。彼が死んだのは，私がやっと4歳になった1830年のことなので，もちろん彼に会ったことは一度もない。しかし父は，ダンヴィルにいたこの田舎医師を何度か訪ねたことがあり，彼の話をよくしてくれた。全身麻酔が発明される40年前，そして消毒法が発明される60年前のケンタッキーの森の中で，マクドーウェルは当時全世界で信じられていた考え方に逆らって，生きた人間の腹部を切開する手術を行い，しかもその手術に成功したのだ。
　父の話の意味するところは，私の年齢に応じて変化していった。父の診療所を手伝いながら私が医学知識を吸収していくにつれ，またマクドーウェルが手術をした最初の患者が女性だったので，女性の解剖についての私の知識が増していくに従って，父の話す内容の重大さがわかってきた。
　私は父の膝にのって，マクドーウェルの話を聞いた。そして何年も後になって，私自身が外科医となる決心を固めた時にも，父は彼の話をしてくれた。マクドーウェルの話は，私の決断に計り知れない影響を与えた。マクドーウェルのことを聞くたびに，興奮で胸が高鳴った。1846年以降の外科は，偉大な成功に満ちた世紀に入ることになる。いわばその控えの間とも言える外科の前史時代，暗く，

第1篇　長い暗黒

　痛みに支配され，恐怖と死の影に満ちた時代において，マクドーウェルの話は，一筋の光となって私の豊かな想像力を刺激し，未来への夢をかき立てた。しかし後年，怒濤の勢いで進歩する外科の世紀のまっただ中に私自身が身を置き，近代外科学の誕生と発展を体験した時になると，マクドーウェルの姿は，古い知識とごく限られたチャンス，疼痛，そして想像を絶する残酷さに支配された外科の前史時代の象徴として，忘れがたいものとなった。

　私自身もその古い時代に，"見習い"として働いていた頃には，犠牲者の叫び声を耳にした経験もある。そんな私でも，後になって振り返って当時のことを理解するのが，次第に難しくなってきていた。しかしそんな時はいつも，マクドーウェルの話が，理解を助けてくれた。粗雑で簡単な器具を詰め込んだ鞄を鞍にくくりつけ，馬にまたがったマクドーウェルがケンタッキーの原野を駆けていく姿が目に浮かび，父の言葉が聞こえてくるのだ。父はその豊富な知識と経験から，まるで一時もそばを離れずに，マクドーウェルと一緒にすべてを体験したかのように話すことができる語り部だった。弁の立つ，あるいは筆の立つ証人がいない場所で行われたマクドーウェルの行為は，共感者である語り部の想像力によって，色どり豊かに，臨場感たっぷりに蘇るのだった。父がいかに真実を伝えていたかを，マクドーウェルの生涯に関する資料を収集する過程で，私は実感することになった。

　1809年12月15日，ケンタッキーは大雪に見舞われた。雪はたえ間なく降りつづけ，強い風が山のような吹き溜まりを築いていく。エフライム・マクドーウェル（**図1**）はグリーン郡モトリーズ・グレンを見渡す森の端に辿り着いた。集落の丸太小屋を見つけた頃には，主人も馬も雪と氷の塊のような有様だった。ほっそりとしたマクドーウェルの顔は，寒さのあまり青く光っていた。

　マクドーウェルは馬で何日もかけてダンヴィルからやってきた。

1. ケンタッキー

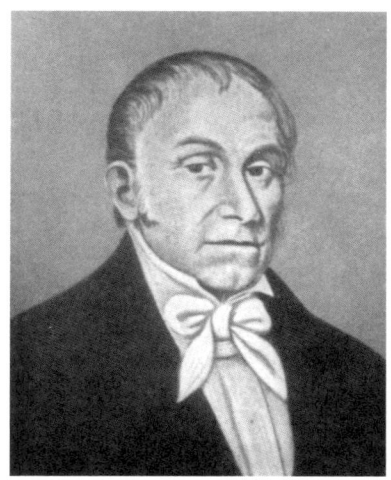

図1　エフライム・マクドーウェル
（1771〜1830）

　ダンヴィルとこの集落の間は100キロメートルの原野だった。道筋には，ところどころに丸太小屋があるだけ。しかしマクドーウェルはこの土地の人間だった。彼の父親が7歳の時，祖父はインディアンと戦っている。父親は裁判官と政治家としてケンタッキーでも有数の有力者の1人に数えられていた。エフライム自身は農場で過酷な労働をし，インディアンとの戦いの影を感じながら，丸太小屋で育った。北アメリカの開拓時代にケンタッキーの森に移住した男や女たちは，小麦と煙草を植えるために切り倒さねばならない木のように，頑強だった。文明などというものは，話に聞いたことしかない。医師を呼ぶのは，死にそうになってからだった。そして医師も，彼らと同じように頑強でなければ役に立たなかった。

　マクドーウェルは辺りを見回した。少し大きい丸太小屋の扉が，中から乱暴に開かれた。小屋の中の温かい蒸気が溢れ出て，冷気で澄み切った空気の中で霧になった。その後から髭面の男が現れた。何匹もの犬が激しく吠え立てた。他の小屋でも扉が開き，男や女が

われ先にと外へ出てきた。髭面の小屋の前に皆が集まるのを見て，マクドーウェルはそれが自分を呼んだトム・クロフォードであると察し，その小屋の前に馬を進めた。背が高く，痩せたマクドーウェルは，こわばった脚で馬から降りた。

「トム・クロフォードかね？」とマクドーウェルは尋ねた。

「中にいる」とだけクロフォードが答え，群がる子供たちを脇に押しやった。マクドーウェルは身をかがめて戸口をくぐった。煤と，汗と，湿った衣服の臭いが混じり合った丸太小屋独特の臭いを，マクドーウェルは知っていた。鼻をひくつかせながら周りを見回すと，暖炉の火と獣脂蠟そくのわびしい光が，部屋の隅に置かれた板張りのベッドに横たわる女を照らした。その顔は奇妙にこわばり，やつれて，黄色がかっており，鼻からは苦しげな呻き声が漏れていた。女の腹部は，分厚い羽布団のようなもので覆われている。

ベッドの脇には，赤ら顔の肥った女がしゃがみ込んでいた。煤だらけの天井に頭をぶつけそうになりながら，マクドーウェルがベッドへ近づくと，彼の方を向いていた女が，

「どうも，先生。隣のベーカーです」と言った。

「全部試してみました。もう11カ月にはなっていますよ。まるで陣痛の時みたいに痛がって，息が吸えないんです。でも，赤ん坊が出てこないんですよ。悪くなるばっかりで……」

マクドーウェルは黙ってベッドの脇に鞄を置くと，手袋とコートを脱ぎ，火の近くに寄って，手を揉んで暖めた。

「出ていってくれないか」マクドーウェルは一緒に小屋に入ってきていた人々に向かって言い，それからベッドの縁に腰掛けた。

掛け布団は古い灰色の毛布だった。分厚い羽布団のように見えたのは，腹部が異様に膨らんで，しかも不自然に脇に偏って張り出していたからだった。

引きちぎれそうに張った皮膚に手をあてて，マクドーウェルは腹部全体をなで回した。病人の表情は変わらない。太鼓のような腹に，

1. ケンタッキー

青や緑のあざがあった。マクドーウェルはベーカー夫人とその赤い拳に，ちらりと疑いの眼差しを向けた。何度も強く押すと，病人は初めて歯ぎしりをした。時間をかけて診察をし，ようやく身体を起こすと，膨れ上がった腹部に毛布を掛けた。それからマクドーウェルはクロフォードの顔を見つめ，唇を噛んだまま押し黙った。ひどく重苦しい沈黙だった。

「クロフォード」とうとうマクドーウェルは口を開いた。

「赤ん坊じゃない」

「じゃ，何なの？」クロフォードの代わりに，隣人のベーカー夫人が尋ねた。獣脂蠟そくの炎が揺れて，不快な臭いがした。

クロフォードが不安げに，毛深い手で汗のにじむ額をこすった。

「先生，治せるんだろう？」漠然とした不安を抑え切れずに尋ねた。

マクドーウェルが小さな窓の方を見た。外には，野次馬が雪の中で人垣を作って待っていた。

「クロフォード，しばらく奥さんと2人だけにしてもらえないか」マクドーウェルは言った。

クロフォードはぼんやりと器具の入った鞄に目を注いでいた。その目には疑いと恐れが見てとれた。それでもクロフォードは，マクドーウェルの言葉に従って部屋を出た。ベーカー夫人もその後に続いた。

マクドーウェルはジェーン・クロフォードと2人きりになった。診断を下せるのは，彼1人しかいない。かなり進行した囊胞のある卵巣腫瘍だ。胃や他の内臓は腫瘍に押しのけられている。押し上げられた心臓が必死で動いている。

マクドーウェルはこの時彼を悩ませた考えについて，何も書き残していない。そしてその寡黙な性格から考えても，彼が私の父に，必要以上のことを語ったとは思えない。しかしマクドーウェルが生きていた時代を考えると，それは容易に想像がつく。当時の外科手

術と言えば, その犠牲者にとって非常な疼痛を伴う切断, ヘルニア, 結石摘出術, 刺創, ならびに大小の緊急手術に限られていた。本格的に人間の身体の内部へ入ることはなかった。手術に伴う痛みが, それを不可能にしていた。また腹膜を開くと, まるでその下で待ちかまえていたかのように発生する腹膜炎, そして膿血症が起こる。それが開腹手術の許されない理由だった。

　偽医者が大手を振っているアレガニー川以西の医師の少ない土地で, マクドーウェルが他の多くの医師よりも知識をもっていたことは疑いがない。後の私もそうだったように, 他の医師と同様, マクドーウェルも「先生」の"見習い"として仕事を始めている。しかも彼の先生は, ストートンのハンフリーズという非常に研究熱心な医師で, 当時としては珍しく, "見習い"と一緒に解剖学的な研究までする医師だった。ハンフリーズは, ストートンの洞穴で発見され, 殺人事件の犠牲者と騒がれた人骨を巡るスキャンダルでも, 有名になっていた。実はこの人骨は, 亡くなった黒人の遺体を, ハンフリーズの"見習い"がこっそりと解剖したものだった。さらにマクドーウェルの父親は, 彼をスコットランドのエジンバラに留学させ, 当時のアメリカよりも高度な医学の勉強をする機会を, 与えてくれていた。

　戦争の危機が近づいたため, マクドーウェルは博士の学位を取得する前の1794年に, エジンバラを離れた。それでも彼の地で2年間を過ごしている。私が何十年か後にエジンバラを訪ねた折には, マクドーウェルの勉学の軌跡を容易に辿ることができた。彼がハミルトン教授の『婦人の病気』を借りて読んだのは, ほぼ確実である。だからハミルトン教授の学説, すなわち, 人の腹膜を切開して内臓を冷たい空気に曝すと, すぐに炎症が起こり, 死の転帰をとること, したがって卵巣の腫瘍は『自然に任せるしかない』という学説を知っていたはずだ。

　さらにマクドーウェルは, エジンバラの有名なジョン・ベル教授

が，卵巣腫瘍と，『自然に任せるしかない』その絶望的な転帰を詳しく教えた講義にも，出席していた。

　太古の昔から，無数の女性が苦しみと絶望の中で死んでいった。腹腔内の片方または両方の卵巣に悪性または良性の腫瘍ができ，とてつもない大きさに膨れ上がる。痩せ細り，顔は青く頬はこけ，腹部だけが膨れ上がった女たちは，体内で大きくなる重荷を，何千年もの間，引きずりつづけてきた。死の宣告を受けた患者を助けるために，腹部を開いて腫瘍を切除することを考える者が，いなかったわけではない。しかし，実際にこのような方法を選んだ医師はいない。戦争で腹部を負傷した兵士の例が示しているように，腹を開くと，痛みによるショック死という問題を別にしても，致命的な腹膜炎が起きるからだ。マクドーウェルのエジンバラでの恩師ジョン・ベル教授は，ハミルトンと同じように，体内のすべての病気に対する外科医の降伏，つまり卵巣腫瘍に対する降伏という教義しか知らず，この絶望的な無力さを，著書『外科学の基礎』にも書いている。

　1809年12月15日の凍てつく寒さの中，モトリーズ・グレンの丸太小屋でジェーン・クロフォードの枕もとに座ったエフライム・マクドーウェルには，あきらめと絶望しかなかった。たとえ世界中の著名な医師の知識を総動員したとしても。おそらくマクドーウェルは当時の外科の支配的な学説を思い起こしていたに違いない。

　『内臓にメスを入れることは，それが子宮であれ，胃や脾臓や腸管であれ，絶対に成功しない。これは神が外科医に与えた限界である。この限界を越えようとする者は……』

　父は，話の中で必ずこの一文に触れてから，マクドーウェルの内面の葛藤について話を続けた。若かった私は，その話に息もつけないほど興奮したものだった。

　話の続きは，苦しむジェーン・クロフォードの「先生」という一言で始まる。父が語るこの言葉は，あの原野の雪に埋もれた小屋の

息詰まる静けさの中に聞こえたジェーン・クロフォードの声かと思うほど，真に迫っていた。

「先生，……」考えごとをしていたマクドーウェルはわれに返った。ベッドから，初めて患者の声が聞こえた。患者は長い時間，自分のことを見つめていたのだろう，とマクドーウェルは察した。

「先生，何の病気ですか？」ジェーン・クロフォードはもう一度言った。

マクドーウェルは患者の目を見て言った。

「腫瘍だと思う」

「先生，切り取って下さい。痛みは我慢できます」

マクドーウェルはジェーンから視線を外したまま，じっと動かなかった。

『鞄を持て』遠くからエジンバラの恩師の声が聞こえてくる。

『適当な処方箋を書くんだ。ジェーン・クロフォードは神がお決めになったように，死ぬ運命なのだ。お前はダンヴィルに帰れ』

そしてさらにその声は言う。

『どうせ患者は死ぬ運命なのだから，たとえ手術に失敗しても，最悪の場合死ぬだけだから，などという誘惑に負けてはならない。手術で死ぬようなことがあれば，お前はどんな裁判でも殺人者なのだ。なぜかと言えば，われわれ外科の権威が，そのような手術は成功しないことを予言しているからだ。たとえ裁判にならなかったとしても，医学界からは追放されるぞ』

窓の外で待っている人々のざわめきが聞こえてくる。マクドーウェルは知っていた。今もし，遠くから聞こえてくる恩師の忠告に従って意味のない処方箋を書き，ジェーン・クロフォードを『自然にゆだね』たならば，連中は自分のことをこれから先も信頼して『アレガニー川の西で一番腕のいい外科医』と呼ぶに違いない。ところが，もしジェーン・クロフォードの命を救うための闘いに挑み，敗北すれば，彼は『人殺し』と罵られるだろう。

「先生」ジェーンがかすれた声で言った。

「私なら大丈夫です。絶対に耐えられます」

マクドーウェルはまだ動こうとしなかった。死の宣告を受けた女性を，思い切ったメスで救うこともできるはずだ，と主張してきた外科医も何人かはいた。これまでは聞き流していた彼らの声が，なぜこの時になって思い起こされたのか，マクドーウェルは後になっても説明できなかった。イギリスの有名な外科医ジョン・ハンターは，このような手術は不可能だ，と発表していたが，一方で卵巣を摘出しても多くの動物が生き延びるのだから，人間の女性がなぜ生き延びられないかは疑問だ，とも書いていた。

「先生……，私には子供が４人います。まだ死ねません。もし切り取ってもらえないなら，もう終わりです。大丈夫ですから，どうか切って下さい」

マクドーウェルはようやく身体を動かした。そしてジェーン・クロフォードの手を取って言った。

「クロフォードさん，あんたは勇敢だ」マクドーウェルは患者に嘘をつかないことで知られていた。乱暴で冷酷だと非難されても，真実を伝えた。生きるか死ぬかの問題で，嘘はつけなかった。

「確かに，腹の中の腫瘍で死ぬことになる。でも，どのくらい先のことかは私にもわからない。まだしばらくかかるかもしれない。かなり長くね。もし手術となると，その傷のせいで死ぬことになるだろう。偉い外科医は皆そう言っている。有名な経験のある医者がそう言っているんだ」

マクドーウェルは患者から目をそらせて壁を見ていた。ジェーン・クロフォードが自分をずっと見つめているのがわかった。

「でも，先生はどう思うんですか？」ジェーンが尋ねるのが聞こえた。予想していた質問だった。マクドーウェルは黙っていた。

「やって下さい，先生」ジェーンは静かに続けた。

「それで死ぬのなら，それが定めだったんです。それに，こうし

ているより，早く死ねた方がいい」患者は苦しげな息をすると，唇を固く閉じた。
　「みんなには，私が頼んだって言います。私1人で決めたことだって……」
　マクドーウェルは立ち上がって，ベッドと暖炉の間を行ったり来たりした。外からは野次馬の声が聞こえてきた。後になって彼を裁く側に回る人々だ。そしてまた，恩師たちの声も聞こえた。しかし，目の前には患者がいる。手の届く場所に，死と隣り合わせで。恩師の声は遥か遠くから聞こえてくるだけだった。服に凍りついていた氷が溶けて，水が滴り落ちていたが，マクドーウェルはそれにも気づかないほど考え込んだ。
　「クロフォードさん」ようやく彼はかすれた声で苦しげに言った。
　「ダンヴィルまで馬に乗れるかね？」
　「どこへでも行きます。連れていって下さい」患者は二つ返事で答えた。
　もう一度，遠くから忠告の声が聞こえた。それが最後だった。この決断の時，彼の中の何が忠告の声に耳を塞がせたのか，死の宣告を受けながら生きることを欲している患者の声に，何が耳を傾けさせたのか，マクドーウェルは説明することができなかった。ジェーン・クロフォードにダンヴィルまで馬に乗れるかと聞いたのは，実は『乗れない』という返事を期待していたから，決断から逃げたい気持ちが強くなったからかもしれない。しかし，この決断について言うならば，マクドーウェルは辺地で孤立していたからこそ，世の有名な医師たちほど，このような手術に恐れを感じていなかったのかもしれない。そして何よりも，マクドーウェルとジェーン・クロフォードが生きていたのはあきらめの世界ではなく，日々が生きるための闘いの世界だったのだ。
　「クロフォードさん，私の家でなら，やれるかもしれない」マクドーウェルは言った。

ジェーンの仮面のような顔にようやく笑みがこぼれた。引きつった歪んだ笑みだったが。

　「先生と行きます。トムを呼んで下さい。トムに全部話すので，しばらく2人にして下さい。私を待たないで，馬が帰るのだけを待つように言います。そして……，子供たちにも，もう一度……」

　ジェーン・クロフォードとベーカー夫人を連れて馬を進めた1809年の12月15日から17日のことを，マクドーウェルは生涯忘れることはなかった。ジェーンの不格好な体は毛布に包まれ，馬にくくりつけられていた。しかし，彼女は呻き声を漏らすことはなかった。たとえ呻き声を上げたとしても，それは吹雪でかき消されてしまっただろう。森の木立に守られない場所に出ると，猛烈な吹雪が一行を襲った。

　道中何度も，マクドーウェルはモトリーズ・グレンを後にした時の別れの場面を思い出した。どうしてよいかわからずに泣きながら立ちつくす子供たち。この門出は救いへとつながるのか，それとも死か，目の当たりにしている場面をどう判断してよいかわからずにいる暗い顔のトム。また，これから起ころうとしているあやしげな出来事に，不安を隠せない隣人たちのことも，忘れることができなかった。

　一行は途中の丸太小屋で歓待され，一晩世話になった。次の朝，マクドーウェルはここでも同じ不安を感じた。小屋の住人たちの好奇心に応えて，夜の間にベーカー夫人が事情を話したのだ。そのために夕食の和やかさは，朝には不審者に対する沈黙に変わった。荒野の中を，病人を連れ回した挙げ句に殺すような，狂気に取り憑かれた男を泊めたのか，と怒りになったのである。

　12月17日の晩，一行はダンヴィルに到着した。1787年に作られたこの町には，木造の家が偶然集まったように建ち並んでいた。マクドーウェルは妻のサラ，甥で助手の医師ジェームズ・マクドーウェ

第1篇　長い暗黒

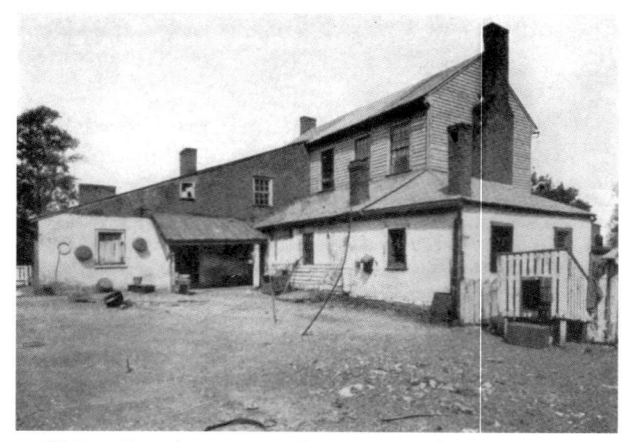

図2　ダンヴィルのマクドーウェルの家。ここでマクドーウェルはジェーン・クロフォードの手術を行った

ル，"見習い"のチャールズ・マッキニーとともに，大きめの家（図2）の1つに住んでいた。

すでに夕闇が迫っていた。雪に埋もれた表通りに人影はなく，マクドーウェルの新しい患者と無鉄砲な計画は，まだダンヴィルの住人に知られてはいなかった。

疲れ切ったマクドーウェルが馬から降りると，サラ・マクドーウェルがランプを手に戸口に出迎えた。夫の説明を聞くと，多くを尋ねもせずにすべてを了解したサラは，ジェームズとチャールズを呼んだ。それから皆でジェーンを馬から降ろしてベッドに寝かせると，ベーカー夫人に部屋をあてがった。

その夜，マクドーウェルは一睡もしなかった。オイルランプの明かりの下で，解剖学と外科学の本や雑誌を広げ，卵巣腫瘍に関してごく最近までに発表されたものすべてに目を通した。勇気づけられるようなことは何もなかった。実はその頃パリの王立外科アカデミーが発表した論文が，唯一のものだった。それにはバーゼルのフェリクス・プラーターや，1674年に亡くなった外科医ディーマーブ

ロックなど，非常に早くから卵巣腫瘍の摘出を理論的に肯定していた人々に，言及していた。しかし，それらの原文そのものがダンヴィルの田舎医師のところまで辿り着いていた可能性は，ほとんど考えられなかったし，マクドーウェルはフランス語を解さなかった。マクドーウェルがこの夜読んだ論文の答えは，どれも，「否」と「不可能」だったはずである。

　朝6時近く，マクドーウェルはランプを手に，ジェーン・クロフォードが休んでいる部屋を覗いてみた。腹部の膨れ上がったジェーンは，静かに横になって眠っているように見えた。しかし薄暗がりの中から，旅で疲れたジェーンの，それでもはっきりとした声が聞こえた。

　「先生，あきらめないで下さい。せっかくここまで馬に乗ってきたんですから」

　マクドーウェルは戸口に立ったまま何も言わなかった。しかし，この患者の信頼と絶望ゆえの勇気の前には，もはや前進しかなく，その道がどこへ行くにしても，最後までやり通すしかない，と感じていた。

　「あきらめてはいないよ，クロフォードさん」

　翌朝，雪に埋もれた通りを最初の馬車やそりが行き交いはじめた頃，マクドーウェルは甥のジェームズと話し合った。これまでの経過を説明し，最後に尋ねた。

　「協力してくれるかね？」

　ジェームズはアメリカで当時設立された最初の医学校の1つであるフィラデルフィアで医学を学んだ。

　「叔父さん」ジェームズは困惑して答えた。

　「私も他のみんなも，クロフォードさんが叔父さんの手術のせいで死ぬだろうと思います」

　「わかっている。でも私はそうは思わない」マクドーウェルは自らの疑念を払いのけるように，

「私はそうは思わない」と繰り返した。
「ダンヴィル中，ケンタッキー中の人が叔父さんを人殺しだと呼びますよ。クロフォードさんが死んだら，ここに集まってきて，家に火をつけるに違いない」
「死なせなければいいんだ。だからお前が必要なんだよ」
ジェームズは床に目を落として訴えた。
「協力できません。不幸なことになります。叔父さんが殺したんだと，ハン先生が世界中に言いふらすでしょう」
マクドーウェルの疲れた顔の骨張った顎が，引き締まった。ハン医師は，マクドーウェルに敗北したライバルである。報復の時を待っているに違いない。
「ハンのことは気にするな。協力してくれるかどうかを，聞いているんだ」
「やめて下さい」とジェームズは懇願した。
「お願いですから，手術はやめて下さい」
マクドーウェルは顔をそむけて言った。
「ではチャールズとやるしかないな」
「チャールズはまだ子供じゃないですか。駄目ですよ。そんなこと許されません」
マクドーウェルは部屋を出た。台所に行き，手術に向けてジェーン・クロフォードに力をつけさせるための食事の指示をした。
その後，いつものとおりダンヴィルからやってくる患者たちの診察をした。
翌日，町はひどい吹雪に見舞われた。風がうなりを上げて吹きすさぶような日だったので，待合室に誰もいないことを，マクドーウェルは取り立てて不思議にも思わなかった。嵐が家の戸や窓を震わせた。彼はチャールズにかかりっきりで，この利発な少年に大がかりな手術で使う器具のことを教え込んだ。
夕方になって，サラが部屋の入口に現れて言った。

「エフライム。チャールズは大丈夫でしょうか」
「チャールズはしっかりしたやつだ」とマクドーウェルは答えた。
「ええ，しっかりしていますね」とサラ。
「ただ，もしもチャールズが無理なようなら，私もいる，ということを……」
「それを疑ったことは一度もないよ」マクドーウェルは顔を上げて答えた。

その翌日には，吹雪はおさまった。しかし，待合室は相変わらず人気がなく，その次の日になっても，マクドーウェルの助けを求める患者はまったく来なかった。その日の午後，マクドーウェルは，何度も助けてやったことがある黒人に道で出会った。すると，この男は逃げ出そうとした。マクドーウェルは男を呼び止めた。立ち止まるように命じた。

「なぜ私から逃げようとするんだ？」
「みんなが，先生は悪魔だって言う。生きてる人，切る。地獄に落とす」黒人はぶるぶると震えながら言った。

12月20日の夕方，マクドーウェルが押し隠している不安と闘いながら，再び本を開いて腹腔の解剖学に取り組んでいると，ジェームズが戸を叩いた。

「何だね」とマクドーウェルは尋ねた。
「町中大騒ぎです」とジェームズは報告した。
「明日，牧師が叔父さんに反対の声を上げるそうです。皆で家を襲うとか」

マクドーウェルはゆっくりと本から目を上げた。
「保安官が守ってくれると思うがね」
「保安官だって，大勢にはかないませんよ」

マクドーウェルは答えなかった。しかしジェームズが行ってしまうと，彼は両手で頭を抱え込んだ。長いこと押し黙ったまま，うつろな眼差しで座っていた。その後，疲れた足取りで居間に行くと，

第 1 篇　　長い暗黒

　サラは針仕事の最中だった。マクドーウェルは戸口に立って，その様子を見つめた。
　「エフライム」サラは言った。
　「私に聞く必要はないですよ。あなたはやるべきことをやって下さい」
　「クリスマスの朝にしようと思う」とマクドーウェルは答えた。
　「クリスマスなら，連中もおとなしくしているかもしれない」

　クリスマスの朝，鐘が鳴りわたり，ダンヴィルの人々が教会へと急ぐ頃，マクドーウェルは最後の支度を整えた。居間のオーク材の大きな食卓に白い布を掛け，その脚に患者を固定するためのひもを何本か結びつけた。冷たい水と熱湯，包帯，木綿糸などを用意させた。器具類を並べて，それらの渡し方をチャールズに説明していると，背を向けていた戸が開くのに気づいた。振り向くと，ジェームズが立っていた。
　「ジェームズ」
　「はい」
　「まだ何かあるのか」
　ジェームズは戸を閉めた。
　「考えたのですが……」と彼は言った。
　「叔父さんに手術を止めさせられないなら，せめて手伝いをしようかな，と」
　マクドーウェルは返事をしなかったが，ジェームズが上着を脱ぎシャツの袖を肘のところまでたくし上げても，それを拒まなかった。チャールズの幼さの残る顔が，安堵の表情に変わったのにも注意を払わずに言った。
　「チャールズ。用意ができたので，クロフォードさんを連れてきなさい」
　マクドーウェルは，モトリーズ・グレンで最初の決断を下した時

1. ケンタッキー

と同じように，背中を丸めて立っていた．ジェーン・クロフォードがベーカー夫人に支えられて部屋に入ってきた時，教会から聞こえていたクリスマスの歌声が止み，牧師の説教が始まった．ベーカー夫人はジェーンの服を脱がせ，その変形した身体をオークの食卓に乗せるのを手伝った．

「先生」とジェーンは食卓のひもを見ながら言った．

「叫んだりしませんから，縛らなくて大丈夫です」

「そうだとは思うが，この方が楽だよ」マクドーウェルは答えた．

そして彼は患者の薄い唇の間にモルヒネの錠剤をいくつか押し込んだ．ときに痛みを和らげる効果を発揮する当時としてはただ1つの手段だった．しかし和らげる以上の効果はなく，それも必ずしも効くとは限らないものであった．

それからマクドーウェルは膨れ上がった腹部の上に身をかがめると，羽ペンを使って，皮膚の上に切開の線を描いた．腹の左側，左腹直筋から8センチメートルのところだった．

それからメスを手に取った．ジェームズも自分のメスを持った．

ジェーン・クロフォードはメスを見ると，目を閉じ，同時に大きな声で歌いはじめた．賛美歌だった．ジェーンは，その固い決意さえも揺らぎそうになるその時，信仰と神にすがった．

マクドーウェルが最初の切開を入れた時，ジェーンの声が不安定に揺れた．ジェーンは身を縮め，その手が食卓の縁を握りしめたが，それでも賛美歌を歌うことは止めなかった．

マクドーウェルは何日間もかけて考え抜いた手順に従って，筋肉層を切開した．鞍があたった腹壁はひどく押し潰されていた．腹膜を切開すると，まるで拳で押されているかのように，腸管が食卓の上に溢れ出てきた．マクドーウェルとジェームズは，驚いてそれを腹腔内へ押し戻そうとしたが，腹腔の大部分を占拠した腫瘍が，それを許さなかった．

歌声は高くなり，低くなった．途切れ途切れ息が吐き出された．

第1篇　長い暗黒

　しかしジェーン・クロフォードは，今日のわれわれには理解も想像もできないことをやってのけた。叫び声1つ上げず，1曲目の賛美歌が終わると，2曲目を歌いはじめた。握った拳は白くなっていた。それでも，ジェーンは歌いつづけた。その歌は，マクドーウェルが聞いた中で最も恐ろしく，また同時に慰めをもたらす賛美歌だった。

　マクドーウェルは血を拭いた。押し出された腸の奥に，腫瘍が認められた。それを手で摑んで取り出そうとしたが，切開創から取り出せないほどの大きさだった。熟しすぎた巨大な果実のような腫瘍に卵管が続いていた。そこでマクドーウェルは絹糸を使って，卵管を子宮ぎりぎりのところで結紮した。

　そして一瞬の思案の後，腫瘍に2カ所の切開を加えた。内腔は粘液性の，ゼラチン様の内容物で満たされていた。ジェームズが急いで匙を手にし，中身を掻き出した。後で測ってみると，その重さは6.5キログラムあった。ジェーンの歌はまだ続いていた。それは人間の口から出る戦慄すべき，そして衝撃的な歌声であった。歌声はだんだん低くなった。そしてマクドーウェルが空になった囊腫の壁を切開創から引きずり出して，子宮から切り離した時，長く伸ばした「ハレルヤ」の声が響きわたった。後で測ったところ，この囊腫の外壁は，3キログラム以上の重さがあった。

　マクドーウェルはわずかな変化も聞き逃すまいとして，ジェーン・クロフォードの苦痛にあえぐ歌声に集中していたので，家に近づきつつある通りの喧騒には気づかなかった。一方，ジェームズは不穏な動きを察して，外の様子に耳を傾けていた。マクドーウェルが一瞬顔を上げて窓の方を見ると，殺気をおびた集団が近づいてくるのが見えた。その声が，部屋の中にいても聞き取れるほど大きくなった。

　「マクドーウェルを出せ！」

　「ジェーン・クロフォードを救え！」群集は声を合わせて叫んだ。

　マクドーウェルは創部に入れた血にまみれた手を，そしてジェー

ムズの顔を見た。家の前にはすでに先頭の男や女たちが集まっていた。

ジェーン・クロフォードの口唇からは，血の気が失せていた。喉の奥から聞こえてくるのは，よそで聞けば死にかけている人間の嘆きと非難の呻きに聞こえたことだろう。しかし，マクドーウェルはその声を別のものとして聞いた。どんなにつらく，苦しげに聞こえても，彼にとってその声は，ジェーン・クロフォードが生きている証だったのだ。

「マクドーウェルを出せ！」外の人々は叫んでいた。

「ジェーン・クロフォードが殺される前に，助け出すんだ！」

マクドーウェルは大きく開いた腹腔内に腸管を押し込んだ。そしてジェームズの助けを借り，身体を横向けにして，中に溜まった血液を床に流した。この時，初めて歌声がやんだ。

家の扉が乱暴に叩かれた。男が2人，窓のすぐ前の木に登り，一方に輪を作った綱を垂らした。

「おい，出てこい！　縛り首にしてやる！」1人が叫んだ。

ジェームズがジェーン・クロフォードの胸に耳をあて，手で脈を探った。その時，ジェーン・クロフォードは再び口を開き，途切れ途切れながらも，賛美歌に支えを見出そうとしていた。

マクドーウェルは腹壁の創部を寄せ合わせ，ジェームズに押さえてもらって縫合した。扉を叩く音はますます乱暴になってきた。

「みんな静かにするんだ。俺が様子を見てくるから。ちょっと通してくれ」保安官が通りの向こうから大声を張り上げるのが聞こえた。

ジェーン・クロフォードの歌声が二度目にやんだのは，その時だった。絶望的な気持ちでジェームズが胸に耳をあてた。しかし，ジェーンの声が途絶えたのは，気を失ったからだった。彼女はほとんど聞き取れないくらい静かに息をしていた。ともかく息をしていた。

マクドーウェルは背後で戸が軋むのを聞き，縫合の手を速めた。傷口の最後の部分は縫合せず，中の結紮糸の先を外に出したままにした。貯留する液体を，外へ誘導するためだった。

　緊張で歪んだ顔でマクドーウェルが横を見ると，サラが扉を押さえていた。

　「保安官が入りたいって」とサラは言った。

　「入れるな。できるだけ長く引き止めてくれ」マクドーウェルはあえぎながら言った。彼とジェームズは創部に軟膏を塗り，その上から包帯した。それから緩んでいたひもの結び目を解いた。その最中に扉が押し開かれ，保安官が現れた。手術が始まってから25分経っていた。

　保安官は立ち止まった。家の外は不気味に静まり返った。気を失った患者，血に染まった布，血まみれの手と床の血溜まりの前で，保安官は凍りついた。

　「殺したな」やっとのことで保安官は言った。マクドーウェルは手術台に手をついて何とか立っていた。

　「手術だ。腹から腫瘍を取り出した。患者はちゃんと生きている」

　保安官はためらいがちに辺りを見回し，それから食卓に歩み寄ると，患者の上に身をかがめた（図3）。静かな息が聞こえた。保安官は，内部が空になった腫瘍を目にして驚いた。そして身を起こすと，まっ青な顔で出口に向かった。

　「先生，俺はそうだと思っていたよ。でも，あの馬鹿どもが，先生を吊るせと騒ぎ立てるものだから。でも俺がちゃんと言っておく。俺ははじめからそうじゃないって……」退却する保安官は，ばつが悪そうに言った。

　保安官が出ていった後も，マクドーウェルとジェームズは，食卓に寄りかかったままでいた。

　「帰った，帰った。先生はちゃんと手術してくれて，患者は大丈夫だ」保安官が太い声で叫んだ。

1. ケンタッキー

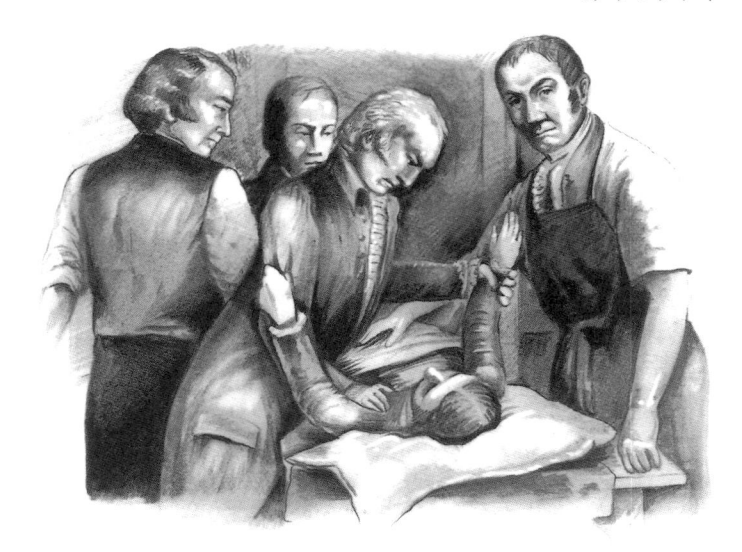

図3 1809年ケンタッキーで行われた腹部手術の最初の成功例。手術台の右側がエフライム・マクドーウェル博士，一番左側がジェームズ・マクドーウェル。前列中央は保安官

　外は一瞬静まり返った。驚きの静けさだった。
　「生きているって言っているだろ！」保安官が怒鳴った。
　「とっとと家に帰るんだ。クリスマスだってことを忘れるな」
　外はまた静かになった。マクドーウェルとジェームズには，縛り首に使うための縄をかけた若い男たちがそれを投げ下ろし，黙って木から降りていくのが見えた。

　エフライム・マクドーウェルにとって，1809年12月15日から17日にかけて原野を進んだあの馬上の旅よりもなお忘れがたいのは，手術に成功した後の5日間であった。この5日間で，生きた人間の開腹手術が本当に成功したのか，それとも結局はやはり腹膜炎と確実な死への扉を開いたにすぎなかったのかがわかるのだ。
　マクドーウェルは待った。徹夜の観察で疲れ果てた目で，ジェー

ン・クロフォードを見つめつづけた。熱の徴候，創の発赤，灰色の膿汁，そして腐敗臭を待った。2日，3日，4日，そして5日。恐れていた徴候は現れなかった。しかしマクドーウェルは途方もないことを信じるのを拒んだ。疑い深く，用心深くあるように自分を仕向け，最後になって起こるかもしれない酷いどんでん返しに対して，心の準備を怠らなかった。

　5日目，マクドーウェルはジェーン・クロフォードが床を離れているのを見た。ジェーンは起き出して，ベッドを整えていた。もう一度横になり，あと20日間，腹腔内の糸が抜け落ちて腫瘍を切り離したところが閉じたことがわかるまで，安静にしているようにとジェーンを説得するのが，ひと仕事だった。腹部の創が治ると，ジェーン・クロフォードは，もはやベッドにもマクドーウェルの家にも，じっとしてはいなかった。

　ベーカー夫人はもうとうに帰ってしまっていたので，ジェーンは1人馬にまたがり，青い泉のほとりにある自分の家へと去っていった。

　手術から1年後，クロフォード一家は小屋を売り払い，西へと移住した。トム・クロフォードは1830年にインディアナ州ジェファーソン郡で，森の開墾中に亡くなった。ジェーンはさらに12年間生き，手術から33年経った1842年3月，グレースビルの息子の家で，78年の生涯を閉じた。

　人間の腹腔内にメスを入れたこの手術の成功によって，これまで偉大な外科医たちが，その前で恐怖に立ちすくんでいた障害は，取り除かれた。そのことを，エフライム・マクドーウェルは気づいていたのだろうか？　当初彼は，この成功を同時代の有名な医師たちに伝えようとは，考えもしなかった。マクドーウェルは実地医家であり，論文書きではなかった。

　マクドーウェルは仕事に専念した。相変わらず，森の中を馬で走

り回る毎日だった。ジェーン・クロフォードの手術の4年後の1813年，彼はやはり卵巣腫瘍に苦しむ黒人奴隷の女のところに呼ばれた。この患者の腫瘍は硬くて動かないことから，悪性のものと考えられた。マクドーウェルは1週間ためらいつづけ，この病気にはまったく効果がないにもかかわらず，当時はよく使われていた水銀製剤を処方した。しかし結局，手術を決断し，これも成功裏に終えている。

　1816年，三度目に同じ手術を成功させた後，マクドーウェルはサラに説得され，いやいやながら慣れない筆を執り，彼の行った手術の報告を書いた。彼はその報告を恩師であるエジンバラのジョン・ベル，"アメリカ外科学の父"フィジック博士，そしてフィラデルフィアの産科医トーマス・C・ジェームズ教授に送った。しかし，エジンバラからは反響がなかった。ベル博士はすでに死の床にあり，代理を務めていたジョン・リザースは原稿を見落としたうえ，6年後にそれを自分の仕事の一部として発表した。フィジック博士からも返事はなかった。トーマス・C・ジェームズ教授だけは，エフライム・マクドーウェルの報告を『精選論文集』に掲載した。しかし反響は，3年間に外科学の教授から2件あっただけだった。それもマクドーウェルが書いたような報告は，せいぜい『今後こうした報告が役に立つかもしれない』などという考えを，永久に葬り去る目的でのみ発表が許されるべきだ，と断言していた。

　これらの反響を読んだ時には，マクドーウェルはさらに2例の手術を行っていた。そのうち1例は成功した。もう一方は類皮嚢胞の症例で，この一連の手術では初めて起こった手術熱のために，成功しなかった。5例中4例は成功した。四肢の切断，ヘルニア，尿路結石，痔瘻，刺創，負傷した頭部の開頭術など当時の外科医らが有益で実行可能と考えていた手術の成功率は，いったいどの程度なのだろうか。こうした手術で，とくに大病院では10人に7人や8人が命を落としているのではないか？　彼の手術では成功例が4例あるのに，卵巣腫瘍を取り除くために開腹することが，いかなる場合も

致命的だとして非難されなければならないのはなぜなのか，とマクドーウェルは考えた。

エフライム・マクドーウェルは再び筆を執り，この素朴な疑問をしたためた。

ただ，この報告で彼は，この開腹術が勇気と責任感と判断力のある外科医にだけ可能な手術である，と述べている。そして教科書や大御所の意見を参考にするしか能のない手術屋やその腰巾着は，この手術を永久に理解できない方がよい，それが『患者のためである』と書いた。

これを最後に，マクドーウェルは何も述べていない。彼にはメリーランド大学の名誉教授の称号が贈られた。しかし卵巣腫瘍とその手術に関しては，それから何十年にもわたって権威者の保守主義が優勢で，無数の女性が『自然に』ゆだねられ，死に追いやられつづけた。

マクドーウェルの生きた時代は，手術の痛みが克服され，炎症と化膿の原因が解明されてその予防が可能となる時代から，あまりにも遠すぎた。マクドーウェルのような決断力と勇気，そして『束縛のない西部人気質』を持ち合わせている医師は，ほとんどいなかった。そして何よりも，マクドーウェルの手術が成功した理由を，誰一人見抜くことができなかった。手つかずの自然，患者の抵抗力，そしてとくに，妻のサラが，家の中を当時としては珍しいほど清潔に保っていたという事実。これらがマクドーウェルの強力な味方だった。マクドーウェルの勇気が，これらの有利な条件と組み合わさった。彼が世界の外科病棟の不潔な洞穴から遠く離れた場所にいたということも，マクドーウェルを時代よりも先に行かせた。

マクドーウェルは合計13回の卵巣摘除術を行い，そのうち8例に成功している。引退した時には，彼の知らないところで，ネイサンとアルバン・スミス，そしてデヴィット・ロジャースという3人の

後継者がおり，それぞれ1例の手術を成功させていた。3人もまた，新世界の手つかずの自然の中で働いていた。

　非難に疲れ果てたマクドーウェルは，農場に隠居し，南部の紳士として暮らした。そして，私が調査してわかった限りでは，彼は腹部外科医にしか治せない病気，半世紀後ならば治っていただろう病気で亡くなっている。

　1830年6月のある日，マクドーウェルは庭を散歩しながら木の実を食べ，陽光を楽しんでいた。すると，突然激しい腹痛に襲われた。ベッドに辿り着くのがやっとのことだった。やがて発熱し，吐気が強くなった。使用人が一番近い医師を呼んだ。この医師は，半ば意識を失った患者を診て胃炎の診断を下し，その治療を行った。

　エフライム・マクドーウェルの病気が虫垂突起の炎症，つまり今日"盲腸炎"あるいは"虫垂炎"と呼ばれているものであったことは，今となれば想像に難くない。マクドーウェルの時代，この病気の何たるかを知る医師は1人もいなかった。当時，世界中で何十万人もの人が化膿した虫垂の穿孔のために亡くなっている。無知ゆえの誤った治療を受けたマクドーウェルもまた，これらの人々と同じ運命を辿った。

　マクドーウェルは腹膜炎で亡くなった。それは，偶然と自らの能力により，時代を先取りした先駆者の孤独な死であった。

　当時の外科学界の考え方，知識と行為がいかに狭い範囲に押し込められているかを示した彼は，私が知る限り，外科学の前史時代の最も力強く，印象的な象徴である。そしてジェーン・クロフォードの見せた姿は，恐ろしい痛みを避けることができないこの時代の手術に，自分の命を賭けた挑戦者そのものであった。

2. ウォレン

　マクドーウェルが私の少年時代の英雄なら，ジョン・コリンズ・ウォレンは私の研修時代の模範であった。1843年に私がボストンのハーバード大学医学部に入学するずっと以前から，父は彼を手本としていた。父にとってウォレンは，父がそうなりたいと望んでいたすべて，つまり外科の教授だった。

　これは父が自分の人生に満足できない理由があったからではない。アメリカ合衆国中を，痔瘻やヘルニアの手術をしながら，行きつ戻りつした旅回りの医師として，父は多くの興味深い経験を得ていた。その経験の中には，成長した私が立ち会ったものもある。しかし父は，ウォレンのような真の医師ではなかった。スコットランド人の移民から学んで手につけた職業だった。そのため，父は終生その劣等感から抜け出せず，正真正銘の医師になりたいという願いを，打ち消すことができなかった。

　父は仕事をほとんど中西部や南部でしていた。日常馬に乗るので，この地方には痔瘻やヘルニアの患者が多く，その治療から，父は名声と富を勝ち得た。しかし終生，劣等感に悩まされ，せめて自分の息子，つまり私だけは本物の医師になってほしい，そしてもしできるならば，ボストンのウォレンのような高名な医師の下で学ばせたいと願っていた。

2. ウォレン

　父はマクドーウェルの話と同じくらい頻繁に，1686年に行われた有名なルイ14世の痔瘻の手術の話を，私にして聞かせた。この物語は，現在の知識の光に照らしてみると，あの王朝時代と私の少年時代とを隔てている150年間に，外科手術には実質的な進歩は何もなかった，ということを証明している。なぜなら父の痔瘻の手術の方法は，フランスのシャルル・フランソワ・フェリックスが国王を手術した方法と，まったく同一だったからである。

　父の手術は，南部の農園主の邸宅でも，川の艀の上でも，幌馬車の中でも，野外でさえも行われた。幌馬車の車軸の上に折り曲げられて乗せられた患者は，苦痛のあまり金切り声を上げ，皮の切れ端をくわえて歯をくいしばった。

　痔瘻を手術する方法には，当時世界中で用いられていた方法が他にいくつもあったが，父はそれらを軽蔑していた。その中には細い絹糸を哀れな患者の瘻孔から直腸内に通し，その両端を結んで輪にし，何週間かにわたって，その輪を次第にきつく締めていき，糸が完全に筋肉組織を断ち切ってしまうまで締めるという，患者にとって拷問のような方法もあった。またどうせ治らないのだから，一緒に焼いてしまえばいいということで，まっ赤に焼いた鉄ごてを瘻孔の中に突っ込むやり方に頼っている医師たちもいた。この方法を父は最も軽蔑していた。

　父の方法は，フランスの外科医フェリックスと同じものだった。それは瘻孔と直腸と肛門との間にある組織を十分に切開して瘻孔の部分を取り除き，大きな新しい傷口を作る方法で，この傷口が治癒すれば，瘻孔もなくなるというものであった。

　父は多くの手術に成功した。どの手術でも，父は手術のメスをまるで食卓ナイフのように取り扱った。包帯の材料を何カ月もほこりだらけの悪い道に揺られてきた箱から取り出し，薪の切れ端から切り取った平たい板きれで軟膏をつけた。他の部位なら致命的な感染を引き起こすような場合でも，父がフェリックスと同じように手術

できたのは，幸いであった。

　ベルサイユ宮殿で行われた手術と，だだっ広い未開のアメリカの荒野で行われた父の手術との間には，大きな違いがあった。父が強調したかったのはこの違いだった。父がよく，フランス王の痔瘻の手術の話をしたのは，そのためであった。あの荒っぽい，しかし素晴らしい成功を収めた手術は，外科医の地位に決定的な影響を及ぼしたのである。大昔から学術派の医師たちは，床屋外科医や"軍医"，また外科の病気を任されていたいわゆる"湯治者"を軽蔑していた。事実"外科医"という言葉は"手仕事の職人"という意味である。しかし国王の手術以来，外科医は尊敬されるようになった。そして学術派の外科医の一派が発展しはじめた。私が青年期に達した頃には，すでに外科医は他の医師と同様の特権を享受できるようになっていた。

　だが，父は自分をまだ床屋外科医の役どころを務めていると見なしていた。だから父はいつの日か，ルイ王の痔瘻の手術のおかげで大いに声価を高めた真の外科医の１人に，私が加わることを夢見ていた。そして当時，父にとって真の外科医の象徴であったのが，ハーバード大学医学部とマサチューセッツ総合病院の解剖学および外科学教授であるジョン・コリンズ・ウォレンであった。

　1843年の11月半ばのある日，私は他の新入生と一緒に，初めてマサチューセッツ総合病院の手術室に入った。それは建築してからまだ23年しか経っていない病院の最上階にあった。この病院はアメリカで最もよい病院だと考えられていたばかりでなく，イギリスやフランスの最良の病院にも匹敵すると見なされていた（図 **4**）。赤いビロード張りで，背を調節できるようになっている手術用の椅子を初めて見た瞬間のことを，はっきりと記憶している。私は学生の座るベンチ式の腰掛けの列と，手術室の上の方に，半円形になって立っている他の見学者たちを見上げた。

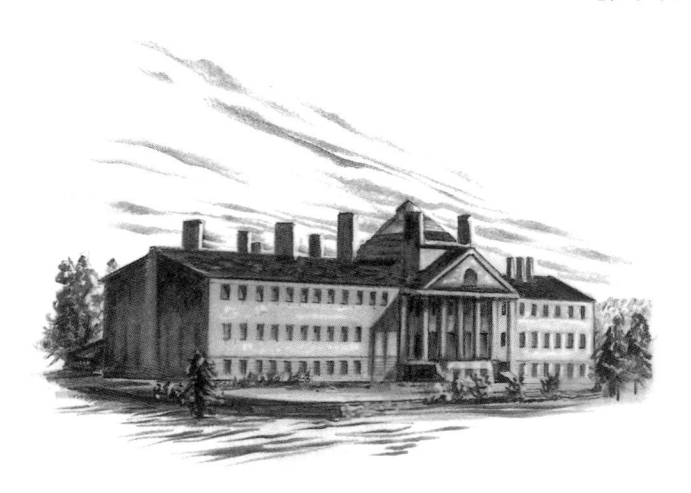

図4　ウォレンの教えていたボストンにあるマサチューセッツ総合病院。この外科の講義室で，1846年に最初の全身麻酔が行われた

　その頃，新入生にはいつも何となく意地の悪い期待がかけられていた。というのは，最初に公開手術を見学する学生たちの中には，失神したり，少なくとも顔色が青くなったり，恐れと気分の悪さで震えがきて，退場しなければならなくなる学生が必ずいたからである。手術室の職員たちは，新入生には細心の注意を配り，弱ったような気配が見えたら，すぐに手術室から連れ出すように指示されていた。手術室の外には，運の悪い学生の頭を足よりも低く寝かせられるように，ベッドが用意してあった。私自身は12歳頃から父の傍らに立って，父の患者が呻いたり，叫んだりするのを聞いていたし，そうした苦痛の徴候も手術の一部だと考えていたので，偉大なウォレンの手術を初めて見学する時にも，気分が悪くなるようなことはないと確信していた。

　その日は2つの手術が行われると知らされていた。確かに現在の基準では，この数は大したものではない。しかし，当時はどの外科手術にも，信じられないような疼痛が伴っていたし，外科医の背中

には，たえず死神がはりついていた。患者は徹底的な絶望と，手術よりひどい苦痛を携えて，"赤い椅子"に連れられてきた。1821年から1823年にかけて，マサチューセッツ総合病院の年報に記録されているのは，43件の手術にすぎない。だから，午前中に2つの手術があるというのは，確かにちょっと異常であった。行われるという手術は，43歳の男性の長い間脱臼したままになっていた大腿の整復術と，年齢不詳の若い男性の舌を切断する手術であった。

　正確に10時に，ウォレンは外科の臨床教授ジョージ・ヘイワード，それに私がまだ知らない外科医や助手を大勢連れて手術室に入ってきた。ウォレンは，当時すでに65歳になっていた。痩せた中背の人で，細い首を高いカラーの陰に隠し，きれいに髭を剃り，まばらな白髪まじりの髪の下に冷たい，厳しい感情を押し殺した顔を見せていた。彼の服装は，やや行きすぎているくらいきちんとしていた。彼が手術室に入ってきて，手術椅子に向かっていくと，重々しい雰囲気がはっきりとみなぎった。彼の挙動は見事に計算されたもののように感じられたが，私のこの最初の印象は正しかった。というのは，ある外科医たちのように切開の速さを誇ったり，傍らに時計を置いたりはしなかったが，それでも彼は，実に精密に時間を管理する人だったからである。1秒でも浪費するのを嫌い，夏でも冬でもパーク通り2番地の家から出る時間には，1分の狂いもなかった。すべての手術の前には，あらかじめ必要となる可能性のある器具は，実に正確なリストにしておき，また起こり得る突発事項は，克明に書き並べていた。若い私ですら，彼の冷静な整然とした気性を，その冷たい澄んだ瞳の中に読み取ることができた。

　ウォレンはハーバード大学医学部とマサチューセッツ総合病院の設立を主として担ったジョン・ウォレン博士の息子であった。そして独立戦争中にバンカー・ヒルの戦闘で倒れたジョセフ・ウォレン将軍の甥で，この世紀の移り目にヨーロッパで医学を学んだ。ロンドンのガイ病院で，当時の慣習に従って，"外科手術助手"になる

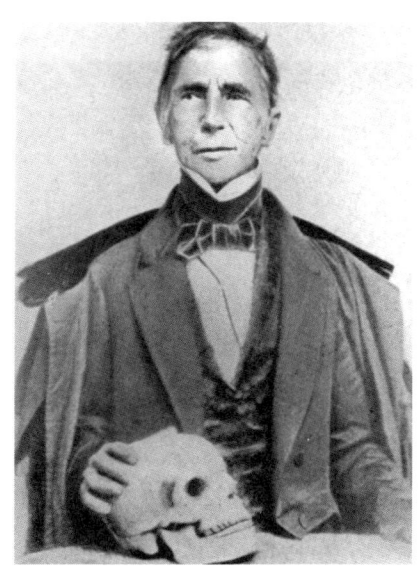

図5 ジョン・コリンズ・ウォレン (1778〜1856)。ボストンの解剖学および外科学の教授

資格を50ポンド支払って手に入れ，小外科手術をすることができる権利を獲得した。安い方の25ポンドの"見学者"の資格では，手術の見学だけしか許されなかった。

　ウォレンが師事したのはウィリアム・クーパーとアストレー・クーパーだった。その頃は，人体を解剖してその秘密を研究しようと思うイギリスの外科医は，解剖台に乗せる死体を得るためには，自分自身が墓泥棒になるか，墓をあばく一味を雇わねばならない時代であった。ウォレンもまた，解剖学の研究に魅せられていた。彼はパリでは，デュピュイトランとリスフランに会っていた。リスフランはメスをふるうことに取り憑かれたように夢中になっていたので，切断手術の機会が多くて，恵まれた素晴らしいナポレオン時代が過ぎ去ったことを，嘆いていた。

　ウォレンはボストンに帰るまでに，ヨーロッパで吸収できる外科知識は，すべて学んでいた。それから彼は父の仕事を継いだ。彼の解剖博物館はたいへん有名であった。ウォレンが気に入っている肖

像画には，頭蓋骨を手に持った彼が描かれている（図5）。ウォレンの手術手技は，生まれつきの冷静で注意深い計画に基づくものだった。後になってから私は，表面的にはきらびやかなフランスの名人芸の影響を，彼がまったく受けていないことを，はっきりと知るようになる。彼の手術ぶりは，世界のどこの国の水準とも比肩し得るものであった。

　10時に2人の助手が，第一の患者を階段教室の一番下にある手術場に運んできた。この時まで，ウォレンは一言も口をきかなかった。黙って巻毛のヘイワードの傍らに立っていた。ここで，彼は着ていた粋な上着を脱ぎ，手術助手から受け取った手術着を着た。それは非常に古ぼけた手術着で，これまでの数え切れないほどの手術で染まった血が，乾いて固まっていた。

　患者は身体の大きな重い男で，木製の手術台の上に寝かされたが，顔は恐怖で緊張していた。ウォレンは薄い唇を開いて，患者の病歴を説明しはじめた。ウォレンの声や話し方は，ウェリントン公爵に似ていると言われていた。しかしその時の私には，そんなことを比較する余裕はなかった。股関節脱臼の第一の患者の治療が始まった。

　大腿は股関節で脱臼し，長い間治療されなかったので，不自然な位置に固定していた。まずこの固定を外すために，助手が丈夫なロープを患者の上半身に巻きつけた。このロープの端は，回廊に通じる側廊の近くの床にはめ込まれた，太い2本の柱にくくりつけられた。そしてしっかりした革ひもが大腿部に巻きつけられ，その端はもう1本のロープで反対側の柱にくくりつけられた。このロープには滑車が付けられていた。助手がロープを引っ張ると，最初はこの滑車が軋む音しか聞こえなかった。しかし次の瞬間，患者が最初の金切り声を上げた。この悲痛な声は，部屋中に広がった。助手はロープを引っ張りつづけた。患者は首を前後に激しく揺さぶった。顔に汗が流れ出た。最初に悲鳴を上げて以来，患者は歯をくいしばり，そ

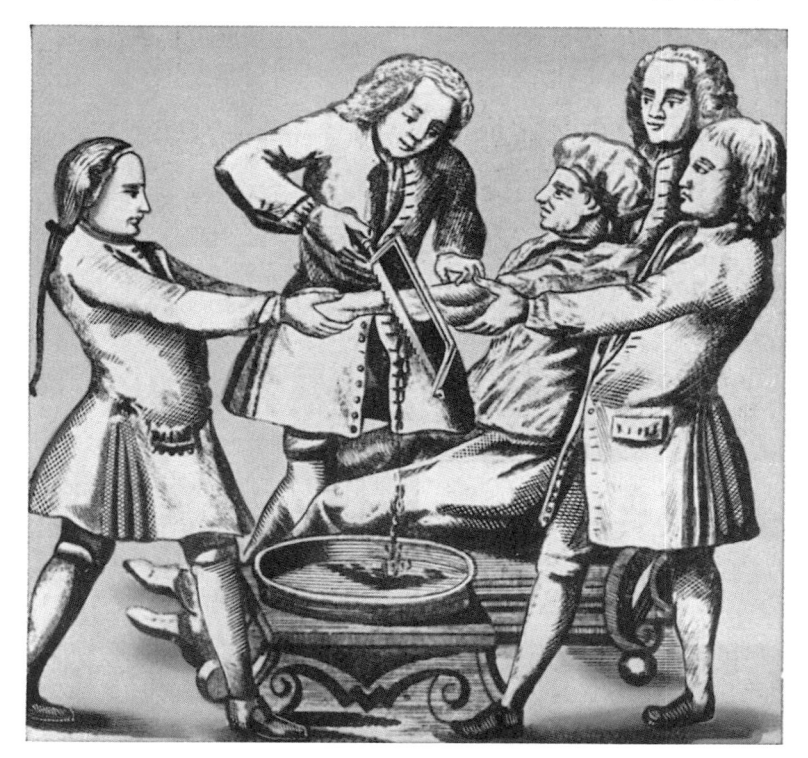

図6　無痛法の発見の100年ほど前の腕の切断手術

の歯ぎしりの音は，一番上の席までよく聞こえた。ロープが張ってくると，患者の身体は手術台の上に浮き上がってくるように見えた。助手がさらに引っ張った。突然，患者は荒っぽく両腕を振り回すと，血の気の失せた唇を開いて，動物のようなうなり声を上げた。

　ウォレンは動かなかった。私の前の学生が死んだように蒼白になり，よろよろと席を立っていくのに気づいた。助手は仕事を続けた。ウォレンが手で合図したのは10分経ってからで，それは言葉で言い表せないような長い10分間だった。滑車を引いていた助手たちは引く手を止め，宙吊りにしていたロープを少し緩めて，患者の身体を手術台に戻した。しかし，患者にはまだロープがきつく巻きつけら

れており，動けなかった。患者のあえぎは激しく，その全身はロープの牽引に痙攣しながら闘っていたかのように見えた。無表情な顔をしたウォレンが，患者の股関節と大腿を調べた。大腿はその不自然な位置からまったく動いてはいなかった。ウォレンは助手たちに少しロープを緩めさせ，患者を自分の方に向けて，元気を取り戻させるように命じた。

　明らかにこの偉大な外科医は，最近父に連れられて私が見学した手術で，ある外科医が使用していたような苦痛を和らげる方法を用いなかった。それはこれと同様の脱臼の症例だった。驚いたことに，その時は，"手術助手"が長い黒色の葉巻を巻いて，それを半分ほど患者の直腸の中に差し込んでいた。手術が終わってから，その外科医は父に，このグロテスクな処置をする理由を説明した。

　手術の前に大量のブランディや阿片を患者に飲ませることがあるが，飲ませてみても，患者の苦痛を和らげるのには一向に効きめがないことがわかっていた。苦痛が加わると，患者の筋肉は本能的に収縮し，脱臼した関節を元どおりにするのが，ますます困難になる。煙草の過度の服用からニコチン中毒になると，痛みを感じないわけではないが，筋肉組織のかなりの部分が弛緩することがわかっていた。だから困難な整復の時，煙草の抽出物を腸の中に注入すると，すぐに腸から吸収されて筋肉が弛緩するようになる。しかし，このニコチンの効果は加減できない。ときには手術は成功したが，致命的なニコチン中毒を起こすこともあった。このために採用されたのが，太い葉巻を直腸の中に差し込む方法である。この場合には，吸収にはいくぶん余計に時間がかかる。ニコチンが役目を終えると，即座に葉巻を引き抜くことができる。

　しかしウォレンは，この"葉巻のトリック"を使わなかった。彼の合図を受けると，助手たちは再び滑車に戻った。患者の顔は平静に落ち着いたようだった。だが30秒後には，また歪んできた。再び突き抜けるような悲鳴が響いた。そしてもう一度，苦痛の叫び声が

大きくなったり小さくなったりした。また学生2人が肩をすぼめ，両手を顔に押しあてて，手術室から這い出していった。私自身も苦しんでいる男をこれ以上見ていることに耐えられず，しばらくの間，上を向いて天井を見つめていた。それで患者の苦しみは見えなくなったが，下の手術室で何が行われているかは，耳からわかっていた。

　20分経った。その間，ウォレンがもう一度大腿と股関節を調べる間，少し休んだだけだった。それまでの努力は明らかに徒労に終わった。ウォレンは三度目の試みに取りかかるように命じた。始めてから約30分経過したが，大腿は依然として動かなかった。ウォレンはあきらめた。ロープと滑車は取り除かれ，半ば意識を失った患者が，胸や大腿部を傷だらけにして，血を滲ませたまま，手術室から運び出された時，ウォレンは，

　「患者の来たのが遅すぎたのだ」と宣告した。

　そして表情ひとつ変えず，次の患者に向かった。

　患者はまったく健康そうに見える青年で，不安そうに目をきょろきょろさせながら，手術室に入ってきた。ウォレンはぶっきらぼうに椅子を示した。その椅子は助手が動かして，患者が入ってきたドアの方に背を向けて置いてあった。青年がためらいながら腰を下ろすと，1人の助手がポータブルの炭焼炉を持って，青年の背後に近づいた。その炭焼炉の上には，すでに白熱している手術用の鉄の焼きごてが置いてあった。助手は炉を下に置いた。その場所は，この不幸な青年には見えない場所であった。

　ウォレンは左手に鉗子を，右手にメスを持っていた。彼は親指でメスの刃先を試した。助手の1人で，身体の大きい，力のある男が椅子の背後に近づき，いつでも青年の頭を押さえられるように構えた。ウォレンは若い男に口を開くように命じた。患者は躊躇しながらそれに従った。口が開いて，暗い奥から舌が出てくると，先端が

醜く曲がるほどの巨大な腫瘍ができているのが，遠くの方からでもよくわかった。

　ウォレンの左手が一瞬前に伸びると，鉗子で舌を挟んだ。青年は締めつけられるような声を出して，舌を引っ込ませようとした。しかし，ウォレンは鉗子でしっかりと舌の奥の方を締めつけ，さらに舌を引き出した。一方助手は，患者の頭をがっちりと押さえた。1秒の何分の1か後に，彼の右手のメスがさっとひと切り，舌を切り取っていた。切り取られた舌の先は，腫瘍がついたまま下に落ちた。残った舌から血が吹き出した。ウォレンはメスを器械台の上に放り投げ，手術椅子越しに向こうに腕を伸ばした。呆然としている患者に見えないように，助手が焼けている鉄ごての柄をウォレンの手に摑ませた。患者はゴロゴロという音を出していた。彼は焼きごてを患者の後ろで構えた。突然，助手が両手で患者の目を覆った。それから，ウォレンが赤く灼熱した鉄ごてを，血が吹き出している舌の断端に押しつけた。

　患者は凄まじい苦痛で，頭を後ろにぐいと引こうとした。ものすごい力で自分と椅子とを，数メートル部屋の向こう側に押しやった。助手はよろめき，かろうじて患者の頭を押さえた。しかし，ウォレンは動いていく椅子についていった。彼は舌端の傷口に鉄ごてを押しつけつづけた。肉の焦げる臭いが，われわれのところまで臭ってきた。一度，鉄ごてが滑って，下唇に触れたが，すぐに傷口に戻り，まだ出血している舌の残りの部分を焼灼した。それからウォレンは，鉗子を外して後ろに下がった。助手が押さえている手を離した。患者は両手を口の上に押しあてた。バネに弾かれたように立ち上がると，何とも言えない声を立てて，2人の助手がやっとつかまえるまで，やみくもによろめきながら歩き回った。ウォレンは冷やかに彼を見つめ，唇を焼いたことで彼を叱った。青年の苦しみにはまったく動じなかった。

　「動いたから火傷をしたのだ」と彼は言った。

2人の助手たちは，1人は引っ張るように，もう1人は支えるようにして青年を連れ出した。

　私の青年時代においては，最高の外科手術であったこのような場面に遭遇しても，私が外科医になろうという考えを永遠に捨てなかったのはなぜか，捨てることは父の心からの願いを失望させることを意味するのではあるが，その考えを捨てなかったのはなぜか，と私に問うのは当然であろう。しかし，何が非人間的か，耐えられないか，身の毛がよだつか，というような概念は，その時代，その時代で変わるものである。ある時代には身の毛のよだつことも，別の時代には，人間が生きていくうえで避けられないものであったとしたら，その恐ろしさの大部分は消えてしまう。当時われわれは，ウォレンのような人物を虐殺者とは見なさず，英雄と考えていた。最も恐ろしい人間の苦痛を目の前にし，苦悶の叫びを聞きながら，その時代が提供し得る，唯一の救いを行いつづけていける強い，冷静な英雄と考えていた。

　そうは言っても舌の切断手術は，その後長い間悪夢となって，私を悩ませた。それはずっと以前に，父によって植えつけられていた，野蛮な焼きごてに対する嫌悪の念をさらに強くした。そして初めて私は，自分自身がはたしてよい実地外科医になれるだろうか，という疑念をもった。

　舌の切断のような残酷な手術を終えても，ウォレンがなお決然としているように，私には見えた。それは，当時外科医にとって，最も重要な特性と考えられていた決然，無情，冷血の典型のように思えた。そのうえ私にとっては，この最初の経験は，全身麻酔法の発見が手術を根本的に変えてしまう直前の時代の，外科手術の状況やその方法を永遠に心にとめる象徴となった。

3. 結　石

　1900年にヘンリー・ソンプソン卿の"8揃え晩餐会"に最後に出席した時，それまでにもたびたび頼まれたように，卿は私に，例の膀胱結石の話をして皆を楽しませてほしい，と言った。シビエールを除いては，ヘンリー卿はおそらく19世紀の最も有名な泌尿器科医で，ベルギーのレオポルド1世やフランスの皇帝ナポレオン3世の重い膀胱疾患の手当てもしたことがあった（**図7**）。その頃，彼はもう80歳を超えていたが，ロンドン近郊の別邸では，月に一，二度こうした晩餐会が催された。

　ソンプソンの円卓を囲むのは，いつも8人の客であり，食事もきちんと8コースが供された。ソンプソンには，いろいろと奇想が多く，8に取り憑かれているのもその1つだった。彼は料理法についても，腎臓や膀胱疾患についても，天文学についても，小説を書くことにも，初期の自動車の発達にも，火葬法にも，同じように興味を持っていた。この最後の火葬法については，ちょうど世紀の転換期にあたるその頃に，イギリスの聖職者と激しい論争を交わしていた。

　私の膀胱結石の話を，私と同じくらいよく知っている人がいるとしたら，それはソンプソンだった。この話では彼も重要な一役をかっており，私が病気にかかるまでの奇妙な前ぶれを，何度も話させた。

3. 結　石

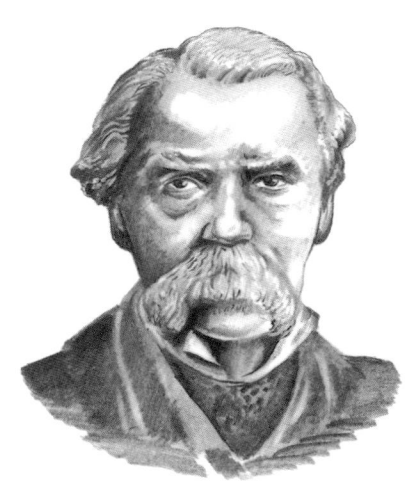

図7　ヘンリー・ソンプソン卿（1820〜1904）。シビエール後の，最も有名な19世紀の泌尿器科医で結石治療医

　この物語は1854年の3月，麻酔法の発見からおよそ8年経過した時に始まる。つまり私が"外科医の世紀"と呼んだ新時代に入ってからである。実際には，膀胱結石に悩まされた私の経験は，近代外科の有史以前に属するものであった。事実，膀胱結石の摘出は，古い外科の特別な手技の1つであり，私の経験を話すことによって，その古いやり方の身震いするような残酷さを，鮮やかに目の前に示すことができた。

　1854年の3月3日の午後，カンプールという小さなインドの町でこの話は始まる。私がインドに航海したのは，この時が最初で，"古代ヒンズー"の外科を勉強するためだった。これについて，ヨーロッパの多感な内科の教授たちが，誉めそやすのを聞いていたからである。

　この3月3日は，特別に暑い日だった。それにもかかわらず，ムケルジーの不潔な小屋の床に寝かされている痩せこけたインド人の男の子が，最初のつんざくような悲鳴を上げた時には，震えが来た。"カンプールの結石摘出師"（切石術師）であるムケルジーは，その

子の膀胱結石を取る手術をしていた。当時，この病気は世界中どこにも，若者にさえ普通にみられる病気だった。

半裸の助手が両腕でしっかりと少年の腕と肩を押さえると同時に，その両足を大の字に大きく開かせていたので，男の子の足はぴんと張っていた。ムケルジーの痩せ細って老いた顔は，無表情だった。ムケルジーは，少年の膀胱結石を膀胱底部に向かって押しつけていた油を塗った指を直腸から引き抜いた。ムケルジーのナイフは，男の子の会陰部に深く食い込み，傷口から滴る血でまっ赤に染まった。ナイフは目にも止まらぬ敏捷さで，すばやく肛門と陰嚢の間を切開して，会陰から膀胱の中に切り込んだ。そのナイフが抜き取られた時，少年はあまりの苦痛に，頭を前後に激しく揺さぶり，さらに大きく，胸を締めつけるような悲鳴を，喉の奥から出した。ムケルジーは人差し指を傷口の中に押し込み，膀胱の中の結石を探った。しかし，すぐには見つからなかったので，指がもっと深く膀胱の中に入り込むようにと，手を出血している会陰部に押しつけた。同時にもう片方の手で上方から少年の下腹部を圧迫し，結石が上方から傷口の指の方に出てくるようにした。

鋭い悲鳴は，苦痛にのたうつ動物のように高く，また低くなり，やがてひどい疲れのため次第に小さくなっていった。その間，ムケルジーのコーヒー色の萎びた老顔は，まったく表情を変えなかった。わずかに，燃えるように赤い瞼の間のまっ黒な瞳に，私はちらっと興奮の閃きを読み取っただけだった。

突然，彼は血に染まった指を引き抜くと，むき出しの地面に置かれた細長い鉗子に手を伸ばした。傷口から鉗子をねじ込むと，左手でもう一度，少年の下腹部を圧迫しながら鉗子を閉じた。ムケルジーの指の節が黄白色に変わった。少年の身体の中で，かすかな砂利を踏むような音がした。それからムケルジーは手をぐいと引き，再び少年が苦痛の金切り声を上げながら，全身を浮かそうとしている間に，ムケルジーは鉗子を高く揚げ，おそらく幅が2センチメートル，

3. 結　石

長さが3センチメートルくらいの，赤みがかった黄色の膀胱結石を助手に渡した。

　しばらくの間，その狭苦しい小屋の中は恐ろしいように静まり返っていた。ムケルジーの助手は，しっかりと押さえつけていた手の力を抜いた。ムケルジー自身は，出血している傷口には注意を払わなかった。出血を止めようともしなかった。ギザギザに切れたり，破れたりしている傷口に綿をあてなかったし，包帯もしなかった。その代わりに，ただ助手たちに手で合図をしただけだった。彼らは少年が再びわめき声を立てている中で，少年の広げられた両足を寄せ合わせて，2本の太縄でしっかりと縛った。その間に，もうムケルジーは少年に背を向けていた。彼は背中を曲げたまま立ち上がり，腰の帯に短い革ひもで結びつけた小袋に，汚い血まみれの手で膀胱結石を投げ込んだ。

　その瞬間，ララ・ライ博士が私の手をそっと摑んだ。その薄い黄褐色の目は，外へ出ようと語っていた。

　「その方がいいですよ」と彼はほぼ完全な英語でささやいた。

　「彼らは白人の医者に見られるのが嫌いですから」

　私はライの後に従った。小屋から出る前に，長い苦痛から死んだようになって，今は硬い床の上に長々とのびている12歳の少年の痩せた疲れ果てた顔に，最後の一瞥を向けた。この時のことを振り返ってみると，あの少年の姿は，数え切れないほど多くの人間が何千年もの間，この少年とほとんど同じ方法で手術を受けながら耐えてきた，無限の苦悶の象徴だったように私には思える。

　「すみません」私たちが，ほこりっぽい道路に出た時に，

　「でも，わかったでしょう」とライ博士は言った。

　「ええ，わかりました」と私は言った。

　ライはイギリスで内科と外科の教育を受けた，当時まだ数少ないインド人の若者の1人だった。同時に一方では，インドの大衆の間にどんな異国の医師よりも大きな威信と信頼とを受けている，アル

ベティックと呼ばれる古代ヒンズー医術の代表的な人物とつながりを保っていた。しかもそれは，インドの大衆の間ばかりではなかった。われわれの医学論争にも取り上げられていた。私がそれを学びたいという希望を彼に話すと，ライはインド中から膀胱結石の患者たちがやってくる，有名な結石摘出師ムケルジーを訪ねることを提案したのである。

　私たちは小屋の外で静かに順番を待っている男女の群衆の間をぬって通った。

　「この人たちはみんな，ムケルジーが苦痛から解放してくれることを望んでいます」とライは小声で言った。

　「これまでムケルジーの手術を実際に見た人は，ほとんどいないのです。あなただけかもしれません」

　「これからあの男の子にどんな処置がされるのですか？」馬車に向かって歩いていきながら，私は尋ねた。

　「自然の治癒に任せられるのでしょう」とライは運命論者のような冷静な調子で答えた。

　「腸が傷ついていないで，化膿したり，または尿が漏れたりするようなことがなければ，数週間のうちによくなるでしょう。もちろん患者が年寄りの場合は，もっとややこしくなります。その場合には，ご存じのように，直腸から石を触れるのが困難なので，ときどき誤って腸を傷つけたり，膀胱括約筋を切ってしまいます。ときには手術創に瘻孔ができて，いつもの結果になります。膿血症で死ぬこともあります。しかし，患者の半分は確かに治ります。ですから，患者が膀胱結石で死ぬ方を選ぶか，あるいは，治る方の半分に入れるかもしれないというチャンスをねらうか」

　われわれの馬車のところへ来たので，彼は話をやめた。席に座ると，彼の淡々とした調子は熱を帯びてきた。

　「ヨーロッパの手術とどう違いますか？」と彼は尋ねた。

　「全身麻酔！　いいですね。患者はもう痛みに苦しまず，手術中

に悲鳴も上げなくなりますね。でも，その他はどうですか。2年前にロンドンで，私は誤って腸が切開されたのを見たことがあります。深く切り込まれたり，引き裂かれた前立腺や手術創からの尿瘻，そして，膀胱の括約筋を傷つけたための機能不全も。それにヨーロッパの有名な大病院で，膿血症のためにどれだけ多くの外科の患者が死んでいくか？　ムケルジーの方は，先祖から教えられたこと以外には何も知らないのです。彼は一度も，ヨーロッパの大学で勉強したことはありません。そうしたことを考えると，彼の業績は素晴らしい。そう思いませんか？」

「ええ，もちろんです」と私は答えた。彼の目が守りを固め，納得させずにはおかないという調子で，私を見つめているのを感じた。その目にはインドの伝統の中で成長し，インド民族主義に育まれ，海外留学中に習得した知識の方が優れているとは知りつつも，なお自国の医術を支持している青年の，頼りなさが現れていた。

「ええ，もちろんです」と私は繰り返し，古代インドの外科療法を見て到達した結論には，それ以上触れなかった。古代の医術を伝えてきた歴史家の夢によって，私の心に呼び覚まされた現実離れした希望は，たちどころに打ち砕かれた。この国の風変わりな，非常に古めかしい，代々伝えられてきた外科手術は，鼻の形成手術以外は，中世の西欧の外科療法と大同小異である，と言うのを控えた。しかし同時に，その頃私が知っていた限りでは，ヨーロッパの手術法に関しては，ライが自国の医術を弁明するために述べたことがほぼ当たっている，と認めないわけにはいかなかった。

見かけだけは豪華な軍民ホテルの玄関の前で，ライ博士と別れた。このホテルに，ネズミが走り回る2室続きのみじめな部屋をとっていた。

その晩はいつもより早く就寝した。人影のない食堂にも，しみで汚れたテーブル掛けや，食卓に届けられた頃には冷え切った食事に

第1篇　長い暗黒

も，用はなかった。

　ガラスのない食堂の窓の外には，焚火を囲んで苦力たちが騒いでいた。何やらぶつぶつ言い合っているその声は，敵意をはらんでいるようで，薄気味悪かった。おそらく，実際にそうだったのだろう。それからわずか3年後の1857年には，カンプールは血なまぐさい暴動の場と化し，1000人の老若男女が，ナナ・サヒブの手によって，無造作にあの世に送られたのである。

　私がとった続き部屋の窓にも，ガラスはなかった。床は堅く踏み固められた土間だった。寝室の調度はあっさりしすぎていた。引き出しがない箪笥が1つ，鉄製ベッドが1台，ベッドの上にはぼろぼろの蚊帳がぶら下がっていた。

　私はベッドに入り，虫を呼び寄せないようにランプを消した。ランプから手を引っ込めて横を向いた時，私は今までに感じたことのない痛みを，右の殿部に感じた。痛みはすぐに消え去ったので，それ以上，それを気にとめなかった。ぐったりと疲れ切っていた。しかし，いつもならば横になるとすぐ寝つけるはずなのに，いつまで経っても目がさえ，私は失望した。

　待ったが無駄だった。いつまで経っても眠れなかったのは，ネズミの奇妙な鳴き声のせいではない。何か別のものだった。ムケルジーがあの子の会陰部にナイフを切り込んだ時の，鋭い突き抜けるような悲鳴だった。あの悲鳴が再び闇の中から聞こえてくるようだった。あの手術をまるでまだ見ているかのように，この昼の経験の残響が私を眠らせなかった。麻酔の奇跡を目にして以来，外科手術について抱いていた子供っぽい楽観にもかかわらず，あの声は何千年もの間克服されていない苦痛を象徴する幻のように，私には感じられた。

　その当時までに，膀胱結石や，過去におけるこの疾患に対する外科的処置についてはかなりわかっていた。今日知られている程度のことは，ほとんどわかっていた。現在では古代遺跡の発掘によって，

有史以前にもこの殺人結石が存在したことが示されている。たとえば，エジプトのエルアマラにある7000年前の埋葬地では，20歳の男性の骨盤の中に結石が発見された。当時の私も，乏しい知識ではあったが，西暦30年頃8冊の医学書を書いたローマの医師ケルススが，結石を除去した最初の人物だということは知っていた。それから1800年も経過しているが，このケルススは，もしかしたらムケルジーの師なのかもしれない。何しろケルススが推奨している方法は，ムケルジーの方法と完全と言っていいほど一致していた。ただケルススの結石摘出手術では，石を取り出すために，鉗子の代わりに，粗末なかぎ状器具を用いたということだった。もう1つ，ケルススの時代の結石除去師は，柔軟な，まだ臓器が発達し切っていない子供の手術しか行わなかったこともある。つまり，成人の膀胱結石患者は，自然の成り行きに任された。そして，膀胱炎，尿毒症，膀胱裂傷や過度の疼痛からくる衰弱で，死んでいくだけだった。

　その晩，日が暮れてから最初の2，3時間のうちに，私は発熱していたようだ。ともかく，インドでも，ヨーロッパでも，私の故国のアメリカでも，医学の進歩は，何千年という間の人類の苦痛には，ほとんど役立っていない。それを考えると，身震いがした。膀胱の中の結石は，依然として殺人者だったし，手術でこの結石を取り除くことは，危険な試練だった。
　しばらく経つと，私はいつも病気と取り組んでいる若い医師なら誰でも知っている，あの恐怖感にとらわれていた。威嚇する声が私を訪れた。
　『お前が今，このインドで膀胱結石になったと想像してみろ！最寄りの港に出るのにも，長くうんざりする旅がある，イギリスやアメリカへ帆船で行くとしたら，もっと長いのろのろとした旅だ。イギリスの軍医か，さもなければムケルジーの助けしか，頼りにできるものはない』

第1篇　長い暗黒

　膀胱結石にかかるのにはまだ若すぎると，自分で自分を納得させようとしてみた。しかし，それは馬鹿げたことだ。膀胱結石で手術を受けた12歳の少年を，見てきたばかりではなかったか？　明かりを消した時に感じた突き刺すような痛みを，私はまた思い出した。泌尿器の結石は，年齢とは関係がない。膀胱結石は，変化のない食事をしたり，また下痢が長く続いて，そのため脱水になるとできる，と読んだことを思い出した。そうでなくとも私は，ヴィクトリア号でプリマスからボンベイに渡る船旅の間，不潔な飲料水のために，ずっと下痢で苦しんでいたのだ。

　もはや身体を動かす気力を失い，私はじっと横たわった。気を鎮めるのに少し時間がかかった。それから私は，ヒステリーだと自分に言い聞かせ，不安な眠りについた。

　どのくらい経ったかわからない。骨盤の突き刺すような痛みで，突然，全身が波打った。ものすごい痛みで，自分の口から出た悲鳴を聞いたために，目が覚めたのかと思った。同時にひどく排尿したくなって，ベッドから降りた。即座に，前よりひどい痛みで身体を折り曲げ，ベッドの横に四つん這いになってしまった。

　汗が滴り落ち，手が震えた。私はランプをつけようとした。しかし，それができなかった。そこでやっと出るかすれた声で，ボーイを呼んだ。ネズミが壁に沿って忙しく走り回る以外は，何も動かなかった。やっとのことで，暗闇の中をよろめきながら身体を2つに折り曲げ，両手を腹に押しつけて，手探りで部屋を出た。通りの焚火は消え，苦力たちはいなくなっていた。

　ふらふらと寝室に戻ってきた時には，私の額は冷汗だらけになっていた。ベッドに辿り着くやいなや，再び突き刺すような，焼けるような，裂くような痛みが始まった。痛みは一点に集中した。鋭い槍の穂先が，内部から鼠径部を突き抜けようとしているようだった。くいしばった歯の間から呻き声を漏らし，這うようにして，やっと石油ランプを灯すのに成功した。それから，一時の気休めにすぎな

3. 結 石

かったが，よろめきながら再び部屋を出た。

　仰向けに寝ていれば，一時痛みが和らぐことがわかった。しかし立ったり歩いたりすると，耐えられないほど痛みが増した。数滴の血液が尿道から排泄された。よろよろとよろめきながら，部屋を出たり入ったりし，注意深く数分の間横になり，それからまた立ち上がり，部屋を出た。

　しばらくの間，痛めつけられた私の頭は，感冒と膀胱炎なのだという考えにしがみついた。しかし，当時の私の医学の経験がまだ不十分だとは言っても，膀胱結石の徴候は十分知っていたので，そうした必死の気休めを試みても，信じ込むことはできなかった。そのあと，ムケルジーの手術を見たことと，私自身がこうして突然の膀胱結石の徴候を経験したという不思議な偶然の一致について，長い時間費やして説明しようと試みた。私の疑問や推測に対して，満足のいくような答えは得られなかった。

　とにかく，天地創造以来何十万という人たちが味わってきた苦しみを，私は味わっていた。丸薬の数をよく数えもしないで，私は阿片を服用した。これはあまり効かなかったので，抱水クロラールを試した。この薬はいくらか疼痛を軽減してくれることはわかったが，それでも刺すような強烈な痛みは決して消えなかった。

　明け方になって完全に絶望的になり，その当時，人々がエーテルに寄せていたあわい信頼に託して，私はエーテルの瓶に手を伸ばした。まさにその瞬間，ものすごい痛みが襲い，もう一度私はベッドから飛び降りた。少しして，尿道が2つに切り開かれたような感じがした。その後，突然痛みが和らいだので，私はよろめきながらベッドに戻り，もうろうとした麻酔薬による眠りについた。

　目が覚めた時は，もう昼近かった。今自分がどこにいるのか思い出せなかった。しばらくしてやっと，ベッドの上のライ博士の青ざめた，いくらか黄色がかった顔に気づいた。

「ご病気ですか？」と彼は尋ねた。

「膀胱結石らしい」私はかすれた声で叫んだ。

ライは，はじめ驚いたように私を眺め，それから少し勝ち誇ったような表情を示したように，私には思えた。

「ムケルジーです」と彼は言った。

「ムケルジーは治療もするし，病気にもする」

話しているうちに，彼がイギリスで身につけてきた"ヨーロッパ文化"の虚飾は，彼の顔から姿を消した。その下には，迷信を信じる高揚があった。彼の様子は不快の念を起こさせ，私に新しい心配を引き起こした。眠りと目覚めの間をさまよいながら，私は尋ねた。

「イギリス人の医師がいる一番近いところは，どこですか？」

「一番いいのはムケルジーです」ライは言った。

「結石をどのように治療するか，本当にわかっているイギリス人の医師はおりません。ラックノーのアービング博士でさえも……」

私が聞いたのはアービングという名前だけだったので，私はそれにすがりついた。

「アービングのところへ連れていって下さい」

「遥か遠方ですよ」とライが言うのが聞こえた。

「道路はとても悪い。ガンジス川を渡らなければならない。ひどい目に遭うでしょう」

「アービング先生のところへ連れていって下さい」と私は繰り返した。心にあるのはたった1つ，カンプールから逃げ出すこと，ムケルジーの近くから逃げ出すことだった。

ライは，心もち頭を下げた。

「ではお連れしましょう」ライは言った。

「私自身も，デリーに帰らなければなりません」

その当時のラックノーは，緑の庭園や，大きな竹と椰子の多い公園のある美しい街だった。公園の中には赤い砂利を敷いた小道が，

3. 結　石

　黄色いバラの生け垣の間を走っていた。快適な気候から，この街はインドのイギリス軍の駐屯地として，愛される街となっていた。旅行者のためのホテルも，カンプールのネズミの巣窟に比べれば，快適なオアシスのように思えた。

　ラックノーに到着した時には，私は疲れ切っていた。しかし，はっきりとした痛みは，もうなくなっていた。そこで，もしかしたら自分自身の診断が誤ったのではなかろうか，あるいは最悪の場合でも，膀胱の中にできた小さな結石が，あの苦痛の夜の最後の数時間のうちに，排泄されたのではなかろうか，という希望が頭をもたげてきた。しかし，ときどき血尿が出たので，私はまだ不安だった。

　到着後間もなくホテルに診察に来てくれたアービング博士は，イギリスで会ったことのある平均的な外科医の典型だった。博士はもう60歳代で，ぶっきらぼうでたくましく，この職業の大部分の人に共通する人柄を感じさせた。完全に覚醒している人間の腕や足を切断したり，当時の未完成な外科医の仕事を行うためには，力も図太さも必要だった。そのたくましい赤い手が自分を診断するのだと思うと，無意識のうちに身震いが出た。しかし，アービングが話を始めると，その慎重な態度は，私に不思議な安心感を与えた。彼は私の職業，出身地，今後の予定を尋ねてから，やっと病気の方に話をもっていった。

　「小さな結石が1つ，あなたの体内から出たことは，間違いないようです」私の言うことを聞いてから，彼は言った。

　「出た時に石が裂傷を作ったのです。今出血しているのはそのためです。しかし膀胱の中には，まだ石があるかもしれません。それを確かめなければ……」

　現在，つまり20世紀も20年代頃になれば，このような診断は，簡単なことのように思える。X線やランプのついた精密な膀胱鏡を局所麻酔下に消毒をして用いれば，膀胱の内部を危険もなく，大した痛みも起こさないで，調べることができるだろう。しかしその当

時では，こうした診断をするためにアービングが持っているのは，彼の指と粗末な金属性のゾンデ*1（探り針）だけだった。こうした器具の使用によって，膀胱の中に病原菌が入ってくるなどということは，アービングをはじめ誰も考えたことがなかった。殺菌していない，しばしば拭いてもいない探り針を，技術の上手下手や繊細さには違いはあるが，尿道から膀胱の中に押し込む。外科医は探り針の端か，端の手触りから，あるいは触知感覚から，石があるかないかを判断する以外に，膀胱の内部を調べる方法はなかった。外側から膀胱をかなり強く押さえつけるのが，この方法では重要だった。

　診察がすんでからほんの30分のうちに襲ってくるアービングが与えた苦しみを，感染の結果としての発熱発作を含めて，今日ではすっかり許している。世界の医師たちが皆そうであったように，アービングもそれ以上のことは知らなかったのである。とにかくアービングの診察から，私が得たものがあった。医学の現状や進歩は，常に苦しんでいる患者の立場に立って判断されるべきであり，病気に一度もかかったことのない人間の立場から判断されるべきではない，ということを私は学んだ。

　血のついた探り針を尿道から引き抜いて，乾いた，血のしみついたボロきれでそれを拭き取り，道具箱の中の一対の錆びた歯科用の鉗子の間に投げ込むと，アービングは重苦しい表情で私を眺めた。痙攣している筋肉が弛緩して，私が枕に頭を埋め，ほっと一息つくのを待った。

「そうですね」と彼は言った。

「かなりの大きさの石が２つあります」

　私は先夜の絶望と恐怖が再び襲いかかってくるのを感じた。

「しかし私は，今すぐに，ひどく悩まされることはないと思います」

---

*1　訳者註　体内の異物を検索する目的で挿入される棒状の器具。通常は金属性。消息子とも呼ばれることがある。

と続けた。

「2つとも膀胱の底部にあります。経験から言えば，不注意に乗馬をしたり，思いがけない動作をして，石の位置が変わったりしなければ，ほとんどの場合，長い間そのままの位置にあります。あなたが排泄した石は，この2つの大きな結石の他にあった，小さなものだったのに違いありません」

「どうしたらよいとお思いですか？」息を押さえて，私は尋ねた。

「そうですね」と彼はもう一度繰り返した。

「尿の成分が少しずつ付着して石が大きくなるまで，多分6カ月は石に悩まされるようなことはないでしょう。できるだけ早くヨーロッパへお帰りになり，あちらで手術を受けるようになさるべきです。好きなところに行けばいいですし，方法はいくらだってあります。私がお勧めするのは，少しでも早くパリに行って，シビエール博士の診察を受けることです」

思い出してみると，それまでシビエールの名前を聞いたことがないということは，恥ずかしい話だった。しかし，それは麻酔法に対する私の偏った熱狂の結果であった。麻酔は他の多くの医学の発展に目を，つぶらせてしまったのだ。アービングは私の表情から，シビエールの名前が私にとって，何の意味もないことを読み取った。

「シビエールをご存じないということですか？」と彼は尋ねた。

「ずっとパリにいらしたのに！　シビエールは昔ながらの膀胱結石の外科的治療から，われわれを解放してくれた人ですよ。彼は膀胱の中の結石を，出血をさせずに，ほとんど痛みも感じさせずに，破砕する方法を生み出したのです。確かに，あの人は膀胱外科の新時代を開いた人です。彼の技術を習得して，その方法を全世界に広める医師の数が十分になるのは，もう時間の問題です」

私は面食らい，それにそれまでの疼痛のため，やや呆然としていたが，パリやベルリンで膀胱結石を治療するフランスの新療法に，賛否両論の論争が交わされるのを聞いたことがあったことを思い出

した。しかし，おぼろげにそう思えるにすぎなかった。

「まったく奇妙なことですね」とアービングは言った。

「ラックノーにいる私が，シビエールのことを聞いているのに，あなたが聞いていないとは」

「申し訳ないことですが，でも私には，まだまだ知らないことがたくさんあるので」と答えた。

「まあ，気になさらないで」と彼は言った。

「私もシビエールの方法については，偶然に手元に入ってきた医学論文で知っただけです。しかしこの方法は，ほとんどの場合に結石摘出手術の代わりに施行できると思います。手術は本当にどうしようもないような場合だけに，限るべきです。それは文字どおり，死ぬか生きるかの方法です」

急にアービングはこれは患者に向かって言うべきことではないと悟って，言葉を途切らせた。それから続けた。

「お勧めします。結石が排泄されたあとの痛みや，診察の痛みがなくなるまでの２，３日，お休み下さい。あらかじめちょっと注意しておけば，きっと安全にヨーロッパに着けます。でもご出発になる前に，私の家に来て頂けませんか。医学史にたいへんご興味をお持ちのようですので，特別のものを少しお見せできると思います。シビエールの新しい方法や，あなたが……」

しかしここでまた彼は，中断した。

「そのことは，あとでお話ししましょう」と結んだ。

ほんの少しして，彼はいったん帰りかけてから，もう一度ベッドのところに戻ってきた。

「あなたの病気のことを考えてみると，神秘的なくらいです」

彼はそれ以上は続けなかった。そして，

「そのことも，あとでお話ししましょう」と繰り返した。

幸運なことに，感染は軽いものだった。熱は２日でなくなり，出

3. 結　石

血も止まった。発作に襲われる前とまったく変わりなく，楽に歩くことも，馬車に乗ることもできた。しかし，膀胱結石があると知っているので，気が重かった。いつも結石を意識しており，それが帰路の支度を急がせた。私は身体の中の状況に耳をすましており，ほんのわずかの痛みの徴候や膀胱の部分の重苦しい感じでさえ，心配の種となった。

　3月10日までに，出発の準備はすべて整った。私は風変わりなアービング博士の自宅を訪問した。その建物はイタリア風，インド風，イギリス風などの様式が組み合わさっていた。私たちはアービングの書斎でお茶を飲んだ。彼の粗野な外見からは予想もしていなかったが，壁には天井までいっぱいに古い書籍が並んでいた。一見してフランス語とわかる1冊の本と1冊の紙挟みとが，テーブルの横の，アービングが手を伸ばせば届くところに置いてあった。そしてまたフランス語や，英語の雑誌も何冊かあった。

　「私には，説明する義務がありますね」とアービングが言った。

　「あなたの発作の状況を考えてみると，神秘的な気がする，と言ったことを気にしないで下さい。第一に私は，あなたが何のためにインドに来られたのかを，そして第二にあなたが他の病気ではなく，まさにこの病気にかかることになっていたのだという事実を，考えていました」

　「もちろん気にしていません」と私は言った。

　「でも神秘的な，とはどこから来たのですか？」

　「これからご説明しようというのはそれです」と彼は答えた。

　「お茶がすんだら，私の馬車で出かけましょう。遠乗りは結石患者が長旅をすることができるかどうかを試すことになりますから。きっとウィンドフィールド公園に興味を持たれますよ。何時間乗り回してもいいくらい大きな公園です。その公園の東南の端にとても風変わりな，大きな建物があります。200人ほどの少年たちの学校です。創立者のマーティン将軍の名にちなんで，マーティニールと

呼ばれています。マーティン将軍は，前世紀の後半にここラックノーの東インド商会に功績のあった人です。前世紀の終わり頃，インド藍の貿易で莫大な財をなしました。それがあなたやあなたの病気とどんな関係があるのか，とお思いでしょうね。これを見て下さい」彼は，紙挟みに手を伸ばし，膝の上に置いた。

「ラックノーのごく初期の外科医の中にベネット・マーチソン博士がいます」と彼はあらたまった調子になって，

「彼はマーティン将軍がまだ大佐だった頃に，ラックノーで開業していました。1780年から1785年にかけてです。マーティン大佐や，当時のインド総督だったウォレン・ヘイスティングスの多くの手紙や報告と一緒に，博士もこの紙挟みに挟んである記録を残しました。これをお読みになれば，私が"神秘的"という言葉を使った理由がわかりますよ。今，シビエールがパリのネッケル病院で大々的に行っている結石の非観血的治療を発見した人物が，マーティン大佐であった可能性がとても大きいのです。あなたがインドの外科を勉強しに来られたこと，そしてご自分が膀胱結石の発作で，この新しい治療法の多分発祥の地であるラックノーに導かれたことを考えると……。神秘的だと言ったら間違っているでしょうか？」

私は，彼が少し驚くほどの相槌を打ち，黙ってテーブルの向こうから渡された紙挟みを手に取った。そして黄ばんでしまった文書を調べはじめた。その中に1799年4月号の『英国医学生理学雑誌』の長い論文があった。

「それがマーティン大佐に関する報告です」とアービングは言った。

「まるで信じられないような方法で自分の病気を治したのです。そこには，『この報告が確かなものである』というヘイスティングス総督の証言も添えてあります。私の想像ですが，この報告がロンドンからパリへ届き，それがジャン・シビエールを刺激して，この新しい治療法を考案して，生身の患者に試してみようとさせたので

はないでしょうか？　これがこのような画期的な発見の本当の経緯なのかどうか，私は是非知りたいと思います。パリでシビエールにお会いになるなら，喜んでこの記録をお渡ししますよ。信じて下さい。これは信じられないような記録です」

彼は話を続けたが，私は読みはじめていた。

こうして書いている今でも，あの時のことを思い出し，現在は私が持っているあの記録を一瞥するたびに，不思議な震えを感じる。

人生で初めての膀胱結石の発作に襲われたばかりの私には，マーティン大佐が1780年に始まった発作で感じた苦痛に同情することは，容易だった。彼を助けることのできる医師が誰一人いなかったため，1782年の4月，マーティンが自分で膀胱から石を取り除こうと決意した絶望的な気持ちは，私にはよくわかった。

アービングの説明は続いていたが，私には不要だった。実際できれば，私が論文を読んでいるのを邪魔しないで，この感銘を受け止めさせてほしかった。しかし，明らかに彼はこれについて話したがっていた。

「マーチソン博士は，彼自身が言っているところでは，2年間マーティン大佐の手当てをしたが，どうにもならなかったそうです」と言った。

「マーチソン自身，会陰部から結石を取り出す伝統的な方法について，随分悲しい経験がありました。出血や，膿血症で衰弱して死んでいく人々を，多数見てきました。マーティンにそのような手術を受けることを勧めるのは，良心が許さなかったのです。その結果，2年間，内服薬で石を溶解しようとしてみました。多分あなたも1739年にロンドンで起きた，あのスキャンダルのことは知っておられるでしょう。ジョアンナ・ステフェンスとかいう女性に対して，『ロンドン・ギャゼット』紙上に結石溶解剤の組成を発表してもらうために，イギリス政府が5000ポンド以上も支払ったという話です。ロバート・ウォルポール卿と彼の兄弟のホレースが，このステフェン

ス夫人の薬を服用して，彼らの膀胱結石が手術しないで治ったと信じ込んで，政府にそんな気前のいいことをさせようと働きかけたのです。薬の処方が発表されてみると，まったく役に立たないことがわかりました。卵の殻と，かたつむりと，石鹸だったのです。しかし，この話は膀胱結石やその摘出手術が，当時どれほど恐れられていたかということをよく示しています。

「マーチソンは当時使われていた内服薬を，すべてマーティンに試してみました。それらは，今でも使われています。また石油，テレピン油，さそりの油，レモン・ジュースを膀胱に注入しました。そればかりか，灰汁と鳩の糞，酒石酸と硫酸塩を混ぜた溶液さえも試しました。しかし，マーティンの膀胱の中の結石は，溶ける気配がありません。治療そのものが，かえって膀胱を刺激して悪くしただけでした。マーティンは憔悴してしまって，まるで骸骨のようになりました。彼はすべての職務をあきらめ，乗物に乗ることもできませんでした。ときには結石が完全に膀胱の出口を塞いでしまい，その結石を動かすために逆立ちをしなければなりませんでした。こうした苦境に直面して，マーティンは捨てばちになって，自分自身で治療し，それによって死んでも，と決心しました」

『しかし，必要は発明の母である』耳に聞こえてくる内容と，印刷されたマーティンの報告の内容がきれぎれになったが，私は読みつづけた。

『そこで私はここに報告する方法を使うことを考えた』

「マーティンは」とアービングは続けた。

「機械工に言いつけて，麦藁くらいの太さの鋼鉄製のゾンデ[*2]（探り針）を作らせたのです。その先端の片側はやすりになっており，その背の部分はなめらかで，奥へ入れる時には，何ともないが，目的物に沿って引き出す時には，やすりがかけられるようになってい

[*2] 訳者註　第1篇52頁の註を参照。

ます。マーティン大佐はこのようなやすりなら，尿道から膀胱に入れるのも，わけがないことに気がつきました。それから，やすりを入れ込んでも簡単には膀胱が傷つかないように，膀胱を広げる方法を見つけたのです。彼は尿道からかなりの量のお湯を膀胱に注入しました。最後に彼は膀胱内の結石にやすりが届き，こすりやすい場所に結石を動かす方法も見つけました。壁にもたれてから，結石が膀胱の出口の上まで滑り落ちるように，できるだけ腰を曲げました。それから，マーティンはこのゾンデを入れて，やすりになっている部分を結石に押しつけて，やすりを下に引っ張ったのです。1回ごとに結石を元の位置に戻さなければなりませんでしたが。しかし1週間やすりがけを繰り返した結果，尿の中に小さく砕かれた石のかけらを排泄することに成功した時，彼は勝利を得ました。マーティンはマーチソンのところに，このかけらを持っていきました」

『1782年4月，私は膀胱内の結石にやすりをかけはじめた』私は読んだ。

『人のよいマーチソン博士は，それ以上続けさせまいと努めた。しかし，毎日のやすりがけで好結果が得られたし，それによって，特別の痛みに苦しむこともなかったので，その年の10月半ばまでこれを続けた。24時間のうち少なくとも3回，やすりがけをしたと思う。炎症の恐れはなかった。一度だけ，尿道全体が痙攣して，やすりがぴったり固定してしまい，やすりを動かせなくなったことがあった。痙攣はおよそ10分間くらい続いたが，痙攣がおさまると，大量の出血とともに結石の小さなかけらがたくさん出てきた。2，3日すると，痛みがなくなって再びやすりがけができた。この経験で，私はやすりがけには炎症の恐れがまったくなく，そのような痙攣がしばしば起きても，悪い結果は招かないと確信した』

「1782年の10月には最後のかけらが自然に排泄されました」とアービングは話を続けた。

「マーチソンやその他，その頃ラックノーにいた人たちの証言に

よれば，数週間後にマーティンは，朝食前に日課にしていた15キロメートルほどの乗馬を，再び始めたのです。そして彼はこの件に関する最初の報告をイギリスのジョセフ・バンクス卿に送りました。ところが医師にはとても信じがたいことだったので，今，あなたが手にしている第二の報告が届くまでは，イギリスにはこの話を信じるものは１人もいませんでした。しかし報告が届いてからでも，それが再び発表されるとか，どこかの医学雑誌の記事に取り上げられるようなことはありませんでした。マーティンの発見を実際に用いようと考えた人は，１人もいませんでした。シビエールだけが例外だったのです」

アービングは傍らの２冊の本に手を伸ばして，私に渡した。本の背には著者の名があった。シビエールだった。本の題名は『砕石術，もしくは膀胱内結石の破砕について』と『砕石術に関する第二報』であった。

「私のフランス語は，たいへん貧弱です」とアービングは言った。
「しかし，一番重要な部分は，翻訳してもらってあります。私のように古い治療法とその弊害を知っている者なら誰にとっても，この本の内容は驚くべき啓示です。どのような経路でこの発見が実際にラックノーからパリへ，マーティンからシビエールに伝わったのかわかったら，私は本当に満足します。私はもう歳をとっており，霧の深い故郷より，ラックノーの気候の方が身体によいので，ここを決して離れることもないでしょう。でもあなたが，無事にパリに着かれてシビエールにお会いになり，結石が除かれたら，いつか是非この問題についてお手紙下さい。下さいますね？ パリで，私の疑問に対する回答が得られると確信しています」

彼はマーティンとシビエールの問題に，すっかり夢中になっていたので，私がシビエールのところに行くのは，歴史的な調査のためではなく，苦痛を取り除くためであることを，すっかり忘れていた。

「シビエールは自分の考えにすっかり取り憑かれて——少なくと

もその本で読んだところでは——いつもポケットに，はしばみの実を入れているそうです」と彼は続けた。

「そしてポケットに突っ込んだ右手は常に，非観血的に膀胱結石を破砕するために彼が作った器具を握っています。それでポケットのはしばみの実を摑んで砕こうとしているのです。いつもそんな風にして，パリを歩き回っているそうです。たえず練習をしつづけながらね」

突然，言葉を切り，しばらくの間，彼は黙って紅茶をすすった。
「お願いします」最後に彼は言った。
「いずれにせよお手紙を下さい。そしてこの話が真実なのか，伝説なのか，教えて下さい」

幸いなことに，東インド商会の貿易船カルカッタ号の船足は速く，1854年5月5日に私はロンドンに到着した。4月に入ってから，軽い膀胱の痛みが再び始まっていた。それからというものは，シビエールのところに行き着く前に，本格的な激痛が起こるのではないかという恐怖に，つきまとわれていた。

若い医師が自分のよく知っている病気に自分自身がかかった時の精神状態は，何も知識がなくて最初からいわゆる"医術"というものに全面的な信頼を寄せている普通の患者より，遥かに大きな恐怖に取り憑かれるという話は，間違っていない。

船のタラップを降りようとした瞬間，骨盤に何か重い感じのあることに気づいてはいた。しかし，私はイギリスの土を踏んだということだけで，気持ちは安らいだ。ホテルに着いてジェームズ・サイムから手紙が来ているのを見て，安心感はさらに大きくなった。サイムは，当時尊敬されていたエジンバラの外科教授であった。手紙には，ロンドンのウィムポール街のヘンリー・ソンプソン博士宛ての，もう1つの封書が同封してあり，『あなたにはこの人です』という短い走り書きがあった。

第1篇　長い暗黒

　ラックノーを出発する前に，私はサイムに手紙を出していた。彼は，私がイングランドとスコットランドで麻酔の最初の応用を勉強している時にできた友人で，私には，父と言ってもいいくらいの人だった。私は膀胱結石の徴候が急に現れたこと，ラックノーのアービング博士との会見，そしてアービング博士からできるだけ早くパリに行き，シビエール博士の新しい治療を受ける機会をつかむよう勧められたことを知らせてあった。そして，私が英仏海峡を渡ってブーローニュに着く前に，ロンドン宛てにサイムの助言を送ってほしい，とも頼んでおいた。

　今，彼の"助言"が私のところにある。その簡潔さは，当時の壮年の外科医と同様に，サイムの特徴だった。彼は麻酔法以前の時代の，無慈悲なほどの強靱さをもっていた。"スコットランド外科学界のナポレオン"という呼び名は，彼がそれまで，同僚を非難しながら歩んできたことから来ていた。あとで知ったことだが，エジンバラの産婦人科医で，クロロフォルム麻酔の発明者であるジェームズ・シンプソン（彼についてはあとで詳しく述べる）のことを，サイムは私が英国に到着する直前に，"下品な男産婆"と呼んだという。

　私はその日の午後，紹介された"この人"を訪ねた。ロンドンのウエスト・サイドにあるウィムポール街は，医師の多いことで知られていた。そこで私は初めてヘンリー・ソンプソンに会った。

　その頃のソンプソンは，ナイトの称号をまだ授けられてはいなかった。そして彼が泌尿器科医として世界的な名声を得るまでには，さらに10年の歳月を要した。しかしその当時でさえ，彼の瞳は，後にその名声が最高潮に達した時と変わりなく，異常に濃い眉毛の下で，生き生きと意味ありげに輝いていた。私たちが会った時は，彼はまだやっと35歳で，非常に華奢で敏捷な感じであり，美男子とも言える顔だちと，当時の外科医にはほとんど見られない繊細な手をしていた。外科医の手は，どちらかというと粗野な筋肉労働に適するようになっているのが普通だった。

3. 結　石

　彼がサイムの手紙を読んでいる間，私は安心と信頼感をもって彼の両手を観察していた。ソンプソンの手を，ラックノーで私を苦しめたアービングの大きな節だらけの手と比較した。私はまたサイムの太い腕とも比較してみた。サイムと同じくらい有名で，ロンドンの外科医で8年前にイングランドで初めて麻酔下の手術を行ったリストンのものとも比べてみた。リストンはまだ麻酔法のない時代の手術で，助手なしに大腿の切断手術を行い，有名になっていた。その時，彼は左手の怪力で，悲鳴を上げる患者の動脈を圧迫し，右手でのこぎりを引いて切断したのである。

　ソンプソンは顔を上げた。

　「リストン先生が亡くなられてから，サイム教授は短期間ロンドンの大学病院で教えられたことがあります。私は教授のその時の弟子です。はじめ私の家族は，私が実業家になることを期待していたので，医学の勉強を始めたのは，1848年なのです。家族は医師という職業に対して，軽蔑しかもっていなかったのです。サイム教授の手紙で，あなたのお話はよくわかりました。いや，恐ろしいことです。詩人を刺激するかも……」

　「ええ，確かに」と私は言った。

　「しかし，今のところロマンチックにはなれないのです。」

　「当然です」と彼は答えた。

　「ラックノーの先生は，あなたにシビエールを勧めたのですね。シビエールがあそこにまで知られているとしたら，確かに世界は狭い。では，かいつまんでお話ししましょう。私もパリのネッケル病院のシビエールのもとで，かなり時間をかけて，結石を破砕する新しい治療法を勉強しました。それ以来，ここロンドンでもその治療法を使っています。旧世代の結石摘出師たちは，彼らの手で治療された患者があの世に送り込まれているにもかかわらず，この新しい治療法をあまり快く思っていません。この治療法はすべて触知感覚が頼りです。今までの力づくで，旧式の過酷な治療に慣れている人

が使おうとしても，うまくいかないのです。この出血のない結石治療法がもっと普及してもいいのに，そうならない理由の1つはこれです。しかも，シビエールが過去18年間，この療法の最初の実施者であると主張して争ってきたことは，彼の立場を不利にしました。こうした論争は，彼の治療法を広める助けにはなりません」

ソンプソンは手紙を脇に置いた。

「サイム教授のお手紙から判断すると，あなたはパリに行かれる途中であり，シビエールの治療法を説明し，その価値についての私の評価を聞くことを希望しておられるだけですね」

私はあわてて，そうではないことを告げた。私は彼の滲み出てくる人柄から，すっかり信頼する気持ちになり，喜んで彼の手に自分を任せる気になっていた。しかし私の抗弁を，彼はそこまでしか許さなかった。

「できることなら，それに，サイム教授の手紙から見ると，あなたにはそれができるようですので，弟子のところに来るよりも，直接その先生のもとに行くべきです」と彼は言った。

彼は少し間をおいて，

「おわかりでしょう」と続けた。

「シビエールは，今63歳です。1824年から何千という膀胱結石を破砕してきました。彼の標本室で，これまで彼が取り除いた石の破片を見ることができます。ヨーロッパ全体でも現在，シビエールほど豊富な経験をもっている人はおりません。あなたの結石をメスを用いないで取り除ける人があるとすれば，それはシビエールです。お望みなら喜んでシビエールに紹介状を書きます。きっとあなたを特別に扱ってくれます。彼は非常識なほど愛国者の誇りをもっています。遠方から来た外国人はすべて，本当の外科技術の価値がフランスにしかない事実を確認するために来た，と考えるのです。そして，その名医の中でも，彼が最高の名医だということを裏づけていると。

3. 結　石

「シビエールの熱烈な愛国心を示す例があります。彼がロンドン滞在中に，ウィリアム・ローレンス卿が彼を晩餐会に招待したことがあるのですが，その客の中にハドソン・ロー——ご存じのようにセント・ヘレナで王位を奪われたナポレオンの侍医だった，あのハドソン・ローがいました。ハドソン・ローは，何の気なしに立ち上がって，シビエールに乾杯しようと言いました。シビエールは空のグラスを持って立ち上がりました。『ミスター・ハドソン・ロー，あなたのことは，よく知っている。セント・ヘレナにいた頃のナポレオンを研究した歴史学者のラス・カセスを，私は診察したことがあるから。私は悪党とは酒は飲まない』これがシビエールです。非常識なほど激しやすい。しかし並み外れた技量をもつ天才でもあります。もしよかったら，私からの手紙を……」

「それはたいへんにありがたいことです」と私は言った。

「航海の間，身体の調子はいかがでした？」と彼はペンを取り上げながら尋ねた。

「まあまあです，今のところは。結石はしばらくうまい場所に納まっていました。アービング博士の予想どおりでした」

「それは，よいことです。ではゾンデやカテーテルで調べてみる必要はないし，検査につきものの発熱発作に襲われなくてもすみますし」

50年ほど経ってソンプソンが晩年に近づいた頃には，私同様，ソンプソンも発熱や炎症は，検査につきものではなく，手や，器具が不潔なために起こるということを知っていた。しかし，まだその当時には，ソンプソンも使用後のメスやゾンデを上衣の裾で拭いただけだった。

「この手紙をお持ち下さい」吸取紙をあてながら，彼は言った。

「ブーローニュからパリまでは，鉄道が敷設されましたので，旅行は大したことはないでしょう。シビエールは，一般の患者を土曜日の朝8時半からだけ，ネッケル病院で治療します。明日出発なさ

れば，旅の疲れを休める時間もたっぷりありますし，彼の治療を見ることもできます。石を砕くのが，ほんの小さな手術だということを，あなた自身で確信することができるでしょう。シビエールはひどい口のきき方をしますし，実際彼には，ものを教える才能はありません。しかし，実地臨床となると，彼は素晴らしい。彼の仕事ぶりを見れば，大いに元気づけられますよ」

　テーブルの向こうから，彼は手紙を渡した。立ち上がって別れの挨拶をしながら，私はマーティンのことや，アービング博士の質問のことを思い出した。私はソンプソンに，マーティン大佐がラックノーで自分で自分の治療をした話をした。話を進めるにつれ，ソンプソンが次第に熱心に聞くようになったのを見て，私は満足した。

「信じられない」私が話し終わると，彼は大声を上げた。

「そんな話を聞くのは初めてです」

「是非，知りたいのです」と私は言った。

「この自分で行った治療が，シビエールを触発して，結石の非観血的治療法を完成させることになったのかどうか」

　ソンプソンは驚いて私を見上げた。

「わかりません」と彼はゆっくりと答えた。

「しかし，このことだけは確かです。シビエールはいつもこの治療法の唯一の発明者だと主張しています。ただ私が知っている限りでは，この課題に最初に真剣に取り組んだ医師は，グルイトフイゼンという名のドイツ人です。40年ほど前，彼は理論的なある提唱をしました。シビエールが始めたきっかけは，パリでマルジョリンが行った講演だったと，パリでは言われています。彼がグルイトフイゼンについて話したのです。でも，この辺が私の知識の限界です。しかし，もしこの問題を調べることに興味をお持ちなら……」

　彼は，小冊子や書籍が詰め込まれている書棚に向かって手を振った。

「私の蔵書を自由にお使いになっていいですよ。フランス語，ド

3. 結　石

イツ語，英語の，私が今までに集めることができた膀胱結石に関するすべての文献がここにあります。多分，あなたが探しておられる本も見つかるでしょう。どれでも利用して頂ければ……」

　ロンドンに到着した時には，私は恐れでいっぱいで，パリへ行くことだけを念じていた。しかし，今はイギリス海峡の海岸に行く前に，もう1週間ここに滞在することにした。

　出発を遅らせた理由の1つは，差し迫っている手術であったことは間違いない。こんなことになった患者なら誰でも，ひどい痛みがない限り，とるであろう引き延ばし戦術を，私もとった。しかし，決定的な理由は，私がソンプソンの蔵書にすっかり熱中してしまったことにある。アービングの質問に対する回答は，彼の膨大な蔵書の中にもなかったが，今，私自身が苦しんでいるこの病気の恐ろしい歴史を，この蔵書から初めて十分に理解することができた。

　今日ではまったく信じられないことだが，15世紀の末までは，成人に膀胱結石ができたということは，恐ろしい拷問の末の死刑の宣告に等しかった。このゆっくりとした死を宣告された無数の不運な人々が，耐えねばならなかった苦痛の大きさを測ることは不可能である。

　死刑の執行は，短い執行猶予の期間で中断されながら，数年間続いた。しかし，患者が苦痛から逃れようと，自分で自分の命を絶ってしまわない限り，情け容赦なく進んでいった。

　私はこれまで一度も，古い文献の中から，過去に行われた外科手術の奇跡を，見つけ出そうとする夢想家について，考えたことはなかった。著作に熱中する人々の中にさえ，こうした過去の外科手術を賞賛するために，これらの過去の外科医に実際に自分の身体を預ける人など，誰もいないだろう。

　15世紀末までの膀胱結石の処置に関する限り，すべてひと筋の光も射さない暗闇，恐怖から逃れることのできない暗黒だった。この

長い暗黒から，われわれに伝えられたのは，ただケルススの方法によって結石を除去した「結石摘出師」たちの記述だけである。それは主として子供にだけ行われ，大人の患者にはほとんどなされていない。彼らはあちこちを転々としながら，カンプールのわが友ムケルジーがやっていたのと同様に，加療によってほんの少数を癒し，多数の傷つけられ死に至る患者，あるいは瘻孔のできた患者を残した。

15世紀が終わり，16世紀が始まったばかりの頃，この悲惨な暗黒の中から，大人の患者の何人かにもいくらかの救いをもたらす方法が，初めて出てきた。この方法はマリオ・サントスによって記述された。サントスは，この方法の創始者のジョヴァンニ・ド・ロマニスから学んだと述べている。ごく控えめの前進ではあったが，それは確かに一歩前進だった。外科医はもう直腸に指を入れて膀胱の中の結石を触わり，どこを切開したらいいか見当をつけるために，肛門と陰嚢との間の会陰に結石を強く押しつけて，会陰部に隆起を作ることはしなくなった。その代わりに，縦の溝のあるゾンデ*3（探り針）を膀胱に差し込んで，下方に，会陰の方向に向けて押しつけた。このゾンデが道案内として用いられた。そして，メスで，そのゾンデの溝に届くまで会陰に切り込んだ。溝に届くと直ちにゾンデの方向に進んだ。結石摘出師は，括約筋や前立腺を切ることなしに尿道の裏側を開くことができるようになった。そしてメスを引き抜き開創器を差し込んで，結石が出るくらいの大きさになるまで広げ，それからピンセットや鉗子で結石を取り出すことを試みた。

この方法では，切開が十分に広くないと，大きな結石を取り出すことはできなかった。中くらいの大きさの結石でも，ほとんどの場合，ひどい傷をつけないで手術を行うことは不可能だった。それにもかかわらず，この新療法は，その時代，生命を救う前進の一歩だ

---

*3　訳者註　第1篇52頁の註を参照。

と考えられた。そして，旅から旅を巡回するこの方法の"達人"たちは，実は命を助けるよりも傷つけるか殺すことの方が多かったにもかかわらず，救いと考えられていた。

　なぜ当時の外科医たちは，膀胱を前方から，腹部の方から切開するという，こんな簡単なことを思いつかなかったのだろうか？　膀胱の手術には，この方が完璧な方向のように思える。今ならそう尋ねるであろう。しかし1854年の5月にソンプソンの蔵書を調べていた時には，こんなことは疑問にさえ感じなかった。なぜなら，何と言っても膀胱の上には腹膜が付いているし，何世紀にもわたる戦傷治療の経験から，腹膜を傷つければ命とりになることはわかっていた。そのため腹膜を傷つける危険を避けるために，膀胱には前方から達することができなかったのである。

　腹膜炎に対する恐怖は，1854年でも依然として世界中の外科医を支配していた。この恐怖は，それから何十年か経て無菌法と細菌の発見によって，腹膜の感染が避けられるようになるまで消滅しなかった。19世紀より前の何世紀かは，腹膜炎は絶望的な恐怖であった。

　一度だけ，1560年にフランコという名の外科医が，あえて膀胱を前側から切開しようと試みたことがある。彼はこれを捨てばちで行った。それは会陰から手術をしているうちに，巨大な結石のために，下からでは取り除くことができなかったからである。フランコは二度とこの方法を試みなかった。手術が成功したのは，全能の神の特別なみわざによって，腹膜の損傷が防がれたから，と彼には思えたのである。当時の同業者たちと同様に，フランコはこの成功後も，膀胱には下方からメスを入れるという恐ろしい手術の方法を守った。ただ彼は他と違って，マリオ・サントスの手術創の拡大法によって生じる著しい裂傷を軽減するために，尿道の裏側からメスを入れていく時，前立腺と膀胱頸部にも切開を加えた。しかし膀胱の中までは，メスを入れなかった。

第1篇　長い暗黒

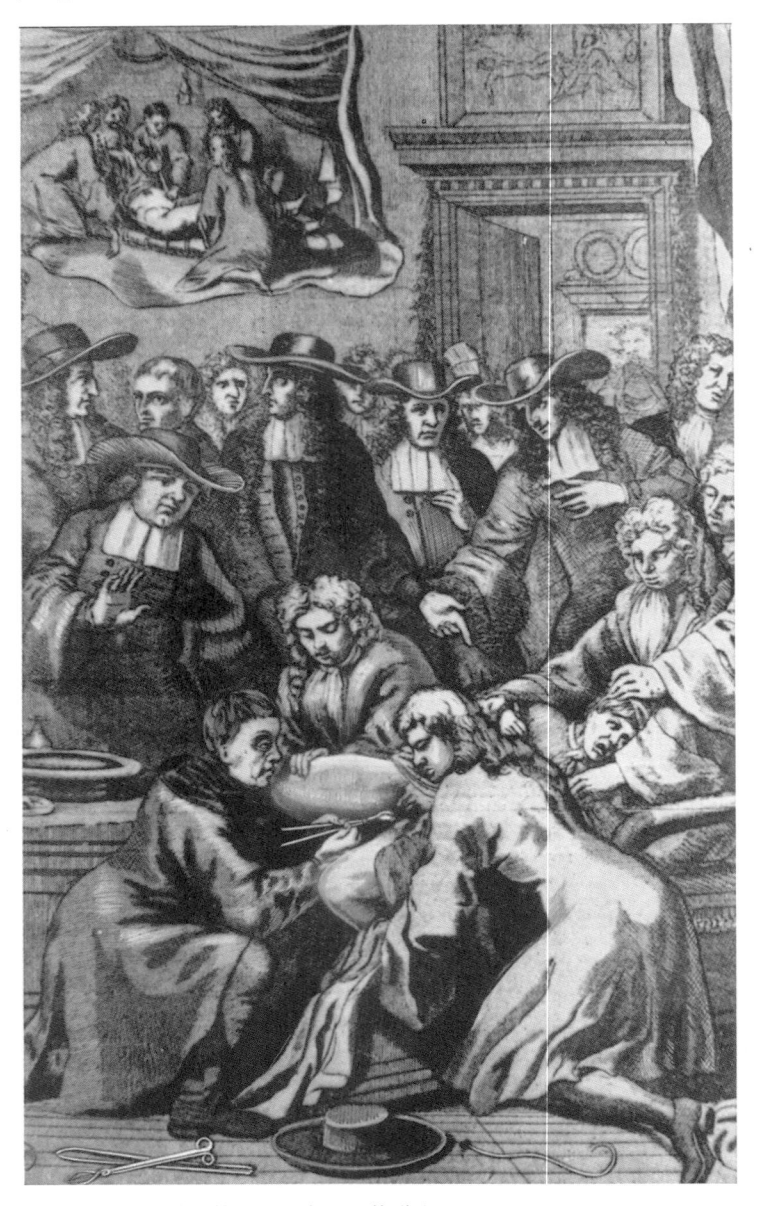

図8　旅の結石摘出師であった修道士ジャック・ド・ボーリュウが行っていた17世紀末頃の膀胱結石の摘出手術

3. 結　石

　これがすべてだった。膀胱結石との闘いで得られた1世紀の間の進歩と言えば，切開の大きさを3センチメートルほど広くしただけであった。

　次の世紀の進歩はどうであったか？　1697年，1人の無名の外科医がパリに姿を現した。彼は修道士ジャックと自称し，修道服をまとっていた。彼の名はジャック・ド・ボーリュウで，1651年生まれの，もと騎兵連隊の一兵卒であったが，偶然ある結石摘出師と知り合って，"技巧"の要点を習得した。

　修道士ジャックは，それまでに誰も試みたことのない方法で，結石の除去を始めた。彼は解剖学の知識がまったくないまま，残酷な手術を行った。メスで直腸のすぐ近くに沿ってまっすぐに膀胱に切り込み，メスの先で結石の大きさを計り，それから結石が楽に取り出せるまで切開を広げた。手術が終わると宣言した。

　「私は結石を取り出した。神が癒し給うだろう！」そのあと彼は患者に何もしなかった。

　この恐ろしい虐殺者は，道案内となる溝つきのゾンデを使わなかった。腸を切り開いてしまったことも数え切れないくらいあった。女性の患者も切り刻んだ。それでも結石に苦しむ群衆の中から，彼のところへ来る者の数は増えていった。群衆は身動きもできないくらいに大挙して，デュー病院や慈善病院で行われるジャックの手術に押しかけた。警官隊が出動して，群衆を手術室から追い出した。修道士ジャックは，後に英国人ウィリアム・チェーセルデンによって，より科学的に改良されることになる新しい結石摘出術を示唆した人物として，歴史に記録されている（図8）。

　しかし，結局この"進歩"は何になったのだろうか？　ジャックの手術は，何世紀もの間行われてきた古い切開と何ら変わりがなかった。その切開の大きさが，数センチメートル広くなったというだけである。だから外科医は以前より，少し大きな結石を取り出すことができるようになった。しかし患者は，いまだに大きな生命の

危険という代価を支払わねばならなかった。

　1748年頃にもう1人のフランスの修道士，今度は本物の修道士ジャン・ド・サン・コーモがマリオ・サントスの方法を改良している。尿道口を広げ，そこから膀胱内に，"結石刀"を差し込んだ。この器具は彼が工夫したもので，ゾンデ（探り針）の縦溝の中に小さなメスがはめ込まれている。バネによって，このメスが数センチメートル前方へ飛び出すことができるようになっていた。

　"結石刀"の先端が膀胱内に入るやいなや，修道士コーモはボタンを押す。メスが前方に飛び出し，チェーセルデンが"修道士"ジャックの不首尾なやり方を改良して作ったのとほとんど同じ切開口を作った。ただしその切開口は，ジャックの場合とはちょうど反対に，内側からとなる。しかし，この変化も大きな意味はなかった。手術する場所の，表側か裏側かの数センチメートルの問題であった。強いて言えば，腹膜損傷の恐れが小さいように，メスの届く範囲に限界があっただけである。この手術でも，傷ついた人や，死ぬ人の大群が出たにもかかわらず，修道士コーモのもとに，生きている患者が集まってきた。78歳でコーモが死んだ時，嘆き悲しむあまり，群衆は彼の棺をよく見ようとして，彼の修道院の門を破ってしまった。修道士ジャックと同様に，彼も"恩人"として記憶にとどめられた。

　しかし，どうしてそのようなことになったのだろうか？
　「どうして？」
　1854年5月18日，ロンドンを出発する日に，私はソンプソンに尋ねた。
　「どうしてそんなことになったのでしょうか？　彼らはどうして……」
　ソンプソンは，あるオランダ人の患者から最近もらった絵を，私に見せた。それは，それから何年も経ってから，ライデンで見ることになる原画の模写だった。画面にはジャン・ド・ドゥーという若者が，右手にメスを持ち，高く掲げた左手に，金色の大きな膀胱結

3. 結　石

石を持っている絵であった。

　その絵を眺めている時，ソンプソンの蔵書の中で見つけた，あるラテン語の本のことを思い出した。それはレンブラントによって不滅の姿をとどめることになった，オランダの解剖学者ニコラウス・タルプが著した『医学観照』という本であった。その中でタルプは，膀胱結石のひどい痛みに苦しんでいた同胞の若いジャン・ド・ドゥーが，1651年のある日，妻を魚市場に出しておいて，その留守に自分で会陰から膀胱に切り込んだことを記載していた。ドゥーは2本の指で傷口を広げて結石を掘り出した。そして死ななかった。またソンプソンの蔵書にあったドイツの外科医K・L・ヴァルテルの『外科学観照宝函』という本にも，同じような話のあったことを思い出した。ヴァルテルは，1701年に『自暴自棄になって自分自身の結石を取り出した』ある桶屋の奉公人のことを書いている。この青年は，放血医の両刃メスを使って，自分で会陰から膀胱に突き刺し，さらに傷口を2回広げて，結石を取り出し，傷口をビールで洗い，そして『実際に起き上がり，母親の裁縫箱から針を探し出し，傷口を縫うことを考えた』のである。

　ソンプソンは，ジャン・ド・ドゥーの肖像に手を置いた。

　「どうしてですって？」と彼は私の質問を繰り返した。

　「あなたには，答えがよくおわかりのはずです。ジャン・ド・ドゥーが捨てばちになったのは，何千人という他の人々が捨てばちになったのと同じです。ただ，連中は，自分自身に刃をあてる勇気がなかったのです」

　濃い眉毛の下の明るい彼の瞳は，私から動かなかった。

　「カンプールの夜のことを考えてご覧なさい」と彼は言った。

　「あなたの生涯がすべて，クロラールも，麻酔もまだ手に入らない時代に，耐えがたい苦痛が無限に続くあの夜になってしまった，と想像してご覧なさい。あなたならどうしますか？　エーテルも，クロロフォルムもなく，シビエールもいない時代に。一方では，子

供から成人まで，結石のできる率が遥かに大きい時代に。苦痛と，生きようとする意欲が，この世のすべてを支配していたのです」

　その後間もなく，私はソンプソンの言葉が本当であることを，痛いほど思い知らされた。
　2日後，パリの鉄道駅のプラットホームに降り立った瞬間，カンプール以来初めて，膀胱結石の仙痛発作に襲われた。5時間の鉄道の旅の振動や，その他はっきりとしない原因で，私の結石が長い眠りから覚めたのは明らかであった。
　税関検査を受け，ルーブルのグランドホテルまで行く馬車の中でも，疼痛のあまり悲鳴を上げまいと精いっぱい努力した。
　後ろからのけげんな視線を感じながら，私は何とか部屋に辿り着いた。そこで私は身体を折り曲げ，いつも持っている阿片やクロラールを取り出そうとして，四つん這いになって荷物を開けた。汗でびっしょりになって枕を嚙み，大きな呻き声を上げながら，薬が効いてくるのを待った。別の結石が押し出されようとしていることに疑いはなかった。阿片もクロラールも，一時的な痛みの軽減と，全身の極度の消耗感しかもたらさなかった。カンプールのネズミの巣窟のような部屋で経験した異様な夜が，今またこの豪華な大ホテルの中で繰り返された。インドの夜のように，助けも友人もいない状態ではなかったが，まったく同じに心細く見捨てられたように感じた。
　翌朝，机の前にひざまずいて，シビエールに宛て，自分の症状，希望などを述べた手紙を書き，自分では彼を訪ねることができないので，すぐに来て診察して頂きたいと訴えた。ホテルのボーイの表情にも，私の今置かれている状態が，鏡で見るように表れていた。
　耐えがたい痛みに耐えながら，1時間待った。やっとボーイが戻ってきたが，ボーイの言葉は，苦境の私にとっては，死の宣告に等しかった。シビエールはボルドーに診察に出かけて，3日間は帰る予定がなかった。

3. 結　石

　この痛みのままで3日間！　死んだ方がましだろう。悪寒の発作に震えながら，誰でもいいから近所の医師を迎えにいってほしいと頼みかけた。その時，ボーイが言った。
　「ドクター・メゾンヌーヴがたまたまこのホテルにおられます。多分先生は喜んで診て下さるでしょう。もちろん，シビエール先生を待っているところだとは，おっしゃらない方が……」
　「君の好きなように言ってくれ」私はうなり，歯はがちがちと音を立てた。
　「ドクター・メゾンヌーヴってどんな先生だい？」
　「ピティエ病院の外科部長です」
　数日後になってこのボーイは，ジャック・ジル・メゾンヌーヴを，他の医師が"セーヌの雄牛"あるいは"刺客"と呼んでいることを打ち明けた。実際，その当時パリでもっとも非難されている外科医の1人だった。
　メゾンヌーヴはすぐに現れた。50代半ばの背の低い，ずんぐりした男だった。痛みで呆然としていたために，その時には，おぼろげな印象しか受けなかった。しかし後になって，彼は忘れることのできない刻印を，私の心に押しつけることになる。彼の外見で一番目立ったのは，大きな突き出した鼻と，燃えるような黒い瞳だった。メゾンヌーヴはまた，外科の先駆者を代表する典型であった。彼はまるでどしゃぶりのように，言葉の雨を私に浴びせかけたが，痛みと阿片の作用で，ぼんやりとしている私には，そのほとんどはわからなかった。それから異常に長いゾンデが，彼の手に握られた。麻酔法発見以前の残酷さと敏捷さとで，仕事を始めた。
　「結石の破片が1つ」と彼は2分もしないうちに言った。
　「出口にきっちりとはまり込んでいる。しかし，もう外に出かかっている」
　突き刺すような激しい痛みを私は感じた。それからメゾンヌーヴは，私の目の前に，えんどう豆大の結石のかけらを長い鉗子の先に

挟んで振った。彼は身体を伸ばし，ゾンデと鉗子をビロードで裏打ちした箱に入れてから言った。

「手術で他の結石も取り出さなければなりません。明日の朝，私はピティエ病院で手術をしています。来てご覧なさい。簡単なことが確信できますよ。では，失礼します！」

疲れ切った私を残して，彼は出ていった。数時間経つと私はすっかり回復し，明日の朝，ピティエに行くことを決心した。ピティエはその当時，パリでも有名な病院の1つであった。シビエールが帰るのを待つ間に，知識を増しておくのもよいことだ，と私は考えた。

翌朝，とくにやわらかいスプリングつきの馬車で，私は植物園に向かった。そのそばのラセペデ通りに，古めかしい建物があり，それがピティエ病院であった。1612年に乞食収容所として，マリア・ディ・メディチが創立したものだが，何世紀もの汚れによって，今では陰気な見捨てられたような建物であった。

医師の資格証明書を持っていたので，手術室に入るのには何も問題はなかった。手術室は1階にある小部屋で，明らかにもう何年もの間，塗り替えも掃除もされていなかった。腰掛けはちりだけでなく，3センチメートルの厚さのほこりの層が積もっていた。いくつかの椅子が部屋に置かれていたが，あまりにも不潔なので，すでに手術台として使われるために一応きれいにされたベッドの近くで，見学者たちは立ったまま待っていた。窓が低い位置にあり，外からでも部屋の中を覗くことができた。

数分のうちにメゾンヌーヴが足音を立てながら，助手を引き連れて部屋に入ってきたので，それ以上部屋を観察する時間はなかった。洗濯されたこともなく，血と膿で覆われた手術着が彼に渡された。そのボタン穴の1つからは，血管結紮用の腸線が垂れ下がっていた。

最初の患者は，痩せ衰えた60代の男性だった。メゾンヌーヴは大きな，かすれた声で，この男がもう2年間も膀胱結石で苦しんでいること，そしてついに手術を受ける決心がついた，と説明した。当

時切石術（結石摘出手術）は, 有力であったし, 一部の医師たちが, 他の方法を勧めても, やはり頼りになる方法として残りそうだった。この手術にはシビエールを攻撃する意図も含まれていたのだろう。

　患者が非常に憔悴した状態にあるので, 麻酔をかけて危険を犯すわけにはいかない, と彼は宣言した。

　彼が説明しているうちに助手の1人は, 丸めたボロ布を患者の歯の間に押し込み, 患者の両肩をしっかりと摑んだ。他の2人の助手は, 患者の両足を持ち上げて切石術の体位をとらせた。老人はそれに逆らうことができないほど衰弱していた。彼は弱っていて悲鳴を上げることもできないようで, メゾンヌーヴが手品師のような速さで溝のあるゾンデを尿道に差し込み, その数秒後にメスで会陰に切り込んだ時にも, のどの奥でゴロゴロとうなり声を上げただけだった。傷口からは激しく出血し, 患者が気を失ってしまったのが, 私にはわかった。メゾンヌーヴは急いで鉗子を傷口の中に入れた。彼の手は血液でまっ赤に染まった。明らかに彼は大きな血管の1つに切り込んでしまったのである。彼は傷口からぐいと鉗子を引き抜き, もう1つの鉗子を指示し, 再び傷口に差し込み, もう一度引っ張った。それから, 彼は顔をまっ赤に上気させて立ち上がり, 鉗子を振った。その鉗子の先には結石の破片が挟まれていた。

　部屋の中のむっとした熱気にもかかわらず, 私は悪寒がした。怒ったような調子で, しかし私には理解できない言葉で, 見学者たちがお互いに話し合っているのに気がついた。部屋を出たかったが, 次の手術ではメゾンヌーヴがもっとうまく手術するだろうと期待して, 部屋を出ることを思いとどまった。しかし次の手術は腕の切断だった。筋肉にメスを入れる前に, 残酷にも彼は女性患者の上腕骨を折ってしまった。不快感と恐怖のため, 私は手術が終わるのを待たずに部屋を出た。

　どこに行こうとしているのか, 自分でもほとんど意識せずに, 私は植物園の方に向かって歩いていた。キュヴィエ通りの北西側の入

口から入り，きれいに鋏の入った生け垣の間を，グロリエット・パビリオンに通じている曲がりくねった道を歩いた。

　突然，私は1人でないことに気づいた。すぐそばを小柄でやつれた中年の男性が歩いていた。私が病院を離れた時から，後をついてきたらしい。

「あなたはアメリカ人のようですね」

　私に注目されたとわかると，すぐに彼は言った。彼は強いフランスなまりの英語で話した。そして私がフランス語で答えると，すぐにそれに切り替えた。

　彼は帽子を持ち上げてつぶやいた。

「私はドクター・……です」

　ヨーロッパでの紹介の習慣から，彼は自分の名前を聞き取れないくらいの小声でしか言わなかったので，私には聞き取れなかった。

「あなたの後からついてきました」と彼は言った。

「今ご覧になったことで，フランスの外科手術を判断して頂きたくないものですから。メゾンヌーヴは，他の医師が行わないような手術をする野蛮人で，すべての標準的なやり方を憎んでいます。残酷さなど彼には何でもありません。人の身体を自分の外科技術や，手術器械を誇示するための材料としか考えていません。もっとも器械の中には，たとえば尿道計（尿道の口径を測定する器械）のように，秀れたものがあることは認めますが」

「私は早まった判断をしようとは思っていません」私はまだ，自分の病気や，今感じた恐怖でいっぱいだったので，上ずった声でさえぎった。

「でも，私自身が膀胱結石の手術を受けなければならないのです」

　私にはどうしても不安のはけ口が必要だった。何かの支えと慰めとを求めており，私を安心させることができるのならと，このまったく見知らぬ人物にすがりついた。

　彼は立ち止まり，驚きを大げさな身振りで示した。

3. 結　石

「そんなにお若いのに！」彼は大声で叫んだ。
「しかし，まさかメゾンヌーヴの執刀を受けるというわけではないでしょうね？」
「いや，そんなつもりはまったくありません！」
動揺した声で私は答えた。
「でも，シビエールのことはどうお考えですか？　もし彼と同じような……」
急にこの見知らぬ人物の態度は明るくなり，右手を私の腕に置いた。
「シビエール」と彼はその名前を繰り返した。
「ああ，あの人はまったく違います。私も一時彼の学生でした。しかし……」
彼は急に頭を自分の左腕に向けた。その時初めて，彼の左腕がないことに私は気づいた。
「事故です」と彼は脱明した。
「メゾンヌーヴの手にかかったのが不運でした。ですから私は彼の手術を見にいくのです。彼の犠牲者を見ることに，一種のひねくれた満足感があるのです。しかしシビエールなら……」

　宿命であろうか，運命であろうか，私の前に現れたその失意のフランス人の外科医の名は，モランまたはモローであった。しかし彼の名前などは問題ではない。
　彼は私を虜にした。ソンプソンには手が届かないし，シビエールが帰るのを待つためのどうにもならない数日の間，シビエールへの信頼，彼の新治療法に関する知識をモランに求め，そしてそれを得ることができた。メゾンヌーヴの手術室を見てからは，以前にもまして，無数の同じ仲間が感じる"切石術"（結石摘出手術）は命がけの賭けであるという恐怖を，理解できるようになった。この手術はこれまで行われてきた，そして今も行われているほとんど唯一の

治療法である。

　マーティン大佐が自分で治した治療法がシビエールに伝わったかどうかについては，モランは何も知らなかった。しかし彼は，ある患者が自力で，出血なしに結石を破砕した例を他にも知っていた。18世紀の半ば頃，スィトー教の無名の一修道士が，切開手術に対する恐怖のあまり，同じように自分の膀胱の中の結石を自力で破砕した。彼は結石に到達するまで中空のチューブ（カテーテル）を膀胱内に挿入し，非常に細いのみをチューブから押し込んだ。そして金槌でのみを叩いて，1年後には結石を破砕することに成功した。この修道士の成功の事実をシビエールが知っていて，彼の治療法を始めたのかどうかは，モランにもわからなかった。ミュンヘンの内科医グルイトフイゼンが，実際には新治療法の創始者だというのが正確ではないか，とモランは考えていた。グルイトフイゼンの名前については，すでにロンドンのソンプソンから聞いていたし，今日ではそれが事実であろうと私は考えている。

　そのグルイトフイゼンはすでに故人となっている。彼は1774年生まれのババリアの鷹匠の息子で，次々に医学，物理学，化学，占星学などの教授になった。19世紀のはじめには，彼は化学薬品の溶剤で膀胱結石を溶解することができるかもしれないという，古代の夢を追求した。彼は結石の組成が種々あることを知っていたので，組成の違いによって溶剤も異なったものが必要ではないかと考えた。そこで膀胱内の結石の組成を調べてどの溶剤を用いるべきかを決めようと，グルイトフイゼンは結石を壊して小片を取ることを思いついたのである。

　彼は死体を用いて，まっすぐな中空のチューブを，生前結石に悩まされていた膀胱に差し込んだ。グルイトフイゼンはこのチューブから針金の輪を挿入し，結石に触わって，その輪で結石を摑まえた。それから針金の輪を引いてきて，結石をカテーテルの先端にきっちりと引き寄せた。針金で結石をこの位置に固定しておき，彼はチュー

ブからドリルを入れて，結石に孔をあけ，小片を検査のために取り出した。

　グルイトフイゼンは，この器械を生きた患者に使用したことはなかった。それは当時のババリアが膀胱結石のほとんどない，ヨーロッパでは希有な幸運な土地の1つだったからである。グルイトフイゼンは自分の実験について報告を書き，それで満足した。この論文は1813年に発表された。それからこの著者は，他の研究に向かったので，わずか10年後に，自分のアイディアがパリで芽を出そうなどとは思ってもいなかった。

　ジャン・シビエールが，このグルイトフイゼンの実験を取り上げたのは26歳の時で，まだ医学生だった。彼は意のままに使える十分な研究費を持っていなかったが，残酷な結石除去手術を，出血のない新しい治療法に代えるという考えに取り憑かれてしまった。彼を駆り立てたのが科学に対する熱情なのか，それともこの治療法の開発でひと財産作ることができると考えたのか，そんな詮索などどうでもよいことである。

　5年間にわたって，シビエールは自分の身体や死体を用いて実験した。1823年に自分の発明した器械を，ある患者に使ってみた。そして小さな結石を除去することに成功した。シビエールは知らなかったが，その当時パリでは，他に2人の若い医師が同じ問題に取り組んでいた。アミュッサとレロイ・デティオレである。デティオレは見込みのある器具を同じように発明していた。しかし，デティオレが1825年に自分の方法を公開した時は，すでに1年もシビエールに遅れをとっていた。

　無数の実験，迂余曲折，失望の後に，シビエールは非常に細い中空のチューブ（カテーテル）と連結桿，調節できるネジ，先端の顎部が3つに開く鉗子からなる器具を発明した。チューブを膀胱の中に入れてから，連結桿やネジを使えば，膀胱結石を挟めるような状態に，鉗子の先端の顎部を開くことができる器具である。

この最初の実験では，シビエールは中空のカテーテルの中を通して差し込んだ細いのみで，挟んだ結石を破砕しようとしていた（前述のスィトー教の修道士の方法のように）。しかし，彼は膀胱を傷つける危険が非常に高いことに気づいた。そこで，穿孔方式に変えた。つまりドリルの刃先をチューブに通して使った。尿道が狭いために用具は極端に細くし，しかも自然の経路で排泄されるほど，結石を十分に細かく砕けるように，頑丈なものでなければならない，というのがこの方法の困難さであった。また膀胱を傷つけずに鉗子で結石を挟み，それに孔をあけ，さらに別の場所に摑み替えて孔をあけるという作業を，結石が細かい破片になるまで，術者が見えないところでしなければならないという難点もあった。

1824年には，シビエールは自分の方法に自信をもち，パリの王立科学院の主だった人々を招き，ある32歳の患者の砕石術を見てもらった。科学院は彼の招待に応じた。ド・ゴド・ド・モーロイ通りのシビエールの家に集まったペロ男爵，ショセア勲爵士，その他多くの医師たちの眼前で，シビエールは自分の考えが実行可能であることを証明した。この最初の治療で，彼は患者に少しも苦痛を与えずに，結石のおよそ3分の1を破砕した。2月24日には，結石の破砕の続きを，さらに多くの証人たちの前で行い，3月3日には，完全に結石を破砕してすべての破片を排泄させ，治療を完了した。ジャンティという名のその患者は，治療のたびごとに歩いてきて，治療がすむと，誰の助けも借りずに医師の家を離れた。三度目の治療が終わってからの検査で，患者の膀胱にまったく結石のないことがわかった。切開なしに，損傷なしに，そして麻酔法の発見など，まだまだ先のことであったのだが，ほとんど無痛状態のうちに，初めて膀胱結石の破砕が施行されたのである。

実際には，数人または多数の人々の貢献によって発見されていても，ある特定の1人に発明者という名声が帰してしまうのは，歴史の納得できない点の1つである。もちろん今日では，だだ1人，ジャ

3. 結　石

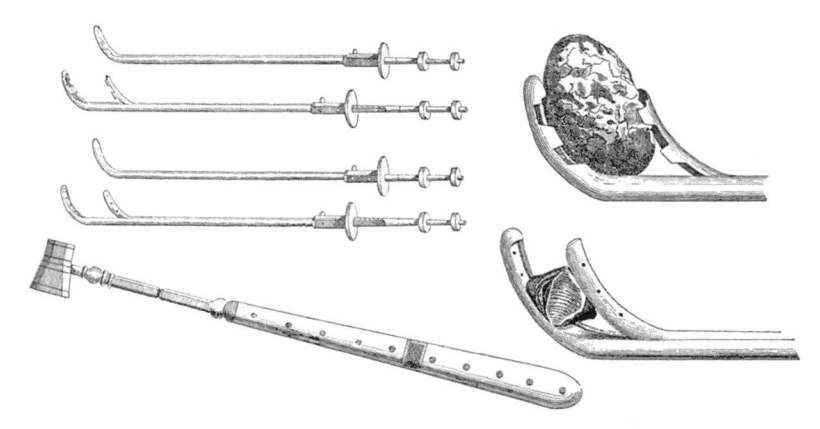

図 9　ウルテループ男爵が膀胱結石の破砕のために創案し，使用した破砕器具

　ン・シビエールだけがフランス人の砕石術の提唱者ではないことを，私は知っている。自分の考えを実行した独創的な発明者や製作者の中でも，シビエールがもっとも秀れた人であるとさえ，私は考えていない。後になって私は，憤慨しているアミュッサに会った。また執拗な発明魂をもつレロイ・デティオレにも会った。彼はシビエールに激しい憎しみを抱いていた。また貴族のウルテループは，ペルキテールという，先端の顎部が 2 本になった結石破砕器具を創案した（図 9）。この原理は後にシビエールも，彼の先端顎部が 3 本の器具の代わりに採用した。

　これらの人々は，皆傑出した医師，技術者であり，発明家であった。そしてすべて名声を得ることにおいて不屈の戦士であった。だがしかし，パリに戻ったシビエールに最初に会った時のことを思い返してみると，なぜ運命が栄冠を彼に与え，他の競争者たちが取り残されたかが，はっきりと私にはわかる。運命が勤勉な理論家や夢想家たちに報いるのは，まれなことである。運命は通常，その夢や理論を実用化した人たちのために，名声や報奨を取り分けておくか

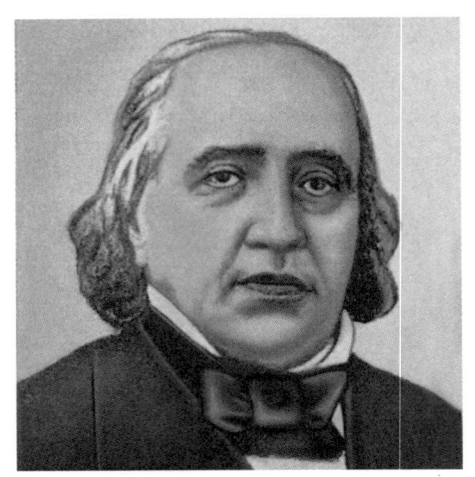

図10 ジャン・シビエール（1792～1867）。膀胱結石の非観血的治療の創始者として名声を博した

らである。

　5月23日にシビエールと面会するため，私はセレ通り151番地のネッカー病院へ行った。その当時は，プライベートに診療を受けようとする患者を，病院は受け入れないし，治療もしないのがしきたりだった。前もってソンプソンの紹介状を送っておいたのに，シビエールがなぜ病院に来るように指示したのか，私には理解できなかった。不安，信頼，好奇心，緊張など，混じり合った気持ちで，彼の部屋に入った。

　机の向こうの薄暗がりの中から，シビエールは進み出てきた。彼は中背でやや体重があり，手入れの行き届いた顔と緩やかに垂れた長髪のために，実際の年齢よりも若く見えた（図10）。きちんとした都会風の雰囲気があって，医師というよりは巨万の財をなした，成功した実業家のように感じられた。ソンプソンが予言したとおり，シビエールは最高の丁重さで，私を迎えてくれた。私が自分の病状

を述べ，シビエールの名声が，インドに滞在していた私のところにまで達していたことを話すと，彼は自尊心を満足させられた喜びを，隠そうとはしなかった。私の話をさえぎって，彼は激しくフランスの医師たちを攻撃した。

「30年以上も，何千という患者を治療してきました」と彼は激しく言った。

「それでも今も毎日，私の創案した治療法のために，改めて闘わなければならないのです。治療を始めた時には，フランスで一番有名な産科医の1人，デュボアは，私を狂人だ，と断言しました。そんなことを言っていても，1829年に自分が膀胱結石になると，私の治療を受けにやってきました。デュー病院のサンソンは，結石の摘出のために直腸を切り開いていきます。無数の人たちが切石術の中でも最悪の，この悲惨な治療を受けていました。他ならぬこのサンソン自身も，結石のあることに気づくと，私に助けを求めてきたのです。彼のお得意の治療法を用いている有名な同僚のところではなくね。自分の手術が犯してきた虐殺，殺人を，自分自身は十分知っていたからです。メゾンヌーヴの前任者のリスフランは，実はこの2人は完全な一対の組み合わせなのですが，彼も私を嘲笑し，患者を手術して犠牲にしつづけていたのです。それが1831年には，自分の結石を私に破砕させたのです。自分の生命にかかわることとなると，彼らは皆行くべきところを知っているのです。バイヤン男爵，あの英知ののろしのような人物ですが，彼は私が活動を始めた時に言いました。

『ねえ君，これはとても楽しみな方法だが，少し改良したらどうだろうか。私なら君のしているようにまず膀胱結石に小穴をあけるだろう。それからその中に火薬を詰め込んで，小さな爆発をさせてやるよ』

バイヤン男爵には，幸運にも膀胱結石はありませんでした。しかしもしできたら，私に懇願しにきただろうということは，あなたに

第1篇　長い暗黒

もおわかりでしょう」

　このような調子で，彼はかなりの時間話しつづけた。たえず競争相手や敵を意識していることは明らかだった。この治療法に取り憑かれているために，いささか事実を曲げていないわけではなかった。実際にはレロイ・デティオレに向けられた言葉を，まるで自分に当てはまるように引用していた。

　「革命的な発見をした人間は，そのために闘わなければなりません」彼は続けた。

　「なぜみんなが私に敵対しているのか，よくわかります。彼らには私の器具を使うことができないのです。彼らは単に屠殺人なのです。彼らの手には繊細さがまったくありません。彼らの手には……」彼は私に近づいて両手を差し出した。それは決してソンプソンの手のように，小さくしなやかな手ではなかった。その手は小刻みに震えていた。しかしその手は，シビエールが暗い体内に入って異物を感じること，器具が触れる前に邪魔物を感じることを可能にする繊細な神経をもっていた。それから間もなく，私自身の体験でもそれがわかった。

　シビエールは並み外れた技巧で，私を診察した。50年近く後になって，私は局部麻酔下に，最新の膀胱鏡による検査を受けた。現在の医療器具と比較すると，シビエールのそれは，粗雑なものだったとしか思えないが，シビエールの検査を受けた時よりも，その後の時の方がつらかった，と言わねばならない。

　「インドであなたを診た医者はわかっていない」彼は言った。

　「あなたの結石は2つではなくて1つです。卵が2つくっついたような形をしています。2回の治療で破砕するのは簡単ですよ。特別に硬いものとは思えないので……」

　Ｘ線も膀胱鏡も使用しないで，カテーテルとゾンデ[*4]（探り針）

[*4]　訳者註　第1篇52頁の註を参照。

だけで行われたこの診断は,シビエールの直感的な技術の特徴であった。

　シビエールは机に戻った。

　「私はあなたに病院に来てほしいと言いました」彼は言った。

　「それは,私がどのように治療しているかあなたに見てもらってから,私の手にかかって頂きたかったのです。2,3日のうちに治療をする予定だったある患者の治療を,特別にあなたに見て頂くために用意しておきました」

　私たちは手術室に入った。手術台には血のしみがあり,シビエール自身もしみのついた前掛けをしてはいたが,この手術室は当時の病院の標準から見れば,清潔と言えた。2人の助手が何か準備をしている間に,ひどくやつれて見える50歳くらいの男の患者が,手術室に連れてこられた。その間にシビエールは自分の考案した器具を見せてくれた。"先端顎部が2つに開く破砕器"が主たるものであった。それは私には非常に繊細なものに見えたが,今日見れば,拷問のための残酷な器具のように思えることだろう。

　「もともとは,鉗子の先端の顎部で結石を摑み,それからのみで砕いていました」と彼は言った。

　「しかしこの操作では,のみで叩く時に結石が動かないように強く支えて,必要な抵抗を作らなければなりません。そのために,器具全体を手術台に固定してしまわなければなりませんでした。もし患者が動けば,しっかりと固定した器具のために痛みが生じるし,裂傷もできてしまいます。しかしネジをつけて,それで鉗子の先端の顎部をしっかりと少しずつ締め上げていけば,どんな結石でも,特別に硬いものでない限り砕けてしまいます。この破砕器ができてからは,大きな器具を手術台に固定する必要がなくなりました。のみを使用するのは,結石が硬すぎて砕けない時や,挟む位置が悪いために結石を鉗子から離すことができず,膀胱から器具を抜き出すことができない時だけです。しかし,そんなことはほとんど起こり

ません。あなたが心配される必要はまったくありません」

その間に，助手は患者を手術台に寝かせ，患者の両足を上げて手術の体位に固定した。

「麻酔は使いません」シビエールは言った。

「私の器具なら，痛みなしに治療できることがおわかりになるでしょう」

シビエールはまず患者の膀胱に水を満たし，それからカテーテルと先端の顎部を閉じた破砕器を差し込んだが，実際患者は声ひとつ立てなかった。今やシビエールは，周囲の世界を完全に忘れ去っていた。全身の神経を集中して，患者の体内に触れ，探っているように見えた。私がじっと患者の顔に注目している間，彼の両手はゆっくりと滑るように動いた。痛みの徴候は何も読み取れなかった。それから急にシビエールの手が鉗子のネジ装置にさっと動き，ネジを回転させはじめた。

「さあ，結石を摑みました」彼はささやいた。

「かなり小さな結石です。今砕いています。聞こえませんか？ 砕けているのが聞こえませんか？」

私は確かに鈍い，じゃりじゃりという砕ける音を聞いた。

「よし，器具を開きます」シビエールはつぶやいて，もう一度ネジを回転させた。彼はそれからカテーテルをほとんど円を描くように，前後に動かした。

「さあ，残りの結石も摑みました」彼は続けた。

再び，あのじゃりじゃりする音が聞こえた。密閉した壺の中で，何かが壊れるような音だった。

「今砕いています」彼はもう一度ささやいた。

「器具を開いて動かします。破片を離すために……。では引き抜きます」

カテーテルが身体の外に引き出される時，患者の白い顔が初めて苦痛でゆがんだ。その時すでに，器具はすっかりシビエールの手に

収まっていた。器具には血はついておらず，ただ黄ばんだ結石の砂のようなものがついているだけだった。シビエールはそれを助手に渡し，もう1つの太いカテーテルを挿入した。

「結石の破片を膀胱内から除くのが，この治療では最大の難点でした」彼は息づかいを荒くして言った。

「私は15年の間，この問題と闘ってきました。結石の破片が付着して，裂傷や炎症を起こしたことが何回もありました。洗浄だけでは役に立ちません。一度は膀胱に水銀を満たしてみました。重い液体が排出される時に，結石の破片をもっと容易に押し出すのではないかと考えたからです。これは誤りでした。この大型の排泄用のカテーテルを考え出して洗浄に使用するようになって，ようやくこの問題は解決しました」

すぐに患者は大小の結石の破片を，大量に排泄した。シビエールはゾンデを入れて，膀胱壁を探った。一度だけ患者は呻き声を上げた。それから再び天井を見つめて，シビエールが立ち上がって私の方を向くまで，じっと動かなかった。

「治療は終わりました」厳粛な調子で彼は言った。

「患者には，結石はもうありません」

シビエールは私に，1854年の5月27日，6月2日，6月4日の3回にわたって"治療"を行った。結石はきわめて硬いものではあったが，完全に除去してくれた。治療がすむごとに，私はひとしきり発熱したが，当時はそうした発熱は，治療にはつきものと見なされていた。膀胱の炎症症状は，はじめはひどく，ほぼ2週間は続いたが，それはシビエールがこうした治療には避けることのできない"自然の反応"であると見なしていた合併症であった。当時は私も同じように考えていた。

6月20日に私はパリを離れた。残念なことに，その時から1867年にシビエールが急死するまで，私は彼に再会できなかった。しかし

ながらソンプソンとの親交が深まったので，シビエールの活動を辿ることができた。ただそれは，私の治療とは別の話であった。この話の奇妙なクライマックスは，ひどい膀胱結石に苦しんでいたベルギーのレオポルド1世の病床で，師であるシビエールと，弟子のソンプソンが互いに技術を競い合う敵同士となったことである。そして，王の救い主となり，師を凌駕して勝者となったのはソンプソンであった。

　そんな結果にもかかわらず，シビエールの名声は確固たるものであった。外科学の世紀の夜明けに，"殺人結石"の治療法を完璧なものにした先駆者であった。今日では"前方からの"結石摘出術を，無菌状態で行えるようになったため，標準の，しかも安全な方法となり，昔の"切石手術"の恐怖は，すっかり忘れられてしまった。シビエールの方法も，改良された精巧な器械を用いて，ある特別の症例にしか用いられていない。

　しかしこの治療法が発見された当時は，これこそが苦悶と絶望の暗闇に輝くのろしだったのである。

4. インド人の鼻

　1847年11月11日は寒くて不快な日であった。古都ベルリンは，私のように新しく訪れた者を，まるで招きたくないように，陰うつな薄暗がりの中に沈んでいた。その前の晩，私はエルランゲンからベルリンに到着した。エルランゲンでは，ドイツで最初に患者にエーテル麻酔をかけて無痛手術を行った外科医，マルチン・ハイフェルデルを訪問してきた。ハイフェルデルと話したあとでベルリンを訪れたのは，著名な外科医のユングケンやディーフェンバッハ（**図11**）が，エーテル麻酔をかけられた患者の手術をするのを，見学するためであった。

　レミシェル・ホテルの部屋で，しばらく休息してから，私はロビーに降りた。階段の下では一団の人々が，45歳前後の男の周りに集まり，尊敬の念からか好奇心からか，その言葉に熱心に耳を傾けていた。その一団の中に，ホテルの従業員までが加わっていた。語り手の話している外国語のようなドイツ語から，私には彼がイギリス人だとわかった。話の中のディーフェンバッハという言葉が，私の注意を引いた。

　「彼は2時に手術室に入ってきました」その男が話しているのは，明らかにディーフェンバッハのことであった。

　「いつものように元気のいい明るい調子で，最初に，数日前彼が

第 1 篇　長い暗黒

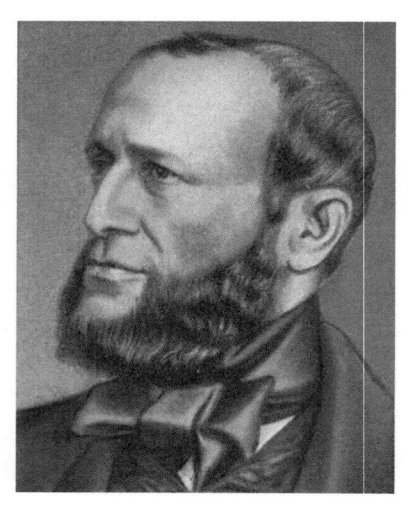

図11　ヨハン・フリードリッヒ・ディーフェンバッハ（1795〜1847）。19世紀前半のベルリンの外科の先駆者

動脈瘤の手術をした患者を紹介しました。そして，その患者の症状や術後の処置について，学生やわれわれ見学者に説明しました。それから，パリから来たフランス人のコントゥール博士の方を向きました。彼にドイツ語の説明がわかったかどうか尋ねてから，いつも手術と手術の間にしているように，ソファーに腰を下ろし，コントゥール博士に隣に腰掛けるようフランス語で勧めました。起こったのはその時です」

　私は階段の最下段のところまで降り，聞いている人々のすぐ後ろに立った。

「最初，部屋の中の者は，私をはじめほとんどが異変に気づきませんでした」イギリス人は言った。

「われわれは，部屋に連れてこられたばかりの，次の患者を見ていました。誰かが叫びました。

「彼が死んでいる！」

4. インド人の鼻

　無意識のうちに，私はソファーの方に目を向け，ディーフェンバッハが崩れるように片側に倒れかかっているのに気づきました。彼の頭はコントゥール博士の肩にもたれかけられていました。コントゥール博士は顔が蒼白となり，驚きのあまり，倒れた身体を見つめていました。皆いっせいに駆け寄りました。彼の顔は充血し，表情は歪んでいました。助手たちはネクタイとベストを剥ぎ取り，袖をたくし上げて放血しようとしました。しかし，一滴の血液も流れ出ませんでした。誰かが彼の胸に耳をあてました。ディーフェンバッハはもはや呼吸をしていませんでした。それでも彼が死ぬなどとは，信じられません。冷たい水が運ばれ，胸に振りかけられました。熱い封蠟が，心臓のところに垂らされました。私はエーテルを彼の胸に注ぎました。他の人たちも，胸や腕をマッサージしたり，刺激したりしました。他の者がお湯を沸かすように，と言われました。われわれは彼の服を脱がせ，熱い浴槽につけ，全身を硬い毛のブラシでこすりました。しかし，すべてが無駄でした。彼はもはや，生命のかすかな兆しさえ，示しませんでした」

　人々は少しずつ散っていった。残されたそのイギリス人は，頭を垂れて立っていた。突然襲いかかったショックの衝撃から，まだ立ち直っていないようだった。彼はぼんやりと散っていく人々にうなずき返し，階段に足をかけた。私は少しためらってから，彼に英語で話しかけた。驚いて，彼はぼんやりとした茶色の瞳で私を見上げた。そうすると，階段の壁にかかって燃えている蠟そくの光に照らし出された彼の顔が見えた。それはいくつかの傷跡のある，どこか少し奇妙な顔であった。

　「ああ」彼は言った。
　「イギリスの方ですね。ベルリンにおいでですか？」
　「いいえ，アメリカ人です」私はあいまいな調子で答えた。彼がどのような反応をするか判断しかねたからである。
　「たまたまここで，お話をお聞きしました。ディーフェンバッハ

が亡くなられたとか」

「そうですよ」遠くに思いをはせているような調子で,彼は言った。赤い斑点が額の中央に現れた。

「できればもう2,3年,働いてほしかったのに。世界は1人の外科の天才を失いました。しかし,彼の名はあなたにとってどんな意味があるのですか? よいお話ですか?」

「私は外科医です」と私は答えた。もっとも,その当時はまだ経験も浅かったので,そう断言するのが厚かましいということは,痛いほどわかっていた。

「ディーフェンバッハの手術を見学するのが目的でここへ来ました。遅すぎました」

彼の口ぶりが変わった。

「ああ,わかりました。私はまた,あなたが新聞記者で,衝撃的な死に方だけに,興味を持ったのだと思っていました」彼は私の肩に手をかけた。

「失礼ですが,ディーフェンバッハのことや,彼の造鼻術のことをお聞きになりたいでしょうか?」

 ベルリンのあの寒く陰うつな冬の日,リトルトン博士に出会わせてくれた運命に,私は常に感謝している。リトルトン博士自身のこれまでの人生については,一時チェルシーのヨーク病院に勤務していたこと,そして彼自身が追究したいと思ってきた特別に関心のあることのために,ベルリンのレミシェル・ホテルで数週間過ごせるくらいの個人的な収入があるということ以外,その時もそれ以後もあまりわからなかった。

 彼の部屋に入った時,初期の外科学についての,もし彼に会わなかったら,おそらく私が書物や不定期刊行物によってしか知ることができなかったであろう初期の外科学についての,彼が生き証人であることを確信した。

4. インド人の鼻

「あなたにディーフェンバッハのことをお話しすると約束しました」赤々と燃えた暖炉の前に、ブランディの瓶を間に挟んで腰を下ろすと、彼はすぐに話しはじめた。

「しかしこの話には、人類の歴史が始まって以来、戦傷や病気で顔の外観を傷つけられた人たちの苦悩が、含まれています。そしてディーフェンバッハの時代まで、これらの人々は醜悪なままで生きる以外の選択はなかったのです。彼以前にも老グレーフェや、ロンドンで私の先生だったジョセフ・カーピュによって、苦しみがある程度は和らげられたこともありました。グレーフェは1840年に、カーピュは昨年亡くなりました。そして今日、最後の、そして最も重要な存在だった方が、後継者を1人も残さずに死んでしまいました。なぜなら、彼は天才でしたが、教師ではなかったからです。もし、彼の書いたものが十分に読まれなかったとしたら、顔の外観を傷つけられた人の絶望が、再び始まるのです。私は自分の能力の限り、彼の考えを広めるという役目を、果たそうと思います。それにはエーテルで無痛手術ができるようになったということも役立つでしょう。この発見は、ディーフェンバッハにとっては遅すぎたのですが」

リトルトンは身体を前にかがめて、火をかき立てた。

「もしお望みなら珍しい話をお聞かせしましょう」と彼は言った。

「この話は1794年に始まります。私が知っている限りでは、その当時、失われた鼻を手術で取り戻せるということを信じる者は、医学界にはただの1人もいませんでした。ほんのいくつか、それに関連した話もありました。数百年前、イタリア人の空想家で、やぶ医者のタリアコッツィが、人間の腕の皮膚から鼻を作ったというような、いくつかの話が広まっていました。しかし、これはばかばかしい伝説であると考えられ、もう語られなくなっていました。剣の一撃、弾丸、るいれきや梅毒によって鼻を失った人々は、室内に閉じ込もるか、顔を仮面で隠していました。さもなければ、潰れた顔にひもを使って、銀か蠟で作った鼻をつけていました。今日まで全世

界で何十万という人々が，そうしていました。彼らは人生に希望を失い，そして多分人生に反発して，自分の孤独な存在に自分で終止符を打ちました。そうでなければ，世間からはさげすまされ，友人にはすべて見捨てられ，自分で憎悪しながら，意固地に，無理やり死に至るまで生きつづけていました」

彼が前かがみになると，炎の輝きが彼の顔を照らした。そして彼のがっちりとした鼻柱に直接つながっている細く赤い糸のような傷痕が見えた。彼はしばらく無言となり，それから立ち上がって，窓の下にある大きなスーツケースの方に向かった。肩幅の広い背中を私に向けて，彼はスーツケースを開き，中の書類を探した。それから紙挟みを抱えて暖炉に戻り，もう一度腰を下ろした。

「1794年10月にこの版画が，ロンドンの定期刊行物の1つで，多分あなたも知っておられる『紳士の友』に掲載されました」と彼は言った。

「数年前に，私はこれを父の書庫で見つけ，その時からこのテーマに関連した他の報告と一緒に，保管してきました」

彼は紙挟みを開き，もう黄色になった紙片を私に渡した。その紙片には大きな白いターバンを巻いた1人の東洋人の画が載っていた。

「この版画（**図12**）は，この雑誌の編集長のアーバン氏の手紙を，画にしたものです」彼は紙挟みから別の1枚を取り出し，それを膝の上に置いて言った。

「手紙は，インドの友人がこれまで知られていない，しかもその地方ではずっと成功している手術について，知らせたものです」

「『農民階級でマーラッタ人のカワスジーは，1792年の戦いの際に，イギリス陸軍の雄牛輸送隊の隊員であった』」

ここでリトルトンは中断した。

「これは第三次マイソール戦争です」彼は説明した。

「英国東インド軍がサルタン・ティプーと戦ったものです」

4. インド人の鼻

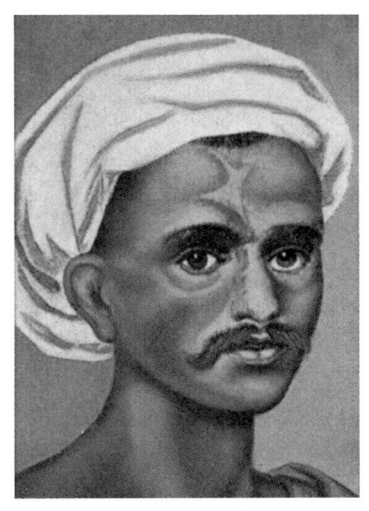

図12 インド人の雄牛輸送隊員カワスジー。彼の再生された鼻が，ヨーロッパ外科における造鼻手術発展のきっかけとなった

　それから彼は読みつづけた。
　「『1792年の戦役で，イギリス陸軍に従って雄牛を輸送していたカワスジーは，ティプーの捕虜となり，鼻と片手を切り落とされた。この状態でセリンカパダム付近のボンベイ軍に加わった。そして現在は，東インド商会の年金受領者である。12カ月以上，彼には完全に鼻がなかった。彼はマーラッタ人の外科医に新しい鼻をつけてもらった。この手術はインドでは珍しいものではなく，大昔から行われてきた。ボンベイのトーマス・クルーソーとジェームズ・ファインドレイという2人の医師は，この手術が次のように行われた，と報告している。まず，薄い蠟板を残った鼻の根元の部分の上に，新しい鼻の形に曲げて自然の形に合わせた。それからこの薄い蠟板を平らにして前額部の上に置き，蠟の周囲に線を引いた。それでもう蠟は不要となった。次に術師は，蠟が置かれていた場所の皮膚を切

り取ったが，両眼の間は切らずに少し残しておいた。この両眼の間の皮膚の連続した部分は，新しい鼻と古い鼻の根元とがつながるまで，血液の循環を保つためのものである。次に鼻の瘢痕が削り取られた。そしてこの削り取った部分のすぐ外側の皮膚を切開した。この切開は，両側の鼻翼と上口唇にも沿って行われた。次に前額から切り取った皮膚が引き下ろされた。この時，皮膚は半周回転された。そして皮膚の辺縁は，この切開部に差し込まれた。鼻の上の方の皮膚は二重となり，下方は隔壁のある鼻の形にして，切開部に固定された。小さなガンゼール（阿仙薬）が水に溶かされて，布きれの上に伸ばされ，5，6枚が重ねられて皮膚が生着するように上に被された。4日間はこの軟膏以外のものは使われなかった。4日後に布きれが取り去られ，代わりにギー（バターの一種）に浸された布きれで覆われた。鼻根部で二重になって連続している皮膚は，25日目に切り離された。その時，新しい鼻の外観をよくするために，もう少し細かな切除が必要だった。手術後5，6日間は，患者は仰向けに寝かされた。10日目に鼻孔を十分に開いておくために，やわらかな布の小片が詰め込まれた。この手術はいつも成功していた。新しい鼻はしっかりしており，生まれつきの鼻とそれほど違っては見えなかった。前額の傷跡も，長時間経つとほとんどわからなくなった』」

　リトルトンは読み終わり，ページを開いたまま膝に置いた。

　「幸運は新しい発見の中では驚異的な手品師です」と彼は言った。

　「"幸運"は間違った呼び方です。確かにどこか空中にすでに存在したものなのに，誰も気づかずにいたものが，明らかにされることをさしているのではないでしょうか？　私にはわかりません。この力は，準備があり，期待してそれを受け入れ，それを使える人に必然的に現れる，と私は考えます。1794年10月に『紳士の友』に発表されたこの話が，ロンドンの多数の内科医や外科医に読まれたことは間違いありません。しかし，それを実際に応用しようと準備をしたのはたった1人でした。その人は当時30歳で，後に私の先生とな

4. インド人の鼻

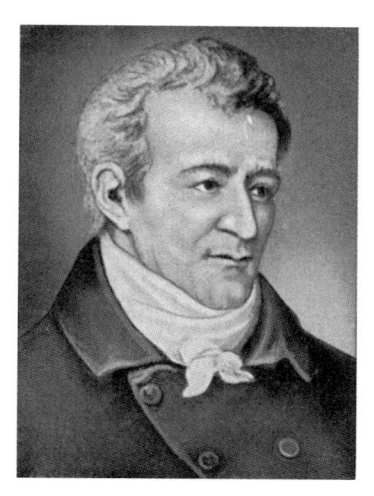

図13 ジョセフ・コンスタンチン・カーピュ(1764〜1846)。形成外科創始者の1人で、インド法造鼻手術をヨーロッパで実施した

るジョセフ・コンスタンチン・カーピュです (**図13**)。彼はセント・ジョージ病院で、外科を習得していました。それに加えて、はじめから自分の力以上のことでも、すべて目新しいことには、熱烈な興味を持っていました。後にはジェンナーの天然痘の種痘を、最初に使用した1人にもなりました。しかしこのように新しい進歩に異常に熱心なため、間もなくロンドンの他の外科医たちから異端者と見なされるようになりました。

「さてカーピュも、このカワスジーの話を読みました。後に彼が私に話してくれたのですが、顔の潰れた不運な人々の姿が、眼の前に彷彿と浮かんできました。ロンドンだけでもこのような人々が数多くおります。インドでこのような手術が可能なら、ヨーロッパでも可能なはずだ、と彼は考えました。彼は"インド人の鼻"に関するもっと詳細な報告を、探しはじめました。カーピュは決して金持

第1篇　長い暗黒

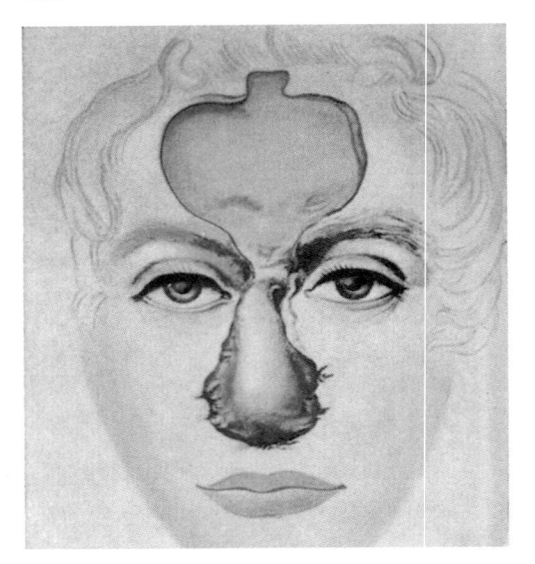

図14　造鼻手術のいわゆる「インド法」。
額部の皮膚で残った鼻を覆う手術
（1816年の英国の雑誌による）

ちではありませんでしたので，彼自身がインドへ行くだけの費用など，ありませんでした。そこでインドや大英帝国の領土内のあちこちに，問い合わせの手紙を書きはじめました。もしかしたら情報が得られるかもしれないと，インドから帰国したすべての軍人や役人にも質問しました。このようにして，彼は20年近くをこの調査に費やしました。そしてカワスジーの話や手術の詳細に関して，知るようになりました。彼は『紳士の友』に掲載されていたものより，ずっとはっきりとした絵も手に入れました。その絵では鼻を作るために新しい皮膚を切り取った前額の切開線を，はっきりと見ることができます（**図14**）。カーピュはカワスジーが所属していた部隊の隊長で，カワスジーの手術に立ち会ったワード陸軍中佐も探し出しました。カワスジーは他の4人のインド人兵士とともに，ティプーの捕虜となりました。これら5人もすべて鼻と手を切り落とされ，イギ

4．インド人の鼻

リス軍を戦慄させるために送り帰されたのです。

「彼らは恐ろしい有様でした。出血を止めるために，手首の断端には木の葉が縛りつけられていました。しかし無惨な鼻を削り取られた傷跡には，包帯もありませんでした。その翌年，ワード陸軍中佐が，あるインド人の防水布の行商人に出会うまでは，この不運な人々に何かしてやることができる人は，誰もいませんでした。ワード中佐は，その行商人の鼻柱に傷跡があるのに気づき，何の気なしにその理由を尋ねました。行商人は他人の女房と寝た罰として，鼻を自分の村の村長に切り落とされたのだ，と打ち明けました。彼は額にあるもう1つの傷を示し，どのようにして，造鼻術師が額の皮膚から新しい鼻を作ったかを話しました。彼の話では，鼻を切り落とすという罰がごく普通に行われているので，こういう手術もよく行われているということでした。

「ワードはすぐに，カワスジーやその仲間のことを考えました。600キロメートルほど離れたところに住んでいた"術師"のところへ人を送り，術師がプーナーにやってきました。彼はそこで，1794年の『紳士の友』に記載されている手術を行いました。カーピュはさらに調査を進め，その手術に立ち会ったヨーロッパ人の医師も探し出しました。われわれの東インド商会で働いていたバリー博士で，彼は手術が30分かかったこと，手術中に繰り返し砥がなければならない古い剃刀を使用していたこと，などを教えてくれました。また，他の報告書から，この造鼻手術はヒンドスタンの煉瓦造り階級であるクーマス人によって，広く行われていることがわかりました。手術を開始する時，患者はキンマとアラク酒を与えられます。手術が行われる間，患者は両手を脇に置き，床に仰向けに寝ていなければなりません。痛みがひどくても，動かずにじっと横たわっていなければなりません」

リトルトンは話をやめた。前かがみになって新しい薪を火の中に入れた。数秒の間，炎が燃え上がり，額と鼻が光を浴びて，そこに

痕跡と赤いまだらが鮮明に浮き出た。今まで彼が私に話したことから，突然私は，外科のこの領域についてのリトルトンの興味は，医師としての興味を越えたものであることに気づいた。私の表情や身振りから，彼が私の心中を察したかどうかはわからない。彼は射るような目で私を見つめてから，身体を伸ばし，前よりもきびきびと話しつづけた。

「サルタン・ティプーの父親のハイデル・アリの時代に，インドにいたイギリス人の外科医，ルーカス博士という人が，インドの煉瓦造り階級の手法を用いて，鼻の手術を行ったという報告もありました。しかし，この話は確実ではありません。この手術に関する調査を行い，研究をして，インドの話をヨーロッパの臨床に導入したのは，私の知る限りたった1人，カーピュだけです。1814年の9月には，彼にはいつでも手術を行う用意ができていました。この時までの数年間，彼は弟子たちの注意を"インド人の鼻"に向けようとしてきました。しかし，まだこの手術をロンドンで行ってみる勇気はありませんでした。その当時，カーピュが働いていたグリニッジ病院では，膿血症や赤痢が蔓延しておりました。手術した患者の半数近くが，生命を失っていました。顔や頭の瘍の手術を受けた人たちのほとんどが，死んでいました。一方では，造鼻手術がインドではすべて成功しているという報告を，カーピュは読みつづけていました。そこには，膿血症のことなど，まったく述べられていません。それをどう説明したらよいのか，彼は考えましたが，わかりませんでした。ときには，この手術はインドの特殊な大気の条件のもとでのみ可能である，と信じたくなることもありました。当時彼は，インドと西洋の間で判断の基準が違うのだということに気づきませんでした。東洋ではどれだけ人命が粗末に扱われているか，その結果，病気の治癒したことが誇張されてしまい，失敗した事実は隠されてしまう，ということがわからなかったのです。長い旅路を経てロンドンにやってくるまでの間に，不思議の国インドの話は，楽観的な

4. インド人の鼻

輝きを持つものになってしまうなどということに，カーピュは気づきもしませんでした。

「カーピュは当時セイロンのカーティポー市の話を，まだ読んでいませんでした。ここは，1770年にゴルカの王，プロトウィナラヤンによって占領されました。王の命じた国勢調査は，小さな子どもに至るまでの，すべての住民の鼻と唇を切り落として行われました。そして人口は，切り落とされた鼻で数えられました。悲運な人々の中から，出血や疫病に感染したために死亡したり，自分で命を絶った人が，どれほど多かったのか，恐ろしい容貌に変わったために新しい鼻をつけてもらった人々のうち，幸いにも膿血症を免れて生き延びることができた人がどれほど少なかったのか，カーピュは知りませんでした。後に，カーティポーは，ひどい鼻という意味のナスカタポーと改名されましたが，この出来事は，無数の恐ろしい事実の中の1例にすぎず，東洋の実態に適用されるべき基準を示しています。

「1814年の9月まで，カーピュはこの難しい疑問のために悩みつづけました。その時，黒い仮面で顔を隠した1人の男が，彼を訪問しました。この見知らぬ男は，仮面の下からこもった声でカーピュに話しかけました。『あなたは失われた鼻を復活させることができると，ジブラルタルで聞きました。あなたがその方法を知っている唯一の人だと。私はあなたに助けて頂きたくやってきました』

「その男は仮面を外して，顔をカーピュに見せました。鼻の肉は完全になくなっていました。その跡には赤い大きな穴がぽっかりとあき，細面てのよく整った顔は，恐ろしい悪魔の顔に変わっていました。

「『こういうことなのです』とその見知らぬ男は言いました。『1801年に，私はエジプト軍に新米の将校として入隊しました。そこで黄疸の発作があり，軍医は水銀を処方しました。と言うとあなたは多分，私が患ったのは実際には梅毒だった，とお思いになるかもしれ

第1篇　長い暗黒

ません。梅毒でも鼻が欠けることは，私も知っています。しかしそんな病気にかかったことはないということを，医師の証言で証明することができます。肝臓だけがやられたのです。しかし，エジプトで，それからマルタで，さらにアイルランドで，そして最後にはこのロンドンで処方された水銀のために中毒にかかり，とうとう私は鼻を失ってしまいました。ハノーバー・スクエアーのジョージ通りのヘーブサイド博士が，私に水銀を過用しないように警告してくれましたが，他の医師たちは彼を信用せず，服用量を増量しました。彼らが恐ろしい結果を理解した時には，もう遅すぎました。そしてご覧のようになってしまいました。私を助けて頂けないでしょうか？』彼は感情を抑えられず，叫びました。

「カーピュは，失った鼻をもう一度作る手術をまだ行ったことがない，と答えました。彼は20年ほどこの問題に取り組んできたが，現状ではまだ，手術には危険が大きく，ロンドンではそのための実験さえ行おうとしたことがない，と言いました。それは多分失敗するだろう，とカーピュは指摘しました。患者の顔は歪み，それまでよりいっそう醜くなりました。明らかにイギリスの気候は，インドとはどこかに基本的な違いがあるのです。新しい鼻は凍ってしまったり，化膿してしまい，顔から落ちてしまうかもしれないのです。

「インドの方法に関する報告がロンドンへ届く以前にも，造鼻手術に関するイタリアの手法についての報告がありました。1545年から1599年にかけて，ボローニアにいたガスパーレ・タリアコッツィは，この手術を多数試みて成功した，と述べています。カーピュも，種々調査しているうちに，タリアコッツィの報告を，彼の著書『外科学提要』で読んでいました。このイタリア人は，新しい鼻を腕の皮膚から作った，と言っています。しかしタリアコッツィの死後，その鼻は医師の物笑いの種になりました。冬になると，剥がれて落ちてしまったということです。イタリアでさえもインドに比較すると，気候はきびしいのだ，とカーピュは患者に指摘しました。イン

ドに渡ってそこで治療してもらうことだけが，患者に勧められる唯一のことでした。
　「しかしその患者は，長い航海をする財産もないので，カーピュに手術をしてみてほしい，と懇願しました。どんな苦痛にでも耐えますから，と彼は断言しました。現在の醜い顔以上に悪くなることはあり得ないから，何事も恐れてはいません，と言いました。最後にカーピュは譲歩しました。手術の約束はしないまでも，にべなく断わるのではなく，考える時間がほしい，と言いました」

　リトルトンはもう一度言葉を切り，眼の端で私を見つめた。それから膝の上に置いた書類を取り上げた。
　「カーピュは後になって，この症例について報告を書きました」彼は言った。
　「私が彼の報告の数節を読んでみますので，この話がいいかげんなものではないことが，あなたにもおわかりになるでしょう」
　リトルトンは読みはじめた。
　「『私の試みが成功すれば，私が15年の間，門下生たちに推奨してきた手術の適切さを，ロンドンの医学界に報告できる。それを考えると，どんな状況になったとしても成功するような症例があったら，と切望していた。インドでは，通常この手術は成功するのに，同じ結果にならない理由が，気候の違いという以外に何かある，と私は考えるようになった。私の患者の場合，鼻は病気のために腐ってしまっている。インドの場合は，人為的に切り取られ，鼻根は健常に残っている。そのうえ，今回の患者は身体も肝臓病と，それに対する誤った治療で損われている』」
　リトルトンは読むのをやめた。
　「カーピュは9月中ずっと，決めかねていました」と彼は言った。
　「門下生たちと一緒に，再度ガスパーレ・タリアコッツィの"イタリア方式"に関するすべての報告を検討しました。温暖なインド

の気候と，寒冷なヨーロッパの気候との相違が，長い間彼を悩ませました。彼はタリアコッツィの作った鼻が，実際には失敗に帰したのではなく，ヨーロッパの気候でも鼻を作ることが可能である，ということの証明を求めました。タリアコッツィは誤解されていたということ，あるいは彼の後の時代の外科医には，もはやこのイタリア人が示したような勇気がなかったことを示す証拠を探しました。教会が彼の手術を，神の摂理を侵すものだと非難したために，タリアコッツィが死後嘲笑されたのかもしれない，と考えました。事実，尼僧たちが，墓からタリアコッツィの破滅を告げる声が聞こえた，と言い張ったために，タリアコッツィの遺体は，サン・ジョヴァンニ・バティスタ尼僧院の墓地から取り除かれ，不浄の地に埋葬し直されました。しかし，カーピュはタリアコッツィの手術が成功したという確証を，実際に見つけることはできませんでした。彼と同時代の人たちは，彼を嘲笑しただけでした。嘲笑に加わらなかった次の世紀の外科医でさえ，その手術は不可能だ，と断言しました。1742年にパリの医学会もこの手術の成果に関して，公式声明を発表しました。

「さらに詳細な検討で，カーピュはタリアコッツィは鎖の末端の，だだの1つの環にすぎないことを発見しました。"イタリア人の鼻"は，彼より少なくとも150年以上さかのぼる歴史をもっていました。タリアコッツィは，彼の先駆者たちについて書いていませんが，彼が造鼻手術の創案者でないことは，確かなようです。彼はただ，この手術について初めて詳細に記述したために，後世の人に役立っただけなのです。カーピュは，イタリアのルセラの司教，ペテロ・ランツァーの1442年の報告を見つけ出しました。この司教はシシリーのカタニアに，ブランカなにがしという，この世で最も秀れた外科医がいた，と断言しています。ブランカは，剣で打ち落とされたり，病気によって失った鼻を，右か左の頬から取った皮膚を用いて，復活させる方法を知っていたということです。

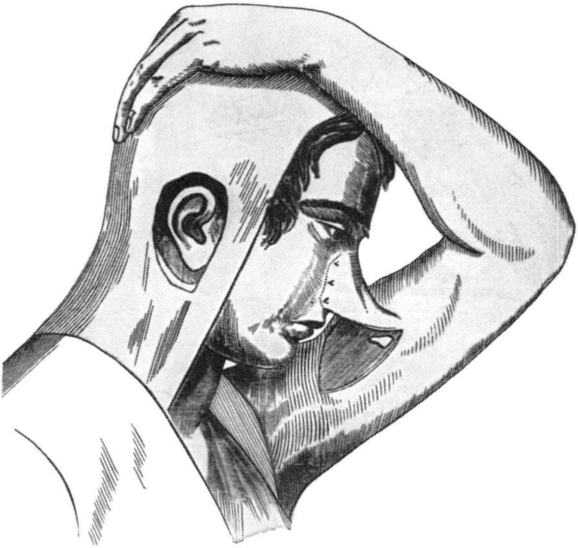

4. インド人の鼻

図15 "イタリア人の鼻"。小さな「栄養供給路」でつながれた上腕の皮膚の一部が，残った鼻に移される。栄養供給のために，茎部は鼻に皮膚が生着してから切離される。頭と上腕はしっかりと，適切な位置に包帯で固定される

「さらにブランカの息子のアントニオは，顔の皮膚を使わずに，父親の方法を完全なものにした，という報告もありました。顔の皮膚の代わりに，新しい鼻のための皮膚を患者の上腕から取りました。アントニオは腕から適当な大きさの皮膚を取る際に，3辺だけを切り離し，残りの1辺は血管によって栄養されつづけるように，上腕につながれたままにしておきました。そして，この皮膚弁が鼻の残りの部分にちょうど置かれるような位置に，腕を持ち上げました。腕はその位置に包帯で固定されます（図15）。そのまま，アントニオは15日から20日待ちます。それから切り離していない皮膚の1辺を切り離し，皮膚弁の下方に鼻孔をあけて，鼻の下部を作るのに用

いました。

「カーピュはこうも考えました。もしイタリアで造鼻手術が，父ブランカの時代からタリアコッツィの時代に至るまで150年間も行われてきたのなら，いくつかの手術は，成功していたに違いない。造鼻手術が単なるごまかしや，良心のない外科医によって行われる無益な拷問だとしたら，この手術がこれだけ長く継続し得たであろうか？　明らかにそうではない。成功しない限り，治癒した人々の礼賛がない限り，生き残れる治療法はあり得ない。カーピュは，手術に成功したという明らかな証明を見出すことができなかったので，こう推論することで満足しなければなりませんでした。

「人工の鼻が長くもったという証拠は，まったくありません。反対に，ファロッピアという昔の作家は，手術の拷問を受け，1年余りも手術後の治療を受けるくらいなら，不具のままでいる方がよいと断言しました。またパウルス・ザキアスは，鼻を削ぎ落とされる刑罰を受けた罪人のために，新しい鼻を作ることが正しいかどうか，という疑問を検討し，長期にわたるこの治療の拷問はきわめて大きいので，手術自体が刑罰と見なされ，手術を行うことは正当と考えられる，と結論しました。

「要するにカーピュは，すべての検討から，慰めになるものは，ほとんど得られませんでした。彼が手術について責任を負うことになるのです。すべては彼の技術と，そしておそらくは彼の粘り強さや忍耐力によることになるのです。1814年10月のはじめ，彼は手術に賭けることに決めました」

リトルトンは再び火をかき立てた。それから再び続けた。

「カーピュは患者を迎えにやり，彼のその決定を伝えました。しかし，まず患部を試験的に切開した結果によって，手術を行うかどうか決めるということもはっきりさせました。治療できる余地があるかどうか，あるいは一見健康に見える顔の深部にまで，水銀の毒が浸食していないかどうかを知ることが必要でした。そのためカー

4. インド人の鼻

ピュはメスを取り上げ，まず鼻根の近くと，鼻のあった跡に開口している赤い空洞の部分に，数本の切開を入れました。彼が切開を加える間，患者は異常なほどの自制を示しました。それからカーピュは，切開部に膏薬を貼り，次の日に来るように患者に言いました。カーピュはじれったい気持ちで，時間が過ぎるのを待ちました。翌日戻ってきた患者に，カーピュは炎症の徴候をまったく認めませんでした。切開した部分は，もう治癒しはじめていました。その次の日までに，切開部は塞がり，正常な瘢痕が形成されていました。明らかに治癒力は損われていません。カーピュも，今こそ最後の決心をする瞬間だ，と悟りました。もはやためらうことなく，10月23日を手術の日と決定しました。『時間どおりにここへ来ます』と患者は言いました。『男らしく振る舞うだろう，と期待して下さい。ただ私の連隊の将校と，ランバート連隊付き軍医とを連れてくることを許して下さいませんか？』カーピュは無言でうなずきました。

「カーピュは手術前の数日を，手術の訓練にあてました。自分の教室で，死体を使って試験的に手術をしました。10月23日，患者は友人に付き添われてやってきました。2人の外科医，ソーレイとウォレンがカーピュの助手でした。カーピュはインド法で記載されていたのと同じように，蠟で鼻の模型を作りました。次にこの模型を平らにして，患者の額の上に置き，赤絵具でその周りに線を引きました。それから手術台の上に患者を仰向けに寝かせ，患者の頭を枕で固定しました。カーピュが手術は非常に苦痛を伴うから，と警告しましたが，患者は抑えられるのを拒否しました。もう一度彼は，必ず痛みに耐えられる，と外科医に断言しました。

「カーピュは再び赤絵具を取り，新しい鼻となる皮膚を差し込む切り込みを作るための線を，残った鼻の周囲に描きました。付き添いの連隊の軍医や患者の友人は，彼のそれぞれの動きを細大漏らさず見つめていました。友人は手術の時間を計るために，時計を取り出しました。

「カーピュはメスを前額の線の上に置き，切開しはじめました。患者が身体をよじって刃先が滑るのではないか，とカーピュは心配していました。しかしメスが赤い線に沿って動き，前頭骨から皮膚を剥がしても，患者は身動きひとつしませんでした。彼は目を閉じ，最初の血液が眼角動脈から飛び出した時も，目を開きませんでした。前額部の皮膚弁が切り取られた時，彼は言いました。『額がとても冷たい』カーピュはガーゼを湯に浸し，男の額に置きました。それから額の皮膚を下方に引っ張り，鼻の断端に置きました。この時，時計を見ていた将校が『9分』と言いました。

「カーピュはその言葉にまったく気づきませんでした。彼の注意は，新しい鼻の下部を，上唇の上にある切れ込みに差し入れ，1針1針縫合することに集中していました。その間も患者の額の血は，顔の上を流れつづけました。この縫合が完了すると，次に鼻の両側を縫合し，さらに安全のために縫合の上に膏薬を貼りました。それから彼は鼻孔をあけ，そこが塞がらないようにリント布を差し込みました。ここまですむと，時計を見ていた将校が，再び『15分』と言いました。カーピュは彼の傷口の両端を，できるだけ寄せ合わせようと努力していました。両端を糸で引き寄せ，むき出している傷口を膏薬で覆いました。それから彼は，額と鼻に包帯を巻き，血を洗い，血で汚れた患者のシャツを着替えさせました。患者の息づかいを聞き，脈をとりました。普通の手術にはつきものの絶叫も呻き声もなく，身じろぎもないことを理解できず，心配なことでした。あなたもご存じのように，手術中に苦痛をこらえていた患者は，手術がすむと神経性ショックで死亡することが多いのです。しかし患者は，この瞬間に口を開き，言いました。『子供の遊びではありません。耐えがたい痛みと訴えても，意味がありません』それだけでした。しかし彼は立ち上がることができず，ベッドまで運ばれねばなりませんでした。時計を手にしていた将校は，ベッドの裾に来て，言いました。『37分です』。それからカーピュと丁重な握手を交わし

4. インド人の鼻

ました。

「カーピュは落ち着かない夕刻と，もっと落ち着かない夜を過ごしました。寒さのために鼻が落ちるのではないか，という不安に取り憑かれたので，彼は病室の温度を極端に高く保ちました。次の日も，また不安のうちに過ごしました。しかし，患者は不満を漏らしませんでした。3日目にカーピュは，これ以上この不安に耐えられなくなりました。縫合した部分が接着したか，新しく作った鼻がすでに死の宣告を受けていないか知るために，たとえその代償が高価なものであろうと，包帯を取り除いてみないではいられませんでした。彼は助手たちと，手術中時間を測定していた将校に立ち会ってもらって，それをしました。包帯が取り除かれた瞬間，将校は大声で言いました。『ああ，鼻がある！』

「この叫びは，その瞬間，カーピュが感じたに違いない勝利と驚異の気持ちを，そのまま表していました。実験は成功したようでした。鼻の色は顔の他の部分と同じでした。治癒の傾向にありました。しかし鼻は扁平に見え，呼吸のたびごとに高まり，そしてへこみました。鼻先を高くするために，カーピュは魚の浮き袋を鼻孔に差し込んでから膨らませることを思いつきました。しかし翌日になると，鼻はいっそうしっかりしてきて，額の傷口には肉芽ができてきました。6日目に，カーピュは抜糸をしました。

「7日目に，最初の合併症が発生しました。患者が旺盛な食欲を示したので，カーピュはいんげん豆を焼かせました。2粒目のいんげん豆を食べている時，患者はちょうど新しい鼻が取れていくような，妙な感じを訴えました。すぐにカーピュが呼ばれました。彼は包帯を取り除き，鼻が実際に左頬の皮膚から引き離されているのを見つけました。彼は鼻の線を押しつけて再び膏薬で合わせ，病室をさらに高温にするよう命じました。翌日になると，患者の顔は死んだように蒼白になり，鼻もすっかり血の気を失っていました。もし患者が『熱気に苦しめられている，ほんの2，3分でもいいから，

新鮮な空気を吸わないと死ぬだろう』と叫ばなかったら，おそらくカーピュは，室温をさらに高めようとしたかもしれません。その結果，冷たい空気は彼が恐れていたほど鼻に有害ではないことを，カーピュは知りました。なぜなら，部屋に外気が流れ込むやいなや，患者の顔も鼻も，正常な色調に戻ったからです。

「12日目，鼻が異常に腫れ上がったので，カーピュは再度驚きました。新しい鼻の中に毛細血管系が形成されれば，これは直ちにおさまる浮腫なのだ，とカーピュは自分に言い聞かせました。その日彼のところに来た同僚が忠告しても，彼は抵抗しました。アッサリーニ博士は，鼻の膨らんだ部分を切り取るように勧めたのです。

「4週間の間，カーピュは切り取ろうか，自分の考えを信頼しようか，揺れ動いていました。浮腫のために引きちぎれた縫合を，何回も縫い直さなければなりませんでした。1カ月を経過した時，突然腫脹は消退し，1日ごとに普通の鼻のようになっていきました。4カ月の間，カーピュは3日ごとに患者を壁の前に横向きに座らせ，長い鉛筆で壁に患者の鼻の輪郭を描きました。快方の兆しが見えるたびに，2人は一緒に大喜びしました。8カ月後に，仮面の背後に顔を隠さなければならなかった鼻のない男は，もう一度，戦慄の目で見られることのない人間に復しました。まぎれもない奇跡のようでした」

暖炉の火が落ち，リトルトンがこの最後の言葉を語りながら，放り込んだ新しい薪が音を立て，彼の物語が私にかけていた呪縛から，私は覚めた。火かき棒で，残り火をかき立てるために，彼はいっそう身体を乗り出した。もう一度元の姿勢に戻った時，彼の顔は再び炎の赤い光を浴びた。傷跡が光った。

突然，私の口に質問がこみ上げてきた。彼は自分自身の物語を話したのではないだろうか？ 彼がカーピュに悲惨な境遇から救われた，鼻を失った将校ではないのか？ 彼の瞳がじっと私を見つめているのを感じた。そしてこの瞬間，彼が私の考えを推察している，

4. インド人の鼻

と確信した。

彼は火かき棒を暖炉の横に立てかけた。それから顔全体を私に向けて,指先で傷跡をなぞった。

「この傷跡のことをお考えですね」と彼は言った。

「私がお話ししたことは私自身のことだ,とお思いですね」

「そう,そうです」私は口ごもった。

彼は首を横に振った。

「私の話ではありません。しかし,私の話になっていたかもしれません」

彼はゆっくり立ち上がり,私に背を向け,窓際に歩いていった。暗闇を覗き込みながら彼は言った。

「カーピュの次の患者は,1810年5月16日にスペインのアルプセラの戦闘で,鼻を失ったラサム大尉でした。私がカーピュを訪れたのは,それから5年後でした」

彼は向き直り,再び私のところへ戻ってきた。

「私を見て下さい」と彼は言った。

「子供の頃,27年前ですが,犬に顔を嚙まれました。カーピュは私の最初の鼻を作ってくれたのです。私が"最初の"と言うのは,つまり,今あなたが見ておられるような顔になるまでには10年もかかり,その間に何回も手術を受けたからです。医学を学ぶようになったのも,このためです。私は何も技術をもたない外科医です。ただ他の医師たちを賛美するだけで,自分自身はほんの少ししかできません。しかし,顔がめちゃめちゃになること,鼻を失うことが何を意味するかは,私にはわかります。ですから,そうした顔を人間らしい顔に戻すことが意味するところを,知っています。私はカーピュを崇拝し,ベルリンに来てディーフェンバッハに会うまでは,カーピュを無比の外科医と思っていました。ここで,ディーフェンバッハがカーピュの仕事を取り入れ,すでにさらに進んだものにしていることに気づきました。それでもカーピュが,現代の造鼻手術の最

初の発見者，あるいは再発見者であることに変わりはありません」
　彼は再び私に背を向け，窓際に行った。
「カーピュは死にました」と彼は言った。
「そして今，ディーフェンバッハも死にました。彼らの後継者の医師がいないことを，私は知っています。グレーフェが死んで，もう7年経ちました。グレーフェは2人の中間的な存在で，カーピュの方法を用いただけでなく，タリアコッツィの『イタリア人の鼻』も復活させました。ちょうどその頃，ディーフェンバッハもこの手術を研究しはじめていました。今日の午後，ディーフェンバッハの遺体が運び出された時，気づいてみると大学の講義室の中には，私1人しかいませんでした。彼が腰掛け，彼が死んだソファー，彼が多くの崩れた顔を作り直した手術台，その中で私は1人でした。そして，急に恐ろしい空虚感が私を襲いました。カーピュが，グレーフェが，ディーフェンバッハが成し遂げたすべてが再び消え去り，そして忘れられてしまうのではないか，という恐怖です。かつてタリアコッツィが一度忘れられたように。先駆者は少なく，天才はさらに少数なのですから」

　その晩，私はリトルトンが話したことを思い出しながら，長い間眠れないでいた。やっと眠りに入ったのは，夜明けの空が明るくなりはじめた頃だった。私は正午まで目覚めなかった。その時，リトルトンからのお別れのカードが届いていた。彼は『ディーフェンバッハのような天才の，悲しく陰うつな葬式』には出席する気になれず，ロンドンへ戻る，と書いていた。
　私はその後も，英国をたびたび訪れたが，リトルトンには再び会えなかった。しかし近代形成外科の急速な進歩をこの目で見るたびに，リトルトンを思い出した。リトルトン博士の話したことは，すべて真実の歴史であった。1つだけ，今のわれわれは知っているが，当時の彼はまだ知らなかったので，彼が触れなかった話がある。

4. インド人の鼻

　5世紀にインド人の医師ススルタが書いた本に，すでに新しい鼻を作ることが記載されていることを，彼は知らなかった。このような昔にインドでは，鼻の大きさに合わせて切った木の葉の助けを借りて，手術が行われていた。額の皮膚よりも，むしろ頬の皮膚の方が使用され，木の葉を置いて皮膚が切り取られていた。ここで思い出されるのは，『イタリア人の鼻』の創始者であるシシリーの名外科医ブランカのことで，彼も新しい鼻の皮膚を，頬から切り取っていたのである。

　インドで頻回に行われていた鼻削ぎの刑罰の自然の結果として，鼻の形成手術が生まれたことは，現在では疑う余地はない。商人，旅行者，宣教師などを介して，この技術がシシリーに伝わったのであろう。しかし失われた鼻の復活という考えが，忘却の底から，そして再び伝説の中の東洋から登場してきた時期が，ちょうど外科学の偉大な時代の黎明期にあたっていたのはなぜか，ということは歴史の謎の1つとして残る。最初にインド方式で手術したカーピュ，そしてカーピュの方法を取り入れ，タリアコッツィの方法を復活させたグレーフェ，この2人の治療法を完全にし，洗練されたものとしたディーフェンバッハ——これら3人は，残酷な，古い時代の外科学において，彼らの専門分野で何事かを成し遂げた，勇敢な少数派に属していた。当時のすべての成功と同じように，彼らの場合にも，その成功には数多くの失敗，言葉にはできない患者の側の苦しみの多くの代償が払われていた。それにもかかわらず，彼らの功績は，疼痛と絶望の計り知れない暗闇の中に，まばゆいのろしとして輝いている。

　ディーフェンバッハは鼻の手術に向かう以前にも，すでに口唇，頬，口蓋，耳，眼瞼などの形成手術を発展させていた。また急死する前に，彼は麻酔法の発見を目撃していたが，この発見によってもたらされた外科の革命には，ついに参加できなかった。それでも麻

酔法が何であるかを彼はよく認識していた。ある時彼は，
「自分の成し遂げた仕事など，未来の外科の成果と比較したなら，『粗末な木工職人の細工と彫刻家の作品，あるいは削り細工の人形とキャノバの傑作』のように見えることだろう」と評した。

第 2 篇

世紀の目覚め

1. 発　見

　近代外科の世紀は，1846年にボストンのマサチューセッツ総合病院の手術室で始まった。この年の10月16日に，化学ガスの吸入によって痛みを感じなくさせる技術が，誕生したのである。

　この日に始まった革命の重要な意義について，今の世代の者には理解することは不可能であろう。私でも，ときには青年時代にあれほどしばしば目にしてきた残酷で恐ろしい手術（図16）など，まったく存在しなかったように思えることもある。

　この10月16日のほんの少し前，またも私は，ある外科医が舌癌のできた舌を，残酷にも切断するのを目撃した。白熱した鉄ごてがシューシューと音を立て，血の吹き出る舌の断端に押しつけられた時，患者は嘔吐し，それから倒れてショック死したのを見た。その不運な女性が永遠に物言わぬようになってからも，彼女の最後の絶叫が，手術室の中にいつまでも響きつづけているように思えた。

　そしてそれからほんの少しして，ウォレンのメスのもとに，1人の青年が声を立てず身動きもせず，それ以前に無数の人々が耐えてきた想像を絶する疼痛などまったく感じないで，静かに横たわっていた。われわれの世界は，わずか数分間の1つの手術で，完全に変わった。これまでの暗黒の中から，ひと筋の光が射した。その光はあまりにもまばゆく，はじめはわれわれの目をくらませた。

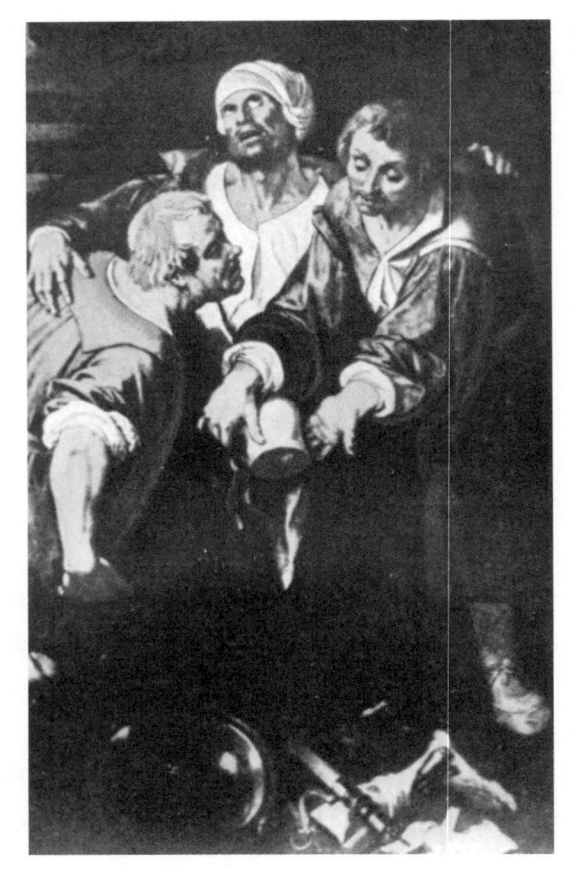

図16 麻酔法の発見以前の切断手術。父フランケンの作品

　現代の知識から見れば，この世界を揺るがせるような発見が，このように突然なされたということは，とても信じられないことである。今日ではわれわれは，早くも1800年には，英国の化学者ハンフリー・デイヴィ卿が，虫歯の痛みを亜酸化窒素，つまり笑気ガスの吸入で緩和したことを知っている。デイヴィは論文を発表し，その中で『亜酸化窒素には広範な作用があり，肉体の疼痛を消失させる効果があるようなので，大きな出血のない外科手術に使用すれば，

1. 発 見

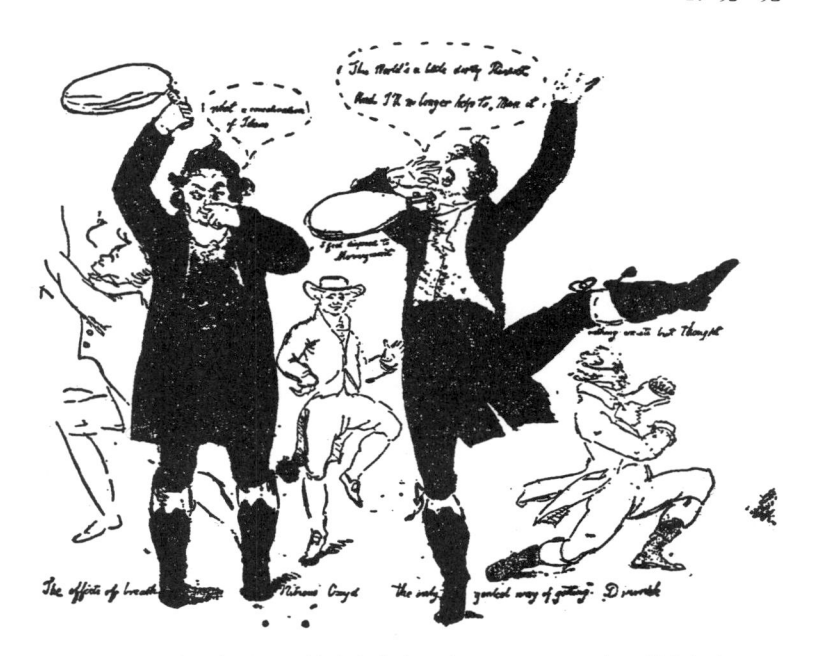

図17 一息吸うだけで紳士を自由にするガス。1808年に描かれた図による*5

有用かもしれない』と述べている。しかし，デイヴィの考えに注目した者は誰もなく，彼自身もこれを追求することはできなかった（図**17**）。

それから20年ほど後の1823年に，ヘンリー・ヒル・ヒックマンという英国の青年医師は，手術中に患者が疼痛のために上げる悲鳴に，耐えられないほど優しい性格だったので，動物を無感覚状態にして，それからこの状態で手術をしようと試みた。彼は実験動物を鐘型のガラス容器に入れ，そこに炭酸ガスを送り込んだ。動物は意識を失

---

*5 訳者註 本書の英訳版には次のように説明されている。「1808年にウィリアム・P・C・バートンがペンシルバニア大学医学部に提出した学位論文の付図。彼は後にこの大学の教授，そして米国海軍軍医将官となった」

い，耳や尾を切断されても，苦痛の徴候をまったく示さなかった。ヒックマンは動物が中毒死するほどの危険な量までガスを送り込んだ。そのため，炭酸ガスは無痛手術という目的のためには不適当だった。しかしこれは他のガスを実験するための，小さな第一歩となった。ただヒックマンは，それ以上試みようとはしなかった。

今日われわれは，1842年にジョージア州ジェファーソンの田舎医師クロフォード・W・ロングが，無痛手術を行うために，何人かの患者にエーテルを使用したことを知っている。首に切開を必要とする瘤ができたジェームズ・M・ベネブルという名前の青年は，彼にエーテルの使用を提案した。ベネブルや仲間の若者たちは，アルコール飲料で酔うという普通のやり方の代わりに，"エーテル・パーティ"を開いていた。彼らは座って酔っ払うまでエーテルのフラスコを嗅いだ。ロング医師は手術前に患者に強い酒を飲ませるのを習慣としていた。ベネブルの場合は，酒の代わりに常用しているエーテルを『使わせる』方が簡単かもしれない，とロングは考えた。彼は手術後に，ベネブルが痛みをまったく感じなかったことを知って驚いた。それでもロングは，それが世界を揺るがすような大発見だ，とは思わなかった。彼は静かに，田舎の開業医を続けた。

さらにそれから2年後，ニューハンプシャー州ダービーのE・R・スマイリー医師は，ひどい咳の発作のある結核の牧師を治療していた。阿片を内服させても，患者の苦痛がまったく緩和しないのを見て，スマイリー医師はエーテルと阿片の混合物を吸入させた。彼はエーテルを，単に阿片の揮発性溶解剤とするつもりだった。数回これを吸入すると，患者は意識を失って椅子から落ちた。1844年の春，スマイリー医師は別の患者の腫瘍を切除しなければならなかったので，手術前に同じ混合物を与えた。そして手術がまったく疼痛を伴わないことに気づいた。ロングの場合とは対照的に，スマイリーはこの実験を継続し，それについての報告を発表したいと考えた。しかし友人の医師たちは，阿片は何世紀にもわたって手術に

1. 発 見

使用されてきたし，阿片中毒で死亡してしまうほど大量の阿片を投与しなければ，疼痛はなくならないだろうと指摘した。そして彼らは実験が成功したのは，まったく幸運だと言い，幸運を遠ざけるようなことはしないように，と熱心に警告した。スマイリーは彼らの意見に負け，それ以上の実験を進めることを断念した。スマイリーを含めて誰も，エーテルの効果については考えなかった。エーテルは，単に阿片の溶解剤として使用されていた。

このように，今日では1846年の麻酔法の発見が，決して突発的なものではなかったことは明白である。それはおよそ50年の間，今にも人類に完全に気づかれてもよい状態にあった。しかし，これは振り返って見ているから，そう見えるだけなのだ。私が学生であり，また新米の外科医であり，幸運にも麻酔法の発見の場に居合わせた当時には，その発見は私や私の同時代の人々にとっては，突然の，目をくらませる恐るべき啓示であり，先例も前兆もないものでしかなかった。

もし麻酔法に歴史があるとすれば，われわれにとっては，その歴史はその前年の1845年の1月より前には，さかのぼり得ない。

〔第一幕〕

記憶しようと考えた者など誰もいなかったので，私も正確な日付を思い出すことはできない。その当時には，その日の重要さが理解されていなかった。それは1845年1月の半ば過ぎのある日のことだった。マサチューセッツ総合病院の古い手術室で，ウォレン博士は頭蓋骨の穿頭術について話していた。この手術は，今日では想像もつかないことだが，何千年という歴史をもっていた。事故や外傷によって生じた頭蓋骨の破片を取り除くために，あるいは耐えられないほどの頭痛を和らげるために，粗末な穿頭器を用いて頭蓋骨が開かれた。しかし，この手術は絶対に避けたい手術であるという以外に，言えることはなかった。予後はほとんどすべて，ショックか

脳膜炎による死亡であった。

　この講義で学ぶことはほとんどなかったから，問題のその日，まばらな学生や聴衆の中に私が座っていたのは，まったくの偶然である。ウォレンが講義を終えたのは11時近くだった。彼はいつもと違って，教壇から離れようとはしなかった。そしてやや気まぐれとも言える様子で，そばに待っていた青年に手で合図した。はじめ，私は彼の顔をまったく見ることができなかった。彼は背を向けており，その髪が赤く光っていることしかわからなかった。

　「この人は外科手術の時の疼痛をなくす方法があるという」とウォレンは重々しく尊大な，そしてやや冷淡な口調で言った。

　「彼は諸君に話したいと言っている。もし話を聞きたいのなら，そうしなさい」

　これがウォレンの紹介だった。話しながら，ウォレンのうるんだ青い目は，皮肉な表情を浮かべて，われわれの席を眺め回した。その調子は「もちろん，まったくのナンセンスだ。君たちには笑う楽しみがあるよ」と言葉の背後で言っているかのようなものだった。疼痛と手術とは切り離せないというウォレンの信念を，われわれすべてが知っていた。彼の言葉から，このまったく馬鹿げたことを思いついて，今にも物笑いの種になろうとしている素人の夢想家を，われわれの優しい慈悲の手にゆだねようとしていることがわかった。この発明家が一言も話さないうちから，もうわれわれは馬鹿にして笑い出しそうになった。

　「ホレス・ウェルズ氏（図18）はハートフォードの歯科医だ」とウォレンは言葉を続けた。

　「数日前に，足を切断する予定だった患者が，手術を拒否する気になったので，他に供覧できる外科手術はない。しかしウェルズ氏は，歯の無痛治療をしたいと言っている。もしこの講堂の中に，抜歯の必要があって，新しい方法を試してもよい，という者があれば，前に出てほしい」

1. 発 見

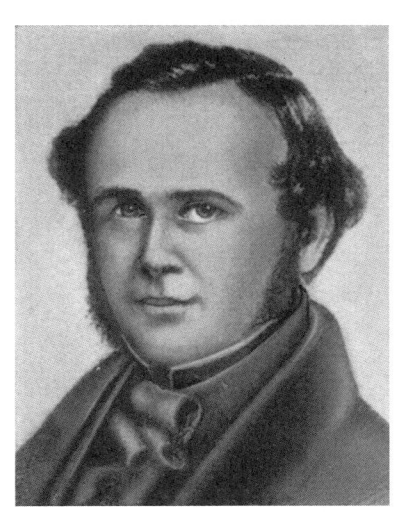

図18 ホレス・ウェルズ(1815〜1848)。笑気ガス一座の興行で、笑気ガスの無痛作用に気づいた

　ウォレンはウェルズに席をゆずった。青年はためらいがちに，自信のない態度で立ち上がった。彼は恥ずかしそうにわれわれの席を見回したので，その顔を観察する機会ができた。驚くほど明るい青い目の，柔和な夢想家の顔つきをしていた。ウェルズは30歳くらいに見えた。痩せ型で，やや小柄だった。片手に小さな手さげ鞄とゴム製の袋を持っていた。ゆっくりと"舞台"の中央の，赤い布張りの手術椅子に近づいていった。

　その間，ウォレンは疑い深そうに，舞台を見物する貴族のような態度で，もう1つの椅子に腰掛けていた。赤毛の闖入者は，臆した気持ちを克服する決心をするかのように，数回深呼吸をした。それから低い声で，つかえつかえ話しはじめた。

　その話をすべて思い出すことは，もう私にはできない。その後かなり経って，他の学生にも記憶を尋ねたが，私と同じようなものだった。彼は偶然の機会に，一般に笑気ガスの名でよく知られている亜

酸化窒素が，痛みの感覚を完全に麻痺させることを発見した，と説明した。もし笑うことを期待して笑気ガスを吸入したなら，笑うし快活になるだろう。しかし一方では，もし弛緩させて，眠ることを期待したなら，入眠することができる，と彼は言った。

　現代では，麻酔医が言葉の暗示によって患者を鎮静し，睡眠に誘い込むのは異例なことではない。しかし当時は，ウェルズの説明はきわめて奇妙に感じられた。われわれには，笑気ガスはなじみ深いものであった。笑気ガスをもってニューイングランドの諸州を巡業する興行があった。見物人の中から，笑気ガスを吸入する人間を舞台に呼び，陽気に跳ね回るのを見て，残りの観衆が大笑いの種とする興行である。人類が何千年もの間，夢見ていた奇跡をこの奇妙なガスが起こすということを，『今，信じよ』と言われたようなものだった。

　ウェルズの目は，期待して部屋を見回したが，誰も立たなかった。彼が見たのは，軽蔑か嘲笑の顔であった。やっと，見知らぬ血色のよい肥った男が立ち上がった。彼は周りに聞こえるほどの息づかいをしながら，ゆっくりと"舞台"に向かい，ウェルズのところまで行って，1本の歯を示した。

　ウェルズは手さげ鞄からいくつかの歯科用器具を取り出して，手術用の椅子の脇に置いた。それからその男を腰掛けさせ，口の前にゴム製の袋をあて，その袋についている木製の小さな栓をひねりはじめた。彼の手は，それとわかるほど震えていた。彼は患者に，深く息をするように頼んだ。哀願するような彼の話しぶりは，皆に軽蔑の気持ちを抱かせた。

　それでも私は，手術用の椅子に座った患者に注目していた。突然男の様子が変わり，私の軽蔑は，しばらくの間，驚きに変わった。男の重そうな頭が前に垂れた。彼の唇は，少なくとも私の席から見る限り，青みを帯びた。彼はとりとめのない声でつぶやき，うつろな瞳で宙を見つめた。それから，沈黙して動かなくなった。

1. 発 見

　同時にウェルズはゴム製の袋を横に置いて，鉗子を取り上げ，気絶したか，それとも眠り込んでしまった男の口を開き，鉗子で歯を摑んだ。しばらくの間，私の，そしておそらくは他の人々の心に，疑念が生じた。そんなことが……？　結局は冗談で，いんちき治療ではないのか？
　私は自分の経験では，ただ鉗子で触れただけでも歯茎への圧迫はまったくの拷問で，普通なら激しい悲鳴が上がるはずだった。しかしこの椅子の男は，鉗子が歯を挟んでも，少しも動かなかった。
　手を引いたウェルズの汗ばんだ額に，赤毛が垂れ下がった。息を殺した沈黙が部屋を満たした。
　しかしそれから，もう一度ウェルズが鉗子の鉤を閉じると，大きな悲鳴が患者の喉から飛び出した。続いて，悲鳴，そして悲鳴の連続だった。ウェルズが血だらけの歯を鉗子の鉤に挟んで，患者の口から引き抜くところが見えた。彼は呆然としたまま，その歯を目の前に持ち上げた。その瞳は当惑し切っていた。この時，後ろの席から忍び笑いが聞こえた。一番上の席で，誰かが笑った。それから笑いは列から列へ下りていき，ついに階段教室は，笑いでいっぱいになった。私もこの笑いの伝染に加わった。軽蔑の大笑いが，部屋中に響きわたった。すると誰かが抑えた声で叫んだ。
「いかさま！」
　次の学生が続いた。それから次が叫び，ついに部屋中の学生がそれに加わった。
「いかさま，いかさま，いかさま！」
　叫び声は次第に大きくなり，叫ぶごとに，打ちのめすような，あざけるような響きが増していった。私も皆と一緒になって叫んだ。
　ウェルズは青白い顔で，硬直した手に歯を持ったまま，そこに立っていた。犠牲になった患者は，口にハンカチを押しつけていた。階段席から投げつけられる「いかさま！」の叫び声が続いた。
　もしウォレンが壇上に進んで手を上げなかったら，この光景がど

れだけ続いたかわからない。ウォレンは生来の人柄から，軍律に近い厳格さと独特の礼儀で，病院全体を支配していたので，わずかに手を上げるだけで，笑いや叫びを十分に抑えつけることができた。彼の顔は無表情だったが，彼の目には年齢に伴う独善と，信念となってしまった『疼痛は受容すべき』というような気配があった。声は格式ばっており，丁重さは失われていた。彼はウェルズに説明は不要だ，と言った。それから背を向けて，手術用の階段教室からゆっくりと出ていった。

　彼の後ろでドアが閉まると，呪文がとけたように笑いと野次が，もう一度響きわたり，皆は総立ちになって軽蔑の眼差しで，なかには憐憫の眼差しで，この赤毛の男を見つめた。ウェルズは器具を乱雑に手さげ鞄の中にしまい込むと，肩を落とし，頭を垂れ，床に目を落としてドアに急いだ。彼の姿が消えてしまっても，われわれはまだ，笑いながら野次りつづけた。

　医学の新しい時代の到来を，私は目撃したのだ，この失敗にもかかわらず，ウェルズは麻酔ガスの発見者として歴史に記録されるのだ，とその夜告げられたとしても，若者の浅はかな高慢さから，それを一笑に付したことだろう。もちろん私は，肥満していると（そして多分酒飲みも），笑気ガスの効きが悪いということを知るはずもなかった。その後，笑気ガスを使用して，無痛状態で多数の抜歯が行われる時代になっても，歯科医が1人でガスを与えながら，同時に手術を行うことは不可能であることなど，想像できるわけがなかった。

　ホレス・ウェルズの輝かしい発見の物語は，もちろん彼にとってはあまり素晴らしいものではなかったのではあるが，私がマサチューセッツ総合病院で見たこの日からさらに5週間前の，1844年12月10日に端を発した。それはコネチカット州ハートフォードで始まった。その日の朝，ハートフォードのクーラント紙に，次のよう

1. 発　見

な広告が掲載されていた。

　　亜酸化窒素，すなわち陽気ガスとか笑気ガス！　という名で知られているガスの吸入によって生じる効果を示す大集会を，1844年12月10日火曜日の夜，ユニオンホールで開催します。
　　40ガロンのガスを用意して，吸入希望者すべてに吸って頂きます。ガスの影響で自分や他人を傷つけないように，8人の屈強な男を最前列の席に座らせます。これは，何ら危険を心配することなく楽しんで頂くためです。おそらく誰も喧嘩などしないでしょう。
　　このガスの効果は，ガスの性質の主な特徴から，笑うか，歌うか，踊るか，しゃべるか，喧嘩するか，です。後で後悔するようなことを言ったり行動したりするまで，意識がおかしくなることはないようです。
ご注意：
　　最高の地位にある紳士の方にしか，ガスはお与えいたしません。
　　ガスを吸入する目的は，上品なお楽しみを味わって頂くためだけです。科学的な楽しみを味わいたい方には，科学的な楽しみがあります。
　　ガスが作り出す悦楽は，どんな言葉にも表せません。ロバート・サウジー（詩人）はかつて，天の一番高いところの大気は，このガスでできているに違いないと言いました。
　　ヨーロッパでも最も有名な方に与えた効果の詳細については，フーパー医学辞典を参照して下さい。
　　ガスの歴史や特性については，会のはじめに説明いたします。またいくつかの驚くような化学実験を会の最後に行います。
　　コルトン氏はガスの吸入を希望する女性のために非公開の会を，火曜日の12時から1時まで無料で行います。ただし女性に限ります。
　　一般公開は7時から。入場料は25セントです。

　この"笑気ガスショー"巡業一座の座長は，ガードナー・クインシー・コルトンという名の男で，1814年2月7日に貧しい家庭の12番目の子供としてニューイングランドで生まれた。16歳の時，籐の

椅子を作る職人の家の年季奉公人となり，年季が明けると籐椅子のセールスマンになった。それからニューヨークに行き，ニューヨークに住んでいた兄に会った。そして兄から金をもらって，ウィラード・パーカー博士のもとで医学の勉強を始めた。勉学を達成できるほど十分な金額ではなかったが，その間に若干化学を学び，人の心を"笑気ガス"が愉快にする効果に，関心をもつようになった。ある日彼は，"教授"という肩書きをつけ，今度は友人から金を借り，"笑気ガスショー"を開いた。それがやがてハートフォードのショーとなったのである。

1844年12月10日夜のコルトンのショーの切符は，完売となった。観客の中に，ハートフォードで最も尊敬されている市民が，夫人のリザを同伴で来ていた。これがホレス・ウェルズだった。その時彼はすでに29歳で，入れ歯を作るいくつかの新しい方法を開発した，引っ張りだこの歯科医だった。

ウェルズはヴァーモント州のハートフォードに生まれ，マサチューセッツ州やニューハンプシャー州のいくつかの学校で学んだ。静かで慎しみ深く，ときにはぎこちなく見え，また休みなく何かを工夫する性格であった。19歳の時，彼はボストンで歯科学を学びはじめた。アメリカ合衆国は当時，口腔医学が非常に進歩していた。しかし歯科医の教育は一般医学の教育と同様に，今日の教育とは似ても似つかないものであった。歯科医に徒弟奉公するという方が適切だった。ウェルズはこの徒弟奉公が終わると，コネチカット州のハートフォードに落ち着いた。彼は良家の娘と結婚し，かなり繁盛するようになり，すでに彼自身の弟子をもつまでになっていた。

弟子の中には，1844年12月に彼の助手を務めたジョン・マンキー・リグズや，しばらくの間，新型の入れ歯の製作工場をウェルズと共同経営していたウィリアム・T・G・モートンもいた。このモートンは，ボストンで歯科医として独立するために，共同経営をやめた。

1. 発 見

　ウェルズとモートンの共同事業が失敗したのは，新型の入れ歯を入れるための前治療が，非常な疼痛を伴ったからである。それまでは，入れ歯は残っている歯根や歯の断端に接着させるもので，継ぎ目の醜さはやむを得ないものとして，受け入れられていた。しかし新しい方法では，まず歯根を除去しなければならなかった。歯根を除去するための疼痛を恐れた患者は，新しい治療法を受け入れなかった。

　こうした失敗のために，休みなく，たゆまず問題の解決をめざすウェルズの念頭には，抜歯の疼痛をなくすという昔からの夢が，おそらく目覚めていたのであろう。12月10日夜7時にコルトンが"ショー"を開いた時，楽しもうとしてやってきたウェルズの頭には，やはりこの夢が取り憑いていた。その当時知られているすべての学説を結集してみても，この夢が現実となる可能性はなかった。それにもかかわらず，夢と希望はウェルズの中に生きつづけていた。そしてこれを持ちつづけていたことだけが，その夜彼が，彼以前の無数の人々が誰一人として気づかなかった事実に気づいた最初の人物となったことの説明となり得るのである。

　夫人が止めるのも聞かず，ウェルズは舞台に上がった。礼儀作法についてきびしい夫人は，彼の評判が傷つくことを心配した。しかし知識と経験を求めるウェルズの熱意は，リザの制止より強かった。ハートフォードの市民と一緒になって，彼は笑気ガスを吸入し，踊り，笑い，舞台で歌った。後になってリザは，ホレスが自分自身を『見世物』にしたことにひどく当惑した，と言っている。陶酔状態から覚めて，ウェルズは傷ついた妻の隣の席に戻った。まだその時は，吸入していた少し不快な甘い香りのガスが，自分の人生を変えてしまうとは，思ってもいなかった。

　彼は今度は，舞台の上のショーを見物する観客となった。歴史を作るのは，しばしば偶然の出来事であり，これもその1つだったが，彼は親しいハートフォードの市民のサミュエル・クーレイが，ガス

を吸入してふらふらし，それから踊り，笑いはじめるのに目をとめた。クーレイは跳ね回っているうちに，向うずねを椅子の角にぶつけた。彼の打ちつけ方が激しかったので，ウェルズは骨が折れた音が聞こえたような気がして，まるで自分の向うずねをぶつけたように，思わず縮み上がった。自分の経験から，このような打ちつけ方が，どれだけひどい痛みを生じさせるか知っていたので，クーレイが正気に戻り，疼痛のために悲鳴を上げ，足を抱え込むだろうと思った。しかし，そんなことは起こらなかった。クーレイはそのまま愉快そうに踊り，歌い，笑いつづけた。

　この瞬間，ホレス・ウェルズの心に，医学と外科学の世界に，新時代を生み出す推断がひらめいた。このような"笑気ガスのパーティ"に集まった何百という人々も気づいたはずだが，正しい認識をもっていなかったために見逃してしまっていた真実を，ホレス・ウェルズがとらえた，これが運命の瞬間であった。

　突然，ウェルズはくだらないショーの観客ではなくなった。彼の視線はクーレイだけに集中した。彼は陶酔から覚めていくクーレイのすべての行動や動作を観察した。疑問が彼を悩ませた。もしかしたら何か強いショックが，クーレイの痛覚を一時的に麻痺させたのではないか？　しかしショックはこれほど長い効果をもつものだろうか？

　数分後，クーレイは舞台を降りた。活発な足取りで，痛みなどをまったく感じさせず，自分の席に歩いていき，舞台のショーを観るために腰を下ろした。

　今やウェルズは，腰掛けてはいられなくなった。リザは彼を引き戻そうとしたが，駄目だった。これ以上混乱させないでほしい，と小声でささやいたが，無駄だった。舞台の上や観客にはまったく注意を払わないで，ウェルズはクーレイのところに急いだ。後に，近くにいた人々の話によると，そこで次のような会話が交わされた。

　「あなたは怪我をしたはずです」とウェルズは前置きなしに言っ

た。クーレイはウェルズの言葉に驚いた。しかしウェルズの懇願にこたえて，笑いながらズボンを引き上げた。

　と，手を途中で止めた。足から出血していた。斜めに深い傷があった。そして突然，彼は痛みを感じはじめ，足にひどい怪我のあることを認めた。

　多くの他の観客たちも好奇心に駆られて，ウェルズとクーレイに注目した。彼らは後になって，ウェルズがしばらくの間，ぼんやりと立ちつくし，それから知人のデヴィット・クラークの方を見たという。クラークはウェルズの青い瞳が，異様に光るのに気づいた。そして彼の唇から，後に彼が何百回も繰り返すことになる宣告が発せられるのを聞いた。

　「信じていい」とウェルズは言った。

　「このガスが効いている間に，きっと歯を抜いたり，足を切断したりすることができる」

　この瞬間からウェルズはもう，ショーの終わりまで待ち切れなくなった。コルトンと会えば，亜酸化窒素の調製や応用に関する情報が得られるだろうと，ショーが終わるやいなや，ウェルズはコルトンに会いに駆けつけた。明朝，笑気ガスを持って自分の診療所に来てくれないか，と頼んだ。彼は自分の考えをすべて話した。コルトン自身，情にもろい，興奮しやすい人柄だったので，ウェルズの熱心さの何かがコルトンに伝わった。数分のうちにコルトンは，笑気ガスの無痛効果の実験を行ってみることを望むようになった。ウェルズとコルトンは翌朝，1844年12月11日の10時に，ウェルズの診療所で会うことで意見が一致した。

　その晩，ウェルズは助手のリグズを訪ね，自分の計画を彼に話した。リグズは驚いたが，その発見を素直に信じるだけの心の準備はすでに十分だった。2人はこれから必要となるであろう問題点について，夜明けまで意見を交わした。笑気ガスを吸入している患者を抜歯する間は，縛ったり押さえたりしなければならないだろうか？

あるいは大量のガスを吸入させて，完全に感覚をなくしたり，動けない状態にすることができるだろうか？　ガスを吸入したために，ウェルズの言うところの"泥酔状態"となった人間は，再び覚めることができるだろうか？　生死を分かつ境界を越えないための限界は，どこにあるのか？　それほど危険な実験に参加する患者がいるだろうか？　そしてもしガスが，致死的と証明されたらどうするか？

　生来，夢見がちで優柔不断であったホレス・ウェルズは，突然，助手にも深い感動を与えるような決意を，全身にみなぎらせた。ウェルズは，これは彼の着想だから，彼が責任を負う，自分自身がコルトンのガスを吸入し，そしてリグズが彼の抜歯をする，というのである。

　翌朝，正確に10時に，5人がウェルズの診療所に集まった。ウェルズに加えて，リグズ，コルトン，ガスの管理を手伝うために来たコルトンの兄と，サム・クーレイである。

　ウェルズは歯科用治療椅子に座った。ピーンと緊張した静けさが，みなぎっていた。コルトンは笑気ガスの充満したゴム製の袋の吸入口をウェルズの唇の間に差し込み，ガスを放出する木製の栓の上に指を置いた。後になってリグズが話したことだが，ウェルズが大量のガスの吸入によってひどく錯乱した時には，皆が直ちに部屋から逃げ出せるようにと思い，リグズはドアのところに行き，急いでドアを広く開けた。

　それからコルトンは栓を開いた。ウェルズは少し咳込み，続いて深く息を吸いはじめた。リグズはウェルズのすぐ横に立った。彼らの中でリグズだけが，長い夜の討論によって，自分たちが踏み込もうとしている未知の領域に気づいており，ウェルズが意識を失うまでガスを吸入すれば，死に近づいていくだろう，ということを知っていた。

1. 発　見

　ウェルズはさらに深く呼吸した。彼は平常，とくに健康という顔色ではなかったが，それがひどく白くなった。それから顔が青味を帯びてきた。彼の目がぼんやりと上を向いた。急性の心不全の発生を恐れて，リグズはウェルズの上にかがみ込んだ。ウェルズの右手は，彼が何か合図でもしたいかのように痙攣したが，やがてだらりと膝の上に落ちた。その直後に瞼は閉じ，頭が前に垂れた。

　リグズは歯科用の鉗子を取り上げた。コルトンに，ガス袋をウェルズの唇から外すように合図した。それから彼はウェルズの下顎を引いた。何の抵抗もなかった。鉗子を口に差し込んだ。自分の心臓が激しく鼓動するのを感じた。すべての出来事は，彼の記憶に焼きつけられていた。これまでに何千回も聞いた，彼の職業からは不分離の悲鳴や呻き声を聞くのではないかと恐れながら，歯を挟み，歯根の中で揺さぶった。しかし，ウェルズは沈黙したままだった。動かなかった。リグズは鉗子を引き抜いた。一瞬後に，彼は鉤に血だらけの歯を挟んだ鉗子を持ち上げていた。それでもウェルズは身動きをしなかった。自分自身を守ろうとするような動きをまったくしなかった。そして呼吸をしていた（図 19）。

　リグズは周囲を見回した。誰も一言も話さなかった。皆はウェルズの顔を見つめていた。リグズはまだ莫然とした恐怖を感じていた。しかしそれから，ウェルズの顔が平常の色調に戻るのを見た。彼は再び深く呼吸を始めた。腕と手が動いた。彼は目を開き，頭を持ち上げ，周囲を見回し，そしてリグズの手の鉗子に挟まれた歯を見た。

　それからウェルズは，歴史上有名になった言葉を発した。

「針で刺したほどの痛みさえ感じなかった」

　皆はまだ沈黙していた。ウェルズは付け加えた。

「これはわれわれの時代の最高の発見だ」

　この日以来，ウェルズは人が変わったようになった。妻を忘れ，家庭を忘れて，この発見だけのために生きた。時間はすべて研究室

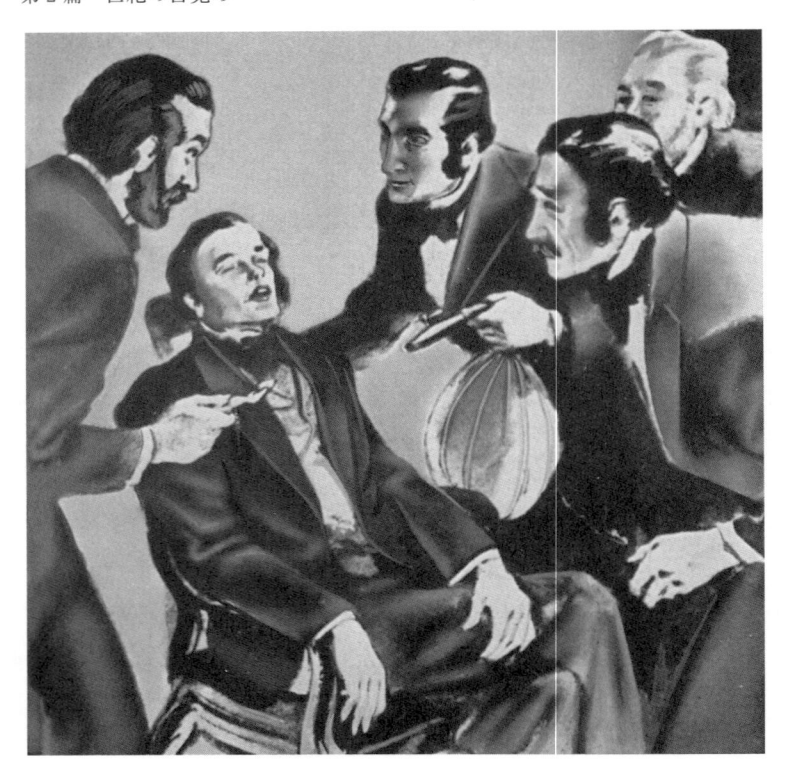

図19 1844年12月11日に笑気ガスを吸入したホレス・ウェルズが，ジョン・M・リグズ博士に自分の歯の1本を抜歯させたことを描いた当時の画

　左から右へ，リグズ，ウェルズ，笑気ガスの袋をもったコルトン教授，サミュエル・クーレイ

で費やされた。亜酸化窒素をどのように生成するかを学ぶと，毎日自分自身を使って実験した。暑い日も寒い日も，ガスを吸入し，無数の他の実験を試みた。彼はまた，笑気ガスと同じように，ショーで一般に用いられている，他のガスや気化物質も吸入してみた。その主なものは硫酸エーテルで，これはとくに南部の州で使われていた。しかしエーテルは，笑気ガスより吸入が困難なため，実用性が低く，危険性が高いと彼は考えた。

1. 発 見

　笑気ガスの実験をしてみた結果，たとえ顔や唇が完全に血の気を失った時でも，ウェルズやリグズが最初に想像したほどの危険はなく，死にはそれほど近づいてはいないことを確認した。そこで，初めて彼は思い切って笑気ガスを患者に使うことにした。

　1845年の1月までに，つまり最初の実験から数週間のうちに，彼はそれを14回か15回，用いている。完全な無痛状態にすることに失敗した2例を除いて，笑気ガスは希望どおりの効果を示した。ウェルズが痛みを感じさせないで抜歯するということが，ほどなくハートフォード中に知れわたり，待合室は患者でいっぱいになった。しかしすでにウェルズの夢は，ハートフォードという狭い地域から飛び出していた。結局のところ，ハートフォードは科学的には何ら意味をもたない小さな町であった。ウェルズは全世界に自分の発見を知ってもらいたいという，当然の望みに駆られていた。外科手術という拷問の犠牲者たちが上げる悲鳴を沈黙させることは，歯科治療の疼痛を除くことよりも，遥かに重要なことであることを彼は知っていた。

　ニューイングランドの中で，ハートフォードに最も近い医学の中心地はボストンで，そこにはハーバード大学医学部と，マサチューセッツ総合病院があり，ニューイングランドの諸州の中で，最も尊敬されている外科医ジョン・コリンズ・ウォレンが働いていた。ハートフォードという片田舎に埋もれているウェルズにとっては，ボストンはまさに，あらゆるものの中心であった。もしボストンで，ハーバード大学医学部や，マサチューセッツ総合病院の代表的な人々の前で，無痛手術がもはや夢ではなく，現実であるということを示すことができたなら，当然彼の発見が世に出るに違いない，と思っていた。

　ウェルズがどれほどボストンに行くことを熱望していたかについては，後にリグズが話してくれた。その当時，ボストンにいるウェルズの最も親しい知人は，もと彼の弟子だったモートンであった（図

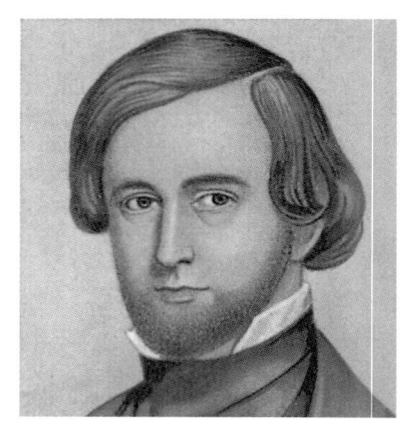

図20 ウィリアム・トーマス・グリーン・モートン(1819~1868)。マサチューセッツ総合病院で最初のエーテル麻酔に成功した頃

20)。モートンは彼より数歳若かったが,ボストンで歯科医を開業しているばかりでなく,一般医学の勉強も始めたと聞いていた。ただし,モートンの真の目的は,医師の資格を取り,ファーミントンのホイットマン家に,彼が同家の娘のエリザベスにふさわしい夫であるということを,納得させるためだった。ウェルズは,モートンが歯科学を学ぶようになる前に,どれだけ多くの職業を試みたかをよく知っていたので,この若い男の移り気を疑わなかった。彼はモートンが医学部や病院と,それにウォレンなどとも多分縁故があるだろう,と想像していた。

1845年1月15日か16日に,ウェルズは彼が成し遂げた画期的発見の情報をたずさえて,ボストン行きの汽車に乗った。子供のように信頼し切ってモートンを訪ね,すべてを話した。

モートンは黙って彼の先生の話に耳を傾けたが,後になされた第三者の証言によれば,特別な関心を払わなかったという。また,モートンは医学部や病院などとは何ら関係がないこともわかった。彼の

1. 発 見

いわゆる勉強とは，むしろ気まぐれなものであった。しかし彼は，自分とウェルズの2人で，ジャクソン教授のところへ行くことを提案した。ウェルズとモートンの2人が，まだ一緒に仕事をしていた頃，化学の技術的な疑問について，ジャクソンに助言を求めたことがあった。モートンは化学に興味を抱くような人間では毛頭なかった。彼ははっきりとした突撃型で，しかも人生の現実をよく知っている実践派の青年であった。ジャクソンを訪問しようと提案したのも，彼が実践派であることを証明していると言ってもよいだろう。いくつかの分野で，ジャクソンの名声はボストンの外までも知られていた。もしジャクソンがこの発見に関心を示せば，大きな成果が得られる。

ジャクソンは1805年にマサチューセッツ州のプリマスで生まれ，ハーバード大学医学部で学んだばかりでなく，ソルボンヌやエコール・ド・ミネでも，多くのヨーロッパ一流の専門家のもとで物理学，化学，地質学を学んだ。この当時，彼の名声は頂点に達していた。彼の名はわれわれすべてに知られていた。かつて彼は，メイン州およびロード・アイランド州の州任命の地質学者であった。1844年にはボストンの化学研究所所長で，化学の講義を行っていた。

ジャクソンは，抜群の学識をもつ傲慢な男であった。科学者以外の人間に対する彼の尊大な言動は，ときに明らさまな侮辱として表れた。高慢な態度は有名だった。この当時，あやしげな理由を述べ立てて，電信を発明したのは自分が先だ，とモールスと係争中であった。その少し前には，アメリカ陸軍のボーモントという軍医が行った胃に関する研究に関連した医学上の重要な発見を，自分のものだ，と主張していた。この発見については後で述べる。

1845年1月17日，ウェルズとモートンはこの名士を訪問した。信じ込んでいたウェルズは，言葉はまずかったが，熱心に彼の発見を説明した。聞いているジャクソンの顔には，感動は浮かばなかった。ウェルズは，同意か，少なくとも興味の気配を待った。だがジャク

ソンは，口を歪めて恩着せがましい軽蔑の態度を示した。

　ジャクソンは短い言葉で意見を述べた。無痛状態を達成することに関して，彼が知っていることだった。疼痛を克服しようという，人類の飽くことない夢について話した。彼は昔から試みられてきた方法をあげた。阿片，まんだらげ，インド大麻，メスマーの催眠術。試みはすべて無駄だった，今後も永遠に無駄だろう，という彼の判断であった。このハートフォードの取るに足らない歯科医は，決して自分の科学的判断を翻しはしないだろうと，心の中で彼は考えていた。実際は，取るに足らない歯科医どころではなかったのだが。

　もっと説明しようとしている時にジャクソンが手を振って止めたことで，ウェルズの受けた心理的ショックは，十分想像することができる。この阻止は，もともとまだ絶対の自信のなかったウェルズにショックを与えた。心の中に不安の種を植えつけられたまま，ウェルズはマサチューセッツ総合病院のジョン・コリンズ・ウォレンと会うために急いだ。

　どのようにして，ウェルズがウォレンと接触したのかについて，正確には知ることができない。ウォレンもウォレンの助手たちも，この件については黙っていた。モートンがどこまでウェルズを助けたのかについても，私は知らない。しかし，ウェルズが病院であの公開実験を行った時，実験の席でモートンの姿を見た，と目撃者たちが言っているのをみると，確かに彼はその場にいたのだろう。そしてウェルズの大失敗のあと，モートンはすばやく病院を離れていたのだ。

　1月17日からあの大失敗の日までの間に何が起こったのか，私はただ，想像することしかできない。私の想像は，あの手術室で，ジョン・コリンズ・ウォレンがわれわれ学生たちにホレス・ウェルズを紹介した時の，彼の態度に基づいている。彼の丁重さの陰には，皮肉，不信，偏見が隠されていた。このことは，彼が前にウェルズと会ったことがあるのではないか，という疑いを抱かせる。

1. 発 見

ともかく，あの決定的な日に，ウォレンはホレス・ウェルズをわれわれにゆだねた。故意に冷たく，高慢ですげない，皮肉な紹介は，どれだけウェルズに自信が残っていたとしても，それを粉砕し，失敗に導くものであった。だがわれわれが，この不運な男をもてあそび，彼が頭をうなだれ，顔をまっ青にして，部屋から出ていくのを見ていた時には，そんな考えをもつ者など誰もいなかった。

〔第二幕〕

1846年の10月16日を，私は決して忘れることはないだろう。なぜならその日は明らかに，私の人生の一大転機となった。そのうえその日は，21カ月ほど前に，ハートフォードから来た赤毛の夢想家を，嘲笑して部屋から追い出した日と，気味悪いほど似ていた。舞台は同じであり，教授のウォレンも同じだった。ただ彼の顔は前回よりいくぶんやつれ，髪もいっそう薄くなっていた。古い手術用の階段教室にある腰掛けの列も同じであった。もっともこの日は，どの腰掛けも，学生や医師，市内からの見学者で，常になく混んでいた。

その当時私は，学位を得ていた。しかし，個人的な理由で，さらに勉強を続けるためにヨーロッパに行こうという気には，まだなってはいなかった。父も私を強制しなかった。私はボストンのコッティング博士のもとにいた。表面上は実地の経験をするためだったが，その目的は，実際はボストンにとどまる口実を得ることだった。残りの時間，私はケンブリッジの講義に出席したし，病院の見学も続けた。また，グローブ通りの端に新設されるハーバード大学医学部の竣工も，心待ちにしていた。10月18日に催される祝典を，私も手伝うことになっていた。

10月15日，ウォレンが手術を痛みなしに行うための新しい方法の公開実験を，ある歯科医に許可した，とコッティング博士が教えてくれた。実験はその翌日行われることになっていた。当然私は，かつて私が目撃したホレス・ウェルズの失敗を思い出した。私はその

歯科医の名はウェルズではないか，と尋ねた。コッティングはそうではないような気がするが，この無痛手術の新しい予言者の名前を思い出すことはできない，と言った。

　私の若さは，低俗な笑いを提供するものを好んだので，ウェルズの失敗が，心ゆくまでわれわれ学生を楽しませてくれたことしか考えなかった。そこで，茶番劇の再演を見逃したくないだけのために，コッティングについて病院に行くことを，その時決めた。

　同じ日の晩，私はこの新しい公開実験のことを，もう一度カルビン・エリスからも聞いた。彼は速記の達人で，われわれが出席するすべての医学の講義を，一字一句漏らさず筆記するため，学生仲間で有名だった。彼もまた，出席しようとしていた。

　10月16日には，大学の周囲にいる医学に興味を持つ者はすべて，この新しい見世物を楽しみにしていた。疼痛を完全になくす試みが，現実に成功するとまともに信じていた者など，1人もいなかったことは確かである。今日では残酷に聞こえるかもしれないが，われわれは皆，愉快なショーの見物に沸き立っていた。

　10月16日の朝，講堂は皮肉な期待に満ちた見物の人々でいっぱいになった。私たちの近くには，後にこの快挙について最も優れた記録を残したアイザック・ギャループが座っていた。スレード博士，ウェリントン博士，ゲイ博士，その他多くの人々も姿を見せていた。

　この日は定例の手術日であった。いつものように何人かの患者が恐怖でひどく蒼白になり，あるいは無理に意志の力で，あたかも感覚をなくしたように平静を装って待っていた。"舞台"の椅子には，顎下腺と舌の一部が侵されている腫瘍をもつ最初の若い結核患者が，腰掛けていた。彼の名前は，ギルバート・アボットであった。赤いビロードの手術椅子の近くに，ウォレンの同僚のヘイワード，グールド，タウンゼント，ヘンリー・J・ビジェロー博士が立っていた。ウォレンの息子のメイスンやセーレムのパークマン，ピアソン博士も来ていた。ウォレンはいつもの厳格で冷静な，そして無表

1. 発 見

情な態度で，患者と予定される手術，腫瘍の摘出について講議した。それから，21カ月前とまったく同じ冷淡で皮肉な調子で言った。

「これから手術中の疼痛を感じなくさせるという，驚くべき主張がなされている薬剤の試験を，行う予定である」

ウォレンの最後の言葉が終わると同時に，私にはウェルズの記憶が鮮やかに蘇った。私は周囲を見回し，例の21カ月前にもここにいた人々の顔を見た。視線が合うと，私たちはお互いに無言のうちに，新しい茶番劇の準備が整った，と目くばせし合った。以前の場合は，私たちは固くなったものだった。だが今回はギルバート・アボットの顔に浮かんだ恐怖も，まったく茶番劇の楽しさを損なうものではなかった。

しかし，しばらくは何事も起こらなかった。ウォレンは固い表情で，形式的に誰かを探しているかのように左右を見た。彼の目が細くなった。モートンがまだ来ていなかった。われわれは15分近く待った。

その時間は，私がこの講堂では経験したことのない奇妙な時間であった。緊張と意地の悪い期待に満ちていた。私の記憶では，その間ウォレンは終始，いつもの無表情な顔で，手に懐中時計を持って立っていた。ウォレンが時間にやかましいことを知っているわれわれは，その無表情な顔の裏に隠された怒りを想像できた。

数分経つと，学生たちの中から最初の嘲笑の言葉が聞こえてきた。ひそひそ話や忍び笑いが時間とともにひどくなった。ウォレンはそれには無関心なようだった。ひそひそ話はやがて，低いざわめきの合唱となった。ウォレンは何度も懐中時計を見た。皆の楽しみは着実に高まってきた。

とうとうウォレンは，小さい，あざけるような声で言った。

「モートン博士がまだ来ないところをみると，別の用事で忙しいのだろう」

私はひどく失望した。われわれはショーの楽しみを失ってしまう。

その場の人たちは皆きっと，同じ思いだったに違いない。しかしアボットが手術椅子のところまで導かれたちょうどその時，廊下に面したドアが，突然荒々しく開いた。すべての視線はそのドアに向いた。

入口のところに汗まみれで息をはずませ，困惑の表情をした30そこそこの男が立っていた。はっきりとした目鼻立ちで，黒い髪，そしてその瞬間には，赤大根のような顔をしていた。彼は手術椅子の方を見た。奇妙な，突き刺すような眼であった。左手に，ガラスの乳首が2つ付いた，子供の頭の大きさのガラスの球を握っていた。彼の後ろにはもう1人の男が，心配そうな顔で，やはり息をはずませて，立っていた。

ウォレンは横を向いた。きびしい声で彼は言った。

「やれやれ君！　患者の用意はもうできているよ」

モートンは舞台に進んだ。手短かに，恥ずかしがる様子もなく，遅れたことを詫びた。器械のメーカーが，彼の器具の改良をしていたが，時間に間に合わなかったのだ，と言った。それから，怖がって彼を見つめているアボットのところに行った。モートンは患者を安心させようとした。一緒に来た男を指さして，同じ処置をすでに受けたことのある男を連れてきた，と言った。それからアボットに尋ねた。

「怖いですか？」

「いいえ」とアボットは答えた。「信頼できるように思います。あなたの言うとおりにします」

モートンは，ガラスの乳首をアボットの口に差し込み，息を深く吸うように言った。言葉の1つ1つが，私にあの赤毛のウェルズを思い出させた。笑いがもう咽喉のところまでこみ上げてきていた。アボットが上げる最初の悲鳴，そして，ウォレンが放つ，この無痛手術の新しい予言者を追い出す言葉，私はただそれを待っていた。

差し迫った大失敗を期待している間，モートンは患者にガスを吸

1. 発 見

わせていた。ウェルズよりも遥かに長い時間，患者にガスを吸わせていたという事実に，私は気がつかなかった。文字どおり，失敗が待ち遠しかった。ウェルズが示した遠慮やおどおどした態度が，彼にはまったく見えなかったので，余計に失敗してほしかった。

アボットは奇妙な含み声を発した。モートンは，深い息を続けるように，と命じた。

彼がそう言った時，アボットの口唇が開き，ガラスの乳首が離れた。下唇はだらしなく垂れ，頭は手術椅子の片側に倒れた。その頭は元の位置に戻された。目は閉じていた。

しかし，この状態になっても，この実験が最後まで成功するとか，不可能が可能になり，信じられないことが現実になるなどとは，私には少しも思えなかった。私は今にも嘲笑しそうになって，見つめていた。モートンはガラス球を片側に動かし，立ち上がって，数分前にウォレンが彼に言った言葉を繰り返した。

「どうぞ。患者の用意はできました」

ウォレンは無言で，いつものように無表情のまま，アボットの上にかがみ込んだ。彼は袖をたくし上げ，メスを手に取った。それから電撃のような動きで，最初の切開を加えた。講堂は完全な静けさだった。わずかの苦痛の徴候，かすかな呻きや吐息でも聞き取れただろう。

しかし，患者は微動だにしなかった。ウォレンは初めて驚きを顔に出し，さらに近くにかがみ込んだ。第二，第三の切開を加えた。前よりも遥かに深かった。アボットのだらしなく開いた口からは，音は漏れなかった。注意深く，ウォレンは腫瘍をえぐり出した。何事もなかった！　かすかな音も聞こえなかった！　腫瘍の最後の部分を切り取ると，結紮をし，止血のために，いつものようにガーゼを傷口に押しつけた。

やはり何事も起こらなかった。静寂だけだった。完全な静寂。

ウォレンはまだ手にメスを持ったまま，身体を起こした。彼の顔

第2篇　世紀の目覚め

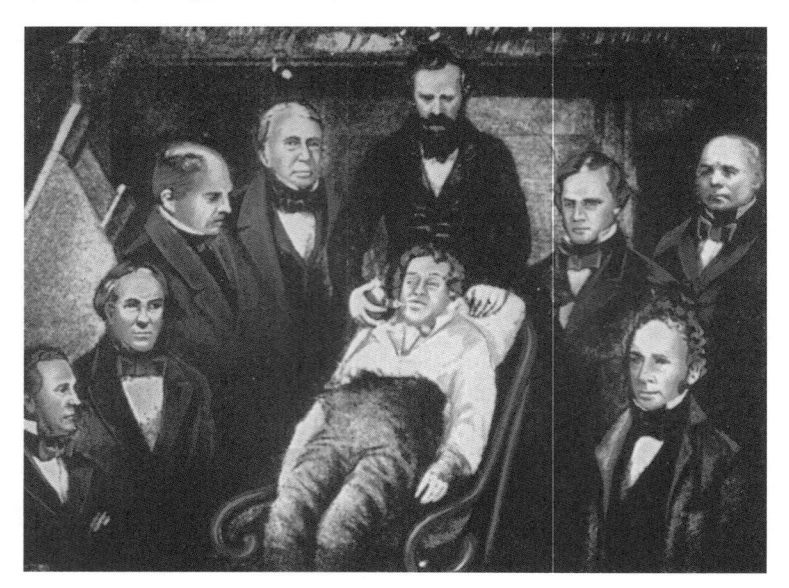

図21　1846年10月16日のエーテル麻酔下の手術の様子。1848年にアメリカで描かれた絵画による。患者の後方はモートン，その向かって左へウォレン，ビジェロー，右はヘイワード

色は，いつもより蒼白だった。口の片隅から，嘲笑が消えていた。彼の目には未知の，想像もつかない奇跡の栄光が，映っているかのようだった。

「紳士諸君！」ついに彼は絶叫した。

「これはいかさまではない！」

そして突然，彼の皺のよった，乾いた頬が光った。気位が高く，冷淡で，感情を表さないウォレンが，その目に涙を浮かべていた（図21）。

誰にとっても決して変わることのない，消えることのない，思い出の絵画がある。私にとっては，そうした絵画の1つが，何十年もの間，前時代の方法で手術を行ってきて，どんな身体的苦痛を示さ

1. 発　見

れることにも慣れてしまったウォレンの，非情な顔に浮かんだ涙であった。涙はほんの少ししか続かなかった。振り払うようにウォレンは涙を拭うと，アボットを部屋から連れ出させ，もう1人の患者を手術椅子に運ばせた。

　この患者は，原因不明の脊髄の病気にかかっていた。その当時，この病気の処置としては，脊柱沿いに深い熱傷を加える，つまり焼灼だけであった。この残酷な手技が，病気を身体から"抜き去る"と思われていた。しかしこの方法は，苦痛をさらに加える以外の何物でもなかった。モートンの無痛療法を試みる実験としては，これ以上にきびしいものはなかったろう。

　そしてもう一度，モートンの方法は成功した。白熱した鉄ごてが背中の筋肉を焼灼する間，患者は疼痛のかすかな徴候も示さずに，沈黙のうちに，恐ろしい試練に耐え抜いた。ウォレンはいつもの冷酷さで，この手術を行った。ときに彼は，その沈着さをなくしそうになる感情のうねりを，はっきりと押し殺そうとしていた。それでも彼の目には涙が光っていた。この高名な外科医の目の涙ほど，この日のもつ革命的な意義を，象徴しているものはなかった。

　すべてがまたたく間に終わったので，われわれが見たものを十分に理解できた者はいなかった。モートンの魔法の製剤が，硫酸エーテルだということも，説明されてはいなかった。それは長い間知られてきた化学製品であり，笑気ガス同様，娯楽にも用いられてきたし，また"肺疾患"の治療のための薬剤でもあった。このことは後になって，初めて明らかにされたのである。

　それにもかかわらず，全世界の外科手術に対する観念や方法をくつがえす，何らかの出来事がわれわれの目の前で起こった，と感じない者はなかったろう。数千年もの間，外科治療を制限してきたもののうち，最もひどいものであった疼痛は，ついに克服されたのである。新時代の扉は，今開かれつつある。新しい展望が，われわれの眼前に開かれようとしている。ただ，その世界の大きさがどのよ

うなものかは，われわれにはまだ想像することはできなかったのだが。

　呆然として座っている私の傍らでは，コッティングが正気に戻ろうとして，無益な努力をしていた。そのような状態の中でも，私が医学を学んだ病院から，『われわれの発見』がヨーロッパに進出していく光景が，私には目に見えるような気がした。つまるところ，ヨーロッパは医学の正統の世界だった。ボストンにいるわれわれのことなど，ヨーロッパでは耳にされることもないだろう。ところがそのわれわれが，ヨーロッパ医学に今世紀の発見を与えようとしている。われわれが遥か彼方から崇拝している外科医学の中枢——エジンバラ，ロンドン，パリを，新しい技術が押しつぶし，征服していくのが見えるようだ。若い私の想像は，新時代の夜明けを高らかに告げる外科医の姿を，描き出した。そして急に，久しく延ばしていたヨーロッパへの航海に，出発する時が来たことを悟った。

　『われわれの発見』がヨーロッパを征服するのを，身近に目撃しなければならない，それもできるだけ早く，できればすぐに，この興奮の覚めぬうちに，出発しなければならない。

2. ロンドンとエジンバラ

　目の前に，ロバート・リストン（図 22）が，立っていた。たくましい背中をクリフォード通りに向け，ゆったりと窓にもたれ，少し馬鹿にしているような目で，私を見ていた。ビロードの襟のついた暗緑色の上着は，上流階級の習慣に従ったものだった。頬髭に縁取られた顔は，健康なバラ色をしていた。この力強い48歳の男が，そのわずか1年後に，大木が倒れるように死んでしまうなどと想像する者は，誰もいなかった。
　ややかすれた声で彼は尋ねた。
　「ハートマン君，いつからロンドンに滞在しているのかね」
　「ほんの4日前からです」と私は答えた。
　「ボストンからの航海は，とてもひどいものでした。22日間も海の上で，しかもこれが私の最初の船旅でしたし」
　旅の疲れが回復するのに数日かかった。
　「それで君は，手紙のように，何もかも投げ出して，エーテルガスの手品がイギリスを征服するのを見るために，ここに来たわけだね」
　彼は肩をゆすって大笑いした。
　当時リストンは，ロンドンのユニバーシティ・カレッジの臨床外科教授として，知られていた。しかし，彼はその地位よりも，イン

第2篇　世紀の目覚め

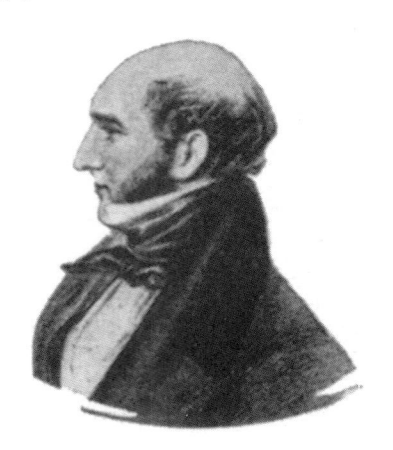

図22　ロバート・リストン
（1794〜1847）

グランドおよびスコットランドを通じて，最も粗野で，虚栄心の強い，暴力的で意地の悪い外科医として有名だった。スコットランドの外科医が，競争相手の医師を拳でなぐることも辞さなかった時代では，こうした名声も意味をもっていた。

　リストンはリンリスゴーの牧師の息子で，エジンバラとロンドンで医学を学び，22歳の時にはもう王立外科学会の会員になっていた。最初彼は，海軍軍医士官になろうとしたが，結局はエジンバラで外科を開業することに落ち着いた。間もなく，同僚の医師が処置できないと正式に言った患者に，手術を試みはじめたので，彼らの反感を買い出した。彼はメスさばきと同様に，向うみずな豪胆さでも有名であった。また実際に，当時の標準と比較すれば，確かに彼によって治癒し，あるいは少なくとも死を免れた患者は多かった。リストンはまた，エジンバラの大学や王立病院の地位が，金で売買されることを激しく非難していたので，王立病院から長年締め出されていた。しかし彼の私的な外科研修所は，王立外科学会の施行する公式の試験でひどい扱いを受けると，学生たちが脅されていたにもかか

わらず，高く評価されていた。

　リストンも策略の術を学んだので，1827年になって，ついにエジンバラ病院の扉が，彼に開かれた。その後，彼の熱情はさらに大きく膨らみ，その名声はイングランド，スコットランドの国境を越えて，急速に広まった。敏速さが彼の強みであった。切断，切除，截石などの手術が，分単位よりも秒単位で行われることで，有名であった。彼は熊の力と，手品師の器用さを併せもつ，と言われていた。手術がわずか数秒で終わるということは，苦痛も数秒でしかない，ということを意味したので，患者が彼のもとに殺到した。

　まだ喉もとで笑いながら，リストンは攻撃的な口調で言い立てた。
「私が君ぐらいの歳の頃，君の父上の金があったらよかった」
それから彼は尋ねた。
「君はまじめに，この手品を信じているのかね」
　私はまだ彼が手術しているところを見たことがなかったのだが，彼を見ていると，血管を結紮するために両手を必要とする時には，メスを口にくわえるだろうということが，容易に想像できた。彼はこの方法を，エジンバラの屠殺人の親方が，屠殺した動物を裂くのを見て習得していた。また，彼が，競争相手，なかでも私が後に会うことになり，また彼と同じくらい名声を博していたサイムと闘う時は，サイムが用いるよりも，さらに遠慮のない方法で闘うのであろうと，十分予想できた。サイムの頭と類人猿の頭とが，類似しているのを学生たちに印象づけるために，彼がかつて猿の頭蓋骨を持って，サイムの講義を聞きにいった，という話を聞いたことがある。しかし，このような激しい戦略にもかかわらず，エジンバラの外科教授の椅子の争奪戦では，彼は負けてしまった。1835年にロンドンに移ったのは，そのためだった。

　「さあ，君」ためらうような表情があるか読み取ろうと，私の顔に注目しながら，彼は言った。
　「答えを待っているのだよ」

「先生」私は勇気をふりしぼって言った。

「このことは，もう信じるかどうかの問題ではないのです。ボストンの医師は，皆確かめました。ビジェロー博士が11月18日に，ボストンのデイリー・アドバタイザー紙に，エーテルの使用によって無痛状態がもたらされることについて報告した記事を，お送りしました。ビジェロー博士はアメリカの一流の医師の1人ですし，ヨーロッパでも教育を受けたことを申し添えさせて下さい」

私が話しているうちから，リストンの顔には突然変化が生じた。明らかにこの男の気質は急変しやすいのか，さもなければ自分の周囲の者を驚かせたり，脅かしたりするのが好きなのであろう。

「そのとおり」と彼は言った。

「君が最初の一喝で降参しなかったのがうれしい。私はそんなのは嫌いだ。ところで本題にかえって，君が今熱心に話したことは，私にはみんな耳新しいことではないのだよ」

「何とおっしゃいましたか？」私は言った。

「もし君が2，3日前に私のところへ来ていたとしたら，いや今朝だったとしても」と彼は続けた。

「君がこのエーテルの件を，最初に私に知らせてくれたことになっていたことだろう。そしてまた，イングランド全土に最初にそれを伝える機会を，得ていただろう」

彼の目に，自分の才能を隠そうなどと決して考えたことのない人の，自信に満ちた光がきらめいた。

「おそらく」と彼は続けた。

「君の言葉を信じなかったかもしれない。でもビジェロー博士の報告は，ある程度の重みがある。けれどこの数時間で，状況は完全に変わった。君が船酔いの疲れで眠っている間に，ボストンからの手紙が届いた。差出人はヤコブ・ビジェロー博士，君が送ってくれた記事を書いた，あのビジェロー博士の父親だ。奇妙なことに，また運悪く，その手紙は私に宛てたものではなく，ビジェロー博士の

長年にわたる友人の，ガワー通りのフランシス・ブート博士宛てになっていた。当然のことながら，ブート博士はすぐに，この手紙は彼ではなく，私宛てであるべきだということに気がついて，ほんの1時間前に，君が送ってくれたのとまったく同じヘンリー・ビジェロー博士の報告の載った新聞と一緒に，その手紙を届けてくれた。だから君が，世界を震憾させるような新しい事実を，最初に報道する使者となるのには，ちょうど1時間遅かったことになる」

リストンの言葉を聞いて，私が失望したかどうか，今ではもう覚えていない。私はアメリカの発見を知らせる使者になろうとして，ボストンから来たわけではなかった。むしろ私は，アメリカ医学に対するヨーロッパの敬意を過大視していたので，ボストンでの革命的な出来事の記事が，すでに全世界に知れわたっていたとしても，当然のことのように思っていた。

リストンは，ヤコブ・ビジェロー博士からフランシス・ブート博士に宛てた手紙を，私に手渡した。こう書かれていた。

ボストン，1846年11月28日

拝啓
　最近当地で公開された新しい鎮痛方法に関する記事を，お送りいたします。これは間違いなく，現代の最も重要な発見の1つです。この鎮痛処置によって，多数の患者が外科手術やその他の疼痛を伴う処置の間，痛みを感じないようになりました。足や乳房の切断，動脈の結紮，腫瘍の摘出，何百本という数の抜歯が，患者には少しも苦痛を感じないままに行われました。発見者はボストンの歯科医モートン博士です。この処置というのは，エーテルの蒸気を中毒するまで吸入するものです。この発見に関して，息子のヘンリーが書いた記事の載っているボストンのデイリー・アドバタイザー紙をお送りいたします。

奇妙なことに，それでもこれは確かなのだが，エーテル麻酔の発

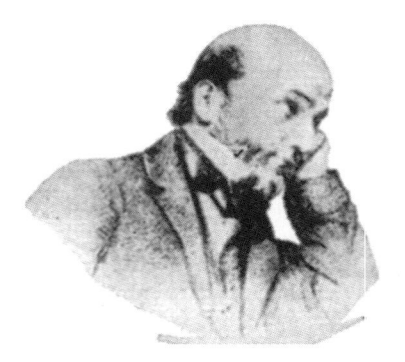

図23 ジェームズ・ロビンソン

見に関する最初の報告は，個人宛ての手紙によって，ロンドンに運ばれたのである。困惑と，私の話がすべて確かめられたという満足との混ざり合った気持ちで，その手紙をリストンに返した。

「もう1つ，こんな話もついている」リストンは私に，もう1枚の手紙を渡しながら言った。それはブートからリストンに宛てた手紙だった。ブートはこのとても信じがたいニュースを，検討もせずにリストンに届ける勇気がなかった，と書いていた。そこでその朝，友人の歯科医ジェームズ・ロビンソン（図23）に，ブートの診療所へ来てもらった。ブートはある若い婦人にエーテルの蒸気を吸入させ，ロビンソンは疼痛を感じさせないで，患者の歯を抜くことに成功した。この実験から，彼はこの画期的な発見の報告を，リストンに届ける勇気を得たのである。

「見てのとおり」とリストンは言った。

「ビジェロー博士もブート博士も，君より先になった。しかし君が来てくれたことには感謝している」

彼は手紙や記事を机の上に投げ出すと，楽な姿勢から突然改まった態度になった。

「それでも」また驚くほど，表情と語調を急変させて，彼は言った。

「私は自分の目で見たものしか信じない。この新しい手品を試し

2. ロンドンとエジンバラ

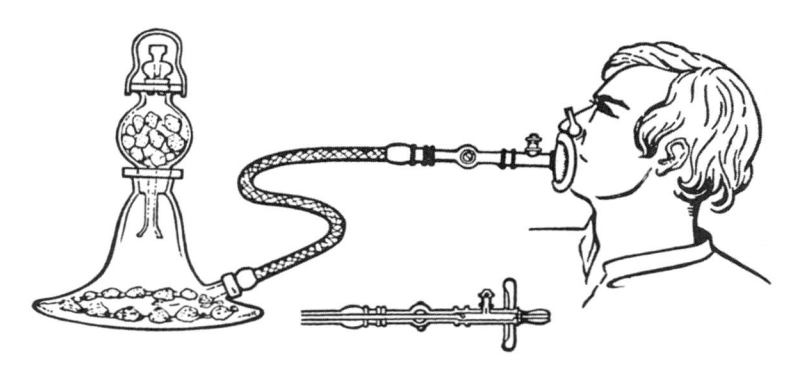

図24 1847年1月9日号の「イラストレーテッド・ロンドン・ニュース」に掲載された最初の麻酔器具

てみる。来てくれてありがとう。近いうちに，また会おう」

　1846年12月21日の月曜日は，ひどく寒い日だった。ユニバーシティ・カレッジ病院の煙突も，寒気を吸い込むことに抵抗しているかのように思えた。しかし，階段教室の椅子に群らがった医師や学生たちは，凍るような温度も気にしていなかった。リストンが異常な実験をしようとしているという話が，早朝から知れわたっていたので，そこにはぴんと張ったような緊張があった。学生たちに混じって座っている私に，とても奇妙な話が伝わってきた。アメリカ魔術であり，アメリカのいかさま療法だ，というものだった。

　午後1時になると，教室はぎっしりと人でいっぱいになった。この時，2人の男が階段教室に入ってきた。1人はガラス容器を抱えていた。ガラス容器には管がつながっていて，管の先端には気管支炎の時などに使用する吸入口が付いていた（**図24**）。この部屋でこの器具の目的を知っている者は，私以外にはほとんどいなかっただろう。

　私は隣に立っている年輩の医師に，2人の男は誰なのか，と小声で尋ねた。私の無知に驚いて，彼はしばらくの間，私を見つめてい

第2篇　世紀の目覚め

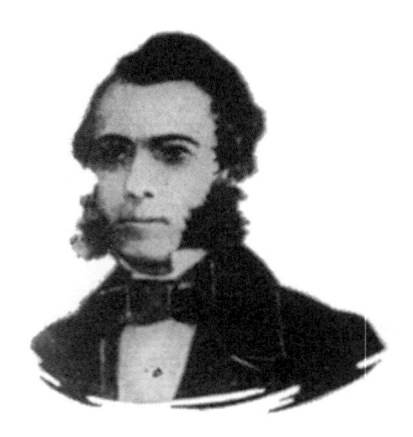

図25　ウィリアム・スクワイアー

た。アクセントから私がアメリカ人だとわかると，説明してくれた。

「若い男がウィリアム・スクワイアー（**図25**）で薬剤師の甥，もう1人はリストン教授の助手のウィリアム・キャッジ（**図26**）ですよ」

その時，キャッジが階段席の方に顔を向けた。動揺してやや震える声で，リストン教授が15分後に，最近発見された手術中の患者に疼痛を感じさせなくさせるアメリカの方法を初めて行う，と告げた。もしこの方法がいかさまであることが証明されたら，嘲笑を買うだろう。しかし，もしこの方法に効果があったら，ここにいる者は，それがヨーロッパで最初に成功するのを，目撃することになる。

前の晩，ウィリアム・スクワイアーは，アメリカの方法で用いる薬剤，つまりエーテルの蒸気を患者が吸入しやすいように，吸入器具を改良していた。さらにスクワイアーは，自分でそれを試みてみた。

スクワイアーがキャッジと交代した。スクワイアーは吸入器具を置いた。その時，彼の語った言葉を，私はもはや正確に思い出すことはできない。彼は次のように言ったと思う。

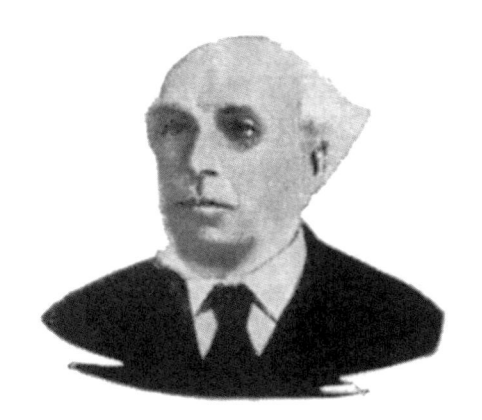

図26 ウィリアム・キャッジ

「昨日，私はこの管から，エーテルガスを吸入しました。はじめは不快で，咳込みました。それから，周囲が静寂に包まれ，私は深い眠りに落ちました。眠っている間，叔父は私を，針で刺しました。しかし目覚めた時も，痛みを感じたことを，まったく思い出せませんでした。リストン教授がこの重大な実験を行う前に，もう一度この器具を試験してみたいと思います。この部屋にいる方のうちに，誰かこのガスを吸ってみようという方は……」

彼は階段席の列を見回した。反応はなかった。不安と未知のものに対する恐れに，皆がとらわれているようだった。なぜか私も，自分がボランティアになろうという気にはなれなかった。不自然な沈黙が部屋を支配していた。スクワイアーはキャッジを見た。彼自身も階段席に視線を注いでいた。ついに彼は決意したようだった。目を入口の扉に向けた。そこには助手の1人が立っていた。ボクサーのようにたくましい男で，リストンの到着を待っているのは明らかだった。

「シェルドレーク」キャッジは大声で呼んだ。

助手は頭を上げた。

第2篇　世紀の目覚め

「ここに来て，君にやれるかどうか見てみよう。言うとおりにしてくれたまえ」とキャッジは命じた。

シェルドレークはためらい，伏し目がちに，当惑した表情で2，3歩前に進んだ。それでも従うことが習慣となっていたので，命令に従った。大きな，ハムのような手をだらりと椅子の両側に垂らした。キャッジが吸入器の吸入口をシェルドレークの唇に差し込もうとすると，素直に口を開いた。彼の鼻は，紙挟みでつまみ上げられた。スクワイアーが傍らに立ち，ガラス容器と管を支えていた。キャッジは助手に深呼吸するように命じた。

シェルドレークは従順であった。大きな胸が膨張し，緩み，また膨張するのがよく見えた。しばらく経った。突然，恐怖の叫びが階段席に広がった。シェルドレークは立ち上がった。目は理由のない怒りで，大きく見開かれていた。左手で，スクワイアーを強く横に払いのけた。スクワイアーは壁に向かってよろめいたが，幸いにも器具を持ちこたえた。シェルドレークは，右手の拳でキャッジの胸を打った。キャッジは倒れかかった。それからシェルドレークは前方に突進した。

他に表現のしようがないので，無言の蛮勇と言っておくが，彼は最前席に跳び乗った。座席の学生たちはあわてて散った。大声を上げながら，椅子をよじのぼった。しかし，私は席から動けなかった。すべては終わった，と思った。

「すべては終わった。すぐにウェルズが失敗した日のように，嘲笑が湧き起こるだろう」

そうしているうちに，私自身が押しつけられるのを感じた。怒り狂ったシェルドレークから逃げ出した人々が，文字どおり私の上に群らがってきた。シェルドレークは最上段の席に達した。しかしそこで，暴れ狂いはじめた時と同じように，突然くずれるように，今度は階段の上に倒れ，それから意識が戻った。彼は周囲の混乱に驚いたように，途方にくれて辺りを見回した。

突然，誰かが笑った。その笑いは，私の傷口に触れた。ウェルズの失敗の時のことを思い出した。あの時，彼の秀れた着想を嘲笑したことで，決定的な影響を与えてしまったことにたじろいだ。すべてが失われた，と私は考えはじめた。アメリカが成し遂げた発見は，嘲笑を浴び，それが認められるまでには，何年もかかるだろう。

　その間，スクワイアーとキャッジは気を取り直し，なだめるようにシェルドレークに話しかけていた。助手はふらふらと，入口の自分の位置に戻った。笑い声はおさまった。スクワイアーは吸入器をいじり回していた。われわれは疑いながらも，静かに待った。

　2時15分，ついに入口の扉が開き，長身でたくましいリストンが，大またで入ってきた。2人の男が彼と一緒だった。外科レジデントのランサムと，外科手術助手のパーマーということだった。キャッジはシェルドレークに拳で打たれた胸をさすりながら，リストンのところへ行き報告した。

　リストンは無言で，彼の言うことを聞いた。私の心臓は激しく鼓動した。このシェルドレークの一件のあとで，彼はどうしようとするだろうか？

　多分リストンは，一瞬この予告した実験をやめようか，と考えただろう。考えなかった，と誰が言えるだろうか？　しかし，ともかく，彼は手術台のところへ行った。

　「スクワイアー君。用意はいいか？」と低い声で尋ねた。

　スクワイアーはうなずいた。リストンがランサムの方を向いた。彼は手術器具，メス，のこぎり，動脈鉗子などを椅子の上に集め，新しく蠟を塗った結紮糸を数本，彼の上着のボタン穴から引き出した。

　「ランサム君，用意はいいか？」

　「できております」

　「紳士諸君，今日は人間を痛みに無感覚にするというヤンキー式の手品の実験をしてみる」

第2篇　世紀の目覚め

　リストンは決心した。しかし私には，彼が疑惑と信頼との間で動揺しているのが，わかるような気がした。リストンはアルコール中毒の助手が演じた，ばかばかしい幕間狂言のために計画を変更することは，自分の権威に似つかわしくないと考えたので，計画を進めようとしているのだろうか？　自分の目で確かめたことだけしか信じない，と彼は語っていた。自分自身で，エーテルが役立たないのを確かめようとしているのではないか？

　「では，患者を運んできてくれたまえ」

　リストンの力強い声が，部屋に響きわたった。助手たちは患者を運び込み，手術台の上に寝かせた。あとで知ったことだが，この男はフレデリック・チャーチルという召使いであった。チャーチルは青ざめて，高熱のために衰弱していた。彼は高所から落ちて左の脛骨を傷つけ，損傷部の皮下に腫瘤ができたために，ユニバーシティ・カレッジ病院に運ばれた。

　リストンは腫瘤の周囲に切開を加え，腫瘤を摘出した。その結果は，当時のお決まりどおりになった。今思えば，リストンの手と手術器具が，傷口に細菌を持ち込んだのだ。傷口は腐敗しかけていて，負傷した片足を切断する以外には，チャーチルの生命が救われる見込みはないように思えた。

　チャーチルはおびえた目で外科医を見つめた。彼に試みられようとしている素晴らしい発見については，何も知らないままだった。外科手術の拷問に対する極度の恐怖にとらえられて，絶望のどん底にある無力な人間の姿そのままだった。

　すでにメスを手に取っていたリストンは，スクワイアーに合図をした。スクワイアーは吸入器を持ってチャーチルに近づき，管の吸い口を，恐怖のあまり泣いている患者の唇の間に差し込み，鼻を紙挟みで挟んだ。それから，患者に呼吸をするように命じた。チャーチルは言われたとおりにしようとしたが，激しく咳込みはじめて，吸い口を唇から吹き飛ばしてしまった。

私の背後から，すでに低い嘲笑が聞こえてきた。スクワイアーの顔は，きびしい寒気にもかかわらず，汗まみれになった。キャッジが助けようと近寄った。リストンは無表情な顔で，上半身を少し前のめりにして待った。

　もう一度チャーチルは息を吸い込み，咳込んだ。今度は，スクワイアーが力を込めて押さえていたので，吸入管は口にとどまった。近くにいる私には，チャーチルの目に苦悶の色があるのがよくわかった。再びチャーチルは，必死に管を口から離そうと試みた。それから，突然すべての抵抗をやめた。頭は片側に垂れ，全身の力が脱けた。

　部屋は死んだように静まり返った。スクワイアーの言葉がそれを破った。

　「先生，始めていいように思います」

　「キャッジ君，動脈を押さえて」

　リストンが怒鳴った。そして一瞬私たちの方を向いた。

　「では諸君，時間を計りたまえ」

　教室の学生や医師たちが，時計を取り出すのが見えた。明らかに彼らは，リストンが切断するのにかかる時間を計るために，時計を用意してやってきていた。リストンのメスがさっと前方に動いた（図27）。メスは脚の周囲を円状に曲線を描いて走った。稲妻のようなすばやさで，リストンは，切り残した肉片を前方，後方から切り離した。助手がのこぎりを渡した。6回のこぎりが前後に動いたあと，ランサムが切断された足を，手術台の横のおが屑の中に投げ込んだ。

　「28秒です」スクワイアーがささやいた。

　放心したような表情で，リストンは身体を起こした。部屋は森閑と静まり返っていた。彼の視線は，私たちが座っている階段席に向けられた。それから大きな驚きを顔に表し，チャーチルの顔を見つめた。沈黙が続いた。

　リストンが包帯を巻き終え，両手を引くその瞬間まで，チャーチ

第2篇　世紀の目覚め

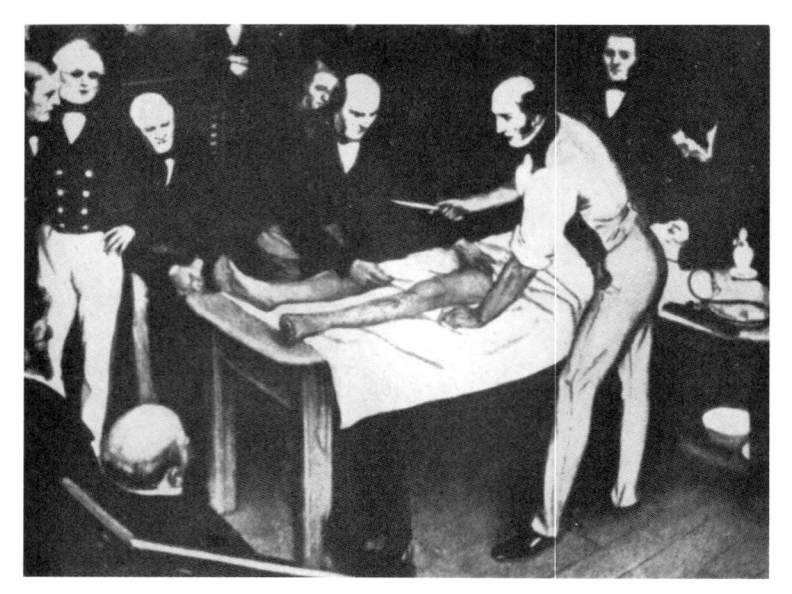

図27　1846年12月21日に麻酔下で最初の切断手術を行っている英国の外科医ロバート・リストン。後方の一番左に若き日のジョセフ・リスターがいる。後に彼は防腐法を確立した

ルは動かなかった。それから，患者は蒼白い唇を動かし，両目を開いた。

「何時になったら始めるのですか」と彼は急に叫び出した。

「帰して下さい。最後までやり通すことはできません」

リストンは無言で彼を見つめた。沈黙には，何かただならぬものがあった。この沈黙の背後で，世界のすべての概念が，くつがえされているかのようだった。それから，彼は助手の1人に合図をした。助手は床から，切断した足を取り上げた。

彼はチャーチルにそれを示した。

チャーチルは目を閉じた。

リストンは周囲を見回した。今はいささかの疑惑も，彼の顔には残っていなかった。

2. ロンドンとエジンバラ

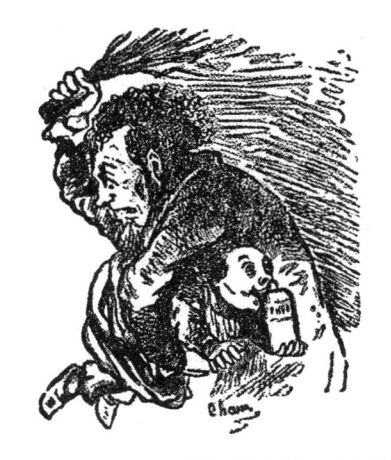

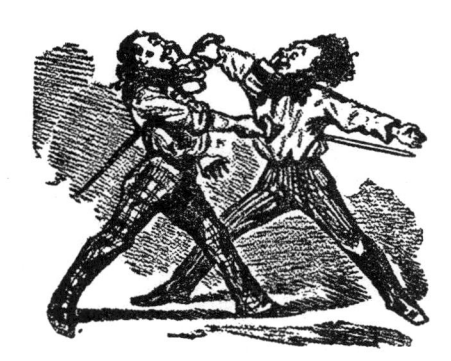

図28 無痛法の発見当時のフランスの戯画（1847）

「紳士諸君，このアメリカ式の方法は，完全に催眠術を打ち負かしている」とうなるように言った。

ロバート・リストンによって1846年12月21日に行われたこのエーテル麻酔による足の切断手術は，ヨーロッパにおける最初の無痛手術であった。この無痛手術は，大英帝国，ドイツ，オーストリー，フランス，スイス，イタリア，ロシアなどに，エーテルが勝利の行進を行うための道を開いた。事実，この勝利があまりにも敏速だったので，勝利の行進に1つずつついていきたいという私の願いを，果たすことは不可能だった。

1847年の1月もまだ終わらないうちに，科学的な手術を行うすべての国で，エーテルによる無痛手術が行われるようになった。1月の第1週には，パリの外科医のヨーゼフ・フランソワ・モーレーニュは，3つの手術にエーテルを用いた。1847年1月12日には，彼は実験の報告をアカデミ・ドゥ・メドスィーヌで述べた。その結果は，同僚のフランソワ・メージェンディにエーテルの使用をうながし，無痛の恵みが数人の患者に施された（図28）。ドイツではエル

第2篇　世紀の目覚め

ランゲンのマルティン・ハイフェルデルが、リストンの最初の手術と、アカデミ・ドゥ・メドスィーヌで行われたモーレーニュの講演の記事を読んだ。1月23日に、ハイフェルデルは最初の患者をエーテルで麻酔した。1月27日にはウィーンのフランツ・シューが、犬の実験から始め、人間にエーテル麻酔を行った。

私が1月の末に大陸を横断した頃には、勝利の行進の道筋や、ヨーロッパで最初にエーテルを使用する道を用意した開拓者たちすべてを訪問することは、もう困難になっていた。

大陸への出発が迫ったある日、私はホテルのロビーの暖炉の前に座って、ロンドンの新聞に目を通していた。エジンバラからの至急報「痛みなしの分娩」という見出しに、私ははっとした。当時のメモからその記事を思い出してみると、大略次のようになる。

『1月19日、エジンバラの著名な産科学の教授ジェームズ・ヤング・シンプソン医師は、当地の婦人を痛みなしに出産させた。これは世界最初の無痛分娩である。最近発見されたエーテルの疼痛をなくす特性を、出産に適用するというシンプソン教授の勇気ある決断によって、無痛分娩が可能になった。シンプソン博士は、エーテルは無痛分娩のための理想的な薬剤ではなく、近い将来、これまでに発見された無数の化学性ガスの中から、出産にもっと適しているものが見つけられるだろう、と考えている』

私は新聞を置くと、フランスへ旅立つのを延期して、その代わりに直ちにシンプソンと会うためにエジンバラに行こう、と決意した。しかし、もう荷造りをすませていたので、翌朝になって、エジンバラに出発した。25日に面会してほしい、とシンプソン宛てに手紙を送った。彼はその日のうちに返事をくれた。

次の日の午後、私は初めてクイーン通り52番地にある彼の家の戸

2. ロンドンとエジンバラ

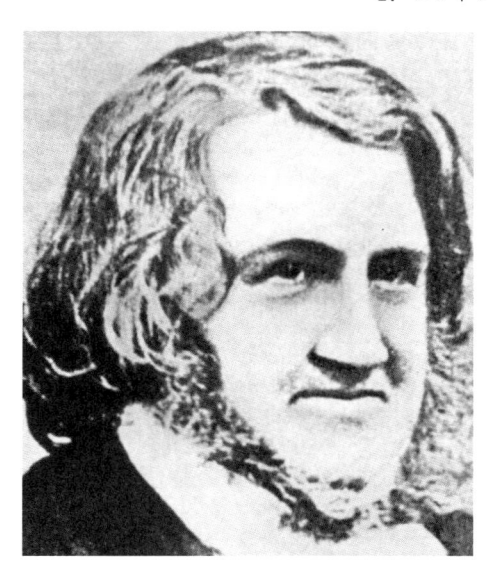

図29 スコットランドの産科医ジェームズ・ヤング・シンプソン（1811～1870）。クロロフォルムの発見者であり，無痛分娩の先駆者

口に立った。それは，大きいが質素な造りの，奇妙に角ばった家で，そこにシンプソンは家族と住んでいた。この家はすでに，いろいろな婦人病に悩む無数の婦人たちが，救済を求めて諸国から訪れる聖地ともなっていた。現代の常識の基準に従えば，シンプソンの救済にはかなりの疑問がある。だが当時は，"医学の生き神様"の誕生に，それほどの困難はなかったのである。

　私が部屋に入った時，彼は机の横に立っていた。背は低い方で，異常に肥っていた。後に，ジェラルド・マッセイは彼を『バッカスの身体に神の頭をもっている』と評した。実際，彼の頭は印象的であった。額は高く広く，頭髪は長く，垂らしており，目は澄んで輝いていた（図29）。全体として，豊かな温情と熱烈な気性とが一体となっているように思えた。バースゲートのパン屋の裸足の小僧か

ら，今日の高い地位に昇りつめた男がもつ，強い意志と好戦的な性格を見出すのは，容易であった。

　自分の発見についてすぐに話しはじめたから，それに取り憑かれているのは明らかだった。エジンバラで開業していたリストンが，ある婦人に乳癌の手術を行った時，その患者の上げる恐ろしい悲鳴から逃れるために，学生だった彼が手術室から逃げ出したことを，私は後になって知った。彼は他の職業に変わろうという誘惑にかられたが，この弱気に打ち勝つために努力した。しかし，自分自身の手術でも，犠牲者が上げる悲鳴にひどく苦しんだので，長年にわたって，苦痛を和らげると思われる手段は，催眠術も含めて，すべて試みてきた。したがってエーテル麻酔の発見という言葉は，彼にとって救いの知らせのように響いた。

　「そのとおり」彼は言った。

　「あれが最初の無痛分娩だ。しかしこれまで手がけてきた何千という分娩で，私はいつもこのような薬剤を望んできた。エーテルを分娩に応用するという考えは，とても強かった。難しい点は，エーテルが陣痛の痛みだけを取り除くものなのか，それとも分娩に必須の筋肉の収縮までなくしてしまうものなのか，誰にも予測できないことだ。だから陣痛の効果がなくなったとわかった患者を待たなければならなかった。陣痛の効果がなくなった患者なら，エーテルの投与によって陣痛が止まっても致命的ではないから，無痛の影響を知ることができるだろう」

　彼は話をやめた。

　「お茶にしよう」ベルのひもを引きながら，彼は言った。

　「ジェシーが，ラムのたっぷり入った紅茶を持ってくるだろう」上機嫌で笑った。

　「ジェシーは私の妻だ」と説明し，照れる様子もなく，付け加えた。

　「わが尊敬すべき大学の首脳陣が，私に教授の地位を与えるのを拒否して，私がまさに生涯の危機にあった時，幸福にも彼女と結婚

できた。彼らは私を，とくに婦人病のような外聞の悪い医学の部門の教授にするのを嫌がった」

　彼が1840年に教授に任命された時のことをほのめかしていると，その時には理解できなかった。当時は，ジェームズ・サイムやチャールズ・ベルも含めて，学部全体がこのバースゲート出身の若い成り上がり者と対立していた。しかし市の有力者たちは，彼をハミルトン博士の——単に文書や言葉だけでなく，杖や拳で"男性の助産婦"を承認させるための闘いに終生従事したあのハミルトン博士の後継者に，任命することを要求した。しかしながら，この話や，とくにシンプソンの幸運な結婚の意味については，その後大分経つまで，私は知らなかった。

　「いや無痛分娩に戻ると，その発端はこうだ」シンプソンは言った。「1月19日の午後5時に，この地方の開業医の1人，フィッグ博士が異常に骨盤の狭い婦人について，私に相談に来た。フィッグは絶望していた。これはこの患者の2回目の分娩だった。最初も非常な難産で，陣痛は月曜日に始まり，その週の木曜日まで続いた。事実，フィッグが長い鉗子を使って，母親を救うために胎児の頭蓋骨を穿孔し，子供を犠牲にして，ようやく終わった。その時フィッグは，もう一度妊娠したら致命的だ，と警告していた。しかし彼の警告は無視され，この婦人が二度目の妊娠をした時は，彼には知らせがなかった。患者が何時間も恐ろしい陣痛で苦しんでから初めて，彼が呼ばれた。

　「私はすぐに，ジーグラーとキース博士を連れ，患者を診察しに行った。胎児の大きな頭が産道を閉塞し，進もうとしない。自然分娩は不可能だろうと私は診断した。胎児を助ける唯一の可能性は，胎児を逆さにすることだろう。それでもわれわれは，その晩の9時まで待った。私はもう何週間も，エーテルを使って出産の際の疼痛をなくすことを考えつづけていた。婦人の悲鳴を聞くたびに，その考えがますます強く私をとらえるようになった。話したように，こ

れまでは，エーテルが疼痛だけでなく，陣痛そのものまでなくしてしまうかもしれない，その結果，自然分娩が不可能となるという恐れが，私を引き止めていた。しかしこの患者の場合には，自然分娩の望みはまったくない。だからここでエーテルを初めて使ってみることも，正当と認めてもらえるだろう。私は母親の苦痛を，害なしに緩和することができるだろうし，また，エーテルが分娩に影響を及ぼすかもしれない，という難しい疑問に対する回答も，得ることができるだろう。

「9時になっても，胎児の頭は1センチメートルほどしか進まなかった。その時，私はエーテルを用いたのだ。

「すぐに，患者は静かになった。悲鳴はやみ，呼吸も静かになった。その間，私は子宮の動きを観察した。エーテルで痛みが取れても，分娩の進行にはまったく影響がないことを知った時に感じた大きな喜びは，言葉には言い表せない。疑問の解決が得られた。

「胎児を逆さにして，分娩を成功させるのは，20分の仕事だ。その間，われわれはときどきエーテルを追加した。不幸にも胎児は，ひどい条件だったために，ほんの数回呼吸してから死んだ。患者は麻酔から覚めた時，まったく痛みを感じなかったと言った。覚めてからも痛みより，われわれが熱い湯で子供を生き返らせようとしている音の方が，気になったという。死産は，いつも哀れなものだ。しかし患者は，最初の分娩の時より2倍も早く快方に向かった。患者はもうベッドを離れている。私はさらに2例の正常の分娩に，エーテルを使用した。どの場合も，エーテルは決して分娩の自然の経過を妨げなかった。もう，無痛分娩の鍵は，われわれの手に入った」

「ああジェシー」彼は言葉を切った。

「この若い人は海の向こうから来た。他のアメリカ人と同じように，知識に飢えている」

後になって私が知るようになる微笑を浮かべて，彼は立ち上がった。私も立ち上がって後ろを振り向いた。聡明そうな，柔和な表情

を目に浮かべた美しい若い婦人に気づいた。

「お邪魔しようとしたのではないのよ」紅茶の載った盆を置きながら，彼女は言った。

「君が邪魔するようなことはないよ」とシンプソンは言った。

妻が紅茶を注ぐ間に，彼は続けた。

「確かに鍵は手に入れたのだが，まだ扉は完全に開いたわけではない。エーテルにはいくつかの欠点がある。大量に用いた時だけしか効果がないし，肺を刺激するので，患者は覚めるとしばしば激しく咳込む。これは分娩のあとではよくない。ある種のガスには，疼痛を感じなくさせるという性質が見つかった。エーテルは，無数の同種ガスの中の1つにすぎない。分娩の疼痛を緩和するために，エーテル以上に秀れたものを発見するまで，実験してみるつもりだ」

瞳に楽しそうな光を浮かべて，ジェシー・シンプソンは聞いていた。

「私たちが，どのようにして夜を過ごしているのか想像もつかないでしょうね」彼女は言った。

「家族皆が座って，化学ガスを吸い込み，意識がなくなって床に倒れるかどうかを見るために，待つのですよ」

それから9カ月少し後の1847年11月4日の夜に，シンプソンの夢は実現した。彼はその夜，クロロフォルムのもつ鎮痛の特性を発見した。

第一報は，ベルリンにいた私のところにも届いた。詳細については，その10週間後まで私の耳には入らなかった。その頃になると，この発見は，新麻酔薬を支持する者と反対する者との間の，激しい論争に進展していた。1848年1月のはじめに，私は再びエジンバラに行き，クイーン通り52番地を訪問した。

シンプソンは私を食堂に招き入れた。ほの暗い吊りランプの光影の下のテーブルを囲んで，彼と一緒に彼の妻，助手のジョージ・キー

ス，助手補のマシュー・ダンカンが腰掛けていた。この2人は，ともに後に有名な医師となっている。シンプソンは肥満した身体を，ストーブの前の肘掛け椅子に無理に押し込めていた。部屋に入っていくと，彼の丸顔全体が輝いた。世間で激しく続くクロロフォルム論争には，まったく影響されていないように見えた。

「そうだ」彼は大声で叫んだ。

「ここに来た若いアメリカ人には，去年，私が必ずエーテル以上に秀れた麻酔薬を発見すると言っていた。そうだね，ハートマン君」

彼の瞳は，勝ち誇ったように光った。その中には，彼の陽気さによっても完全には隠し切れない，1人よがりのうぬぼれがあり，これは後年，よりはっきりと，そして不快なものに育っていく。

「ええ，確かにおっしゃいました」と私は答えた。

「ではキース君」とシンプソンは言った。彼は召使いに椅子とワインとを持ってこさせ，それから助手の方を向いた。

「ハートマン君に，どのようにしてクロロフォルムが発見されたかを話してくれないか？」

キースはひどく落ち着かない様子で私を，それからシンプソンを見た。シンプソンはその当惑ぶりを喜んでいるようだった。

「ハートマン君」シンプソンはいたずらっぽく言った。「キース君をよく見てほしい。この立派な紳士で学者が，床にひっくり返って，皿の載ったこのテーブルを下から足で持ち上げ，ひっくり返す様子が想像できるかね？」

私は完全に驚き，シンプソンを見つめた。キースも加わって全員が笑うので，ますますわからなくなった。

「私が話したこの奇妙な行動は，なぜキース君がこの件について，なかなか話したがらないか説明するためだ。私のやった話とされたら困るので」とシンプソンは続けた。

それからグラスを上げ乾杯した。

「知っているかね」彼は言った。

2. ロンドンとエジンバラ

「笑気ガスやエーテルを発見するまでに，ウェルズ氏やモートン氏が，どれだけ多く自分自身を使って実験してみたか？」

あの画期的な出来事のあとすぐにボストンを離れたので，この時には私は知らなかった。

「われわれはそれを知っている」とシンプソンは続けた。

彼は2つのドアの間に置いてある机の方を，身振りで示した。

「私の記録は，あの中にある。1年近く，われわれはイギリスで手に入るすべてのガスや気化物質を試してみた。その中のいくつかは，言っておくが，身体に悪いものさえあった」

彼は短い，愛情のこもった眼差しで妻を見た。

「昼間の仕事がすんで夜になると，このテーブルですべての実験をしたので，ジェシーはいつもこの部屋の換気に忙しかった。何カ月も，われわれはまったく成功しなかった。ガスにいくらかの効果があったとしても，麻酔よりむしろ有害な作用の方が大きかった。友人たちは思いつく限りの化学薬品を，持ってきてくれた。

「グレゴリー教授は炭化水素を提供して，これにいくらかの麻酔作用のあることを見つけたと言った。しかし，そんな作用はまったくなかった。グレゴリーは，他のガスも教えてくれた。もしかしたら，彼はわれわれを永遠に眠らせようと願っていたのかもしれない。もしそうだとしたら，何回か成功しかかったこともある」

シンプソンはいたずらっぽく周囲を見回した。エジンバラの大学の状況については，十分に聞かされていたので，大学生活全体を占めている悪意や，教授たちが剣を突きつけ合っていることを，その表情から十分理解できた。

「われわれに疑わしい化学薬品をくれたのは，グレゴリーばかりではなかった」とシンプソンは続けた。

「友人で近所にいるジェームズ・ミラー教授も，親切顔をして化学薬品をくれた。朝になると彼は，昨夜の実験でもわれわれがまだ生き残っているかどうか見るために，家に寄るのだ。そしてまだ生

きているのを見ると，間違いなく，かなり残念そうだった。ミラーは，裏口から敵を取り除く抜け目のない奴の1人だ。外科医と自称しながら，血を見るのが嫌で，あらゆる手段を尽くして手術をしないようにしている。まったく連中は，エジンバラの風土をこれほどまで魅力的にしてくれる偏屈者だね。

「ともかく，この秋までに化学者が提供してくれたものは，すべて吸ってみた。それで，クロロフォルムという物質のことを，まったく偶然，旅行中に耳にした。これはサミュエル・ガスリーという君の国の人が，サケッツ・ハーバーとかいうところにある個人の研究所で発見したことは，あとで知った。エジンバラに帰ると，わが国最高の化学会社のダンカン・フロックハート・カンパニーに，石灰の塩素塩とアルコールから，少しだけ用意してもらった。しかしこの溶液は，あまり見込みがありそうではなかった。私はその瓶を脇にしまって，忘れてしまった。クロロフォルムは数週間放置されていた」

シンプソンは，肥満した人が飲食する際に見せるあの静かで集中したおもむきで，ワインをすすった。それから肘のところに置いてある小瓶に手を伸ばした。

「君はエーテルの匂いをもう十分嗅いだと思う」彼は言った。

「エーテルの匂いには，むかつくものがあると言ったら，誇張しすぎだろうか？　しかしこれを嗅いでみたまえ。うっとりする，と言おうか」

私はしばらくの間，瓶の中の透明な液体をじっと見た。それから慎重にそれを嗅いだ。その後何十年もの間，世界中の手術室遍歴を通して，何度も何度も巡り合うことになるクロロフォルム独特の匂いを，初めて吸い込んだ。甘い果実の芳香を想い起こさせるような匂いだった。

シンプソンの小さな明るい瞳が，私に注がれているのを感じた。

「あまり嗅ぎすぎないように」と彼は警告した。

「さもないと，11月4日にわれわれがしたようなことを，またしでかす。ジェシー，ダンカン，キース，私の姪のアグネス，海軍にいる私の義弟たちが，皆このテーブルを囲んで腰掛けていた。ダンカン，キース，それに私は，これまで知られてきたガスはすべて試みてみたのに，よい結果は得られなかったという事実を話し合い，むしろ陰うつになるばかりだった。

「突然，私はダンカン・フロックハート・カンパニーから届けられた瓶のことを思い出した。しかしそれをどこに置いたか忘れていたので，皆で探しはじめた。家の隅々まで探し回ったあとに，これがそうではないか，と言ってキースがこの瓶を持ってきた。彼は書類の下でこれを見つけた。その液体を，もう一度気をつけて，そして大した期待ももたずに眺めた。それからわれわれは再びこのテーブルの周囲に腰を掛けた。スプーンに1杯，この液体を取り，それぞれコップに入れた。これがわれわれのいつものやり方だ。もし液体がすばやく蒸発しなかったら，コップを熱湯の入ったボールの中に置く。そして口と鼻をコップの上に置く。このように」

シンプソンは大きな頭をコップの上にかがめ，どのように彼らが吸入したかを示した。それから極上のワインを時間をかけて飲みほし，話を続けた。

「11月4日には，湯の必要はなかった。われわれは実に気持ちのよい甘い香りを吸入し，お互いに驚いて顔を見合わせた。ジェシー，義弟，そしてアグネスは，成果のない実験に慣れてしまったので，それほど重大とは考えなかった。それでわれわれはとくに注意を払わず，雑談をしていた。しかし，すぐに注意を引かれた」

彼は反対側の妻を見た。

「ここは君が話した方がいいな，ジェシー」

ジェシー・シンプソンは微笑した。

「そうね」と彼女は言った。

「最初に，主人が歌いはじめましたの。とても調子外れだった。

それからダンカン先生も歌いはじめたわ。突然部屋中にわめき声がいっぱいになって，弟と私は驚いて飛び上がったの。その瞬間，3人がテーブルの下に消えてしまった。最初に椅子から落ちたのは，ダンカン先生だったと思うわ。足を広げ，大きく開いた目で天井を見つめ，そしていびきをかきはじめたの。キース先生は椅子の脇に落ちて，両足を宙に上げたわ。危うく，足でテーブルの皿を落としそうになったけれど，弟がうまく皿を取りのけたわ。でもキース先生が足を激しく動かすので，弟はテーブルを強く押さえていなければならなかった」

彼女は優しく，からかうような調子で言った。

「とうとうジェームズ・ヤング・シンプソン教授まで，床に丸くうずくまって，いびきをかきはじめたの。アグネスと私は駆けより，彼とダンカン先生を立たせようとした。でもちょうどその時……」

「そうだ」とシンプソンが妻をさえぎった。

「ちょうどその時，われに返って，周囲を見回し，この途方もない光景を見た。そしてここで起こったことの意味が理解できた。私の最初の考えは，この物質がエーテルより，遥かに強力だということだ。すぐにその考えを声に出した，と皆言っている」

「あなた，確かにそうしたわ」ジェシー・シンプソンが口を挟んだ。

「死人を叩き起こすような大声で言ったわ」

「これは少し大げさに叫ぶぐらい重要だったのだ」

思い出して，シンプソンは発見した瞬間の興奮を再び体験しているようだった。彼はハンカチを取り出し，額の汗をぬぐった。

「何となく頭がぽおっとしていたが，われわれは気を鎮め，実験を続けた。1人1人順番にガスを吸入し，その間に，他の正気の者が，吸入している人の身体のいろいろな部分を，針でつついてみた。とくに身体の中でも神経の過敏な部分は，いろいろな道具を使って，つまんだり，叩いたり，針で刺したりしてみた。少なくとも，痛みを感じない部分の広さは，エーテルを吸入した時と同じだった。そ

の後で，女性たちもクロロフォルムを吸入した。ジェシーはいつものように威厳をくずさなかった。しかしアグネスは腕をくみ『私は天使よ。ああ，私は天使よ』と意識を失うまで叫んでいた。

「朝の3時まで，われわれは実験を続けた。その頃には，クロロフォルムの瓶を完全に空にしてしまった。われわれが新しい麻酔薬を，それもとても上質の麻酔薬を発見したことは確かだった。クロロフォルムは，エーテルより遥かに心地よい芳香をもつ。気管支を刺激したり，痙攣性の咳を引き起こすこともない。エーテルより遥かに迅速に効果を現し，麻酔状態に入る前の興奮はずっと短い。それに，エーテルよりずっと少量のクロロフォルムで，十分な効果がある。まあ，これがクロロフォルムをどのように発見したか，だ。おもしろい話だろう？」

シンプソンは上機嫌で笑った。

「翌朝，いつものようにミラー教授が，われわれが窒息したか，あるいは残念ながらまだ生きているか確かめに来た時，私の話をまったく信じなかった。彼はすぐにその薬品を試すべきであると言った。ちょうどその日に，彼は嵌頓ヘルニアの患者の手術を予定していたので，キースかダンカンにクロロフォルムを使わせてみてはどうか，と勧めた。もしまだクロロフォルムを持っていたとしたら，断わるのは困難だったろう。しかし瓶は空だったし，ダンカン・フロックハート・カンパニーが新しくそれを作るのには，かなりの時間が要るだろう。だから，断わらざるを得なかった。そして断わったことがいかに幸運だったことか。

「もしミラーの患者にクロロフォルムを試していたとしたら，この新しい麻酔薬は，出発した時から疑いに包まれることになったろう。なぜなら，ミラーの患者はとても衰弱していたのだ。ミラーが手術を一度延期したので，手遅れとなり，最初の切開とほとんど同時に，患者は死んでしまった。もしもクロロフォルムを使用して死んでいたとしたなら，それが私の発見の将来に，どのような影響を

与えただろうか，ということを話す必要もあるまい。実のところ，それから2週間後に私が報告を公表するまでに，50回の手術にクロロフォルムを使用した。すべての患者で素晴らしい成果が得られた。だから，エーテルはもう用済みだ，と言うことができたし，今日もそう言えるのだ」彼はにやりと笑った。

「けれどもアメリカ人がクロロフォルムを発見したということで，君も慰められるだろう。ハートマン君，サケッツ・ハーバーのサミュエル・ガスリーのために乾杯しよう。彼がまだ健在で，彼の発見が非常に有用であることが，彼の耳に入るように。サミュエル・ガスリーに乾杯！

「ところで，彼の祖先はスコットランドの出身だよ」口唇を盃につけて，またいたずらっぽい微笑を浮かべながら，彼は言った。

後に知ったことだが，サミュエル・ガスリーはクロロフォルムの多数の発見者の中の，せいぜい1人にすぎなかった。ドイツの化学者ユストゥス・フォン・リービッヒや，フランスのスーベイランはほとんど同時に，1831年にクロロフォルムを最初に作った[*6]。それ

[*6] 原文註　1831年にヘンリー・スティーブン・ハートマンはクロロフォルムが化学薬品として発見されてから，それが16年後に麻酔薬として最初に使用されるまでのクロロフォルムの歴史の中で，いくつかのエピソードをあげることを省略している。長い間，クロロフォルムもエーテルと同じような運命を辿った。しかし，クロロフォルムは興行や酔っ払いパーティに用いられたことはなく，ごくまれに，喘息の治療薬として使われていた。

サミュエル・ガスリー自身も1847年に，もう一歩でシンプソンが引きあてたのと同じ発見をするところだった。ガスリーはサケッツ・ハーバーの研究室に使用している丸太小屋で，子供たちが遊ぶのを許していた。ガスリーの小さな娘のハリエットは，床に置いてあったクロロフォルムの容器を見つけた。彼女はいつもクロロフォルムの瓶に指を入れ，クロロフォルムをなめて，甘い味を楽しんでいた。ある日ガスリーがそこにいた時，彼女はこの液体をなめすぎた。ガスリーが見つけた時，彼女はぐっすりと眠っていた。しかし，ガスリーはクロロフォルムが子供を眠らせるということに気づいただけで，それ以上この現象を研究しようとはしなかった。そして1848年，死ぬ少し前になって，大西洋の向う側で，シンプソンがクロロフォルムの効果を発見した，ということを初めて知った。

から3年後にジーン・バプティステ・ダマスが，この新しい揮発性溶液について，最初の完全な化学分析を行い，これにクロロフォルムという名称をつけた。

　帰り道で，私はダンカンと途中まで一緒だった。彼の家は私のホテルと同じ方向にあった。

　「私たちがクロロフォルムの麻酔作用を発見した話には，滑稽なところがあるでしょうね？」歩きながら彼は言った。

　「でも今となっては，喜劇は完全に消え去りました。ここエジンバラでクロロフォルムの賛否両論を巡って，とくに無痛分娩にクロロフォルムを使用することに論争があることについては，聞いておられるでしょう。当然のことですが，シンプソンや私は，主としてクロロフォルムを分娩にどこまで使用できるか，ということに関心があります。2カ月前に，以前分娩に3日もかかった患者に，クロロフォルムを試みました。この時は，陣痛開始後3時間半してから，われわれはクロロフォルムを使いました。ハンカチを円錐形に丸め，スプーン半分のクロロフォルムをこの布に注ぎました。そして円錐のとがった方を患者の鼻と口の上に置きました。エーテルの場合，しばしば起こるような障害はまったくなく，患者は深い眠りに落ちました。25分後に，何ら合併症もなく，また母親はまったく痛みを示さずに，子供が誕生しました。われわれはこの処置を『麻酔』と名付けました。

　「母親が目覚めた時に，新生児は看護婦が別室で産湯を使わせていました。母親は驚いた表情で，シンプソンを見ました。それから，彼女は気持ちよく眠ったこと，迫った務めを果たす力を得たことを告げました。シンプソンはベッドの端に腰掛け，彼女の手を軽く叩きました。『眠ったことで，痛みも消えてしまい，心配なのです』と彼女は言いました。『よくないのでしょうね？』と。シンプソンは笑いはじめ，看護婦に新生児を抱いてくるように言いました。しかし，驚いている母親に分娩がすべて終わっていて，見せている新

生児が本当に彼女自身の子供だと信じ込ませるまでには，しばらく時間がかかりました。これがまさしく，クロロフォルムの勝利の瞬間でした。それ以来，われわれは同様の勝利を何十回も目撃してきました」

2人の別れる街角で，われわれは立ち止まった。

「しかし，どうして，このような憤りの嵐が吹き荒れているのでしょうか？」と私は尋ねた。

「ドイツにいた私にさえ，激しい論争の報道が届きました。シンプソン教授がエーテルの助けを借りて，最初に無痛分娩をしたのは，1年以上前のことですね。もし反対するのなら，その時起こっていたのではないでしょうか。どうして今になって初めて，この騒ぎになったのですか？」

「エーテルを使った分娩は，まだ実験だったからです。シンプソン自身もそう考えていました。理想には遥かに及ばないものだと。しかしクロロフォルムの発見以来，シンプソンは激しく，無痛分娩の普及に乗り出しました。それが敵を刺激して，怒らせたのです。今やクロロフォルムと無痛分娩は，実際には同意語となりました。クロロフォルムが出産以外に使われる時でも，エーテルより秀れた麻酔薬だということを，多くの人々が忘れています。無痛分娩に反対する人々は，クロロフォルムそのものにも反対しています」

冷たく湿っぽい風が吹きはじめたが，われわれはまだ街角に立っていた。

「クロロフォルムが胎児の血液中に入って，有毒な作用をすると聞いたことがあります」と私は批判してみた。

ダンカンは聞き飽きたというように微笑した。

「そんな主張は，まったくのたわごとです」と彼は言った。

「クロロフォルムに対する反対は，医学的な理由からばかりではありません。それは倫理や宗教の問題にもなっています。教会や，信心深い医師たちは，その線で攻撃しています。追撃に用いる武器

は，主として聖書から引用されています。創世紀第3章16節：『お前のはらみの苦しみを大きなものにする。お前は苦しんで子を産む』[*7]です。彼らはこれを全能者は無痛分娩を禁止している，だからクロロフォルムも」

彼は繰り返した。

「お前は苦しんで子を産む！ すべての混乱は，ここに立脚しています」

「しかし，そんな引用句で，彼らに進歩を止めることはできない！」私は叫んだ。

「これが最初ではないでしょう」ダンカンは答えた。

「中世の医学の歴史を考えてみて下さい。恐怖の歴史の一部は，そのような頑迷な聖書の解釈の結果です。しかし，シンプソンは大した問題とは考えていません。彼はクロロフォルムの敵すべてに対して，彼らの引用とは違った，創世紀の第2章21節にあるお気に入りの反論をもっています。『主なる神はそこで，人を深い眠りに落とされた。人が眠り込むと，あばら骨の一部を抜き取り，その跡を肉で塞がれた』[*7]です。これは神ご自身が麻酔を行われた証明である，とシンプソンは言います。彼の自信に私は感嘆します。しかし争いはまだ始まったばかりです。すでに聖職者たちは，クロロフォルムを"悪魔の産物"と言っていますし，"悪魔の罠"にひかれる人は，地獄の火の中に置かれると脅かしている者もあります。これがスコットランドで，われわれが置かれている状況です。実を言うと，イングランドでもアイルランドでも，事情はまったく同様です。

「ではよいご旅行を。お休みなさい。これ以上ここにいると，風邪をひくでしょう」

ホレス・ウェルズの急死の知らせに驚いて，1848年2月に私はエ

[*7] 訳者註　日本聖書協会：聖書—新共同訳（1987）による。

ジンバラを離れ，ニューヨークに向かった。その頃，クロロフォルムに対する反対は頂点に達していた。出発の日，ダンカンは私に，ダブリンの助産婦学校の校長で，権力をもつモントゴメリー博士の声明書を見せた。モントゴメリーはエーテルにだけ言及し，クロロフォルムには触れていなかった。それにもかかわらず，この新しい麻酔薬は，明らかに彼の標的であった。

声明書にはこうあった。

『ダブリンでこれまでに，エーテルを分娩に使用した人はまだ1人もいない，と私は信じている。正常の出産にエーテルを使用すること，それは全能の神が自然の分娩にふさわしいとしている普通の大きさの痛み――疑うことができないほど賢明なことだが――その痛みを避けようとすることだが，それに対する反感はきわめて大きい。私は心から，そして完全に，この意見に同意する』

私が読んでいるところを，ダンカンは目の端で観察していた。私がその声明書を彼に返すと，彼は別の紙を私に渡した。これは明らかに最初の声明書の写しだった。しかし，いくつかの単語は線を引いて消してあり，他の単語が補われていた。

「読んで下さい」とダンカンは言った。

「これがシンプソンの返答です」

訂正された声明書にはこうあった。

『ダブリンでこれまでに，馬車を旅行に使用した人はまだ1人もいない，と私は信じている。正常の移動に馬車を使用すること，それは全能の神が自然の歩行にふさわしいとしている普通の大きさの疲労――疑うことができないほど賢明なことだが――その疲労を避けようとすることだが，それに対する反感はきわめて大きい。私は心から，そして完全に，この意見に同意する』

私は笑った。

「これはうまくやり返していますね」と私は言った。

「誰も無神論者だとシンプソンを非難することはできません」ダ

ンカンは付け加えた。

「彼は文明の進歩と同じように，キリスト教の教義も信じています。アメリカに帰られたら，ときには私たちのことも考えて下さい」[*8]

「私たちのことも考えて下さい」だって？　この頼みはどちらかというと，余計なことだった。エーテルや，ホレス・ウェルズの悲劇的な最期にまつわる物語の背景を私が知ろうとすると，麻酔の発見者の中で，ただ1人楽天家だったシンプソンのことを繰り返し考えてしまう。ニューヨーク，ハートフォード，そしてボストンと，私はクロロフォルムの勝利を目撃してきた。この勝利は，しばらくの間，エーテルを完全に麻酔から放逐してしまった。後に，それぞれの麻酔薬の利点と欠点が十分に検討された時になって，エーテルはようやく地歩を得た。

イングランドとスコットランドでは，クロロフォルムに関する論争，とくに出産にクロロフォルムを使用することについての論争が，激しく続いた。3年にわたって，憎しみと口論が，繰り返し爆発した。状況は，1853年4月7日に，ロンドンからのあっというようなニュースによって，一転した。

ヴィクトリア女王がバッキンガム宮殿で，アルバニー公爵である

[*8]　原文註　1850年になっても，イングランドではクロロフォルムや麻酔に対する反感が非常に強かったことは，有名な政治家ロバート・ピール卿の最期がよく示している。1850年6月29日に，ピールは落馬した。左鎖骨と右側の肋骨数本が折れた。骨の破片が数本の血管を傷つけ，ひどい出血が起きた。ヴィクトリア女王の主治医であるジェームズ・クラーク卿が，ピールを馬車でホワイトホール・ガーデンに運び，リストン死後のロンドンで，最も有名な外科医であったベンジャミン・コリンズ・ブロディーを呼んだ。しかし患者の疼痛が大きすぎて，包帯をすることさえできなかった。2人の医師は，ともに麻酔をかけようとはしなかった。恐るべき苦悶の3日間の後，ピールは死亡した。

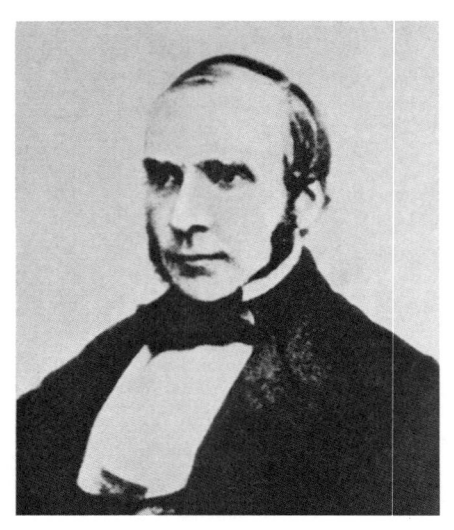

図30 最初の麻酔専門医ジョン・スノー(1813〜1858)。ヴィクトリア女王が出産する際に麻酔をかけた

　第4王子のレオポルドを出産された。いくつかの記事の中の何気ない文章は——この文が掲載されていないものもあった——シンプソンが彼の敵に対して,完全に勝利したことを報じていた。ロンドンで最初の"麻酔専門医"であるジョン・スノー(**図30**)が,女王と夫君のコンソート殿下の求めに応じて,女王にクロロフォルム麻酔を行い,分娩は無痛で,まったく合併症もなく終了した,というものだった。

　4週間後に,私はダンカンからの手紙を受け取った。彼はクロロフォルムによる出産が,一夜のうちに大英帝国の流行になった,と書いていた。"女王の"出産が,時代を作った。これまでは無分別な反対を危惧していたが,現在の危惧は,無痛分娩の恩恵についての無分別な過大視である,と彼は心配していた。

　翌年私は,このような急激な変化をもたらした英国王室の出産の経緯を調べる目的で,エジンバラとロンドンに戻った。アメリカ人

2. ロンドンとエジンバラ

の，そして若者の軽率さで，英国女王の出産を覆う秘密のベールなど，簡単に突き破ることができる，と考えていた。

しかし，私は間違っていた。エーテル麻酔の発見の秘密を明らかにするのも困難であったが，この仕事はそれと同じように手に負えないということが，わかった。女王の主治医であるジェームズ・クラーク，分娩に"産科医"として立ち会ったチャールズ・ロコック，ロバート・F・ファーガソンなどと同様に，ジョン・スノーもまた分娩については，まったく明かさなかった。もともと彼らは，私のような素性の知れない若い異国人と，自由に話す気になるような人々ではなかった。私が齢をとって，しかもイギリスの医師の中に多くの友人をもつようになってようやく，私が単に事件をあさる人間ではなく，歴史的事実を立証することに関心を持つ人間である，と有名な医師たちに信じてもらえるようになった。そうなっても，私はその詳細のすべてを知ることはできなかったが，王室の外部の者に話すことが許されることは，知ることができたと信じている。

ジョン・スノーが思いがけなく，コンソート殿下に招かれたのは，1853年4月初旬であった。その時彼は，すでに麻酔，とくにクロロフォルムに関して7年の経験をもっていた。当時スノーは38歳で，生まれてから一度も，酒にも肉にも触れたことがないという無口な変人であり，肺結核と，おそらく腎臓の結核に罹患していたようだった。きびしい，そして懐疑的な態度，うちとけなさのため，長い間彼は，事実上患者のいない医師であった。しかし私が1854年に，酒蔵のような独身者用のフラットを訪問した時には，彼はロンドン一の麻酔医となっていた。

スノーは1847年に，家から家へ，患者から患者へと回って薬品を勧めるロンドンのある薬屋から，エーテルを教えられた。スノーは人体に及ぼすエーテルの作用，続いてクロロフォルムの作用を系統的に研究しはじめた。肉体的な弱さにもかかわらず，彼は無痛状態，

あるいは無意識状態を作り出すのに必要なクロロフォルムの量を正確に決定するために，自分自身を使って無数の実験を行った。彼は入手し得るクロロフォルムによる死亡の記録を，すべて集めた。さらに無意識状態にならずに，疼痛だけを取り除きたいと，たえ間なく実験を行った。

これらの研究の結果として，彼は現在提唱している間歇麻酔法を開発した。陣痛の始まった婦人を完全に麻酔してしまう代わりに，陣痛の始まった時に少量のクロロフォルムを吸入させ，疼痛が消えるやいなや，クロロフォルムを浸した布を取り除いた。そのまま待ち，患者が再び苦しみはじめると，再度麻酔をかける。もしも鎮痛作用が長く持続するようなら，二度目に，または三度目に長い陣痛が起こってからクロロフォルムを吸入させる。陣痛の当初には60滴を与え，その後の陣痛には18滴だけ与える。これが女王にも用いた間歇麻酔法である。

夫君のコンソート殿下はスノーを呼んで，1時間以上にわたって話し合い，麻酔，無痛分娩，そして付随する可能性のある危険について多くの質問を行った。スノーの話では，アルバートは実によく知識を得ていた。彼はスノーの麻酔に関する報告を読んでいた。アルバートとその親友の1人，もとドイツ人の医師であるストックマー男爵が，クロロフォルムを女王の出産に使用するよう勧めたように思える。よく知られているように，2人とも科学の進歩を熱意をもって奨励していた。アルバートの場合はさらに，妻に対する深い愛情が，もう1つの動機であった。分娩中，陣痛が起こるたびに，その苦しみをヴィクトリアと分かとうとするほどの思いやりであったという。

ジョン・スノーの客観的な態度や，広範な知識に深い感銘を受けたコンソート殿下は，女王の出産に応じられるようにしておいてほしい，とスノーに頼んだ。進取的で現代的気質のチャールズ・ロコックは，殿下の決心を強く支持した。一方，女王の主治医であるジェー

ムズ・クラークは異議を唱えた。医学の新しい進歩を受け入れようとしないにもかかわらず，女王の理屈どおりにはいかない愛着によって，彼はその地位にとどまっていたのである。

　1853年4月7日の朝，クラーク，ロコック，ファーガソンの立ち会いのもと——実際にはロコックだけが女王を助けた——ジョン・スノーは"およそ30滴"のクロロフォルムを浸したハンカチで，女王の鼻と口を覆った。スノーは自分の負う責任に圧倒されていた。女王の前で，彼の内気さからますます強くなった緊張感は，すぐに不要なことがわかった。女王は直ちに麻酔に反応し，見守る人々をすっかり安心させた。さらに15回近く，スノーはハンカチをかざし，そのつど15滴から20滴のクロロフォルムを使った。53分の緊張した時間のあと，レオポルド王子が誕生した。合併症もまったくなく，女王の方もかすかな疼痛すら訴えなかった。女王はこの時34歳であった。

　一夜のうちに，ジョン・スノーは有名人となった。ロンドンの社交界の主だった婦人たちは，彼に麻酔をかけてもらいたがった。クロロフォルム麻酔のもとで誕生した王子が血友病で，『出血しやすい体質』であることを疑った者は，まだ1人もいなかった。もしこの時，このことが知られていたら，シンプソンの敵は，この遺伝性の疾患を，麻酔の使用のせいにするのに躊躇しなかったであろうし，自然の出産の過程にこのような科学が侵入したことに対する神の怒りの啓示，と解釈したことであろう。

　実際にはそれがなかったので，ジェームズ・ヤング・シンプソン医師は，麻酔法を発見した人々の中で，唯一の幸運な成功者となった。しかし，この成功によって，彼の性格の思い上がった面が，それまで以上に強く外に出るようになった。偉大な発見に関するすべての彼の報告で，彼にクロロフォルムを最初に提案したリバプールの化学者デヴィット・ウォールディの名前をあげることを，忘れている。また英国国民が，クロロフォルムばかりでなく，麻酔全体の

発見者として賞賛しようとした時にも，その栄誉を否定しようとはしなかった。

　シンプソンは1870年5月6日，狭心症の発作で死んだ。この時バースゲートの裸足のパン屋の小僧は，スコットランドで最も有名な市民となり，准男爵の位を授けられ，女王の侍医に任命されていた。

3. ブロードウェイ

　ホレス・ウェルズの死についての最初の知らせは，父の手紙でエジンバラのホテルに届いた。麻酔ガスの発見者として認められなかったため，絶望的になったホレス・ウェルズは，1848年1月24日に自殺した，と父は書いていた。彼の自殺を巡っては，種々の臆測がとんだ。ある者は，ウェルズはニューヨークのホテルで死んだという。他には，ニューヨークの拘置所の独房の中だったという暗い話もある。

　この年の3月24日，私はホレス・ウェルズの死にまつわる真相を知ろうと決めて，ニューヨークに上陸した。しかし真相を探るのは，予期したより遥かに困難であった。彼が死んだ時，ウェルズの友人たちは，彼の名誉と名声を護るために，事実を隠して美しく飾ろうと，可能な限りの努力を傾けた。私は信頼できる証言を，何1つ見つけられなかった。ニューヨークで過ごした数週間，この事件の証人であったか，あるいは証人であったかもしれない人々すべてに質問した。不明瞭な点を解明できるという見通しが少しでもあるものなら，論文の抜粋，新聞記事，手紙など，すべてを調べた。次に記載するのは，私が知り得た，そして私が信じているホレス・ウェルズの悲劇的な生涯の結末についての物語である。

第2篇　世紀の目覚め

　1848年1月はじめ，ホレス・ウェルズはニューヨークにやってきて，チェンバーズ街120番地に部屋を借りた。彼は妻子をハートフォードに残していた。ウェルズは歯科医として開業する代わりに，手術中の疼痛を感じさせなくするためのクロロフォルムや，笑気ガスや，エーテルの使用法を，医師たちに無料で教えた。またその傍ら，数年前に笑気ガスで実験したように，クロロフォルムの正しい使用法と安全な量を決めるために，自分の身体を使って，この新しい麻酔薬の実験を続けた。

　1月21日の夜，ホレス・ウェルズは，ブロードウェイで2人の婦人に硫酸を投げつけ，そのうちの1人の首に火傷を負わせたために告訴され，ニューヨークの治安判事に召喚された。彼は手に硫酸の瓶を持っている現行犯として，取り押さえられていた。法廷では，告訴については否定しなかったが，吸入麻酔薬の発見を巡るモートン医師との抗争については，激しく論じた。

　彼は最初，独房で正気に戻るまでのことは，何も思い出せなかった。しかし質問を繰り返されるうちに，記憶が蘇り，最後にはあやふやな陳述をするまでになった。そしてチェンバーズ街の部屋に化学研究室をもっていること，硫酸の瓶をいくつか所持していることを認めた。

　彼の証言によると，数日前にクロロフォルムを吸入したあとで，チェンバーズ街を歩いた。そこへ1人の青年が近づいてきて，彼の腕をつかまえ，酒を飲みすぎたに違いない，と言った。青年は彼を家まで送ってきて，研究室のあちこちに，硫酸を含めて多くの酸の入った瓶が置いてあるのに気づいた。1月18日，同じ青年が訪ねてきた。

　「彼は女友だちと喧嘩をして，彼の一番上等の上着に彼女が硫酸をかけた，と言いました」とウェルズは述べた。

　「彼は同じやり方で仕返しをしよう，と考えました。そして，私が硫酸を持っているのを見たわけです。分けてやるべきかどうか迷

いました。彼は感じのよい親切な人でしたし，私はまったく1人ぽっちでした。私は彼のために硫酸を一瓶用意し，コルク栓に切れ目をつけ，そして，私もいたずらを見に一緒に行く，と言いました。われわれは一緒に出かけました。ブロードウェイで，彼はその女性を指さして教え，瓶を持って，そっと彼女に近づきました。戻ってくると，彼は違った人間になっていました。他の女性にも硫酸をかけに行く，と言いました。彼がそんな風になったのを好まず，私は家に帰りたくなりました。瓶を返してくれるように要求し，それから彼と別れ……」

これがウェルズの記憶しているすべてだった。彼はヒステリックに泣きくずれ，尋問は中止された。しかし判事は，1人の紳士がこのような苦境に陥った姿に同情を感じ，警官の同行のうえで，自宅に帰って洗面道具を取ってくることを許可した。それから，拘置所で最初の夜を過ごした時より，よい独房に移された。

1848年1月23日の朝，ウェルズの独房の扉を開いた警備員は，ぞっとする光景に出会わした。彼は朝になって詰めすぎの雑居房の中で，死人を見つけたことが一度ならずあった。にもかかわらず，その朝目に入った光景に，戦慄を感じた。

ウェルズは片足を伸ばし，もう一方の足は床に垂らして，簡易ベッドの上で半ば身体を起こしており，背は壁にもたれかけていた。口と鼻の前にハンカチをつり下げるようにして，顔にかけていた。ハンカチの縁は，ウェルズが前額部まで引き下ろした帽子で押さえてあった。そのハンカチの内側には，さらに畳んである湿ったもう1枚のハンカチが，押し込まれていた。このハンカチにクロロフォルムを浸してあるということは，床の上に置かれた液体の瓶から容易に判断できた。ウェルズの硬直した右手には，折りたたみ式の剃刀を針金で棒に結びつけて作った，自家製のしっかりとしたナイフが，まだ握られていた。その刃で，左大腿に深く切り込んでおり，動脈

は切断されていた。血の海の中に，足と簡易ベッドがあった。

　警備員はクロロフォルムの瓶を拾い上げた。その時，彼はその脇にある紙片を見つけた。それは2通の手紙だった。1通はウェルズが法廷で述べることができなかった行動の説明であった。

　『その週はずっと，クロロフォルムの吸入実験を続けていた。そして金曜日の夜は，口から吸入器を取り去る前に意識を失ってしまった。昏睡から覚めると，これまで経験したどれにも増して，異常に気持ちが浮き立っていた。そして暖炉の上の棚にある硫酸を入れた瓶が目に入ると，無我夢中でそれをわし掴みにして，道路に飛び出し，それを2人の婦人に投げてしまった。何ものにも増して誇りにしていた私の人格は，消え去ってしまった。愛する妻や子供は，どれほど苦しむことだろうか。私はもう生きていけない。頭は燃えつきた』

　しばらくして，ウェルズは続きを書くことができるほど回復した。手紙の次の部分には"日曜日夜，7時"と日付があった。それにはこう書かれていた。

　『言うべきことを言ってしまうために，私はもう一度ペンを執った。大いなる神よ！　こんなことになるのか？　皆夢ではないのか？　今夜の12時までに，私は死ぬだろう。そう，もし明日釈放されたとしても，私は悪者と呼ばれながら，生きていけない。私が悪者でないことを，神はご存じだ。ああ，愛する母よ，弟妹よ，あなたがたに何を言うことができるだろうか。苦しみのため，あなたがたに別れを告げることしかできない。私は今夜死ぬ。神を信じる。神は万人の心を知り，この恐ろしい行為を，許し給うだろう。私は残りの時を，祈りで過ごす。

　『ああ，私は肉親をどれだけ大きな悲惨な状態にしてしまうことか。さらに苦痛なのは，私の名前が重要な発見と結びついているので，全科学界に知られているという事実だ。今はもう，ペンを握ることが困難になった。別れを告げなければならない。許し給え！

3. ブロードウェイ

ああ！　愛する妻よ，子よ，生計の手段を遺すことができない。私はもっと生き延び，お前たちのために働くべきだ。しかし私にはできない。これ以上生きたとしたら，私は狂人になってしまうだろう。今はまだ，狂人よりはいくらかましなように感じる。自殺の道具は，親切にも判事が昨日，家に帰る許可を与えてくれた時に，手に入れた』

"洗面道具"を取りに行きたい，と言った彼の本当の目的は，これだった。

妻宛ての手紙は短かったが，ウェルズが自分の記憶や自制心が粉砕されたと悟った瞬間から，苦悩に満ちたウェルズの心の中を，通りすぎたすべてのことを説明している。

『どんどん狂人になっていくのがわかる。そうでなければ，こんなことはしない。これ以上生きることができないし，理性を保つこともできない。だから神は，私の行為を許して下さるだろう。もう何も言えない。さようなら。ホレス』

ウェルズは死へと逃避した。自分をつかまえた，不可解な衝動から逃れた。彼にはその衝動について，たった１つの説明しかつかなかった。それは自分が精神異常であるか，あるいはその瀬戸際であるか，であった。彼はすでに，笑気ガス，エーテル，クロロフォルムなどについては，多くのことを知っていた。しかし，今日のわれわれほどの知識は，もっていなかった。疼痛を緩和するこれらの秀れた物質の中に，悪魔がひそんでいるということに，彼は気づかなかった。これらを頻回に使うと，次第に記憶や意欲を失うことを，彼は知らなかった。

ウェルズは知らない間に，麻酔薬の中毒患者となっていた。彼の記憶力は崩壊しつつあった。とりわけ，麻酔薬の影響下では，今日のわれわれは暗示にかかりやすくなることを知っている。クロロフォルム中毒の状態で，ウェルズは取るに足らないニューヨークの

若者の言葉に，従ってしまった。麻酔から覚め，しかしまだ薬の影響から脱け出していない状態で，硫酸の瓶が目に入り，瓶からの連想によって，彼が3日前に目撃した見知らぬ男の行為と同じことをやってみたい，という衝動に駆り立てられた。この中毒状態のために，彼は2人の婦人に酸を投げつけ，しかもその後，自分が何を行ったか思い出せなくなってしまった。

　ウェルズは自分自身が考えたように，精神異常ではなかった。単なる麻酔薬の中毒患者であり，自分が最初に発見した疼痛を取る作用をもつ麻酔ガスの，不幸な犠牲者であった。麻酔薬のもつこの危険な特性を，十分に知っている医師がいたとしたら，彼を安心させ，常用の習慣を治療することができたであろう。しかし当時は，そのような医師はいなかった。ロンドンのジョン・スノーでさえ，まだ麻酔ガスのこのような特性についての知識はなかった。彼はその知識を，数年後には得ているのではあるが。

　ウェルズはクロロフォルム麻酔を自分にかけ，彼が熟知している無意識に陥る寸前の瞬間を待った。そしてその瞬間に，致死的な，しかも疼痛のない傷を，自分自身に加えた。多分彼は，史上最初の麻酔を使用した自殺者であろう。彼は自分自身が世界にもたらした恩恵に助けられて死んだ。しかし皮肉な運命は，自分が発見した麻酔薬を彼に使わせなかった。その代わりに，旧世界のヨーロッパからもたらされ，すでにアメリカの発見を凌駕しつつあるクロロフォルムを使用して，彼は自殺した。

4. 強　欲

　ホレス・ウェルズの悲劇的な最期は，麻酔発見についての，やや牧歌的な私のイメージを打ち砕いた。そしてウェルズが最初の，しかも真の麻酔の発見者だと主張していることを，確かめることが私の義務である，と感じた。この調査の過程で，ウェルズの個人的な悲劇のどん底を知るとともに，麻酔の誕生に関係している人々に訪れた，奇妙な応報を知った。

　マサチューセッツ総合病院の手術室で目撃した2つの光景，1845年1月のホレス・ウェルズの失敗，そして1846年10月16日のウィリアム・グリーン・モートンの勝利，この2つの光景の間に，実際にはどのようなことが起こったのかを見出そうと，私は人生のかなりの部分を使って努力した。モートン，ジャクソン，ウェルズの運命の三角関係を明らかにするのには，随分時間がかかった。私は虚偽と歪曲，策略と自己欺瞞，沈黙と隠蔽といううっ蒼とした茂みを，進まなければならなかった。信じられないようなこの人間ドラマの，どれが絶対の真実であるかを見極めることができるものは，1人もいないだろう。しかし念入りな調査と考察によって，痛ましい，そして悲劇的な真実が見えてきたように思える。

　1845年1月にマサチューセッツ総合病院で，私は気づかなかった

が，ウィリアム・グリーン・モートンは見学者に混じって，そこに座っていたに違いない。彼は以前の教師であったホレス・ウェルズが，患者の口の前に，笑気ガスを満たしたゴム製の袋をあてているのを見ていたのだ。彼は私と同じように，患者がはっきりと意識を失った状態となり，ウェルズがゴム製の袋を取り除いて鉗子を使い，歯を抜くのを見た。モートンは疼痛のために上がった悲鳴を聞いた。この悲鳴は，そこにいた人々を大いに喜ばせた。なぜなら，それはこの厚かましい男がほら吹き，あるいはせいぜい空想家であることを示したからである。最初の嘲笑のどよめきのあと，モートンは部屋からそっと脱け出した。最後まで待たなかった。ウェルズの肩を叩き，励ます言葉をかけることはしなかった。その代わりに，彼はその敗北の場から，急いで去ってしまった。

　ウィリアム・グリーン・モートンは，実利的な価値がはっきりないものを信じるような，理論家でも夢想家でも，また観念論者でもなかった。理想のために戦う男ではなく，徹底的に実利を求める男だった。研究という課題には，彼はほとんど，いやまったく関心を持たなかった。モートンは激しい労働を少しも嫌がらなかった。なぜなら，それは富に通ずる道だったからである。その場から，モートンは自分のボストンの歯科診療所のあるトレモント街19番地に戻った。そこでは助手や弟子が働いており，十分な金を稼いでいた。

　一方，ウェルズはハートフォードへ帰った。確認した限りでは，彼は一度もモートンを訪ねなかった。そして間もなく，はっきりとした診断のつかない病気にかかった。実際には結核性だったかもしれない肺疾患と，それに伴う神経衰弱であった可能性が高い。おそらく12月12日以降，ますます頻回に自分の身体で行ってきた笑気ガスの実験の，最初の後遺症が現れていたのだろう。その当時は，われわれが今日知っていることを誰も知らなかった。麻酔に笑気ガスを使用する時に，酸素を補給しなければならないことなど，誰が想像できただろうか？　それまで笑気ガスを与えると，いつも患者の

顔が必ず青白くなり，唇が青黒く変色していた。とにかく，ウェルズは病気になり，開業から手を引き，彼の助手のリグズにそれをゆずった。1845年の4月から7月まで，ウェルズは仕事のできる状態ではなかった。

1845年7月，思いがけないことに，モートンがハートフォードのウェルズを訪問した。彼はかつて義歯の製作で協力しており，それに関連していくつかの解決しなければならない問題があった。その後2人は，笑気ガスの使用によって無痛状態を作り出すことについて，話し込むことになった。そしてウェルズが決してあきらめていないことがわかった。彼は体力の許す限り，その問題に取り組みつづけていた。彼は病気から回復しており，再び自分の身体を使って，さらに実験を行っていた。モートンは耳を傾け，いくつかの質問をしたが，この問題にあまり関心を抱いてはいなかった。ウェルズのボストンでの公開実験の失敗が，まだあまりにも彼には強すぎた。

モートンはボストンに戻った。1845年から1846年にかけての冬が過ぎた。1846年の春，モートンはスタフォード・スプリングスを訪問した。そこである若い女性に出会い，親しく話し合った。彼女は，彼が歯科医であるということを知ると，最近の自分自身の経験を，楽しそうに話した。彼女はハートフォードで，歯科医のウェルズに抜歯をしてもらった。ウェルズはガスを吸入させておき，わずかな疼痛も与えずに抜歯をした。

この女性の名前はエリザベス・ウィリアムズである。後に彼女は，このモートンとの出会いを証言している。この話に，モートンは耳をそばだてた。つまるところ，ウェルズの発見には，とにかく何かがあるのだろう！　それでも，機会と運命が彼に手を貸すまでには，それからさらに数カ月かかった。

1846年の9月末，ある富豪の婦人患者がモートンを受診した。彼女は義歯を必要とした。しかしそれを合わせるには，数本の歯根を抜かなければならなかった。患者は歯根を抜く痛みを恐れ，義歯な

しですまそうという気になった。モートンは，儲かる仕事が消えてしまうと感じた。この瞬間（すべての歴史的考証で，これが決定的な転換期であったと指摘されている），彼は行動を開始した。多分彼は，スタフォード・スプリングスのウィリアムズという女性と，ホレス・ウェルズが行った笑気ガスについての彼女の経験を，思い出していたのであろう。

1846年9月30日，モートンはジャクソン教授の研究室を訪問した。2年前，ウェルズを連れていったのと同じジャクソン教授であり，ウェルズの意図を笑いとばした人物である。

モートンは，そこでジャクソンには会えなかった。ジャクソンの助手の1人から，以前ウェルズが実験に使用したのと同じゴム製の袋を借りた。彼がジャクソンを訪問した目的が，もともと笑気ガスを入手するためだったのか，単にゴム製の袋を入手するためだったのかは不明である。

研究所を出たところで，彼は帰ってきたジャクソンに会い，ジャクソンにその袋を何に使うつもりか尋ねられた。モートンはこの袋から患者に空気を吸入させ，それから催眠術をかけて，すばやく抜歯するつもりだ，と答えている。この答えからみると，モートンはまだ笑気ガスに効果があると信じておらず，自分の計画を，ジャクソンに打ち明ける覚悟ができていなかったことがわかる。ジャクソンは見下して軽蔑したように笑い，その考えはまったく馬鹿げていると言った。

ジャクソンの嘲笑に刺激されて，モートンはそこで，笑気ガスを試してみる，と言い切った。

ジャクソンは，ウェルズの実験よりもよい結果は得られないだろう，いずれにしろ亜酸化窒素は手元にない，と応じた。しかし，もしモートンがどうしても実験に使いたいのなら，硫酸エーテルを試すことができる，同じ効果をもっているから，と言った。

「硫酸エーテル？」とモートンは尋ねた。

4. 強　欲

「それは何ですか？」

ジャクソンはこの"無学な男"——後に彼はモートンを呼ぶ時，頻回にこの言葉を用いた——に，硫酸エーテルは空気に触れると気化する液体で，笑気ガスより鎮痛作用は強くないだろうが，おそらくモートンの考えていることには役立つだろう，と恩着せがましく説明した。

モートンはひどく自信をなくした。ジャクソンのような男の言うこととともなると，まじめな忠告なのか，嫌みなのか，意地悪い策略なのか，見分けるのが困難だった。

彼はエーテルの使用が安全なのかどうか尋ねた。ジャクソンは彼を安心させ，そしてバーネット薬局からだけ買うように注意した。バーネットのものだけが純粋で，精留した硫酸エーテルである，エーテルを使用する時は，ハンカチに一定の量を浸み込ませ，それを患者の口と鼻の上に被せるだけでよい，と言った。

モートンはバーネット薬局に行き，硫酸エーテルを一瓶買い，帰宅した。

1846年9月30日は，まだ暮れていなかった。

夕方になって，イーベン・H・フロストという名前の男が，モートンの診療所にやってきた。彼の顔の片側はひどくむくみ，痛みが激しかった。たいへんな勢いでドアをノックした時には，自分が歴史に重要な役割を果たす運命にあるなどとは，思ってもいなかった。

モートンの同僚の1人のグレンヴィル・G・ヘイデン医師がドアを開けた。ヘイデンは診療時間外に来た患者を診察することは，歯科医の特権を侵すことであると信じていたので，この時間外の患者の訴えに，不機嫌な様子で耳を傾けた。しかしフロストが，催眠術を使って，痛みなしに虫歯を抜いてほしい，と頼み込んだ時には，興味を示した。フロストは何かで，メスメルがヨーロッパで行った催眠術の実験について読んでおり，メスメルはアメリカ人であると

思い込んでいた。彼は痛みなしに抜歯ができるのなら，どんなことでもすると断言した。

奇妙な患者の依頼に驚いたヘイデンは，男に出口のドアを指し示すことはしなかった。ただ自分の信念だけは守って，自分では患者の治療をしようとはしなかった。その代わりに，助手のうちで一番若いテニイに，フロストをゆだねた。テニイはモートンから，患者を治療する許可を得なければならなかった。

モートンはテニイに，フロストが痛みなしの抜歯を希望しているのか，と尋ねた。テニイが驚いたことに，モートンは自分で患者の治療をすると言い出した。テニイの目の前で，モートンは瓶とハンカチを取り上げた。それからフロストのところへ行き，催眠術よりも秀れた方法がある，と話した。

ヘイデンがランプを患者に近づけると，モートンはエーテルの瓶の口を開けた。ハンカチにエーテルを浸してから，モートンはそれをフロストの顔の前にかざした。フロストはすぐに意識を失った。成功のあまりのあっけなさに驚いて，モートンは貴重な数秒間を無駄にしてしまった。ヘイデンとテニイは，後に彼らが証言したように，文字どおり呼吸をするのも忘れていた。その間に，モートンは驚嘆から回復した。彼はフロストの口を開き，鉗子を差し込み，無造作に歯を数回動かしてから，抜歯した。

フロストは身動きをしなかった。音も立てなかった。数秒の間，モートンは唖然とした表情をして，無言の助手たちを見つめていた。それからゆっくりとフロストの意識が回復した。モートンは鉗子を置いた。彼の表情には興奮と勝利が溢れていた。そしてこの時，その性格をよく表す，ある行動をした。

彼はウェルズの発見が，恐るべき価値のあるものであることに気づいた。気化物質またはガスの吸入によって疼痛を除去することは，愚かな夢ではなかった。人間は誰でも，疼痛を恐れる。だからこの秘密を握った者は，富への鍵を所有することになる。人々は疼痛か

4. 強　欲

ら逃れるために，どんな犠牲でも払おうとするだろう。すべての医師はこの秘密のために，いくらでも支払うだろう。

　モートンは少しもためらわなかった。彼はすぐにペンと紙とを取り，供述書を作成した。20分後，フロストがエーテル麻酔の残った作用から完全に回復すると，モートンはその供述書に署名を求めた。それにはこう書かれていた。

　『私は今晩9時に，歯の激痛のためにモートン博士に治療を依頼したこと，モートン博士はハンカチを取り出して，それに調合薬を浸み込ませたこと，それを私が30秒ほど嗅ぐと眠りに落ちたこと，を証言する。私が眠りから目覚めて床を見ると，そこに私の歯が落ちていた。私はわずかの痛みも感じなかった。それから20分の間，彼の診療所に残ったが，手術による不快な影響はまったくなかった』

　フロストはこの供述書に『ボストン市プリンス通り42番地　イーベン・H・フロスト』と署名した。

　それだけでは満足しないで，モートンはその書類に，ヘイデンとテニイにも確認の副署をさせた。彼らはこう付け加えた

　『われわれは上記の手術を目撃した。この供述はあらゆる点から見て，正確である。そのうえ，患者は自分の歯がどこにあるのか，もう抜歯されたのかどうかさえ尋ねた』

　この夜モートンは，この署名入りの文書（この事実を証明する唯一のもの）をボストンの『デイリー・ジャーナル』の編集長のところへ持っていった。翌日，1846年10月1日，次の記事が『デイリー・ジャーナル』に載った。

　『昨夜われわれは，齲蝕された歯が，患者にわずかの痛みも感じさせずに抜歯されたことを，それを目撃した者から知らされた。患者はある調合薬を吸入して眠りに落ち，その効果はおよそ45秒間，ちょうど抜歯するのに十分な時間だけ続いた』

　後年モートンは，この記事の発表について，自分はまったく無関係である，と繰り返し述べた。この宣伝にあるような強欲さから見

ても，ホレス・ウェルズとは違ってモートンは，この発見が，すべての苦しむ人々の恩恵となるのだから，注意深い，しかも私欲を離れた実験が必要である，などとはまったく考えていなかったことがわかる。彼は，この思いがけない発見から，どれだけ個人的な恩恵や富を得ることができるか，ということだけを考えていた。

さらに重要なことは，フロストの供述書にも新聞の記事にも，"エーテル" という言葉が，まったくあげられていないことだ。このことはモートンが，将来の事業の可能性を油断なくねらっていたことを示している。エーテルは，すでに何世紀にもわたって（少なくとも1450年以来），化学者や医師たちに知られており，溶剤として，あるいは喘息や百日咳の対症治療薬として用いられてきた。

モートンはこの "調合薬" の本態を隠すことに決めた。最初から富と成功をねらっていたので，特許を取り，高い価格で全世界の医師や患者に売ることのできる "秘密" の物質をめざしていた。

経験を積んだ化学者や医師なら誰でも，その独特の匂いから，直ちにエーテルであるとわかるので，10月のはじめの数週間，モートンは，エーテルを香料と混合しはじめた。その匂いを隠すために，可能な限りのことをした。それから，2年前にウェルズと一緒に，あるいはウェルズのために訪問したマサチューセッツ総合病院のジョン・コリンズ・ウォレン博士に，もう一度会いに出かけた。

最初にモートンは，ウォレンの第一助手で，後にウォレンの後継者になったヘンリー・ヤコブ・ビジェロー医師を訪ねた。ここで彼は執拗さと忍耐によって，不可能を可能とした。1845年1月25日[*9]の大失敗にもかかわらず，モートンはビジェローを，そしてビジェローとともに，非情なウォレンをも，説得して，マサチューセッツ総合病院の手術室で，第2回目の実験をする許可を得た。

[*9] 訳者註　第2篇第1章（123頁）では「1月の半ば過ぎのある日」としている

4. 強　欲

　この会見の詳細や，なぜビジェローとウォレンが承諾したのか，その理由を完全に明らかにすることはできなかった。ただ1つだけ確かなことがある。それはモートンが2人の外科医に，あのホレス・ウェルズの効果のない笑気ガスとは無関係の，新しい麻酔"調合薬"を発見した，と信じ込ませたことである。ともかく，1846年10月14日に，モートンはマサチューセッツ総合病院から，ジョージ・ヘイワード医師の署名のある手紙を受け取った。それにはこうあった。
　『拝啓　J・C・ウォレン博士の指示により，手術を受ける患者に，貴殿が疼痛を除くために発見した調合薬を使用する。金曜日の午前10時に来院されたい』
　"貴殿が発見された「調合薬」"という一節は，モートンがビジェローとウォレンに対し，どのように話したか，を示している。
　ヘイワードの手紙を受け取るまでに，モートンは新聞記事になった無痛治療を読んで集まってきた多くの患者に，すでに治療を行っていた。2例だけ，この方法で効果がなかった。この失敗にも，モートンは決して動揺しなかった。ウェルズより遥かに強靱な性格であり，エーテルの用量を増やさなければならない，と結論しただけであった。
　彼は大急ぎでガラスの球を作らせた。その球の中に，エーテルを浸み込ませるための大きなスポンジを入れた。この球の頸状になったところを，患者の唇の間に差し込んだ。ヘイワードの手紙を受け取った日，モートンの住んでいる家の持ち主であるグールド医師は，球の頸部にバルブを付けることを提案した。そうすれば，患者の吐く息が球の中に戻らないので，エーテルの効果が弱まらないからである。重大な実験のわずか11時間前にモートンを助けたのは，再び幸運であり，再び他人からの提案であった。病院での実験に使う球を改良するため，モートンはボストンの器械製作所へ急いだ。
　10月16日朝の9時半，実験開始の30分前になっても，この球はまだ完成していなかった。私が手術室の見学者席に腰掛けて，ギルバー

ト・アボットの頸部腫瘍について，ウォレンが臨床経過を説明するのを聞いていた時も，モートンはまだ作業場にいたのである。彼は急ぐよう，職人をせき立てた。10時寸前に，器具はやっと完成し，モートンは職人の手から文字どおりそれを奪うように取り上げると，道路を走り抜け，イーベン・フロストに会い，そしてウォレンが，あの歴史的な言葉，『モートン博士がまだ来ないところをみると，別の用事で忙しいのだろう』と断言したその時に，息をはずませながら手術室の入口に現れた。

再び幸運は，モートンに味方した。彼が遅れて到着したことは，最初から実験に劇的な迫力を与えた。そしてそれから，劇そのものが始まったのである。ギルバート・アボットの麻酔，無痛手術，疼痛のための悲鳴を伴わない世界史上最初の大手術，そして，ウォレンの畏敬の念に打たれた，あの『紳士諸君，これはいかさまではない』まで。

ウェルズを裏切った運命が，今度は最後の瞬間まで，モートンに味方した。ウェルズは，それから半世紀後になっても，まだ麻酔医には困難とされつづけていた肥満した人に，笑気ガスの実験をさせられた。反対にモートンには，少しの抵抗もなくエーテル麻酔にかかる弱々しい結核患者を与えられた。

その日の午後，ウォレン，ビジェロー，ヘイワード博士は，モートンにはっきりとした質問をした。この調合薬の化学的組成は何か，である。モートンが回答を拒否したことに，彼らは驚いた。ビジェローが，エーテルに違いないと指摘した時には，モートンは断固として否定した。質問で追いつめられると，彼はエーテルも少量は使用しているが，実際の効果は他の成分によるものだ，と言った。

その次の日の10月17日に，マサチューセッツ総合病院で再び実験が行われた。今度は，モートンは肩の腫瘍を手術する婦人に麻酔をかけ，またも成功した。医師たちはモートンに，このように全人類

にとって極めて重要な発見であり，間違いなく外科的治療のすべてに革命を起こす発見を秘密にしておくのは，医学の慣習にはない，と指摘した。

　しかしモートンは，不屈だった。2週間半の間，彼と医師たちとの間に，ひそかな闘いが交わされた。一方，人類の恩人として，彼の名前は全世界に響きわたった。

　医師たちは，モートンが調合薬の秘密を明らかにしなければ，この療法の支持を取りやめる，と何度か迫った。しばらくの間，モートンは抵抗した。彼は，世論や患者からの無痛手術の要求が，嫌でも医師たちに"彼の方法"を，使わせると確信していた。可能な限り手早く，彼はこの秘密の販路開拓に着手した。自分だけが，納得のいく最初の麻酔の公開実験を行った結果，全世界の医学がそれを使うことができるようになった，だから彼が歴史的栄誉を受けるにふさわしいということを，知っていた。しかし同時に彼には，さしあたりジャクソンからのエーテルについての助言は別としても，麻酔の原理の発見者はウェルズであること，そして遅かれ早かれウェルズもそれを言い出すだろう，ということがわかっていた。

　モートンはウェルズの内気さや人のよさを，計算していた。それでも10月19日には，ウェルズを利用する綿密な計画を立てた。それはウェルズに，モートン自身の成功に参加する機会を与えることによって，ウェルズ側が権利を主張する可能性を除いてしまおう，というものであった。

　『拝啓』彼は10月19日に，ハートフォードのウェルズに手紙を送った。

　『吸入させると深い眠りに陥らせることができるある調合薬を，私が発見したことをお知らせします。眠りに入るまでの時間は，ほんの一瞬です。そして眠っている時間は，随意に調節できます。この状態では，大外科手術でも，歯科手術でも，患者にわずかの疼痛も感じさせることなく行えます。

『私はこの調合薬の特許権を得ました。そして，この調合薬の使用権を売る代理人を，今各地に送っております。自分の診療にだけ使用する個人，あるいは町，郡，州に，この権利を譲渡するつもりです。お手紙を差し上げたのは，利益を分け合うという条件で，あなたがこの権利を売却するために，ニューヨークや他の都市に行って頂けるかどうかを知りたいからです。この調合薬を，私は抜歯に160回以上使用しましたし，またマサチューセッツ総合病院で患者に使用するために招かれました。どの場合も成功しております。

『効果については，ウォレンおよびヘイワード教授が証明してくれます。私は学生や医師たちの前で，これを使用しました。手術室は人でいっぱいになりました。さらに詳細については，お送りする当地のデイリー・ジャーナルの抜粋を参照して下さい』

これこそ，モートンの性格の最も強欲な面をさらけ出している手紙である。彼は調合薬の性質を明らかにしないように，細心の注意を払っている。ウェルズは，エーテルより笑気ガスの方が，より危険が少ないと考えて，その実験を続けようとした。彼はエーテルを後回しにした。この調合薬の成分は，ウェルズが長くなじんできたエーテルそのものだった。モートンは，ウェルズがあれほど惨めな失敗を演じたまさにその同じ場所で，自分が完全な成功を収めたことを，誇らしげに報告することで，ウェルズに心理的な打撃を与えた。しかし，打撃とともに，誘惑もした。儲け仕事をちらつかせれば，自分と同様にウェルズも関心を持つだろう，とモートンは考えた。彼は利益を実質的に分け合うことを，ウェルズに申し出たのである。

ウェルズはすぐに返事をした。この返事もまた，彼の性格を示している。純粋で，疑念のないもので，モートンの性急な営利主義のために，発見のすべての目的が，無に帰してしまうのではないか，と心配している。

『拝復』ウェルズはこう書いている。

4. 強　欲

　『昨日付けのお手紙を，ただ今受け取りました。あなたが自分の権利を売却すれば，あなたの目的が損なわれてしまうのではないか，と案じて，急いでお手紙します。契約が交わされる前に，ぜひお会いしたいと思います。私は来週，多分月曜日の夜に，ボストンへ行きます。ガスを使用した手術に，大きな困難を伴わないのなら，そしてあなたの言うような効果があるのなら，これを適切に利用すれば，間違いなくあなたの財産となるでしょう』

　ウェルズが，実際にいつボストンに行ったのか，そしてモートンに会ったのか，それとも健康がすぐれずにハートフォードにとどまったままだったのか，私には明らかにすることができなかった。ともかくモートンは，彼自身が特許の申請を行うまで，ウェルズに権利を主張させないようにした。

　それからモートンは，恩恵をこうむったもう1人，チャールズ・ジャクソンに，きっぱりと，機敏に立ち向かった。ジャクソンは，単にうっかりと，少し助言をしただけであった。しかし彼は，ジャクソンの方がウェルズよりもずっと危険である，と本能的に感じていた。ジャクソンには，モールスやボーモントのような本物の発明家，発見者に対して，自分の方が先に行った，と言い出すような病的な自己中心癖があることを，モートンは知らなかった。そのため最初は，ジャクソンを除外するとか無視することは考えなかった。モートンは，彼の名前で特許を取ることに，ジャクソンが異議を唱えないという条件で，特許によって得られるであろう収入の10パーセントを，ジャクソンに提供しようと申し出た。

　ジャクソンは承諾した。この目ざとい，そして常軌を逸した男が，どうして承諾をしたのかは，その後に続く異様な物語の中の不可解な事実と同様に，謎として残った。おそらく彼は，エーテルの麻酔作用を一度も信じたことがなかったので，当時はこの発見のもつ全世界を震撼とさせるほどの意義を，理解していなかったのであろう。ともかくジャクソンは，彼の名前を加える条件で，モートンが特許

を取るのを許した。この時，ジャクソンもモートンと同様に，麻酔の本当の発見者はホレス・ウェルズである，ということを知っていたが，ウェルズが独創的な考えによって果たした役割を，認めようとはしなかった。

　今やモートンは，特許の発効を待ちこがれた。衆知の物質であることから，エーテルでは特許は取れないので，彼は特許を，吸入方法とガラス球にしぼった。しかし常識を欠いた性格の彼は，ひそかに"調合薬"を特許に結びつけることをねらっていた。

　1846年10月末までに，彼はすでに"調合薬"の使用許可証を，医師や病院に提供する代理人を，全国に委託していた。値段は町の大きさによって違っていた。人口5千人から1万人の町では，歯科医の5年間の使用料は50ドル，人口10万人以上15万人までの都市では，同じ期間に対して200ドルを請求した。外科医に対しては，彼の調合薬を使用する手術の手術料の25パーセントを要求した。アメリカ全土で行われる外科手術の手術料の4分の1は，彼のポケットに流れ込むことになる。

　同時に彼は，英国やフランスにも触手を伸ばし，"調合薬"使用許可証を売ってくれそうな代理人を探した。

　モートンの香料つきエーテルには，興味深い名称が付いた。ここでもモートン自身の思いつきはなかった。今回は助手のテニイの提案によるものだった。それは"リーシオン"（忘却の川）という名称である。間もなく全世界に広まった"麻酔（anesthesia）"という名称は，オリバー・ウェンデル・ホームズ（**図31**）によるものである。

　1846年11月初旬には，モートンは驀進し，富と名声とに急速に近づいているように見えた。医師たちはモートンに，秘密の内容を明らかにすることを求めたが，無駄だった。しかしこの時，モートンに最初の一撃が下された。

4. 強　欲

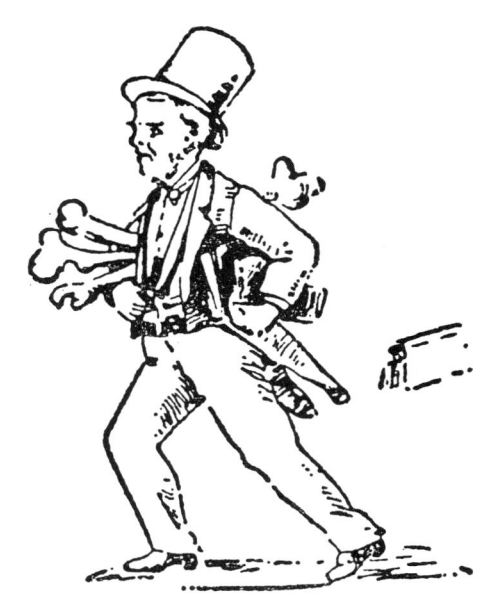

図31　オリバー・ウェンデル・ホームズ（1809～1894）。自作の戯画

　11月4日，ヘイワード医師はマサチューセッツ総合病院で，ある高齢の婦人の乳癌の切除手術を行った。医師たちとモートンとの間の緊張の高まりにもかかわらず，ヘイワードは非常な疼痛を伴うこの手術では，モートンの助力が必要であると考えた。
　しかしこの時，モートンは失敗した。1時間半の間，彼は患者に麻酔をかけようと懸命に努力したが，無駄に終わった。患者は咳込み，あばれ，荒々しく手を振り回したが，意識は失わなかった。この婦人は，最初に注射で鎮静しないと，麻酔をかけるのが困難な患者の1人であったに違いない。
　青ざめて，汗にまみれ，モートンは手術室を出た。この失敗は，築きつつある販売組織を，どれだけ大きな危険に曝すか，彼は十分に理解していた。今や医師たちがその気になれば，これ以上の実験を行うことが，拒否される状況を作ってしまった。もし彼らがこの

失敗を公表したら，モートンと彼の方法に対する信頼は，根底から動揺するだろう。ホレス・ウェルズが受けた屈辱を，モートンは今なお，すべて詳細に思い出すことができた。

　一種の恐慌状態に陥ったモートンは，医師たちを自分の側に取り込もうと決意し，マサチューセッツ総合病院の医師団に手紙を書いた。この手紙で，彼は"調合薬"の成分はエーテルに他ならないこと，それに少量の香料を混ぜてあることを，打ち明けた。しかし同時に，この真相を打ち明けるのは医師たちだけに限ることによって，自分の"秘密"をできるだけ隠そうとした。彼は医師団に，この秘密を彼ら以外には明らかにしないことを懇願し，そして大手術でもう一度，エーテルの効果を示す機会を与えてほしい，と頼み込んだ。

　モートンはその機会を与えられた。それは当時ボストンで活動していた外科医の中で，最も進取の気性に富むビジェロー博士のおかげであった。ビジェローはヘイワードを説得し，もう一度モートンを参加させて手術を行うように勧めた。しかしそれは，手術前に満員の見学者に向かって，モートンが"調合薬"の内容を大声で発表することに同意する場合に限っていた。モートンはこの要求に屈した。手術は1846年11月7日に行われた。患者はアリス・モーハンという21歳の女性で，ヘイワードによって足を膝のすぐ上から切断された。

　ヘイワードはモートンに強い反感を抱いていた。彼はモートンがもう一度失敗した時のために——彼はモートンが失敗すると想像していたか，おそらくは失敗することを望んでいたのであろう——患者の意識と疼痛をいくらかでも抑えられたらと，100滴の阿片を投与していた。今日の知識から見れば，ヘイワードはこうすることによって，モートンがめざましい勝利を獲得するのを，助けてしまったことは明らかである。患者は深い眠りに落ち，手術は完全に無痛のうちに行われた。モートンの心の中では，自分の方法の有効性を立証できたにしても，それは自分の秘密を公開してしまうことの代

償としては，不十分だった。しかし，少なくともこれによって，彼は完全な破滅からは免れた。そして数日後，彼は激しい強欲さで，再び自分の"富の権利"を守るために闘いはじめた。1846年11月12日，麻酔薬投与のための彼の方法に，特許が成立した。

モートンが正気に返ろうとすれば，まだ時間はあった。この時にはまだ，後年のジョセフ・リスターのような行動をしようとすれば，それができた。リスターは外科手術のあとにしばしば見られる感染の危険と闘うために，石炭酸の噴霧を世界に普及させた。そしてそのリスターが，全世界に向かって彼がいかにパスツールの病原菌や腐敗菌の発見に負うところが多いかを公言したように，モートンも麻酔ガスを使用するという考えを最初に実行したホレス・ウェルズや，エーテルの使用を彼に提案したジャクソンに賛辞を呈していたら，よかったのである。最初に麻酔に成功したという彼の名声は，少しも損なわれなかっただろうし，名誉には汚点がなく，真に偉大な人物でありつづけたであろう。

しかし，栄光を分かち合うことなど，モートンには思いも及ばないことであった。相場師の気質をもつこの27歳の青年は，自分の手に入るものを，わずかでもあきらめる意図などなかった。無謀にも，彼は激しい闘争の中に飛び込んでいった。もっともこの争いの口火を切ったのは，チャールズ・ジャクソンであった。

しばらくして，ジャクソンはモートンが新しく獲得した名声の本当の意味を理解した。そしてひとたびそれに気づくと，ジャクソンの利己的な性格は，著しい誇大妄想狂的な性格と相まって，それを我慢することはできなくなった。ただしジャクソンが行動を開始した時には，モートンの名声は，すでにアメリカ中に広く十分に浸透していたので，ジャクソンがその発見にどれだけ反論しても，アメリカ国内ではしばらくの間は，モートンの名声を傷つけることはできなかった。

しかしジャクソンには膨大な知識があり，しかも抜け目なさと悪

知恵もあった。医学界にとって，とくにアメリカ医学界にとって，パリがどれほど特別な意味をもっているかを，彼は知っていた。ジャクソンは慎重に，そして冷酷に計画をめぐらし，フランス留学時代からの友人で，今ではフランスの最も有名な科学者の1人に手紙を書いた。その科学者は，エリー・ド・ボーモンである。

ジャクソンはこの手紙で，フランス科学アカデミーとパリ医学会の関心を喚起してほしい，とボーモンに依頼し，それに長文の報告を添えた。ジャクソンは，モートンがボストンでエーテル麻酔の公開をしたことについては言及していたが，真の発見者は彼自身であることを示すために，事実をごまかしていた。エーテルの麻酔効果など少しも信じていなかったジャクソンが，今や異常な体験談を作り出していた。1842年2月に，塩素ガスの作用を中和しようとした時，偶然ガスを吸い込み，エーテルに疼痛を緩和する性質のあることを発見した，というものである。そしてその後，彼はこのガスについて無数の実験を行った，と主張した。あらゆる問題が解決された後に，彼はモートンをマサチューセッツ総合病院に，自分の代理人として送ったのだ，と述べた。

パリでは，誰一人として現実に起こったことを知らなかったし，ジャクソンは有名な科学者であり，尊敬もされていた。一方，モートンの名前はこれまでまったく知られていなかった。そのためジャクソン教授の報告は，大きな関心を持って読まれた。フランスの一流の科学者たちが，自分の話を受け入れたことが明らかになると，ジャクソンは急にアメリカでモートンを攻撃しはじめた。アメリカ科学アカデミーに出席して，パリに送った報告とほぼ同様な声明書を読み上げた。しかもその前日には，彼はこの声明を印刷して，アメリカやヨーロッパの種々の重要な機関に送付した。

モートンはこの事実を知ると，すぐに反論した。彼はジャクソンがエーテルの使用を勧めたことについては，否定できなかった。そこで彼はエーテルを勧められた9月30日より遥かに以前から，エー

テルの麻酔作用に気づいており，猫，鶏，小鳥，魚，人間について多数の実験を行ってきた，という話を作り出した。後に，ジャクソン側の弁護士たちは，これが嘘で，あり得ない話のかたまりであることを，苦もなく暴露した。モートンは論理的に思考する才能を欠いており，彼の話は，精細な検討には耐えられないものだった。

　これらの声明は小冊子の形で配布され，名声を渇望するチャールズ・ジャクソンと，名声と富を渇望するウィリアム・グリーン・モートンとの，醜い闘争が始まった。2人とも，自分の方がエーテル麻酔だけでなく，麻酔一般の原理を発見した栄誉も担う価値がある，と主張した。どちらも，その栄誉が当然帰属するはずのホレス・ウェルズについては，一言も発しなかった。ウェルズに対しては，モートンもジャクソンも沈黙が最高の武器であると考えていたらしい。

　しかし，ウェルズはまだ死んではいなかった。彼は病気ではあったが生きており，ハートフォードに住んでいた。何が起こっているかを彼が知るまでには，何週間もかかった。

　1846年12月7日になって，ウェルズはハートフォードのクーラント紙で，麻酔の発見者は自分である，という控えめな発表を行った。しかし，その時の野蛮な争いの中では，謙虚さは無駄なことだった。非難の応酬の中では，彼の主張などすぐにかき消されてしまった。

　5カ月後，モートンとジャクソンがまだ名誉の独占で闘っているさなかで，ウェルズは再び声を上げた。今度は，彼はボストンの『内科学外科学雑誌』に論文を書いた。その論文は次のような文で締めくくられていた。

　『私はこの発見に対し，公平な，当然の栄誉を受けることを心から希望しているのであり，それ以上のものを私は望んではいない』

　この論文も，注目を集めるには穏やかすぎた。さらに，モートンとジャクソンは，共通の敵を黙殺することでは一致していた。そし

てウェルズも、問題の追及を一時できなくなってしまった。長年の病気のために、身体が弱っていたばかりでなく、経済的にも破産寸前の状態であった。そのため彼は、絵や彫刻の取り引きをするために、ヨーロッパへ行くことを思い立った。この着想は、一見したところ見込みがありそうになかったし、彼に向いているようでもなかった。しかしこれは、商売人らしくない彼が、家計の再建をどれだけ望んでいたかを示している。

　24日間の航海の後、パリに到着した時、彼は自分が急に有名人になっていることを知った。パリの科学界の人々は、ジャクソンとモートンの闘争に引きつけられていた。麻酔の真の発見者を明らかにしようとして、ウェルズがボストンの『内科学外科学雑誌』に発表した控えめな論文にも、気づいた。そして、アメリカより遥かに強い関心を抱いて、それを検討していた。パリに住み、名声を博していたブルースターというアメリカ人の歯科医が、ウェルズの代理人を買って出た。彼はウェルズを、クラブや科学者の集会に連れ出した。講演を要請されると、ウェルズは恥じらいがちな態度で、発見に至った経緯を話した。彼は典型的なフランス式の喝采で迎えられた。アメリカに帰国したら、この発見に占めた彼の決定的な役割について、詳細な科学的報告をまとめ、できるだけ早くパリ医学会に送ってほしい、と要望された。

　ウェルズはそれに応じた。この『外科手術における亜酸化窒素ガス、エーテル、その他の気化物適用の発見の歴史』と題する論文も、控えめな慎み深い言葉で書かれていた。しかし、事実は完全に彼の側にあったので、この論文はパリのみならず、やがてアメリカの麻酔発見の経緯に関心を抱く人々の注意を喚起するようになった。

　モートンとジャクソンは、お互いに論争のまっ最中であったが、今や両人とも、ウェルズに対し手を結ぶことを余儀なくされた。2人は、笑気ガスは麻酔剤ではまったくない、と主張することで、ウェルズの要請を無効なものにしようとした。2人とも虚偽や中傷を投

げつけることに，何ら呵責を感じなかった。この2人は，ヨーロッパの滞在によって健康と精神状態が一時的に回復した彼に，こうした反撃の手段をとった。ウェルズが死につながった危険な笑気ガス，エーテル，クロロフォルムの比較実験を，自分自身の身体を使って始めたのには，"彼の"笑気ガスに対する良心のないこれらの攻撃の誤りを，証明しようという意図があった。これが彼をニューヨークに行かせ，1848年1月21日に市の拘置所の独房に収容させ，悲劇的な自殺をさせたのである。

彼の死の数日後に，チェンバーズ街のウェルズのところに，パリからの手紙が届いた。それはブルースターからのもので，こうあった。

『拝啓。パリ医学会の集会から，今戻りました。外科手術を疼痛なしに実施するための気化物ないしガスの使用を発見し，また適用することに成功した栄誉を受けるにふさわしい者は，アメリカ合衆国コネチカット州ハートフォードのホレス・ウェルズであると，投票によって決定されました。……』

手紙は遅すぎた。

ホレス・ウェルズの死によって，モートンとジャクソンは最も恐れていた共通の敵から逃れた。なぜならホレス・ウェルズのみが，その真相を知っていたからである。2人は前にも増して，決意と憎しみをもって，相手との争いに突入した。

この"エーテル戦争"は15年間，激しく続いた。そして彼らの死後も数十年にわたって，小さな団体から州，さらに作家までも，その争いに巻き込んでいった。年月の経過とともに，モートンもジャクソンも，真に何が起こったのか次第に忘れていった。彼らの歪曲は，彼らにとっての真実となった。

ジャクソンは弁護士，作家，ジャーナリスト，政治家を動員した。彼は自分が麻酔の唯一の発見者であるという名誉を求めて，非情に

闘った。

　モートンも同じことを求めて，同じ方法で闘った。しかし同時に彼は，金儲けもたくらんでいた。モートンやモートンの代理人たちが，例の特許権を根拠にして，許可証を持たずにエーテル麻酔を使用した者を告訴する，と脅したにもかかわらず，使用許可証の販売は，間もなく行き詰まった。モートンはニューヨーク眼科病院を告訴して，彼の特許権を守ろうとしたが，敗訴した。エーテル麻酔は公共の財産であり，モートンの最初の特許であったエーテル使用方法は，遥か以前に，使用するにはもう旧式なものとなっていた。この訴訟の結果，モートンの特許権は失効した。

　そこでモートンは，別の方法を試みた。彼は自分を，財産権を詐取された男に仕立て上げた。彼は今まで以上に多数の弁護士，作家，政治家，ロビイストたちを雇い，議会そのものを標的にキャンペーンを始めた。モートン，あるいは代理の者は，名誉を独占すること，政府が彼の主張を認知することを要求するだけでなく，麻酔発見のために，彼が払ったと推定される犠牲や，彼の特許の失効による損害に対して，政府に10万ドルの補償を要求した。この闘争に全精力を傾注するために，モートンはこれまで継続しており，望んでいた富をもたらすはずの開業医さえ辞めた。"彼の正義"のための闘争は，憑かれたものになっていた。

　間もなくモートンは，ジャクソンに勝った。経済的な理由で，ジャクソンは膨大な自己宣伝の運動を行うことができなかった。モートンは，彼のような多くの狂信者と同じように，多額の金を彼に提供するパトロンを見つける才があった。しかし弁護士，報道機関，あるいは上院議員を説得するために，それ以上を散財した。彼は一方では膨大な借金を負ってしまい，彼の強欲さのために，彼や彼の家族は，破産寸前に追いつめられていた。

　1852年になって，モートンは目的達成も間近と信じていた。第32議会の第１会期の間に，大勢はモートンに10万ドルの補償金を与え

ることに傾いていた。投票の5分の3はモートンを支持した。ジャクソンに投票するのは5分の2だけだった。ウェルズのことはまったく忘れ去られていた。彼の名前は，挙げられてもいなかった。

しかしこの時点で，ウェルズが発見当時に住んでいたコネチカット州選出のトルーマン・スミス上院議員は，忘れ去られていたウェルズの麻酔発見の報告を，この審議の場に提出した。彼はウェルズの主張に関して調査されるまで，モートン支持の決議を下すべきではない，と要求した。彼の動議は採択された。

さらに10年間，醜い闘争が続いた。モートンはウェルズのガス麻酔発見のすべての話は，嘘であると証言する人間を，探しはじめた。ハートフォードでは見出せなかったので，モートンと彼の協力者は，買収の道を選んだ。モートンの元の助手で，ウェルズが最初に，自分自身の身体を使って実験したのを目撃したリグズを，買収しようとした。もしリグズが，ウェルズの実験を否定するのに協力してくれたなら，受け取れる10万ドルの議会補償金のうち，1万ドルを提供する，とモートンは仲介者を通じて申し入れた。リグズは自分の正直さは売り物ではない，と返事をした。

モートンの他の使者は，ウェルズの未亡人にも近づいた。彼らはもし未亡人が夫の権利を主張すれば，誰も議会の補償金を受け取ることができないだろう，と強調した。モートンはもしウェルズ夫人が権利を放棄してくれるなら，10万ドルを夫人と等分にしよう，と申し入れた。

ウェルズ夫人は，私の望むのは夫が認められることだけであり，金ではない，と返事した。

モートン一派はたった1人しか買収できなかった。ハートフォードに住むサミュエル・クーレイで，かつて笑気ガスを吸入したあとで，向うずねを強打したあの男であった。クーレイは疼痛を感じなくなるのを見つけたのは，ウェルズではなく自分自身である，と証言した。しかしこの証言は，ウェルズの霊を消し去るには十分でな

かった。死者の主張を支持するトルーマン・スミスは，モートンの主張を議会で否決させることに成功した。そして問題は，すべて法廷に移管された。ジャクソンの主張に関しても同様に，法廷に移された。

しかし，これが終結とはならなかった。モートンは，自分が不正，中傷，迫害に取り囲まれているのだ，と信じ込み，パラノイア寸前の危険な状態になっていた。彼は権利を強奪されて苦しむ人間を演じつづけた。そして経済的に援助してくれる人を飽くことなく求め，また見出した。1863年には，議案が再び議会に上程された。その議案は，モートンのガス麻酔の発見に対し，前回より多い20万ドルを彼に与えるというものであった。

しかし，トルーマン・スミス議員は油断なく警戒していた。彼はこの議案を提出したフーパー下院議員が，イースタン鉄道会社の重役の1人であることを指摘した。この会社の重役の1人が，会社の金5万ドルをモートンに貸し，これがまだ弁済されていない疑いがあった。議会の補償金によって，モートンに借金を弁済させ，会社の金の穴埋めにあてる意図があるのではないのか？　トルーマン・スミスは質問した。

これは効果的な一撃であった。議会はモートンに補償する最後の，そして最も強硬な動議を否決した。モートンの仮定の損失は補償に値しない，しかし麻酔の勝利を決定的にした彼の役割に対しては，報酬を与えるべきだ，という意見の下院議員も少なくなかった。しかし，このように同情的だった人たちでさえ，モートンが自分の策略ではまり込んだ泥沼からは手を引いた。

この最後の敗北で，モートンの運命は決まった。彼はもはや財政的な後援者を見つけることができなくなった。支持者も彼から離れていった。扉は彼の前で閉ざされた。それでもさらに5年間，彼は闘争を続けた。請願者として議会の廊下を歩き回った。

1868年1月中旬，モートンは人格崩壊寸前の状態で，ワシントン

からニューヨークへ行った。彼は完全にパラノイアの状態であった。診察を依頼されたセイヤー，イェール両博士は，彼が危険な状態にあると診断し，安静を命じた。しかし，2人がモートンのホテルを離れるやいなや，モートンは服を着て，馬車でブロードウェイを疾走した。馬を鞭打って，全速力でセントラル・パークを走った。高熱で顔がまっ赤になったため，彼は公園の中で止まり，池に走って，顔を水で冷やした。それからまた馬車に駆け戻り，しばらく走らせてから再び飛び降り，そして意識を失って倒れた。彼は聖ルカ病院に運ばれ，そこで死んだ。まだ48歳だった。

モートンが生かしてはおけないと思った敵のジャクソンは，彼よりかなり長生きした。しかし，この男の上にも暗い運命が垂れ込めていた。長年ひそんでいた誇大妄想が，ついに彼の理性を圧倒してしまった。1873年，ジャクソンはボストン郊外のサマービルにあるマクリーン精神病院に拘束された。ここで彼は，かつて輝かしい科学者だった男の抜けがらとして7年間，余命を保った。1880年8月28日，彼は死んだ。世界に最高の祝福の1つをもたらした幸運で，不運な3人のうちの最後の男であった。

彼が死んだ時，麻酔が全世界の共有財産となってから，すでに30年以上が経過し，麻酔の発見がきっかけとなった偉大な外科の時代は，幕を開けていた。

第3篇

手術熱

1. スクタリ

　1854年11月20日の正午に，私はコンスタンチノープルに待機していた帆船に乗った。ボスポラス海峡のヨーロッパ側の海岸の向こうに，スクタリのトルコ風の仮設兵舎が，太陽の光を浴びてかすかに光っているのが見えた。これらの仮設兵舎は，クリミア半島の英国遠征軍のための主要な病院であった。この病院に入るための許可を得てくれたのは，コンスタンチノープルの貿易商で，戦争で莫大な利益を得たアンソニー・ヒラリーだった。私をそこまで送ってきて，彼はこう言った。

　「屠殺場でさえ，立派に見えますよ，そしてあそこはまさに一級の屠殺場です。私は上陸はしません。そんなに熱病やチフスやコレラにかかりたいというなら，1人で上陸して下さい」

　「しかし，私は外科病棟を見るだけだ」私は意地になって言った。

　「彼らは皆，同じように汚染の中で死んでいきますよ」と彼は応じた。

　「もしもあなたが，エーテルかクロロフォルムさえあれば，病院はリゾートホテルのようになるとまじめに考えているのなら，誤解もはなはだしい。医者が負傷兵の肺の中に薬を詰め込めば，腕や足を切断している間，彼を静かにしておくことはできるでしょう。しかしそのあと，彼らは創傷熱か壊疽で必ず死んでいく。そして完全

に骨の山に埋もれてしまう。あなたの同僚たちが傷を治療すれば，それだけ早く，そして確実に，彼らは死んでいく。これほど高い死亡率を，あなたは見たことがないでしょう」

その時には，30年以上も外科の歴史を支配してきた重要な事実をヒラリーが述べていると，まだ実感していなかった。しかしその数時間後には，それが真実であると気づきはじめた。そしてその翌日，死体につまずき，悪臭にくらみ，錯乱した悲鳴に追われてスクタリの病院を離れた時には，それが間違っていないことを知っていた。

1846年以来，ひとたび疼痛という障壁が取り除かれさえすれば，外科の勝利は絶対であろう，と私は想像していた。この8年間，その確信はしばしば動揺はした。そしてスクタリのあのひどい病室で，その確信を永遠に失ってしまった。この一昼夜のうちに，たとえ疼痛を克服したとしても，外科手術は疼痛と同じような，手に負えない第二の敵に遭遇することを，悟ることになった。

それもまた大昔から存在しており，とくに腹部の外傷の場合には恐れられていた。麻酔が普及してから，この特別な脅威はあらゆるところで，まったく同じように増大した。スクタリで，私はその恐るべき，そして信じられないような力を目撃した。創傷熱，膿血症，丹毒，壊疽，毒血症，あるいは現在のように感染と呼ばれようが，それらはすべての病院でまったく同一のものであった。

1854年10月の半ば——シビエールの膀胱結石除去術の成功で完全に回復し，新しい冒険を望んでいた時——英国遠征軍に従軍してクリミア戦争に同行したタイムズの特派員であるウィリアム・ハワード・ラッセルが送った記事を，私はロンドンで読んだ。10月13日，14日，15日付けのラッセルの特電は，英国全土に激しい憤りを巻き起こした。彼は病院の惨状を報告し，英国陸軍の医務隊は，兵士が苦悶のうちに死亡するのを傍観していること，病院の設備は救貧院の診療所よりも悪いこと，などを非難した。傷口の包帯に古布が必

要なこと，外科手術に手術台やクロロフォルムが必要なことに誰も気づいてもいない，と彼は打電した。

このクリミアからの通信のように，1人の新聞記者の送った記事が，一国の政府に強い影響を与えた例を，私は知らない。国民の集会が爆発的に開かれた。陸軍大臣シドニー・ハーバートはロンドンの上流社会の名流婦人の1人に，治療を改善するための特別な尽力を求め，負傷者や病人を看護するために看護婦を集め，スクタリの英国病院に向けて出航することを要請した。この名流婦人の名前はフローレンス・ナイチンゲールである。膨大な数の博愛心に満ちた英国人が，軍隊を援助するために自費で出発した。

11月はじめに私がこの奇妙な巡礼の旅に加わることになったのは，英国遠征軍の軍医総監ジョン・ホール博士が発した公式指令の中の一文だった。

『たとえ見事なメスさばきであったとしても，強い疼痛を引き起こしてしまう。それでもなお，墓場に沈んでいくのを見ているより，大きな悲鳴を聞く方がずっとよい』とホールは述べていた。

麻酔の発見から8年経っての，この大きな悲鳴を聞く方がずっとよいという声明は，あまりにひどいもので，かえって私はラッセルの記事は，すべて真実に違いないと確信してしまった。旅行鞄にエーテルやクロロフォルムを詰めて，直ちにコンスタンチノープルに行き，負傷兵がどのような治療を受けているのか，自分自身で確かめようと決心した。要するに，これは好事家の計画であり，麻酔の発見についてのこれまでの私の熱狂が，そのまま持ち越されたものであった。

湾内を埋めている種々雑多の帆船や汚れた貨物船の間を，われわれのボートがスクタリの海岸に向かっていくうちに，太陽は雲間に隠れた。仮設兵舎の病院は優美な城郭からただの汚れた，とてつもなく大きな建物に変わった。そこから忌わしい,刺すような悪臭が，

第3篇　手術熱

われわれの方に漂ってきた。同じような悪臭は、セバストポール付近の戦場からやってきて、傷病兵という恐ろしい積荷を岸辺まで送るために、ひっきりなしにボートに移している船からも、発散していた。トルコ人の沖仲仕たちは、間に合わせの担架をボートの中に、ただ投げ込むだけだった。彼らは悲鳴や悪臭には慣れっこになっており、病人の排泄物の中を歩いていた。包帯をあてていない男たちの血が、彼らに跳ねかかった。負傷者たちは彼らを狂気じみた、絶望的な目で見上げた。さもなければ悲鳴を上げるか、あるいはすでに断末魔にあがいていた。沖仲仕たちは担架を、木でできたがたがたの桟橋まで運び上げ、傷病兵を仮設兵舎に通じているぬかるんだごみのばらまかれた斜面に、投げ出した。まだ這うだけの力のある者は、そこから兵舎の中庭に通じる大きな門まで這い、残りの者は運んでくれる人を待っていた。

　ヒラリーは私に冷笑を投げかけた。

　「まだ、あの中に入ってみたいですか」と尋ねた。

　私は身震いした。しかし、もうここまで来てしまったのだし、それに若気の強情さも手伝って、引き返すことはできなかった。ヒラリーは肩をすくめ、ひどく裂かれて、包帯のされていない腕の切断された戦傷兵を持ち上げようとしていた2人のトルコ人に、数枚の硬貨を投げ与えた。トルコ人は、直ちに悲鳴を上げる男を下ろして、私の荷物を取り上げた。

　「楽しんで下さい」私が揺れ動く桟橋に上がると、背後からヒラリーが叫んだ。

　「おい、気をつけろ！」ヒラリーは死体を積んだトルコ風の手押し車に手を振った。その時、手押し車が仰向けにひっくり返り、死体が病院の前の窪地に落下した。

　「明日の正午にここへ戻ってきます。ともかく、あなたを待ちますよ」

　2人のトルコ人の後から、入口に向かっている車のわだちに沿っ

1. スクタリ

て歩いていくと、呻き声や、叫び声が聞こえてきた。病院一帯は、さながら混乱と無情の渦巻く、地獄のような光景であった。傷病兵の中に、酔っ払った売春婦たちが待っていた。病院の暗い、ネズミの走り回っている地下室で彼女たちが商売をしていることを、後になって知った。これまではあったかもしれない命令に従おうとする努力は、今や完全に失われているようだった。汚物の散らかった仮設兵舎の中庭を、私がつまずきながら歩いても、誰もまったく関心を払わなかった。

戻ったり進んだりと、妙に曲がりくねった道を歩いてから、トルコ人の運搬人夫たちは、長い兵舎のはずれの棟の1つに、私を連れていった。じめじめして汚れの浸み込んだ壁から、しっくいが崩れ落ちていた。彼らは荷物を隅に下ろすと、抗議したにもかかわらず、私をおいて帰ってしまった。助けを求めて見回してから、荷物をあきらめ、薄暗い廊下を、手探りで歩きはじめた。

驚いたネズミが怒り狂って靴に噛みついてきたので、それを蹴飛ばした。そこから急に廊下の幅が広くなった。その床の上には、半分裸の男が、列をなして横たわっていた。上衣をかけている者は、わずかだけだった。ほとんどは裸足で、うわ言を言い、呻き声を上げ、呪いをかけ、祈っていた。彼らは長靴かボロきれを枕にして、頭を置いていた。隣の部屋には、少なくとも床に藁が敷かれており、そこで数人の看護人に出会った。彼らは大きな銅の鍋の下に生木をくべ、煙を立てながら、火を絶やさないようにしていた。鍋では肉片を煮ており、生煮えの肉を、患者に投げ与えていた。患者はがつがつと、割り当てられた肉を食べていた。

看護人の1人に、どこに手術室があって医者に会えるのか、と尋ねた。彼は私を、まるで別世界から来た人間であるかのように見つめた。それから、馬がいななくように笑い出した。"手術室"という言葉が、彼にはとくにおかしかったようだ。ここにいる者は、皆コレラにかかっている、すぐに出ていかないと、私もかかってしま

第3篇　手術熱

うだろう，と彼は言った。そして医者は，この1週間見ていない，と付け加えた。

　私は他の廊下を通って，先を急いだ。どこでも同じ光景を見た。負傷した男も何人かは見たが，大多数はコレラとチフスの犠牲者であり，絶望のうちに死に向かっていた。ヒラリーの言葉が正しいと認めたくはなかったので，外科病棟と手術室を探しつづけた。

　ようやく，石の床や汚れた藁の束でなく，藁布団の上に横たわっている患者を見つけた。この地獄の中で，私は1人の女性に出会った。彼女はぶかっこうな，ゆったりとした灰色の服をまとい，その上にさらにぶかっこうな灰色の手編みのジャケットを着ており，白い布で頭を覆っていた。その布は，この情景の中では，奇妙な象徴のように見えた。彼女がフローレンス・ナイチンゲールの連れてきた看護婦の1人に違いない，と思った。

　彼女は，赤ワインのコップを持ち，藁布団から藁布団へと回っていた。私は助けを求めた。しかし彼女は，私がここを訪れた理由を説明するのを，蒼白な，そして怖そうな，不安そうな顔をして聞いていた。私に返事をすることを恐れていると感じたが，スクタリの医師たちがフローレンス・ナイチンゲールに敵意を示したことを後になって知るまでは，この女性の態度を理解できなかった。医師たちはナイチンゲールを，厄介な女性の侵入者と見なしていたのである。

　彼女が到着した時，彼らはロシアの将軍の死体が何日も放置されていた部屋を，割り当てた。まだあまり訓練を受けていない看護婦たちが，医師たちから非難される理由のないようにと，ミス・ナイチンゲールは冷酷な指導を行わなければならなかった。しかし，先週突然に，何千という傷病兵が一時に運ばれてきたために起こった危機で，シラリー少佐やメンジース医師はこれらの看護婦の援助を受け入れざるを得なくなり，彼女たちに病室や廊下の出入りを許可したのである。

1. スクタリ

　同じ質問を何回も繰り返すと，ようやく看護婦は，手術室を探す必要はない，と答えた。病院全体を探しても，手術室などは１つも存在しない，手術台らしいものもない，軍医たちは負傷者が充満した大部屋で仕事をしている，手術をする患者を他の負傷兵から隔てる仕切りなどない。神経質な動作で首を振りながら，彼女は軍医たちが仕事をしているのを見つけられるかもしれない方角を示した。

　私はつまずきながら，部屋を１つ通った。そこからはこれまでの病院の悪臭よりも，一段とむかつかせる悪臭が漂っていた。傷を包帯するための大量の綿布が，片隅に用意されていた。それから重苦しい，かび臭い空気の立ち込めた大きな，薄暗い病室に入った。そこが目的地だった。

　部屋の中央で，軍医たちが仕事をしていた。負傷兵は木製の台に打ちつけられた板の上に，横たわっていた。この一時しのぎの台の周囲には，新しく手術をされる患者が床を埋めつくしており，トルコ人たちがさらに次々と，負傷兵を船から運び込んでいた。私は床の上の血にまみれ汚れた人々を見つめ，呆然と立ちつくした。

　医師の１人が手術の合間に顔を上げ，汗まみれで不精髭の生えた顔を私に向けた。

　「おい」と彼は呼んだ。

　「『追っ掛け』なら，周りに立っているな。何か手伝えよ」

　私は『追っ掛け』とは，英国から軍の陣営を追ってくる旅人の意味で，兵士が皮肉ってつけた名前だということを知らなかった。私が動かずにいると，医師はもう一度叫んだ。

　「手を貸さないのなら，お前を放り出すぞ」

　誰かが鼻を鳴らして笑った。私は医師に，なぜここに来たのかを説明するために，前へ進んだ。患者の身体を踏まないように，用心深く足を運ぼうとした。しかし，それは困難だった。手を踏んだり腕を踏んだりしてしまった。怒った叫びや呪いが，背後で起こった。ようやく私は，手術台に辿り着いた。

第3篇　手術熱

　その時軍医が，患者の大腿部から鉄の破片を引き抜いた。ずんぐりとして，むくんだ赤ら顔の助手が，左手にクロロフォルムの瓶を持ち，クロロフォルムを浸した古布きれで，その兵士の口と鼻を覆っていた。ジョン・ホールの公式指令は偽りだったのか，それとも，鼻であしらうべきものだったのか？　私がロンドンから，はるばるエーテルとクロロフォルムを運んできたのは，無駄だったのか？　その瞬間，何を考え何を感じたのか，もはや記憶していないが，ただこう叫んだことは覚えている。

　「何だ，麻酔をしているじゃないか。ロンドンでは皆が言っている……」

　その軍医は，私をにらみつけた。

　「特派員の嘘つき野郎だ」彼は口汚く罵った。

　「あんたも同族なら，すぐに出ていく方がいい」

　彼は使い古したリネンの古布を，新しい傷口に無造作に置いた。

　「そうでないのなら，仕事にかかれ。この男に包帯を巻いてしまって……」

　患者は台から持ち上げられ，石の床に寝かされた。軍医は私に包帯を投げた。

　「次！」メスを取り上げて自分の長靴の革で砥ぎながら，彼は叫んだ。私は黙って，麻酔が切れはじめ，呻き声を上げている患者の横に，ひざまずいた。この軍医に対して，またまったく見も知らぬ人間におとなしく従う自分に対して，激怒していたが，患者に包帯をした。それを終えて顔を上げると，彼が上から怒鳴った。

　「何だ，この仕事をやったことがあるのだな」

　「もちろんしていた」と私も，怒鳴り声を立てた。

　「たまたま私も外科医だからね，あなたと同じくらいの」

　腰部の深いところにあるらしい弾丸を探すために，傷口を広げようとしていたメスを，彼は宙で止めた。

　「一体全体，どうしてあなたはこのネズミの巣に来たのですか」

と彼は早口で言った。

「そのうえ，あなたはアメリカ人でしょう？　自分はマグレガーです。さあ，まだ少し残っているので，向こう側に立って，縫合や包帯を手伝って下さい」

彼はクロロフォルムの瓶を抱えている，赤ら顔の牡牛のような男をメスで示した。

「こいつはブラウンです」と彼は言った。そして上等の服だが，しかし今は，頭から足まで血と汚物を浴びて患者の頭を支えている，威厳のある紳士を指さしながら，

「それからこちらは，シドニー・オスボーン牧師です。あなたのようにお客さんです。あなたも，オスボーンさんのように役に立ってくれると助かります」と言った。

数秒後には，外科医としての経験が彼と同じくらいあるという自負を損なうまいとして，必死になっていた。私は，切断，切除，弾丸や榴散弾の摘出，再び切断，切除，等々の渦に巻き込まれていた。

午後2時頃だっただろう。何時間も，揺らめく蠟そくの灯のもとで，われわれは次々と粉砕された人間の身体と取り組んできた。その時，マグレガーがメスを置いた。

「回診の時間です」彼はかすれた声で言った。

「よかったら一緒に来ませんか。オスボーンさんも一緒です。目を閉じてやり，臨終の人のために祈り，できることはすべてやっておられます」

身体を洗う水は，どこにもなかった。後になって水をもらうためには，列に並ばねばならないこと，それも1人あたり半リットル程度しかもらえないことを知った。そのため，私は洋服で手を拭き，マグレガーとオスボーンについて，1本の蠟そくしかついていない広い廊下に入った。この光は広い廊下から狭い入口に入るための，ほんの目印にすぎなかった。暗闇の中から，苦しそうな息づかいや，錯乱した男たちのあえぐような言葉が，聞こえてきた。入口の近く

第3篇　手術熱

にうずくまっていた看護人が，ようやくランタンに火を灯したので，手術が終わって廊下に並んで横たわっている男たちが，光の中に現れた。

「異常はないか？」マグレガーが看護人に尋ねた。

「今朝から18人死亡しました」看護人が答えた。彼にはブランデーの匂いがした。

「死にかけているのは大勢おります。あの婦人が，やつらと話しました。それからかなり静かになりました」

『あの婦人』という言葉を聞くと，マグレガーの表情が硬化した。彼は黙って移動した。オスボーンと私は，彼に従った。ランタンの光に，床の上のやつれた顔や身体が揺らめいた。われわれは次の連絡路に入り，看護人は後に残った。

「あなたがなぜここへ来たのか，説明して頂けませんか」マグレガーが言った。

私はその理由を話した。

「それでは，あなたは医薬品を持ってこられた」彼はうなるように言った。

「骨折り損でしたね。トルコ人たちが，とっくに荷物を盗んでいるでしょう。ともかく，見てのとおり，クロロフォルムは不足していません。ただホールズ博士の指令は，急所をついているように思いませんか？　今度の戦争で初めて，クロロフォルムを使って手術をしてきました。そして手術のあとの創傷からの発熱のために，これだけの男たちが死んでしまったことは，今までにはありませんでした。しっかりと見て下さるだけで……」

彼は木製の重い扉の前に立ち止まった。そしてそれを押し開けた。彼は次の看護人に向かった。看護人は立ち上がり，ランタンの灯心をひねって明るくした。

「異常はないか？」

「22人死亡しました」看護人が報告した。

1. スクタリ

「それに，向こうの男たちは，牧師さんを呼んでおります」

オスボーンは疲れ果てた身体を揺すると，死にかけている男たちの方へ向かい，彼らのそばにひざまずいた。

「22人死亡した」マグレガーが繰り返した。

「そして明日の朝には次の22人が死ぬ。明日の正午までにはさらに死ぬでしょう。この瞬間に，われわれが手際よく，痛みなしに手術を終わった70人から100人の男たちが死んでいく。どこかに問題があります。われわれがクロロフォルムを使用して手術を始めてから，そして深くメスで切り込み，完全な手術をできるようになってからというもの，創傷からの発熱が増えつづけています。クロロフォルムは苦痛を軽減するより，増加させてしまった最初の発明ではないでしょうか」

扉のそばに吊るしてあったもう1つのランタンに火を灯して，彼は負傷者たちの列に沿って歩いた。身体にしみ込むような膿の臭いが，藁の床の上に漂っていた。患者と患者とはぴったりと密着していた。どの男も，悪臭のある膿のしみ込んだ包帯をしており，土色の顔をし，眼がくぼみ，頬骨が突き出し，手は痩せ細り，早い，あえぐような息づかいをしていた。その当時多かった手術熱患者のすべての症状が，そこにあった。8年前までは不可欠な，しかも避けがたい弊害であった手術に伴う疼痛とまったく同じように，今や手術熱が受け入れられていた。

私はそれをあちこちの病院で，しばしば見てきたし，ときには，すべての病室で手術熱にかかっているところにも出会った。しかしここでは，手術の創部から毒の入っていない患者を見つけるのは困難であった。この光景の悲惨さは，私が医学の進歩に託していた夢や希望を，消滅させるに十分だった。ひざまずいて，低い声で祈っているオスボーンの周囲の男たちが，あと数時間の命であることに，疑う余地はなかった。おそらく，数時間もないのであろう。

マグレガーはランタンを吹き消し，元の釘にかけた。廊下を通っ

ていると，死体や手術を受ける男たちを運ぶ看護人たちと出会った。次の病室の扉のところで看護人が報告した。

「10人死亡しました。あの婦人が，2人の女性を連れてここへ来て，紅茶やワインを配りました。それからは，皆が静かになり……」

マグレガーがひどく顔をしかめたので，看護人は驚いて取りやめた。

「次の病室は，丹毒患者でいっぱいです」歩きながら，マグレガーは憂うつそうに言った。

「そこへ行く意味がないのです。彼らを助けることはできません」

それにもかかわらず，彼はがたがたの扉をノックした。看護人が扉を開くと，いつもの『異常ないか』という，私をひるませる皮肉な問いかけを，彼はのみ込んだ。

床の中央にはランタンがあり，そのそばで長身のほっそりとした女性が，湯わかしから紅茶をカップに満たしていた。そのカップを，あのぶかっこうな灰色のジャケットを着た2人の女性に渡した。同じ服を最初の女性も着ていたから，これが制服なのだろう。女性たちは藁布団を順番に回り，そのそばにひざまずき，患者の頭を持ち上げ，カップを男たちの口につけた。

私はそれまで一度も，フローレンス・ナイチンゲールと会ったことはなかったけれど，このランタンの横の婦人が彼女である，とすぐに気づいた。なぜかということは説明できないが，彼女には人を魅了する気品が溢れていた。実際の34歳という年齢よりも若く見えた。他の女性たちと違って，白い小さな襟のついた黒いウールの服を着ていた（**図32**）。少し短めにしたブラウンの髪の下の顔は，柔和で，ひ弱で，繊細に見え，あえて言うと，この恐怖の光景にはふさわしくなかった。

「昨日からこの方たちは，温かなものを，食べも飲みもしていません」

彼女は前置きなしに，柔和さの下に確固たる響きを込めて言った。

1. スクタリ

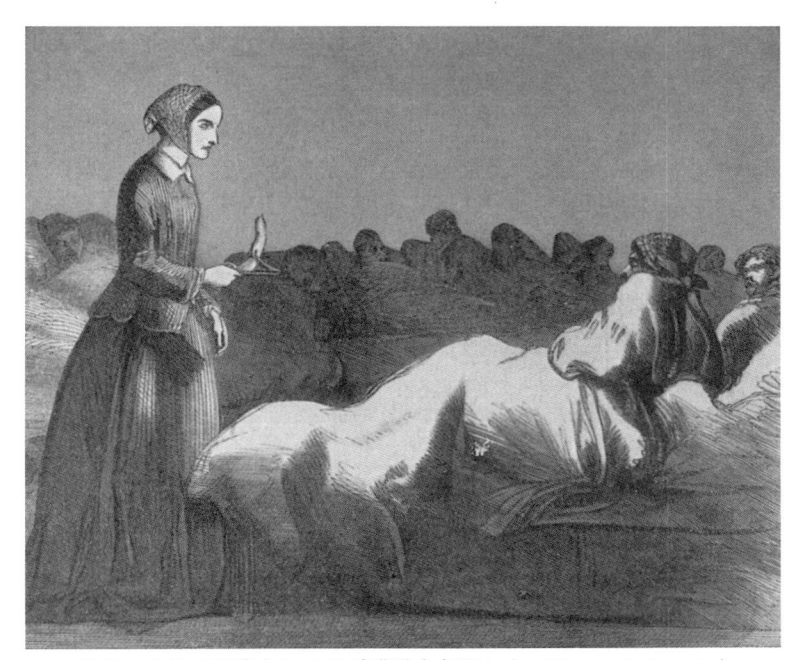

図32 女性の職業としての看護職を創設したフローレンス・ナイチンゲール（1820〜1910）。クリミア戦争中にトルコのスクタリにある兵舎に英国の主要な野戦病院があった。ナイチンゲールが夜間にその病棟を巡回している。手術の疼痛が麻酔法によって克服された後も，手術熱が外科の敵としてそこに蔓延していた

「私たちはお茶や赤ワインを持ってきました。お認め頂けるものと思います，マグレガー先生」

異常なほど冷静な目で，彼女は医師を見つめた。その目は，熱狂者の目ではなかったが，どこかに熱狂，決断，使命感のようなものがある，と私は感じた。

「ええ」マグレガーは息が詰まったようにつぶやいた。そして看護人の方を振り向いた。それ以上彼女の視線に耐えられないことは明らかだった。

「9名が死亡しました」看護人が言った。

「その他には異常ありません」

マグレガーは勢いよく扉を閉めた。

「少女のようにおとなしいのに，鉄のような強さをもっています」彼は怒気を含んで，うなるように言ってはいたが，その背後には，賛美の響きがあるように思えた。

「でも何の役に立つのです？　お茶を差し出し，温かいスープを作り，頭を持って。ここではどれも馬鹿げています。ミス・ナイチンゲールがいようといまいと，男たちは創傷からの高熱で死んでいくのです」

彼は足早に，廊下の角を曲がった。再びわれわれは大きな病室に入った。ここにも手術熱のために黄変してやつれた顔，丹毒で火のように赤い顔，そして壊疽で灰色になった顔をした男たちが，呻き，あえぎしながら，並んで横たわっていた。

「異常はないか」再びあの，不快な質問が出た。

「11人死亡です。そしてもっと死にます」酔った看護人が，うっかり口をすべらした。

われわれはやってきた道を，再び戻った。汚染したものと，呻きながら，高熱のために死んでいく男たちの横を通った。そして再び，この場所に，ただ1人かすかな希望の光を灯している，あのか弱い"ランタンをかざした婦人"の傍らを通った。

どの場所も皆同じだった。熱，熱，高熱，そして死。われわれは，どこかわからない部屋にあった寝椅子にくずれ落ちると，深い眠りに落ちた。ネズミの走り回る音も聞こえないほど，疲労していた。

夜が明けると，再び私は，平板でできた手術台の横に立ち，マグレガーが切断し，ゾンデ（探り針）で探るのを手伝った。日中のわびしい光のもとでは，病院の光景は夜中よりさらに異様で，不気味に見えた[*10]。

正午に，私はふらふらと桟橋に向かった。ヒラリーが待っていた。心の中にあるであろうさげすむような批判を，彼は遠慮して言わな

かった。確かに私は幽霊のように，地獄から帰った人間のように，見えたに違いない。しかし，この地獄をほんの短時間訪れたことが，私にどのような影響を与えたか，理解することはできなかったであろう。

　スクタリの1日によって，麻酔の奇跡の力についての私の信念は，完全に失われてしまった。第二の強敵が克服されない限り，外科は，依然として無力で致死的なものでありつづけるであろう。手術熱を克服しない限りは。

[*10]　原文註　マクレガーの拒否反応は，のちにフローレンス・ナイチンゲールを純粋な看護に結びつける。彼女は英国の貴族階級の出身で，青春時代に奉仕を命ずる神の啓示を受けた。慣れ親しんだ貴族の生活と天命との間の長い葛藤の中から，女性の看護者を育てることを決意する。ここに示したスクタリの経験から，それまでは酒びたりで行われていたこの仕事を，女性の専門職が行うものにした。

2. マルガレータ・クレブの地獄

　ジョベール・ド・ランバル，グスタフ・シモン，マルガレータ・クレブ——これら3人の名前，その人柄は私の記憶に焼きついており，数十年経っても，彼らの印象は少しも薄れない。
　最初の人物は梅毒性麻痺で廃人となり，パシー保護収容所で狂乱のうちに死亡した。1867年の暖かな春の日，パリ市民は，有名な，そして今は世間から見捨てられた英雄を，墓まで見送った。次の人物は動脈瘤破裂によって，呼吸困難に苦しみながら死んだ。無痛手術で気管切開が行われ，チューブを気管に残したままだった。1875年8月の午後，ハイデルベルクでは炎暑の中を，大群集が彼の柩に従った。三番目のクレブは極貧の中で，誰にも知られず，子供たちの他は，その死を嘆く者もないうちに死んだ。そして，この3人はすべて，高熱との闘いという時代に，特別な存在であった。3人はすべて計り知れない人体の深みと，熱病の予想できない執拗さによって，恐怖に取り憑かれているという点で，共通していた。

　1869年8月2日，ハイデルベルクの外科教授グスタフ・シモン（図33）は，最初の病的腎臓の摘出に成功し，摘出しなければ救いのない，無為な生活をすることになるはずだった女性の命を救った。彼の手術は大評判となった。患者の生命はどうなるかわからなかった。

2. マルガレータ・クレブの地獄

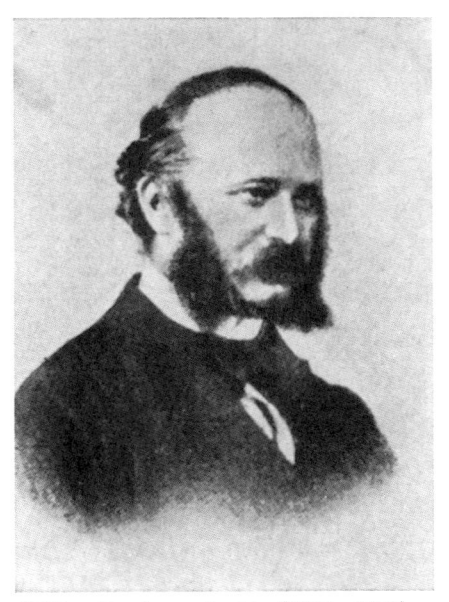

図33 グスタフ・シモン (1824〜1876)。ハイデルベルクの外科教授で，ヒトの腎臓の摘出に初めて成功した。

現在では普通のことだが，当時はこれが，一方では無謀な冒険であり，賭事あるいは犯罪とされたが，他方では偉業とされていた。この事実に刺激され，私は普仏戦争の終結後間もないドイツに，シモンとその患者を訪ねるために急いだ。

この時が私のハイデルベルク訪問の最初だった。当時，ハイデルベルクは大学の評判にもかかわらず，医学生は少数であった。城に通じる道に沿って古めかしい病院があった。その病院の中に，"健全な膿"の悪臭が漂ってはいるが，『健康的』とされる18床の病棟があり，そこにシモンがいた。

この頃は47歳であり，中背で額が高く，長い口髭と，黒いやや濃い頬髭があった。手術の時に，たくし上げたシャツの袖口から，突

き出されるたくましい手と腕は，いつも慎重に洗われていた。これは，彼がわずかでも防腐法の必要性を考えたからではなく，潔癖な性格によるものであった。

彼は最初，軍医や施療院の医師から出発したため，理論や書物にのみ頼る知識派の熱狂的な支持者ではないことは，容易に理解できた。後に外科教授を勤めたロストックでは，シモンは自分の門下生たちと新しい手術を行う時には，直前にテキストを読み，それからすぐに手術に取りかかっていた。しかし，実地のことになると，特異な才能を示した。普通の人より遥かに粘り強く，あきらめることを知らない男，との評判を得ていた。そしてまた冷酷で，非情である，とも言われていた。

彼には自分の仕事のこと，身体の内部の細かいことを，大声ではっきりと話す癖があった。社交の場であろうと，晩餐会の席上だろうとそうしたので，話に夢中になると，その当時の取りすました淑女たちを当惑させていた。

40歳の時，ある農家の女性の病気が，とくに関心をひいたので，シモンは足関節を捻挫しているのに，何キロメートルも足を引きずりながら，その村へ歩いていった。自分の身体を安静にしなかったこの無謀な行為の報いは，2年後にやってきた。股関節の疼痛のため，数カ月も就床しなければならなかったし，その後もロストックの自分の診療所の中でさえ，松葉杖にすがってようやく歩いていた。松葉杖から逃れることができたのは，私のハイデルベルク訪問の数年前にすぎなかった。しかし机の横にはステッキが置いてあり，まだそれに頼っているようだった。

シモンの師はジョベール・ド・ランブルで，シモンはいつもこの偉大な外科医を恩師と言っていた。この師によって彼は人生の指針を与えられ，また間接的な助けではあったが，大胆な腎臓手術に成功した。1851年から1852年にかけて，シモンは当時ドイツの外科医のあこがれの地であったパリに滞在していた。そして，何世紀にも

2. マルガレータ・クレブの地獄

わたって試みられては失敗していた手術に，ジョベールが初めて成功するのを見た。膀胱腟瘻の手術であった。助産術が発達していない時代には，若い母親は分娩の最中にひどい裂傷を生じ，その結果として，腟と膀胱が通じてしまうことがよくあった。この種の裂傷は小さなものであっても，内瘻（膀胱腟瘻）となってしまうことが多く，この不運な女性は，ハンセン病患者のように隔離された生活を強制された。

この苦しみと外科医の無力感を，最も劇的に記したのは，ディーフェンバッハであった。彼の卓越した手技も，これには役立たなかった。

『膀胱腟瘻という運命に見舞われた女性の生活よりみじめな状況があろうか』と彼は書いている。

『自己嫌悪に陥っている最愛の妻を，夫は嫌悪の対象とするようになる。愛情のこもった母親であっても，この病気になると，子供たちが近づかなくなる。彼女は1人部屋に閉じ込もり，寒さの中，開いた窓の近くに置いた穴のあいた木の椅子に座り，むき出しの床にはじゅうたんを敷こうとしない。

『私は小豆大の穴が切開，縫合，焼灼の後に大豆大に達し，グロッシェン銀貨1枚大の穴が，2枚に，4枚に，さらに8枚大に広がるのを見たことがある。この時点で私はあきらめた。ある婦人には，私は18回も手術を行ったが，彼女を救うことはできなかった。私はこうした不幸な人々を各地から集め，病室をいっぱいにした。そしてこの治療に全力を傾けたが，治癒させることはできなかった。2人の女性が膀胱炎か腹膜炎かで死亡した。そのうちの1人は，血のついた縫合の跡は治癒していたのに』

ラムバルからパリへ来たジョベールは，貧乏学生であった。サン・ルイ病院の湿気のこもった一室に住み，無料食堂の食事をとりながら，10年間も人の嫌がる解剖助手をして，偉大な外科医と言われるまで昇りつめた。

彼はこの瘻孔を治す方法を発見した。麻酔のない時代に，すでに新鮮な組織が露出するように，瘻孔の周辺の筋肉を切り取っていた。彼は手術する部位の筋肉の緊張を，注意深く観察した。そして，筋肉の動きによって受ける影響を最少のものにするために，どこを縫合すればよいかを決めた。そのうえ，周囲の組織を切除し，もう一度新鮮になった瘻孔の壁が癒合しやすいような状態を作り出して，膀胱と腟との間の異常な連絡路（内瘻）を閉鎖した。

　シモンはサン・ルイ病院でジョベールを知った。一方，私がジョベールに会ったのは彼の晩年で，わびしいデュー病院だった。その時でも，彼がこの25歳年下のシモンに及ぼしたであろう魅力を，十分に想像できた。おそらく，今はさびれたこのシテ島のデュー病院の方が，ジョベールの特異な人柄にとっては，サン・ルイ病院よりも似つかわしい環境であったのだろう。1860年代になっても，冷たい石畳の病室には収容し得る限りのベッドが入れられており，1000年以上経った古い建物は，彼のために特別に作られた葬送歌のようで，ジョベールの憂うつそうな気質によく合っていた。

　この奇妙な古い壁の内側には，かつての悲惨さと残酷さがどれだけ隠されていることだろうか。病人たちがこの疫病の繁殖している場所を，どれだけ怖がっていたことだろうか（図34）。彼らはまた手術室の隣の狂人用の地下牢をどれほど恐れたことだろうか。

　さらに病人たちは，手術室の光景を思い浮かべて震えおののいた。ここでは手術が行われており，手術の順番を待つ患者たちは，手術台の周囲に横たわって動かなかった。狂人の声，手術台の患者のうなり声，手術熱の犠牲者の上げる錯乱した声，音のしない死者のベッド，それらをどれだけ患者たちが恐れおののいていたことか。

　ジョベールがデュー病院へやってきた時には，状態は遥かによくなり，外科的治療も大きな進歩を遂げてはいたが，それでも彼がこの古びた光景をどのように感じたのだろうかと，私はいつも考えていた。彼は外科の進歩のために多くのことを成し遂げたし，貧乏な

2. マルガレータ・クレブの地獄

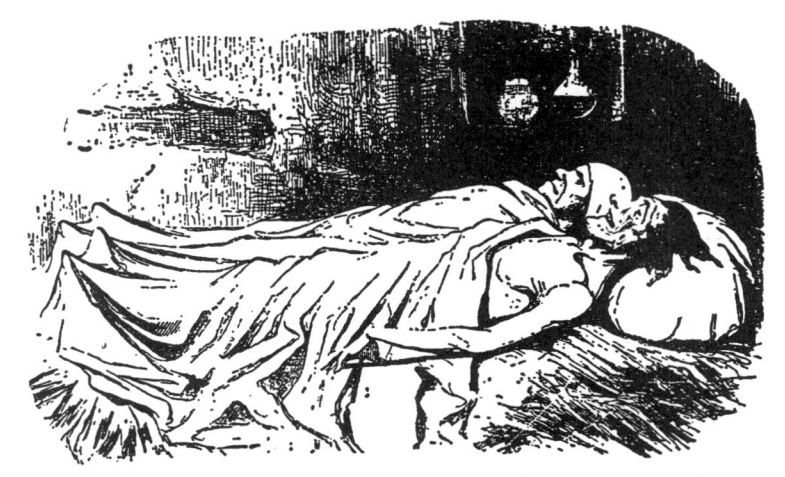

図34　19世紀の初頭でさえ，デュー病院の患者たちは，悲惨な状況に曝されていた。死者と生きている患者が同じベッドに寝ることも，決してまれではなかった。

学生から身を起こして，フランス国王の侍医にまでなり，巨万の富も築き上げた。それにもかかわらず，ジョベールは青年時代に十分な教育を受けられなかったことが重荷となり，また青年時代の失恋のために，孤独で，疑い深い人間となって，ついに幸福を見出せなかったことに，私はいつも悲哀を感じていた。そして彼は発狂して死んだ。

　シモンは瘻孔の手術を，ジョベールの方法にならって行った。まだダルムシュタットの無名の医師だった頃，彼は8人の医師とともに小さな個人病院を作り，ダルムシュタット周辺で瘻孔に苦しむ婦人たちを探しはじめた。彼は実践的な性格であり，工夫を重ねて手術法を改良した。なかでも，どんな位置に動いても切開した傷口の両端が哆開しない彼の二層縫合は，ジョベール法で余分な筋肉を取ったあとの筋肉の張力を減ずるための，信頼のおける縫合法であることが証明された。数年のうちにシモンは，ドイツで最も有名な

瘻孔治療の専門家となった。彼は努力によって名声を得，1861年にロストックの外科教授となった。それから1868年，私が訪問する3年前に，彼はハイデルベルクに移った。ここで，生涯最大の仕事が待っていた。

　偉大な発見が好機，熟練，天賦の才能の組み合わせから初めて生まれるのを，私は何度も見てきた。シモンの腎臓摘出も，この原則の新たな1例にすぎない。

　彼にやってきた好機は，絶望の中で瘻孔から救われることを求めている1人の女性によってもたらされた。彼女の名前はマルガレータ・クレブ。労働者の妻で，やつれた，皮のような皮膚の，魅力のない，労働によって身体をすりへらしたという感じの46歳の女性であった。彼女には2人の子供がいた。私がこの女性に会った時には，すでに彼女が味わってきた地獄は過去のものであったが，しかしその経験は，彼女の顔に永遠に刻みつけられていた。

　シモンのもとに来る1年半前の1868年の夏に，彼女は巨大な卵巣腫瘍に苦しんでいた。まったく卵巣手術の経験のないヴァルテルという外科医が，腫瘍を摘除しようと試みた。開腹してみると，腫瘍が子宮に完全にくい込んでいたため，彼は子宮も切除しなければならなかった。しかも，この腫瘍は左の尿管まで広がっていた。彼は腫瘍とともに尿管のかなりの部分を切除した。このため左の腎臓と膀胱の間の尿の通路である尿管が，なくなってしまった。自分のしたことが恐ろしくなり，ヴァルテルは傷口を閉じ，患者を運命にゆだねた。

　以来，左腎臓からの尿は直接腹腔内に流出した。この女性の命が助かったとは信じられないことである。彼女が痩せ衰え，杖にすがり，死人のように蒼ざめて，腐敗臭を発しながら，初めてシモンの診療所に現れた時には，まるで幽霊のようだった。それまでシモンは，ひどい瘻孔を数多く見てきたが，これは彼が経験したものの中

で最悪のものだった。腹壁の最初の切開創は塞がっておらず，そこが尿瘻となっていた。横になっていても，座っていても，歩いていても，姿勢に応じて左の腎臓からの尿は，この尿瘻から，あるいは子宮が摘除された結果，上部が漏斗のように開いた腟から，流出した。

　それでもこの女性は家事につとめ，洗濯仕事で金をもらい，家族を養おうとしていた。彼女は死にものぐるいで自分の惨状と闘っていた。いつもびっしょりと濡れており，その結果風邪をひき，発熱や嘔吐があり，リウマチのためほとんど身体が動かなくなっていた。自分の子供たちを含め，疫病にかかっているかのように皆から避けられていた。彼女は1人で小さな部屋に住み，藁の上で寝ていた。

　日頃から，変わった，これまで不治の病と言われるものにシモンは惹かれていたので，この婦人をオッフェンバッハの彼女の家に，送り帰しはしなかった。この女性にしばらくは，外科手術を試みることはできない，と彼は思った。しかしマルガレータ・クレブの一般状態が回復ししだい，手術をできれば，と望みをつないだ。そこで彼女を，病院の，当時広く知られていた瘻孔患者専用の病室の1つに入院させた。瘻孔患者病室は隔離室に似ていたが，嫌悪を感じさせるような状態の女性たちは，そこで半ば人間らしい，尊厳のある人生を送ることができた。

　瘻孔患者病室で，マルガレータは9カ月を過ごした。この期間に，シモン自身は次々と不幸に見舞われた。ジフテリアで末娘を奪われたので，彼は残った2人の子供を，市外に移して助けようとした。しかし長女も，彼の腕に抱かれて死んだ。妻はかろうじて死を免れた。この不幸の中でも，彼は毎日病院にいた。この間も手術を行った。そしてその間ずっとマルガレータの処置について，何ができるかを熟考していた。

　まずシモンは，皮膚弁を使って腹壁の瘻孔を塞ごうと決心した。彼はこの外瘻を閉じることによって，左の腎臓からの尿が腟腔にだ

け流れるようになることを望んだ。次に腟の上部と膀胱との間に内瘻を作り，続く手術で，腟腔を閉鎖して，尿が左の腎臓から腹腔内，腟上部，膀胱を通じて排泄されるようにしようとした。尿管自体は完全に失われていたので，これを再生することは不可能であった。

患者はどんな実験でも覚悟しており，どんな危険も受け入れ，どんな苦痛にも耐える決意をしていた。

このため最初の手術で，シモンはまず腹壁の尿瘻を閉鎖するために，その開口部を橋状にした皮膚弁で覆った。マルガレータ・クレブは術後の疼痛に苦しんだ。麻酔を用いたため，数日間嘔吐が続いた。彼女は3週間動かなかった。その頃になると，外瘻は完全に閉鎖したように見えた。しかし彼女がベッドから起き上がると，瘻孔が哆開し，再び完全に元の状態に復して，尿が腹壁から流出した。

シモンは数週間待った。それから同じ箇所で再度外瘻を閉鎖しようと試みた。今度も治癒したように見えた。しかし患者がベッドを離れるやいなや，塞いだところが破れた。明らかに腹腔の内部に起き上がると尿の流れを塞ぐ物があり，それが腎臓からの尿が腟腔から排泄されるのを妨げ，その結果，尿が再び腹壁の外瘻から流出するようになるのである。

この2つの失敗のあと，患者は急激に憔悴してしまった。シモンのような狂信的な医師でなければ，あきらめていたことであろう。

しかし，シモンはあきらめなかった。三たび彼は，尿瘻を閉鎖しようとした。同時に，尿が排泄されやすいように，腟腔の最深部を切除して，漏斗の部分を広げた。今度は患者を6週間ベッドに寝かせたままにした。6週間目には，腹壁にある外瘻孔は，完全に治癒したように見えた。哀れな女性は，この手術は決して無駄ではないだろう，最後には救いがあるだろうという希望に，まだすがりついていて，このすべての苦痛に立派に耐えた。しかし6週間後に，シモンが彼女を離床させると，3度目の手術もすべて無駄なことがわかった。外瘻孔上の一見がっちりとした瘢痕が破れて，また瘻孔の

口が開いた。

　他の外科医なら，ここで実験が徒労に終わった，と認めていたことだろう。しかしシモンは違った。彼はマルガレータ・クレブを説得して，再度麻酔にかけた。これについては，彼女の反応もよくなかった。彼は4度目の手術を行った。今回は切除された腟上部の漏斗の部分をさらに広げた。再び数週間待った。そして決定的な日がやってきた。そしてもう一度，すべてが無駄であった。患者の症状は，最初に彼女が希望を抱いてシモンのもとを訪れた時と，まったく同じだった。

　この一連の失敗が，患者に，またシモンに支払わせた精神的代償は，計り知れないものであった。一見冷静な態度で，自分や患者の心の状態には一語も費やさず，シモンはこの状況を説明した。しかし，自分の失敗や，患者を説得して何度も手術を受けさせ，無益な苦痛を味わせたことに，彼自身強い呵責の念を感じていたことは，確かだと思う。彼はこれほどまで耐えたこの女性に，何か償いをしなければならないという義務感を覚えた。5回目の瘻孔手術のための，何か新しい方法を考えたが，思い浮かばなかった。瘻孔手術の多くの経験と技術にもかかわらず，万事休すの状態にあった。

　この事実を，彼は認めざるを得なかった。左腎臓と膀胱の間の欠失した尿管を再生させる方法はなかった。それができれば，尿の排泄は再び，患者の意識的なコントロール下に置かれる。右の腎臓は正常の排泄路を有している。それならば，必然的に唯一可能な方法が残されている。

　それは前例のないほど，危険で無謀な方法であった。しかしシモンは考え抜き，論理的な結論に達した。もし左腎臓のための自然な排泄路を作れないのなら，できることはただ1つ，患者にこのような心身の苦痛を与えている尿の源を取り除くことである。これは，左腎臓そのものを摘除する以外の何ものでもない。しかしこれは，死刑の執行と同じではないのだろうか？

第3篇　手術熱

　この時シモンは，この結論，マルガレータ・クレブに対する彼の責任，彼女に残されている命をかけた処置と苦闘していた。このような方法については，まったく前例がなかった。

　いわゆるヒポクラテスの著作の中には，腎臓結石についての正確な記載を見ることができる。この病因は"よどんだ粘液"と断言されている。人間の尿には，ときどき小さな結石が発見される。この結石は患者に激痛を与えるが，尿管，膀胱，尿道を介して，自然に排泄される。疼痛の場所が異なることから，医師は腎臓結石と，一般に知られている膀胱結石とを区別できることを知った。しかし，こうした結石を手術で取り除くことは，思いもよらぬことだった。腎臓のところにひどい腫脹や化膿した膿瘍が現れた時にのみ，ヒポクラテスは排膿するための切開を勧めている。言い換えればこのような手術は，腎臓内で結石が大きくなっていき，疼痛が著しく，大きくなりすぎた結石を尿管から排除しようとして，無駄な努力のすえ，ついに背部に膿瘍を生じたような，きわめてまれな症例にのみ行われる，いわば捨てばちの処置であった。ケルススによると，その他すべての場合に，腎臓の結石は完全に致命的であった。

　何世紀もの間，腎臓病の患者に手術をすることは不可能だという考えに，変化はなかった。腎臓を切開することはもちろん，まして摘出するなどという考えは，まったく念頭に浮かばなかった。腎臓病で死亡した無数の人々，とくに腎臓結石で死亡した人々，そして疼痛の一時的な緩和を得ることさえできなかった人々のことは，考えない方がよかった。腎臓に切り込むことは，致命的であるという考えに変わりはなかったから，腎臓の手術などは問題外であった。多少とも偶発的な，そして多少とも信じがたいような手術についての話も，伝えられてはいたが，この状態を変えるようなことはなかった。

　15世紀末から，珍しい腎臓手術の物語が，ときに医学関係の記録

に現れてくる。1474年，シャルル8世の治世の時代に，ある罪状で死刑の宣告を受けた弓術師が，長年腎臓結石で苦しんでいることをパリの医師団が知ったらしい。医師団は，生きているうちに腎臓を切開することを承諾するという条件で，この男を釈放するよう，王を説得した。伝えられるところでは，手術は成功し，弓術師は生き延びたという。しかしこの物語のどこまでが真実であり，どこまでが伝説であるのかを知ることは，不可能であった。いずれにしろ，これは外科全般の発展に，何ら影響を与えなかった。

　ヒポクラテスの古代の記載に従って，腎臓のところに腫れ上がった膿瘍を切開し，膿とともに結石を取り除いたという外科医の報告は，あちこちに見られる。ミラノの外科医カルダンは，1550年頃にこの方法によって，18個の結石を取り除いた，と断言している。その30年後に，さらにこのような膿瘍切開が2例報告された。1例は，フランス王アンリ4世の侍医ジェラールが，膿瘍の中に灼熱した焼きごてを押し込んだ，というものである。第2の例では，膿瘍がメスで切開されると，膿とともにそら豆大の結石が切開口から流れ出たという。しかしこの2つの例は，いずれの場合も並み外れて頑健な体格で，そのために，手術前からすでに助かる見込みがある例だった。

　腎臓結石患者の腹部を，帝王切開手術の時のように開腹し，腎臓を開いて結石を除くというフランソワ・ルースの提案は，神聖を汚すように響いた。ルースのほとんどの提案と同じように，これも想像の世界にとどまっていた。

　17世紀の末近くになって，腎臓手術が実際に行われたという話が，医学史に再び出てくる。それはホブスンというヴェニスの英国領事に関する記録である。ホブスンは長い間，腎臓結石でひどく苦しんでいたので，パドヴァの有名な外科医ドミニコ・マルセッティに，腎臓を切開して苦痛から救ってほしい，と懇願した。マルセッティはそれを拒絶し，そのような手術は死を招く，と断言した。しかし

忍耐の限界に達していたホブスンは，毎日哀願した。拷問の人生ならむしろ死ぬ方がよいとまで言った。マルセッティはついに懇願に負けた。

　彼は腎臓の部位の皮膚から，層ごとに切開していった。ところが次第に激しい出血が始まったので，動転してしまった。そこで彼は手術をあきらめ，そのまま創部に包帯をあてて，手術を終わった。しかし翌日，再びひどい疼痛に襲われホブスンは，手術を続けてほしいと懇願した。今回はマルセッティは，腎臓まで達することができ，腎臓を切開し，2，3個の結石を摘出することに成功した。ホブスンの疼痛は，たちまちなくなった。手術そのものの疼痛，また治癒するまでの，長い遅々とした経過も，彼が長い間受けてきた拷問に比べれば，ほんの小さなことのように思えた。しかし創部は完全には塞がらなかった。瘻孔が残り，この瘻孔で，腎臓は背部の皮膚に通じていた。しばらくして，ホブスンの妻は，瘻孔の中に硬いものがあるのに気づいた。そしてヘアピンを使ってもう1つの結石を取り出した。その時以来，ホブスンは二度と腎臓の痛みに襲われることはなかった。瘻孔が残ったことは，苦にならなかった。50歳の時，彼は英国に戻り，チャールズ・バーナード医師の診察を受けた。バーナードはこの手術を記録し，公表した。

　バーナードの記載については，ときに信じられ，ときには疑われた。おそらく単純な旧式の膿瘍の切開についての，想像を交えた記述にすぎなかったのであろう。しかし，マルセッティが本当に腎臓の切開を行っていたとしても，その時代の外科医で，それを見習おうとする者はいなかった。患者は救いのないままに苦しみ，死につづけていた。

　当時，シモンは外科の歴史の中で，手本とするものや，励ましとなるものを見つけることはできなかった。彼が持っている書物の中には，腎臓病の外科的治療に関する記載はまったくなかった。ただ後になって，それ以前の10年間に，腎臓の外科的摘出手術が3件あっ

たことを知った。これら3例はいずれの場合も，外科医に腎臓を摘出するつもりはなく，卵巣腫瘍，あるいは他の腫瘍を摘出する意図で行われたものであった。言い換えると，それらは偶然行われたものであり，しかも皆死亡していた。

私がとくに興味をそそられたのは，これらの不運な，そして偶発的に行われた腎臓摘出のうちの最初の手術は，私の母国の先駆的な外科医の1人によって行われていることであった。医学が科学的なものになりはじめたばかりの国では，伝統や禁止の欠如によって，その時代に遥かに先行し，恐れを知らない冒険が行われ得るということを，この例もまた示している。

最初の腎臓摘出手術を行ったミルウォーキー州のエラスタス・B・ウォルコットは，この症例の報告を公表していない。実践型の性格であったので，彼はペンを持つことを好まなかった。それでもこの手術のことを知ることができた。ウォルコットの助手をしたストダード医師が，この手術を記録し，その報告がフィラデルフィアで発行されている『内科学・外科学報告』誌の1861〜62年版に掲載された。しかし，当時私は南北戦争に従軍していたので，以前していたように医学論文を詳細に読むことができなかった。この腎臓手術を行った時，ウォルコットは57歳だった。それから15年後に，死ぬ少し前の彼に会った。背が高く，筋肉質で，背をまっすぐに伸ばして，気品のある顔をしており，濃い髭をたくわえた熊のような男であった。

この訪問には，私の最初の妻のスーザンが一緒だった。また一人息子のトムも連れていった。ウォルコットはこの時70歳を過ぎていたが，トムに高い垣を飛び越したり，飛んでいる鳩を撃ち落としてみせたりして，とても喜んでいた。ウォルコットは，昔インディアンの酋長レッド・ジャケットのものだったと言われている，とてつもない弓を父から受け継いでいた。ほとんどの白人は，この弓を引くことができなかった。ウォルコットは楽々とこの弓を引き，イェー

第3篇　手術熱

ツ郡のメソジスト教会の別館を撃ち抜いて，その100メートル先まで矢を飛ばした，という噂があった。

　彼に会った後も，私は自分から進んでウォルコットの手術を受ける気にはなれなかった。彼は非常に印象的な人物ではあったが，すでに進歩に取り残された古い世代の人であった。右手と同じように左手でも手術ができた。彼には多くの信奉者がいたが，彼らは近代医学の進歩についてはほとんど知らない者であり，ウォルコットのたくましさと，患者に呼ばれるといつも応じ，たとえ30キロメートルも離れていようと，荷馬車で，馬で，ときには歩いてでも快く行くことを，賛美していた。彼の手術における大胆不敵さから，多くの伝説が生まれたし，またそのために，彼は腎臓の摘出に踏み切ってしまったのである。

　1861年6月4日，ウォルコットのところに，一見してそれとわかるような，大きな腫瘍に悩まされている50歳代の男性が訪れた。この腫瘍は右の季肋部から上腹部全体を占めていた。ウォルコットは正確な診断を下すことができなかった。彼は肝臓の有茎性の囊胞が右側の腎臓を圧迫しており，これが排尿障害の原因であると思った。内科的治療では患者の苦痛を緩和することができなかったため，ウォルコットは腹部を切開し，囊胞と思われるものを摘出した。それは重さが1.2キログラムほどあった。手術後にその囊胞を調べてみると，実は腫大した腎臓を摘出していたことがわかった。彼は有茎性の囊胞として，その茎部を切離したが，それは腎動脈であった。患者は手術後15日経って死亡した。

　『明らかに当然の結果として生じた，大量の膿のための衰弱で』とストダードは記載している。言い換えると，通常の腹膜炎のために患者は死亡したのである。ウォルコット自身は，自分が腎臓外科の創始者であると主張しなかったし，たとえシモンがウォルコットの手術を知っていたとしても，それから励ましを受けることはなかったであろう。

2. マルガレータ・クレブの地獄

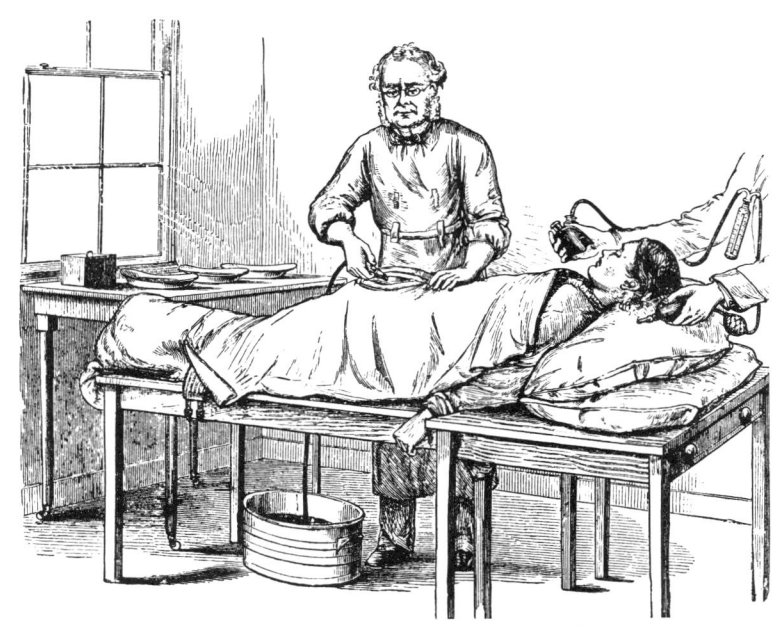

図35 スペンサー・ウェルズの名は，外科手術が創傷感染によっていつも危険に曝されていた時代に，下腹部手術に成功したことで世界的に知られるようになった。この成功は防腐法の発見の遥か以前であり，彼が異常なほど清潔好きであったことによる

シモンが一大決心を強いられる少し前に行われた，2つの他の偶然行われた手術についても，同じことが言えるだろう。1867年，スペンサー・ウェルズ（図35）は卵巣摘出手術を行おうとして，卵巣腫瘍の代わりに，非常に腫大した腎臓を見出した。腎臓には結石があった。彼はその腎臓を摘出しようとしたが，徒労に終わった。手術は中断しなければならず，患者はおそらくは腹膜炎のために死亡した。それから1年後，ニューヨークのエドモンド・パースリーは同様に，意外な，そして悲劇的な経験をした。彼もまた卵巣腫瘍を取るために患者を開腹し，卵巣腫瘍の代わりに原型をとどめないまでに腫大した腎臓を摘出してしまった。この患者もまた，おそら

第3篇　手術熱

くは腹膜炎のために死亡した。しかしながら，このパースリーやウェルズの過ちについては，シモンが精神的な葛藤に決着をつけ，手術を行うことを決心してからかなり後になって，ようやく彼の目にとまったのである。

　帝王切開手術の歴史は別として，シモンの採用した方法ほど，手術の限界と，危険をはらんだ体内にメスを入れることの恐怖を，はっきり示しているものはない。現在のわれわれの観点からすれば，彼の手術は残酷なもので，シモンを知らない人には，シモンがまったく冷酷な男に思えたであろう。しかしシモンは，決して非情な実験を強行する者ではなかった。彼は手術方法を決めるのに，可能ならば，当時の手術の限界とされている範囲にとどまろうとしていた。
　シモンは，患者の左の腎臓の機能を停止させようとして，必死の努力を2回行った。腎臓摘出の危険を避けることをまだ望んでいたのである。シモンはまず，下腹部に末端のある尿管を，塞ぐことを考えた。これによって左の腎臓が萎縮して，腎臓の機能を止められるかもしれないというのが，彼の望みだった。しかし皮膚切開創にある，彼が処置しようとしている外瘻から尿管の断端までは，離れすぎており，尿管を結紮するのは不可能なことがわかった。もしこれを行えば，腹膜が傷つき，おそらくは悲惨な結果に終わるだろう。次にシモンはゾンデ[*11]（探り針）に硝酸銀をつけ，腹壁の外瘻孔から尿管の末端まで差し入れ，そこにこの腐食剤をあてて，焼痂か痂皮によって尿管の断端を閉鎖しようとした。彼はこれに成功した。しかし間もなく，マルガレータ・クレブは左腎臓に耐えられないほどの疼痛を訴えた。彼女はたえず嘔吐し，ひどく発汗した。脈拍数は140で，体温は40度にまで上昇した。これらの症状は，排尿が止まって尿毒症を生じた結果であることに疑いはなかった。彼女は明らか

[*11]　訳者註　第1篇52頁の註を参照。

2. マルガレータ・クレブの地獄

に死の寸前であり，彼女を助けるすべがシモンにはなかった。緊張した，そして激痛の12時間が過ぎ，せき止められていた尿が，再び痂皮を破って大量に流出した。

シモンは数日待った。それからもう一度尿管を閉鎖しようと試みた。この執拗さは，残酷で，とても理解できないもののように見えるが，未知の腎臓手術に対する彼の恐怖を，いっそう明確に示すものでもあった。再び彼は，硝酸銀で治療を行った。今度はいっそう恐ろしい結果であった。この方法で腎臓の働きを止めるという希望を，放棄しなければならなかった。今や選択の余地はなかった。治療をあきらめて，マルガレータ・クレブを家に送り帰して，彼女の残る人生をハンセン病患者のように送らせるか，さもなければ腎臓摘出に賭けるしかなかった。

もう一度シモンは，この問題に関する文献を，すべて読んだ。しかし役に立たなかった。彼は今まで誰も答えられなかった3つの疑問に直面した。最も重要な疑問は，人間は片方の腎臓だけで生きていくことができるであろうか，というものであった。慢性腎炎で片側の腎臓が萎縮しており，もう一方の腎臓が2つの腎臓の機能を果たしたものが2例あった。しかしこれらの例では萎縮の経過が非常にゆっくりしており，健康な方の腎臓が機能を整えるための十分な時間があった。一方の腎臓が急に機能を失った場合に何が起こるか，誰も知らなかった。直ちに体内に，尿に排泄されるべきものが溢れ，患者は死の宣告を受けるのであろうか？　心臓に負担がかかりすぎるのではないか？　言い換えると，手術は確実な死を意味し，シモンは無責任な冒険家という烙印を押されるのではないか？

シモンはこの問題の回答を得るために，犬を用いて実験することにした。彼は助手たちと一緒に，いろいろな種類の犬10匹から片方の腎臓を摘出した。結果的に，手術の直後に，主に腹膜炎のために3匹が死んだ。他の7匹は生き残った。手術後最初の24時間は，どの犬も失神したままで横たわり，何も食べず，嘔吐をしつづけたの

で，これが腎臓摘出のために生じた結果ではないか，つまり致命的な尿毒症の徴候ではないか，とシモンは心配した。しかしこの症状は，麻酔の影響だけかもしれなかったので，麻酔を用いずに，さらに数匹の犬に手術を行った。今度は嘔吐もせず，手術後すぐに食欲を示し，何ら好ましくない徴候を示さずに回復した。したがって，最初の犬たちの衰弱は，片方の腎臓を失って尿の排泄が障害されたためではなかった。

シモンは実験を続けた。どの場合にも機能の障害の出た犬はなかった。犬が死ぬのは腹膜炎か出血が原因であり，とくに最初，シモンや助手たちがまだ手術に慣れておらず，適切な止血方法を開発していなかった時に起こった。手術後，種々の時間間隔で，生き残った犬を解剖の目的で屠殺した。ほとんどすべての場合，残った腎臓がほぼ2倍の大きさになり，摘出された腎臓の機能を代償していた。動物実験の結果から見る限り，人間に関するシモンの第一の疑問に，回答が与えられた。一方の腎臓が健全である限り，片方の腎臓の摘出は，決して致死的ではなかった。しかしなお，第二，第三の疑問が残っていた。

第二の疑問は，一般の腹部手術に関するもので，致命的な腹膜炎の危険である。シモンは遺体を用いて，腎臓を摘出するための到達経路を研究しはじめた。手術死の危険のある腹膜を傷つけねばならないのだろうか？　腹膜の損傷を避けることはできないだろうか？

この問題を念頭において，これまで腎臓の解剖を検討した者はなかった。シモンは生来の学究的な正確さで，この問題を検討した。簡単に炎症を起こしてしまう腹膜の外側に，腎臓があることを発見した時には，救われたような気がした。腹膜と接してはいるが，少し注意すれば容易に剥離することができるだろう。腎臓は比較的傷つきにくい，強い線維性の被膜で包まれていた。おそらく腹膜炎の危険は，想像するよりも少ないだろう。

最後に，出血の問題が残った。さらに犬を用いて実験して，シモ

ンは最大の出血は何をした時，どこから起こるかを知った．人体では，腰部の背筋の構造が，犬のそれと一致していた．もし腎臓まで到達するのに仙腰筋を避けることができれば，犬ではあとは途中にはあまり重要でない動脈が2本あるだけで，それらは大した困難もなく結紮することが可能であった．むしろ，腎臓が完全に遊離された時に出血の危険が大きくなった．シモンと助手たちは犬で，次いで遺体で実験を行い，もし鋭利な刃物を使わないで，指で腎臓を剝離すれば，腹膜の損傷を防ぐことができることを見つけた．腎臓の一部を動脈の末端に残しておけば，結紮に使用した絹糸の脱落を防ぐことができるので，腎動脈からの出血を阻止できることもわかった．

1869年の7月末には，シモンは問題をすべて解決したと考え，手術を8月2日に行うことに決めた．患者に，慎重に準備をしたが，なお多くの危険に曝されていることを説明した．マルガレータ・クレブは，悲惨な状態に陥っていたので，恐れはなかった．死によってそこから解放されるなら，それを喜んでいたのであろう．

手術の前に，シモンはいつもと違うことをした．彼の門下生以外に，ハイデルベルクの主な同僚たちを，外科病棟の手術室に招いたのである．手術の前に，手術を行う意図や，これまでに行ってきた念入りな準備について述べた．今回の手術の合法性について，これらの有力な証人となり得る人々を納得させておき，万一手術がうまくいかなかった時でも，無責任に行ったと彼を責める者がないようにするためであった．

「紳士諸君」と見学者に呼びかけた．

「今日私は，今までに一度も人間に試みられたことのない手術を行う．患者の苦痛は，どんなに危険に思える手術を行っても，それが正当と思われるほど，著しい．外科手術には，個人の社会的存在を脅かし，あるいは一生重荷となるような疾病，ないし欠陥を軽減するためなら，生命を脅かすような手術でさえ，行ってもよいとい

う一般的な原則がある」

そして彼はこう結んだ。

「この説明で，手術を行うことを決める前に，われわれがあらゆる見地からその妥当性を検討したことを，諸君にわかってもらえたと思う。もし手術の結果がわれわれの願いと一致しなかったとしても，もし患者が死亡したとしても，その結果によって専門家の心の中で，この手術の正当性についての判断が変わることはないであろう」

手術が始まった。うつ伏せになったマルガレータ・クレブは深いクロロフォルム麻酔をかけられた。それからシモンは，すでに犬や遺体において試みていた経路に従って手術を進めた。仙腰筋に達するまで皮膚と脂肪組織を切開し，肋間動脈を結紮し，線維性の後腹膜ひだと腎臓周囲の脂肪組織を切開した。10分後には，腎臓の下3分の1に達した。左手の示指と右手の2本の指で，シモンは肋骨の下の腎臓を剥離しはじめ，腎門部が現れるまで剥離した。助手の1人がそこを結紮した。シモンが切離すると，腎動脈から血液が噴出した。シモンはもう一度結紮しなければならなかった。しかしこれも十分ではなかった。止血するのに3回目の結紮が必要だった。止血にほぼ10分を要した。止血が終わると，摘出したあとの大きな腔がすばやく洗浄され，結紮糸を引き出してあるところを除いて，創部は縫合された。40分後には，摘出された腎臓が皆の前に置かれた。長さ8センチメートル，幅4センチメートル，厚さ3センチメートルほどであった。マルガレータ・クレブは病室へ戻された。

今や大きな試練が，シモンにふりかかった。患者は麻酔から覚め，異常な興奮状態にあった。シモンは数人の助手と看護婦を付き添わせ，患者をベッドに押さえつけておかねばならなかった。患者はほとんどたえ間なく嘔吐しつづけ，著しく発汗した。2日目，3日目，4日目になっても，状態はほとんど同じであった。シモンは疑惑に

取り憑かれた。犬の実験の結果を，人間に適用するのは早計に過ぎたのではないか？　人間の腎臓を摘出すれば，死は免れ得ないのではないか？

　患者の血液中の尿の成分の検査では，危険を示す所見はなかった。しかし，彼女の一般徴候は深刻だった。脈拍数は140に達し，眠ることができなかった。嘔吐が続き，5日目まで止まらなかった。彼女には氷水，コーヒー，冷やしたシャンペン，などが与えられた。それは今日の標準から言えば，変わった食事であった。手術創から膿が流出した。しかし，腹膜炎の徴候を示す腹壁の緊張は，見られなかった。9日目になると，戦慄が続き，脈が糸のように細くなり，重篤な肺炎の症状が出現した。この症状は8月17日まで続いた。それから患者の症状は少し改善した。26日目になると，執拗な手術創の化膿が，急にひどくなった。熱が上昇し，高熱は3日間続いて，それから下がった。だが33日目の9月3日に，再び新たな戦慄が始まり，丹毒に似た発疹が患者の大腿部に現れた。マルガレータ・クレブのように苦しんだ人は，これまでいなかったであろう。彼女の地獄には，終わりがないように思えた。

　しかし，1つだけ救いがあった。どの症状も，腎臓を摘出した結果であるというものではなかった。これまで2つの腎臓が果たしていた排尿作用を，残った健康な腎臓が果たすことが可能であることを示していた。

　36日目になるまで，患者の状態は改善しなかった。しかし，それから彼女は，驚くほどの速さで回復した。38日目には，数時間ベッドから起き上がった。彼女はまだ歩くことはできなかったが，シモンが回診すると，何年かぶりに笑った。腹部の瘻孔は自然に閉鎖し，隔離生活を強制されるような汚染のために嫌悪の情を起こさせる症状が，まったくなくなってしまった。彼女はよくしゃべるようになり，上機嫌であった。遅々とした回復の過程など，今まで彼女が経験してきた地獄に比較すれば，彼女には些細なことに思えた。

5カ月目の終わりまで，手術創は，いわゆる"健全な"化膿状態にあった。しかしこの間，医師の指示どおりに従わなかったにもかかわらず，患者は日ごとに体力を回復していった。というのは，まだ食べるには早すぎる食物を，友人や親族に頼んで，隠れて持ち込ませていたのである。彼女は再び歩きはじめた。腎門部で切離をしたところが治癒し，まだ完全に閉じていない手術創から外部に垂れ下がった腐りかけている縫合糸を取り去ることができたのは，6カ月目であった。それから，手術創は完全に治癒した。そしてほんの数日後に，患者は戸外に散歩に出かけはじめた。普仏戦争が始まると，彼女は病院に運び込まれた負傷兵の看護を手伝った。
　1870年11月，ついにシモンは彼女を退院させた。家に戻ると，完全に治癒した彼女は，再び働きはじめた。

　まだ手術熱の恐怖が手術室を支配していた時代ではあったが，シモンが敢行した手術は，腎臓外科の誕生を記した。シモンの名前は外科史に刻み込まれた。
　苦しみと生きる意欲とによって，医学の進歩を推し進めた多くの患者たちの名前と同じように，マルガレータ・クレブの名前は忘れ去られた。

3. 帝王切開術

　パヴィアのサン・マテオ病院。そこは防腐法が行われるようになる前の時代の典型的な病院であった。放置された廊下や病室，消されたことのない学生のみだらな落書きで汚れた壁，いたるところに漂う腐敗と化膿の悪臭。そこがジュリー・コヴァリーニという名のイタリアの若い女性と，エドアルド・ポロという外科医が，歴史的な役割を演じた舞台であった。

　この物語については，あまり知られていない。それが行われて長い年月が経ってから，ポロが自分の口から，私に話してくれた。彼はすでにメスを手放して久しく，また死に直面している時だった。彼はこの話によって，外科医がいわゆる"手術熱"に対して，いかに無力であったことが明らかになるだろう，と強調した。彼の時代の外科医は皆，手術台の上を常に覆って離れない暗い宿命から逃れる道を，必死に求めていたのである。

　1876年4月27日，25歳のジュリー・コヴァリーニは，初めての子供を産むためサン・マテオの中に，重い足取りで入った。当時の病院の外科病棟には「治療に関係した壊疽」，病院壊疽の丁寧な言い方である，が猛威をふるっていた。産科棟の中には，産褥熱の患者が入院していた。この古い壁の内側には，疾病が熱帯の有毒植物のように繁茂していた。

第3篇　手術熱

　ジュリー・コヴァリーニは，門をくぐりながら，息を止め，祈りをつぶやいた。何年か後に，私も同じ門をくぐり，彼女がポロを待った薄暗い同じ廊下を歩いた。彼女にとって，ポロは全能の医師であったが，実際にはポロは，自分がいかに無力であるかという意識と，いつも闘っていた。

　この時，エドアルド・ポロは33歳だった。パドヴァで生まれ，若い頃から熱烈なイタリア愛国党員で，志願してガリバルディのもとで，ヴェネチアとローマの戦いに参加した。その後オペラ・ピア・サンタ・コロナで産科の助手を務め，1875年から，パヴィアで産科教授となった。色白で額が広く，黒い髭のある痩せた，まじめな男性で，生まれつき思いやりが深かった。そのために，感染の蔓延した古い病院で何年も働いていたにもかかわらず，高熱のために死んでいく母親の呻きを，当然のことである，あるいは運命である，として受け入れることができなかった。

　ポロと助手たちがジュリー・コヴァリーニの最初の診察をした部屋は，がらんとした不快な部屋で，長い年月を経た後でもあり，壁からしっくいが落ちかけていた。ポロは同情のこもった眼差しで，幼児期の栄養不良がたたって変形した腰部を見つめた。彼女は子供を産みたいのだが，産むことができなかった。出産の予定日からすでに4週間も過ぎていた。膨れ上がった腹部が全身の力をすべて吸い取っているかのようだった。ちょっと洗った手のままで，彼は診察を行い，狭い，奇妙に変形した骨盤を計測した。それから後ろに下がり，いつものように助手たちに診察を許した。彼らが終わると，ポロはもう一度ベッドに近づいた。

　「お休みなさい」彼は彼女に話しかけた。

　「心配ありません。赤ちゃんは生きています。でも赤ちゃんが時間のかかることもあります。待たねばなりません」

　彼は無理に微笑して見せた。ジュリー・コヴァリーニは彼の目に優しさを読み取り，安心した。ポロと助手たちは部屋を離れた。

3. 帝王切開術

　部屋の外で，ポロは助手たちの診断を確認するか訂正するために，どのように診断したのか尋ねた。最初に質問された助手は，冷酷に，鋭く，しかも正確に答えた。

　「著明に変形した骨盤です。ひどく斜め方向に変形しています。右側の方は仙骨岬角と側壁の間が１横指もありません。真結合線の長さはせいぜい７センチメートルです。真結合線は脊柱の前彎の影響で，さらに小さくなっています。残っている骨盤の入口部は，胎児の通過には完全に不十分です。骨盤は，鉤を用いて胎児の四肢を切断することさえできない大きさです。この病院でも，あるいはどこの病院でも，私の知る限り，過去数十年間，帝王切開術をして助かった母親は１人もいません。ですから予後は明らかです。それでも私は，帝王切開術を行うべきだと思います。もしかしたら，赤ん坊は助かるかもしれません」

　1876年当時の帝王切開術は，何世紀にもわたって行われてきたものと同じであった（図36）。ショック，出血，そしてなかでも腹膜炎による死，それらから逃れ得ない手術であった。効果のない陣痛の中でゆっくりと死に向かっている女性の床の傍らに，何もできずに立っていた外科医，あるいは彼女の友人が，いつ頃捨てばちになってメスを取り，瀕死の母親の腹部と子宮を切り開いたのか，を明らかにできる医学史の研究者はいない。おそらく屠殺された生けにえの動物の子宮の中の子供が，まだ生きているのを見つけたことが，切開によって分娩させたら，という考えを実行させたのであろう，少なくとも母親がすでに死亡している場合ではあるが。

　大昔の人々の伝説を記録したものの中には"切開による出産"についての言及がある。ヒンズー人の最古の書リグ・ヴェダから，ヘブライ人のタルムードまで，そしてギリシャ人，ローマ人，アラビア人の記録にも。出産の歴史は，常に痛みに満ちていた。

　伝説によれば，ジュリアス・シーザーは手術によって生まれたと

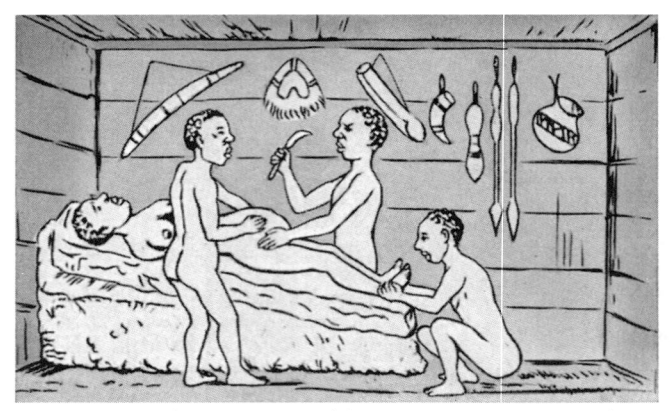

図36 1879年夏にキアフラ(東アフリカのウガンダ地域)でアフリカ原住民によって行われた帝王切開術。この画は，手術を目撃した英国人探検家のR・W・フェルキンによって描かれた

され（図37），そのためこの手術が帝王切開術という名称になったというが，これは疑わしい[*12]。実際に，シーザーという名前は"caesus"，"切り出されたもの"に由来すると，後世のずさんな語源学では説明されている。しかし，シーザーがこのようにして生まれたという伝説は，ローマ人が"帝王"切開手術に成功したことの証明にはならない。

中世には死んだ母親から，生きている胎児を取り出せることは知られていた。カトリック教会は，乳児に洗礼を施すために，できることをすべて行うべきである，と強く要求していた。教会は，陣痛のかいもなく死んだ女性を切開して，死んだ女性から胎児を取り出し，洗礼を施さないうちに埋葬することを禁じている欽定法を，そのまま温存した。何世紀にもわたって学問的な内科医は誇り高く，

[*12] 訳者註　ジュリアス・シーザー誕生以前のローマ法の lex cesarea（175 B.C.）の記載が，帝王切開術の語源である。

3. 帝王切開術

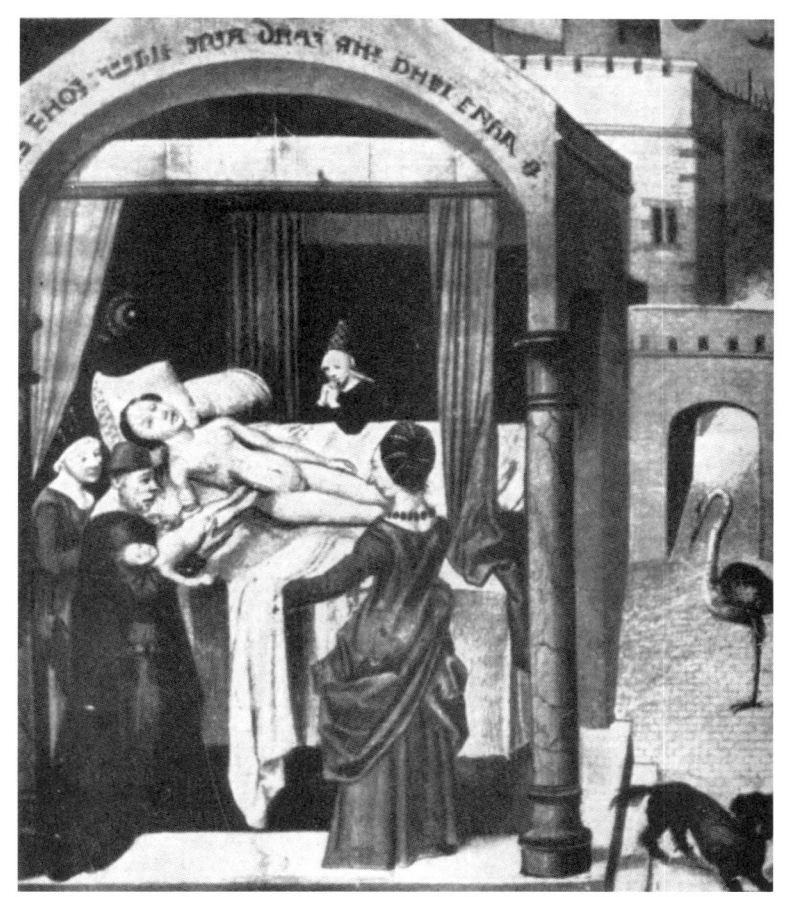

図37 母親の子宮が切開され,ジュリアス・シーザーが取り出されたという伝説が「帝王切開術」の語源とされている

汚れた人体に手を触れない暗黒時代が続き,また外科医は巡回理髪師でしかない時代があった。そのため助産婦は,この教会の法の盾のもと,自らが手がけて死んだ妊婦の子宮を切開して,胎児を取り出すための訓練を受けていた。1480年に公示された助産婦に関する法令には,その当時,解剖学の知識がいかになかったかを示す記載がある。すなわち死にかけている,または死亡した母親に対する"帝

第3篇　手術熱

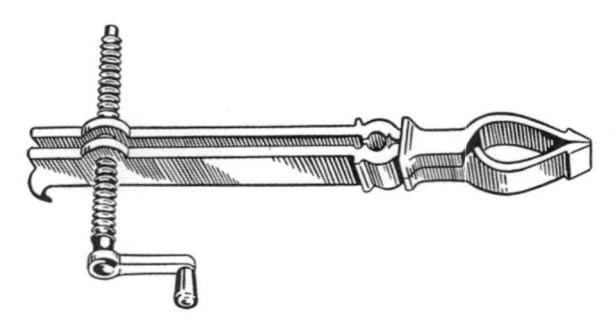

図38 この器具は何世紀も前に，帝王切開術を行うことによって取り出される可能性のある胎児の窒息を防ぐ目的で，すでに死亡している母親の口を開いておくために用いられた

王切開術"は常に左側で行われなければならない，なぜなら女性の心臓は"右側にある"から，と記されている。

　後になって，胎児は子宮の中で，せいぜい20分しか生存できないことがわかった。しかしながら昔の多くの記録では，母親の死後24時間も経ってから，生きている胎児を取り出した，と断言している。ただこれには1つの条件が必要であった。死亡した母親の口を，ネジの付いた鉗子で大きく開いておかなければならない，そうすれば胎児が空気を得ることができる，という条件である（図38）。子宮の中の胎児は，母親の口を通して呼吸している，と実際に信じられていたのである！

　このような"切開して取り出された胎児"についての昔話が真実だとしても，当時の関心は，胎児の生存にあり（それは極めてまれであった），母親は常に死んでいた。胎児に洗礼を施すことだけでなく，骨盤が極めて狭い母親の生命を救おうという試みは，それまで一度もなされていなかった。

　ルネッサンス期に入ると，生命観が新しくなり，生きている母親

に対する帝王切開術の記載が表れはじめる。1581年には帝王切開術に関する最初の教本が，パリで出版された。サボイ公爵付きの外科医であるフランソワ・ルース，結石截石術の可能性について理論的考察を行ったあのルースが，この教本の著者であった。生きた妊婦の帝王切開術について記載したのは，彼が最初であった。胎児が大きすぎる場合，双生児の場合，死産の場合，明らかに産道が狭すぎる場合には，ルースは帝王切開術を勧めた。産道が狭いことに触れたのも，彼は広い意味で使っているのではあるが，それでも彼が最初だった。ルースは，その広さが母親の生命を左右する骨性の産道の狭さと，必要となれば裂けて広がる軟部産道の狭さとを区別していない。ルースの時代にはまだ，ウィリアム・チェンバレンが産科用鉗子を考案していなかった（図39）。これを用いれば，産科医は胎児の頭を摑むことができ，子宮の収縮が不十分であれば，軟部産道から胎児を引き出すことができる。鉗子の使用経験から，産道が狭いと言っても，異なった機序によるものがあることがわかってきた。骨盤の骨の形によって産道の狭小化が引き起こされている場合には，鉗子は役に立たなかった。

　しかしルースは，出産がひどく困難な症例には，すべて帝王切開術を行うことを勧めた。彼の記述のわずか30年後には，鉗子の使用によって解決できるようになる症例も含めて，である。帝王切開術の施行に際しては，母親の膀胱を空にしておかなければならない，とルースは教えた。腹壁の切開によって傷つきやすい，子宮と腹壁の間にある介在物をなくしておくためだった。またルースは，切開を腹部の左側もしくは右側で行うことを提案している。手術の際の疼痛については，無駄に終わった陣痛の際に妊婦が耐えてきた疼痛と比べれば，微々たるものである，と書いていた。彼は子宮を切開し，胎児と後産を手を使って取り出し，縫合糸と絆創膏で腹壁の切開創を閉鎖することを勧めている。子宮の筋肉は非常に強く，切開部は自然に塞がるので，子宮自体の切開部は縫合すべきではない，

第3篇　手術熱

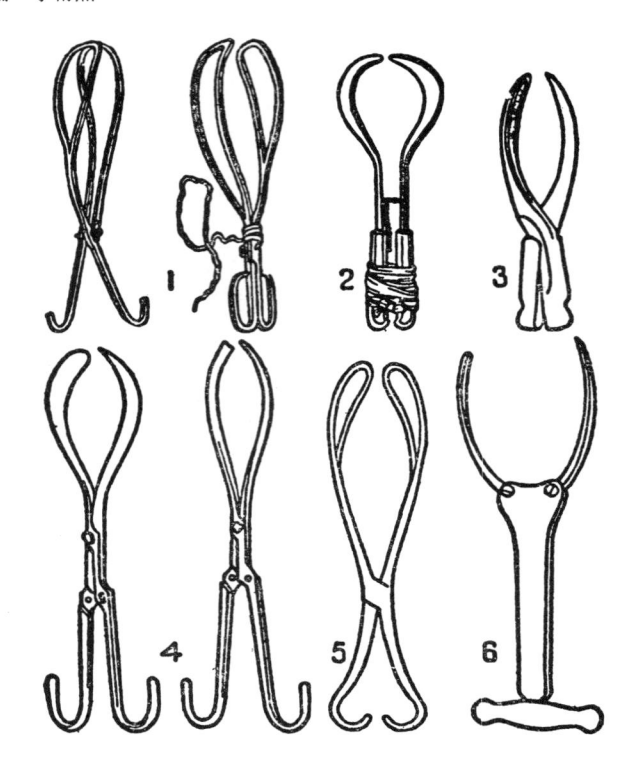

図39　英国のチェンバレンによって1630年頃に考案された種々の鉗子

と主張した。さらに彼は，長い妊娠期間中に子宮の中の胎児が母親の血液をほとんど吸収してしまい，残りも母乳になるので，手術中に大量の出血は起こらない，とも述べている。

　何世紀もの間,ルースの書物が唯一の教本であった。絶望的になっている多くの医師たちは，この書物に従わざるを得なかった。しばらくして，ルース自身は一度も帝王切開術を行ったことがなく，実際には多分見たこともなかったであろう，ということが明らかになった。言い換えると，乏しい解剖学と生理学の知識しかない理論だけの外科医が，出血の著しい帝王切開術の案内人であり，その結

3. 帝王切開術

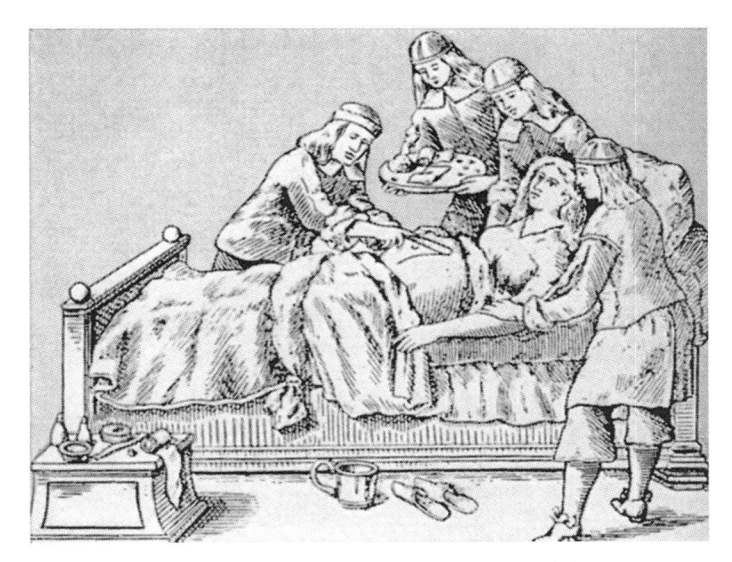

図40 帝王切開術。17世紀のヨハン・シュルテの木版画による

果，このような帝王切開術によって，ほとんど例外なく母親は死亡していたのである。

　しかし，ルースの書物をラテン語に訳したガスパルト・バウヒンは，おそらくこの書物の執筆をルースに思い立たせた多くの驚くべき症例を引用している。なかでもバウヒンは，スイス人で屠殺業者のヤコブ・シーゲルハウゼンが1500年に，何日も激しい陣痛に苦しんでいた自分の妻の腹部と子宮を切開した，と述べている。バウヒンによると，彼は母親と子供の命を救い，子供は77歳まで生きたという。バウヒンはまた，母親がさらに5人の子供を産み，これは正常の出産だったとも記している。この文のために，彼の記載のすべてに疑いが投げかけられているのであるが。

　17世紀には，証明があって信頼し得る帝王切開術はただ1例しかない（図40）。1610年4月21日，ドイツのヴィッテンベルクで，ト

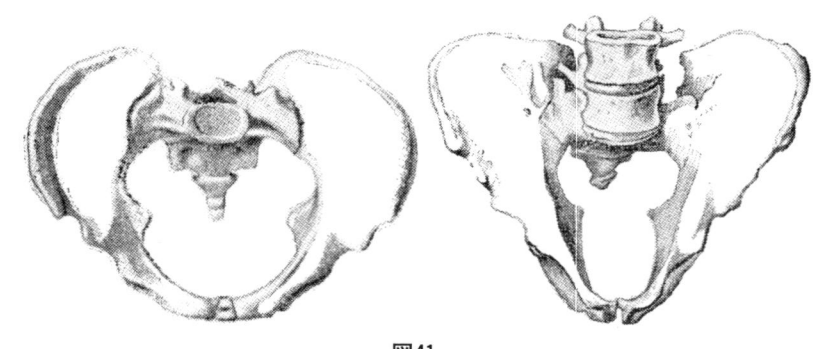

図41
左は正常骨盤：胎児の分娩に困難なところはない
右は狭骨盤：分娩には人工的な助けが必要である。明確に示すために極端な例を描いてある

　ラウトマンという名前の外科医が，ゼンネルトとタンドラーという2人の内科医の指示を受け，教区教会の副司教の臨席のもと，ウルズラ・オピッツという桶職人の妻の腹部と子宮を切開し，生きた胎児を取り出した。この症例についてはまったく疑いはない。しかしこの時も，母親は死に終わっている。

　その後，医学史には沈黙が続いた。死が避けられない帝王切開術に，悪い評判が立った。しかし，ルースの理論に従って手術された女性が，なぜ常に死亡するのか，原因を明らかにしようとした者は皆無であった。死を招く空想家の教えに，疑いを抱く者はなかった。

　150年以上経ってから，産科医のフランソワ・アージュ・デルーリが，再び帝王切開術を取り上げた。1778年に彼は母親が生存し得た手術を報告した。もし彼の手術が実際に報告どおりなら，この種の手術で唯一の成功した症例であった。

　帝王切開術は通常致命的であったので，それを避け，他の方法で狭骨盤（**図41**）の問題を解決しようとして，多くの試みがなされた。ジャン・ルネ・シゴールは，骨盤の前面にある軟骨でできた結合部を切って，狭くなった骨盤を広げることを提案した。彼はこうする

ことで，鉗子の柄などで骨盤を広げられると考えた。1777年の10月1日に，シゴールはこの方法による手術を，初めて30歳の女性に行った。彼はこの手術を，夜間に掘っ建て小屋で決行した。そこでは泣き叫ぶ女性が手術を受けている間にも，蠟そくの蠟が滴り落ちていた。シゴールは母親と子供をともに助けた。パリでは，彼は解放者として喝采を受けた。しかし間もなく，彼の方法の合併症が明るみに出た。この女性の骨盤は，もはや堅牢さを失った。このあと彼女は歩行に疼痛を伴い，足を引きずりながら歩くようになった。後になってジャン・ルイ・ボドロックが軟骨を切っても，実際にはほんの少ししか骨盤の大きさが広がらないことを証明した。さらに彼は，急に開大することによって恥骨が脊柱から外れる危険のあることも示した。シゴールの残忍な試みは，世間から忘れ去られた。

　その他にも，治療方法がいくつも追求された。イギリスの医師サミュエル・メリマンは，温浴・浣腸・直流の電流によって早期出産を誘導する実験をした。胎児が成熟した大きさにならないうちに出産させる，という考えである。さらに命がけのものが，イギリスのリーズ病院で働いていたジェームズ・ルーカスによって考案された。断食と瀉血を繰り返すことによって，胎児の頭蓋骨を軟らかいままに保てば，狭骨盤でも，より簡単に胎児を出すことができる，と彼は信じていた。

　新しい提案は，より荒っぽい，危険なものとなった。しかしそのどれもが，帝王切開術は致命的なものである，たとえ直後ではなくても，数日後には死を招く，ということがわかっていたために考案されたものであった。女性があの長い長い陣痛のあとに行われた手術の際の内出血や腹腔内の炎症と化膿に，またたく間に屈してしまい，生き延びられない理由は誰にもわからなかった。

　1790年に狂死したイギリスの産科医ジョン・エイトケンは，切開した腹腔内に有害な大気が入るのがその原因と考えた。彼は出産間近の妊婦を首まで水の中につけ，空気が入らないようにして，水の

中で帝王切開術を行うことを勧めた。彼の方法で命の助かった女性は，ただの1人もなかった。

　しかしながら，フランスの外科医レバは，検討の鍵を与える発見をした。帝王切開術後に死亡した女性を解剖しているうちに，彼は子宮の切開創が子宮の筋肉によって閉鎖していないことを発見したのである。この学説はルースが言い出して，2世紀もの間，反論されなかったものであったが，まったく正反対で，切開創は大きく開いていた。子宮の血管からほとばしり出た血液が，ある場合には腹腔内全体に溢れ，数時間のうちに患者を殺してしまった。しかし，遥かに頻回に認められたのは，明らかに子宮から，その切開創を介して腹腔内に流れ出たおびただしい量の膿汁であり，それが致命的な腹膜炎を引き起こしていた。レバは切開した子宮からの感染の危険を疑い，子宮の創部を閉鎖しようとした医学史上最初の外科医であった。しかし，神は別の方法で彼の試みを妨げた。彼は後陣痛に耐えることのできる縫合糸を作ることができなかった。後陣痛が子宮を収縮させると，たちまち数本の，粗末な結紮糸は引きちぎれてしまい，子宮の切開創はそれまでと同じ大きさの口を開けた。

　19世紀前半には，帝王切開術に関して何ら進歩は見られなかった。そしてレバの提唱を取り入れたり，彼の実験を続ける者はいなかった。レバは忘れ去られた。ごく最近の私の学生時代でさえ，教科書はルースの古めかしい学説を繰り返し続けていた。

　フランスの内科医ゲニオは，1780年までに行われた，約40件の帝王切開症例を検討した。母親はすべて死亡していた。ラドフォード・トーマスは，イングランドとアイルランドで1738年から1849年までに行われたすべての帝王切開例を検討した。母親の73パーセントは死亡していた。ウィーンの有名な産科医であるシュペートによると，母親が出血か，膿血症のために死亡しない症例はなかった。カイザーという外科医は，1750年から1839年までの338件の手術を検討した。ほとんどすべての母親が死亡しただけでなく，3分の1以上の胎児

3. 帝王切開術

も同じように死亡していた。わずかな例外は，不思議な，説明のつかない幸運な事故のように思われた。

ではヴァージニア州ロッキンガム郡の未開地にいた医師ジェシー・ベネットが，1794年1月14日にルースの書物を傍らに開いて，妻のエリザベスの分娩を，帝王切開術によって成功させたのはどうしてだろうか？ 近辺の産科医たちは，手術は致命的であると確信していたので，助力を拒否していた。完全な意識下で自分の妻の手術を完了してから，この田舎医師は，きびしく断言した。

「これが最初で，しかも最後だ」それからは妻に妊娠をさせなかった。

アメリカの最初の帝王切開術は，なぜ成功したのだろうか？ なぜ妻も子も生き延びたのだろうか？ そしてアメリカで2番目の帝王切開術が，再び成功したのはなぜだろうか？ これも病院や文化とは遠く離れた未開地で行われたのに。それは私が生まれた翌年の1827年に，ジョン・ランバート・リッチモンドが行ったものである。今にも壊れそうな小屋，床は土間で火の気はなく，壁の隙間からは風が強く吹き込むので，助手が後ろから蠟そくを毛布で覆っていないと消えてしまいそうな中で，正常の出産ができないほど骨盤の狭い黒人女性から，リッチモンドは子供を出産させた。深夜に，オーバーのポケットに入れていた貧弱な器具を使って，手術は行われた。そして母親も子供も助かった。これは偶然だろうか，巡り合わせなのだろうか？ それともそこに，帝王切開術の成否を支配する何か本質的なものがあるのであろうか？

エドアルド・ポロは，帝王切開術の歴史を精細に検討した。ジュリー・コヴァリーニが彼のもとを訪れた時までに，高熱や感染による多くの死を，偶然と片づけることでは満足しない外科医の数は増えつつあったが，彼もそうした外科医の1人だった。初めて帝王切開術によってある女性を救おうとした試みが，致命的な腹膜の炎症

第3篇　手術熱

で終わってしまってから、彼は長い間その理由を考えつづけていた。

　手術創から入った大気中の毒を原因としたジョン・エイトケンが正しかったのだろうか？　しかし、もしこれが正しいのなら、毒が腹腔内に入る経路は他にもある。つまり、子宮口が広がれば、そこから空気は子宮の中に、勝手に入ってしまう。正常の分娩を終えた女性の子宮から、数週間経って、やや化膿したような悪露が、しばしば出るのも事実である。

　ポロはまた、レバの記載も検討した。そしてレバの発見は本当に正しくはないのか、と自問した。あの異常な理論家であるルースの、子宮を縫合する必要はなく、必要なのは腹壁の縫合であるという主張は、恐ろしい間違いを犯しているのではないか、と疑った。もし子宮の筋肉が収縮して両側から創縁を圧迫しないとしたら、どうなるのか？　それが帝王切開術後にしばしば見られる致命的な出血の原因を説明しているのではないか？　そのうえ、この縫合していない子宮の切開創から、感染を起こす危険な物体が腹腔内に溢れ出て、母親を死に至らしめているのではないだろうか？　ごくまれに見られた成功は、女性の側に異常なほどの抵抗力があったためではないか？　それとも、手術が病院や都会から遠く離れた場所（たとえば米国の成功のように）で行われ、そこでは大気中に毒がなく、産褥熱や化膿が持ち込まれなかった、というのがその理由ではないだろうか？

　何年もの間、ポロはこれらの疑問を心の中で繰り返していた。もし切開された子宮が、致命的な感染源だとすれば、その中にある恐ろしい物質が、腹腔内に出てこないようにするにはどうすればよいか？　彼はレバの、有毒な分泌物が侵入しないように子宮の切開創を閉鎖する、という考えは取り上げなかった。後陣痛のために創縁がちぎれ、縫合糸が組織を裂き、切開創が再び大きく開口してしまうことは、明白と思えた。それでは、もし死が侵入する通路を閉鎖する方法がないとしたら、それに代わる方法があるだろうか？　ポ

ロは何年もこの代わりになる方法を考えつづけた。ただこれについては，極端な結論が出てしまうかもしれない，と感じたので，考え抜くことはやめようとした。しかし，結局はそれから逃れられなかった。もし，致命的な感染の源と推定されているところを閉鎖する方法がないのなら，感染源を完全に除去すべきではないか？　帝王切開後に母親の生命を救うには，子宮の摘出は不可欠ではないだろうか？

　それを行えば，元に戻せない損傷を女性に与えるのだから，このような結論は，ひどく冷酷なものであった。しかし，子宮摘出か，死か，の選択しかないのなら，実際は疑問の余地はないのではないか？　事実，摘出によって二度と妊娠することがないのだから，その女性にとってはむしろ祝福ではないだろうか？

　長い間，ポロは自分の良心と闘ってきた。旧式の，希望のない方法で帝王切開術を受けたあと，死んでいく女性を見るたびに，ポロは少しずつ，自分がその決断に近づいていくのを感じた。遅かれ早かれその時は来る，救える可能性があると考えているのに，それをしないという事実を前にすれば，早晩良心の呵責に耐え切れなくなるだろう。

　ジュリー・コヴァリーニが，彼の前に横たえられた時，これほどその決断に近づいているとは，まだ気づいていなかった。この時彼に決断させたのは，やつれた彼女の身体であったのか，哀願するような彼女の眼差しであったのだろうか？　この瞬間に，長年胸に秘めてきた考えを，実行させた不思議な愛情と知性のかかわりについて，はたして解き明かすことができるのであろうか？

　1876年5月21日の朝，看護婦が"コヴァリーニちゃん"の最初の陣痛が始まった，とポロに報告した。10時になって，助手が彼に，羊膜が破れて羊水が流れ出したが，陣痛の増強はない，と知らせた。
　ジュリー・コヴァリーニを最初に診察した時から，エドアルド・

ポロは，帝王切開術は避けられないと診断していた。その日の午後5時20分前に，彼はメスを手に彼女を見つめていた。ジュリー・コヴァリーニは当時サン・マテオで使われていた，古い，傷だらけの木製の手術台の上に寝かされ，深いクロロフォルム麻酔がかけられて，ほんのかすかに声を上げていた。

　2分後，ポロは手術を始めた。彼の報告には，張りつめた腹部を最初に切開した正確な時間が記録されている。彼は正中の白線に沿って，下方に切開を広げた。助手の1人が，布きれを巻きつけた手で創縁を引っ張って手術創を広げた。楕円形に広げられた創の直下に，陣痛で強く収縮している胎児を入れた子宮があった。腹部の切開創からは，ほとんど出血はなかった。

　ポロは子宮を切開した。子宮底部から始め，子宮頸部に向かって開いた。子宮筋が弛緩した。切開創が押し広げられると，直ちにおびただしい出血が始まった。ポロはすばやく右手を子宮の中に入れた。このような手術ではメスが胎児のための栄養器官であり，血液が充満している胎盤に切り込む危険が常にあった。ポロはそれが起こり，手術が終了しないうちに，母親が出血で死亡してしまった例を多数知っていた。胎盤は，わざわざ意地の悪い，矛盾した場所を占めているかのようだった。幸運にも，この時出血は暗い子宮内部からではなく，厚い子宮壁の中の，とくに左側の血管からであった。

　ポロは手で胎児の左腕，そして肩を摑んだ。薄く毛の生えた小さな頭を，彼は切開創から取り出した。その時，創の上端が少し裂け，その裂けた箇所の血管から血が吹き出した。ポロはさらに手を早めた。彼は両肩を，それから腕を，胴を，脚を，切開創から引き出した。それから臍の緒を切り，元気のよい女児を，待機している看護婦の1人に渡した。新生児が呼吸を始めた。健康な生命の，最初のしるしであった。一方ポロは，患者の上にさらにかがみ込んだ。

　助手は子宮の切開創の上部を押さえて，出血を止めようとした。その間に，ポロは後産を取り除いた。しかし止血には成功しなかっ

た。血液が泡立ちながら吹き出て，腹腔内に流れ込んだ。とぐろを巻いた腸が創外に飛び出し，腹腔の奥の方へ押し込まなければならなかった。その間も血液は噴出しつづけた。

　助手が指で出血している血管を強く押さえつけている間に，ポロは血液で汚れていないところで操作ができるように，腹部の開腹創から子宮を完全に外へ引き出した。木の幹の上にある，中味を抜かれた熟れた果実のように，子宮は子宮頸部の上に直立した。この幹で，子宮は母体につながっていた。子宮頸部から血液を供給している動脈が上に向かって走っており，そこを流れる血液が，子宮の切開創の周囲で，血管から噴出していた。

　ポロは子宮の切開部の創縁を握りしめた。筋肉を刺激するために子宮を揉んだ。もし筋肉が収縮すれば，創縁が強く圧迫され，出血は自然に止まるかもしれない。しかしこの努力は無駄だった。創は開いたままであり，とくにメスで切ったというより，むしろ引き裂かれた切開部の上縁からの出血が続いた。助手が指で圧迫しても，ごく一時的な効果しかなかった。

　数秒の間，ポロのいらだっていた手が止まった。この出血は，最後のためらいを打ち負かそうとする天意ではないか？　この出血を止めるために，他に何ができるのか？　創縁を寄せてしまうための縫合だろうか？

　創の上縁が不規則に裂けているので，その望みはない。唯一残された可能性は，子宮頸部を血管ごと結紮してしまい，子宮への血液の供給をはばむことである。しかしこれをすれば，無情な次の段階へ進まねばならない。子宮は血液なしには生きられないから，子宮を頸部で切離してしまうという段階へ。

　ポロは盆の上に他の器材と並べて置かれている大きな器具に目をやった。それは"サントラ結紮締器"であった。丈夫な針金のループで，その針金の両端は細い管の中に導かれており，ループになった針金はその管の反対側で，それを引きしぼる取っ手につながって

いる。細い管を把持しておいてこの取っ手を引きしぼると，動脈や子宮の茎部にかけられた針金のループを，締め上げることができる。

　ポロは助手に，その器具を渡すように合図した。そしてそれを手にした瞬間，最後の決断をした。彼は針金のループを子宮下部，恥骨の直上にかけた。それからすばやく取っ手を引いてループを締め上げた。しかし，ループには何もかからなかった。ループは子宮頸部から滑り，同時に開腹創から子宮をさらに外へ押し出した。血管からは，激しい出血が続いた。

　ポロは，すばやくループをもう一度緩め，左の卵巣も締め上げることができるように広げた。これによってループは滑り落ちることなくとどまった。彼は取っ手を引いた。今度はループがかかった。ループが子宮頸部と，頸部を通っている血管を非常に強く締め上げたので，数秒後に，子宮からの出血が止まった。

　おそらく出血の止まったこの瞬間に，ポロはもう一度，その過激な行動をやめる誘惑に駆られたことだろう。もし数分間だけ締めつけているループをそのまま置き，それから外したらどうなるか想像した。また出血するのだろうか？　しかしポロは，この誘惑に屈しなかった。すでに賽は投げられていた。

　彼は石炭酸溶液の入った洗面器の中にある，柳葉刀のように彎曲した，大きな鋏を指した。それが彼に渡された。部屋の奥から，新生児の泣き声が次第に大きくなる中で，ポロは鋏を子宮頸部の，針金のループから2センチメートル上のところにあてた。数回の動作で，彼は子宮を子宮頸部から切り離した。未知への冒険が始まった。

　助手たちがガーゼで，腹腔内に溜まった血液を吸い取った。ポロは子宮の断端を，開腹創まで引き出した。結紮締器は腹壁の上に置かれ，子宮の断端が腹腔内に滑り落ちないように，しっかりと固定された。それに加えて，ポロは開腹創の縫合を始める時，最初の1針で，子宮の断端を創縁に縫いつけた。

　ポロは次々と，手術創の両縁に，銀線を通し両端をねじり合わせ

た。それから彼はガーゼと絆創膏をあてた。最後に位置が変わらないようにサントラ結紮締器を，腹壁とそれから右大腿部に絆創膏で固定した。

1876年5月21日から7月10日まで，ポロは細心の注意を払って，この患者の経過を記録した。彼の記録は，彼の不安，希望，失望そして新たな希望を，証言している。

手術当日の夜，そして翌日の昼夜を通して，ジュリー・コヴァリーニは腹部の焼けつくような感じを訴えた。嘔吐のために眠れなかった。この嘔吐は麻酔に対する反応なのか，それとも，腹膜炎の最初の徴候なのであろうか？　5月22日の朝，彼女の体温は39度だった。夜には40度に達した。腹部の痛みはさらに増悪した。子宮の断端がループから滑り落ちて，腹腔内に戻ってしまうことを恐れて，ポロは包帯を取り替えた。しかし，ループは少し緩んでいるだけだったので，再びしっかりと締め上げた。断端はループの上で，化膿の徴候を示していた。それ以後，ポロは包帯を1日2回交換している。ループが滑り落ち，化膿の原因になるのではないかというたえ間ない不安があったからである。続く数日の間，熱は40度を超えた。患者は不穏で，せん妄状態にあった。しかし新生児は元気だった。

ポロは希望とあきらめとの間を，揺れ動いていた。患者の臨床経過は，致命的な結末に終わる帝王切開術のそれと一致していた。しかし包帯を交換するごとに，彼は安心した。ごく軽度の化膿を除けば，手術創には気になるような徴候はなかった。ループの上の子宮頸部断端の部分は，落ちかけていた。結紮締器が除かれた。ドレーン管には，心配になる腹腔からの分泌物は，まったく出なかった。5月27日に，ポロは一番下にある3本の銀線を除くことができた。5月30日には，ドレーン管が細いものに替えられた。しかしこの好ましい徴候は，単なるまやかしではないのだろうか？

患者は熱で燃えているような状態が続いた。6月1日の夜，彼女

第3篇　手術熱

の体温は40.4度にまで達した。彼女の心臓は，力尽きる恐れがあった。ポロは死が切迫していると確信し，彼女のベッドの傍らに腰を掛けて，自分の犯してしまった子宮の摘出が賢明であったかどうか，自問しつづけた。ポロは朝まで起きていた。それから再び彼女の体温を計った。もう一度計った。

彼はその奇跡を信じることができなかった。しかし，それは否定できないものだった。熱は下がりつつあった。それ以後熱は，毎日着実に下がり，6月8日には平熱となった。ジュリー・コヴァリーニは初めて，自分の周囲と赤ん坊に少し関心を示した。

6月11日，彼女は再び熱と腹痛に襲われた。驚いたポロは，再び疑惑に取り憑かれた。感染の主な原因となるものを取り除いたのだが，不潔な手や器具から，手術中に創部に感染する物体を入れてしまったとは，彼には想像できなかった。ジュリー・コヴァリーニは大量の，感染を引き起こして致命的となる物体の子宮からの侵入には屈しなかったが，手術中にポロ自身が，無意識のうちに運び込んだ物体に，打ち勝たなければならなかった。この感染が比較的軽くすんだことは，サン・マテオ病院で猛威をふるっていた壊疽や産褥熱のことを考えると，確かに奇跡であった。12日間，この第2回目のやや軽い発熱は続いたが，この間に，子宮頸部の治癒が完了した。

そして6月23日，術後33日目に，ジュリー・コヴァリーニの体温は急に平熱に戻った。その日の正午には，ポロはベッドを離れた彼女を目にした。乳児を腕に抱いて，痛みもなく行ったり来たりしている彼女を見て，彼は成功を確信しはじめた。

しかしながら翌日になって，再び悪化した。今までより軽いものだったが，再び発熱がみられた。ポロはこの発熱を，手術によるものではなく，パヴィアの大気が多湿性であるためと考えた。7月1日に，彼女をミラノに連れていった。そこでは，彼女の熱はすぐに下がった。

2週間後の術後54日目に，ポロが見舞った時には，彼女は楽々と

3. 帝王切開術

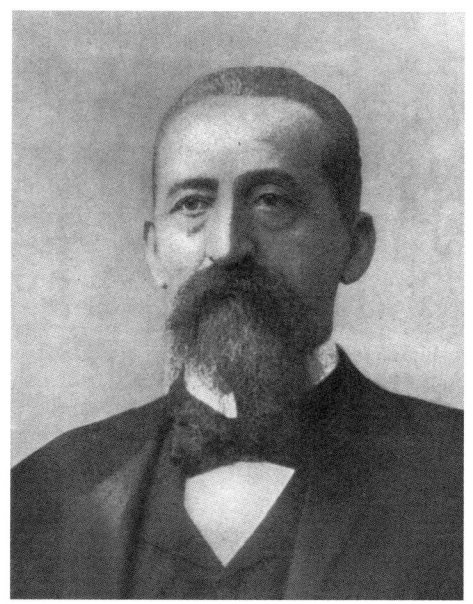

図42 帝王切開術の偉大な先駆者であるパドヴァの産科教授エドアルド・ポロ（1842～1902）

歩いており，子供のように飛び上がって見せた。

　1876年の同じ夏，ポロ（**図42**）はこの手術の報告を，『帝王切開術を補足する子宮・卵巣の摘出術』という題で発表した。この報告は注意深く，念入りで，そしてごく控えめに書かれていた。しかし，まずウィーンで，次いで全ヨーロッパで，そしてついにアメリカで，大きな興奮を巻き起こした。ウィーンの産科医たちは，ポロを救世主と呼んだ。ほとんど一夜のうちに，彼らは"ポロの帝王切開術"を産科病院に導入した。数カ月のうちには，ウィーンで，そしてヨーロッパで行われる帝王切開術のほとんどすべてが，ポロの子宮摘出という極端な方法で行われるようになった。帝王切開術が致死的で

第3篇　手術熱

あるということ以外には何も知らなかった医師たちは，初めて多くの母親が帝王切開術を受けても，生き延びていることを報告した。ポロの方法で行われた最初の134件の帝王切開術のうちの死亡率は，56パーセントだった。現在のように死亡率わずか3ないし4パーセントと比べると，これは膨大な数字に思える[*13]。それでもそれまでの100パーセントに近い死亡率に比較すると，たいへんな輝かしい進歩であった。

しかし私がポロの手術について，彼から聞いた時には，この方法は消え去ってはいないが，すでに過去の外科の時代の悲劇的な記念

[*13]　原文註　この数字は，1922年以前に関する限り誤りではない。現在では死亡率は多くの施設で1パーセント以下である。チューリッヒ婦人病院の統計では，1935年から1949年までに行われた899件の帝王切開術のうち，わずか6名（死亡率0.66パーセント）しか死亡していない。イギリスの16の大学病院で，1943年から1947年までに行われた7,762件の帝王切開術の死亡率は，0.99パーセントであった。

[*14]　原文註　ほとんどすべての医学の歴史と同じように，ポロの手術が最初の子宮摘出であったかどうかについては論争がある。1768年，フローレンスの外科医ギュゼッペ・カヴァリーニは，妊娠した犬や羊の手術で，子宮の有無は生命に必須ではないことから，摘出することが可能であると言った。1809年，ドイツの医師ゴットフリート・フィリップ・ミカエリスは，帝王切開術では子宮を完全に摘出することを提案したが，これは理論上の提案にすぎなかった。1868年，ロビンソン・ストーラーというボストンの医師は，帝王切開術の後に子宮を摘出した。子宮に腫瘍のようなものがあり，また摘出しなければ出血を止めることができなかったからである。しかし，患者は68時間後に死亡しており，またこのたまたま行われた手術は，産科手術の発展には何ら影響しなかった。

ポロの場合に，医師たちの熱狂を正当なものと考えてよい期間は確かにあった。子宮の切開口を，確実な縫合によって閉鎖することが可能となるまでは，感染の源をなくさなければ，帝王切開術の恐ろしい危険を，完全には取り除くことができなかったからである。外科医はどんな後陣痛にも耐え，子宮の切開創を完全に閉鎖できる新しい縫合法が考案されるまで，子宮摘出を継続しなければならなかった。1881年にハイデルベルクのフェルディナント・ケーラーによって，最初の有効な縫合法が考案された。彼はオーデンヴァルトの村の食卓を手術台にして，もっとも劣悪な状況のもとで，この方法の適用に成功した。この考案によって，子宮が正常な場合には，ポロの手術は不必要なものとなった。ケーラーの途方もない物語については，他の章で述べる。

碑としか思えなかった。グラスゴーでジョセフ・リスターを訪問して，私はすでに新しい，そして素晴らしい時代の誕生を目にしていた。手術熱，膿血症，そして外科手術に付随する合併症は，もはや謎ではなくなっていた。リスターとパスツールの画期的な発見は，当時はまだ，不信と惰性による排除の動きと闘ってはいたが，早晩世界はそれを受け入れることになろう。しかしこの新しい学説は，ポロのいた古びたパドヴァの病院には，まだかすかなささやき声ほどにも伝わってきていなかった。

　ポロの過激な手術[*14]を採用した外科医たちは，非常な熱意をもっており，しかも束縛から解放された感じを抱いていたため，リスターが指摘した新しい道を無視しつづけた。この道こそが，残酷な子宮切除を選んだ時代から脱け出すための，唯一の道であったのに。

第4篇

救済者

1. 汚れた手

　手術につきものの疼痛が取り除かれたのだから，外科学の歴史にその後の30年以上にわたる幕間の必要など，まったくなかったはずである。麻酔の発見後数年以内に，致命的な膿血症や手術熱の原因が明らかにされ，克服されてしかるべきだった。

　この原因にただ1人気づき，応報とされていたものの本質を理解して，高熱と死の地獄から逃れる方法を知り，自分の信じたことを死にものぐるいで説いて回った男がいた。しかし彼の洞察は，ホレス・ウェルズがそうであったように，軽蔑され嘲笑された。そのうえ，動機や状況は違ってはいたが，受け入れようとしない世界に真実を刻もうとしたモートンも，現れなかった。

　その男の名前は，イグナーツ・フィリップ・ゼンメルワイス。私はまだ若かったにもかかわらず，その名前を最初に合衆国で耳にした人々のうちの1人であった。しばしば私の人生に登場する運命のいたずらの結果，私がその名前を聞いた一番最初の男だったということも，十分あり得る。

　私がスコットランドから合衆国に戻ったあと数カ月して，1848年8月9日，ハノーバー近くのドイツの小都市レールテで，1人の男が鉄道列車に投身自殺した。ずたずたになった死体が線路から運び出され，それがキールの産科学研究所の所長で，産科部長のグスタ

第4篇　救済者

フ・アドルフ・ミカエリス教授，50歳であることがわかった。キールは私が1年ほど前に訪ねた土地であった。

　1847年の秋，麻酔の勝利を目撃するためにヨーロッパを旅行していた時に，私はキール大学でミカエリスに会っていた。彼は非常に親切で，誠実な人柄であった。ただ私は，何か悩みをもっているような印象を受けた。滞在中に，彼は自分の小さな病院を見せてくれた。それは当時としてもひどくみすぼらしい建物であり，ここは悪霊につきまとわれている，とこぼしていた。この病院では産褥熱がごく普通に発生していた。

　数カ月前には，産褥熱で次々と母親が死亡したため，数週間病院を閉鎖せざるを得なかった，と言った。そして病院を再開して最初の患者が入院するやいなや，彼女もまた産褥熱にかかり，数日のうちに死んだ。5カ月間に，ミカエリスは同じ産褥熱で13人の患者を失っていた。

　話している間，ミカエリスは悲しげな青い瞳を私に向けていた。他の国でも状況は同じなのか，と彼は尋ねた。明らかに何か慰めを求めていた。残念ながら彼に話せることはほとんどなかった。ヨーロッパ旅行では，麻酔の"勝利"だけに関心をもっていたし，アメリカにいた時も，産科にはほとんど注意を払っていなかった。産褥熱については，当時の教科書に記載してあった概要を知っているにすぎなかった。つまり，産褥熱はとくに病院内に蔓延する一種の伝染病であり，その原因は"大気の乱れ"や"病院の不吉な空気"もしくは出産間近の婦人の"固まってしまった乳汁"，とされていた。私はミカエリスに，役立つような情報を提供することができなかった。

　それから彼は尋ねた。

「君はボストンで勉強したのですね？」

「ええ」私は答えた。

「ホームズ博士を知っていますか？」

もちろん知っていた。医師であり，詩人であり，ボストンの"名士"であるホームズのことは知っていた（図31）。そして父が最近の出来事として，「ホームズがハーバード大学の解剖学のパークマン教授に任命された」と書いてくれていたことを思い出した。そのことを話すと，ミカエリスの瞳は，あたかもその瞬間に，希望がわいてきたように輝いた。

「それはとても嬉しい」彼は興奮したように言った。

「しばらく前に知人から，ホームズ博士が産褥熱の原因とそれをなくす方法について，極めて独創的な論文を出した，と聞きました。この論文は，好意的には受け入れられなかっただろうと思います。だがそんなことは，何も珍しいことではありません。それはもしかしたら，私には役立つかもしれないと思います。まだその論文を読んでいません。もし迷惑でなければ，君に……」

私はホームズの論文をどれも読んでいなかったし，その当時は再び医学の論文から遠ざかっていたのだが，それは大したことではなかった。だからその論文を探して，キールの彼に送ることを約束した。

帰国後に，『産褥熱の伝染性』という題のその論文を，すぐに見つけることができた。1848年の夏，自分自身はろくに読みもしないで，それをミカエリスに送った。この小さな親切に対して，受領したという手紙は来なかったが，別に気にとめなかった。

1848年の10月2日に突然，キールから手紙が届いた。女性の手で書かれており，開封してその内容を読んで驚いた。

『お手紙と同封の論文は無事着きました。お手を煩わせてしまい，お詫び申し上げます』手紙はこう始まっていた。

『残念ながら届きました時にはもう遅く，それがミカエリスの慰めにも助けにもなりませんでした。全力を尽くしても，産褥熱の猛襲を阻止できない自分自身に対して，また医学の無力さに対して，

第4篇　救済者

絶望が昂じ，ミカエリスは自ら命を絶ちました。主人をこのとんでもない決断に追いやった原因の1つは，イグナーツ・ゼンメルワイスという若い医師が主張している発見によって，主人がうつ状態になったことだ，と私は信じております。

『主人はウィーンの医学雑誌で，この医師の論文を読みました。ウィーンの産科病院に勤務するゼンメルワイス博士は，産褥熱が医師や学生が解剖を行った手で患者を診察する際に，いわゆる病原性の物体がその手から，患者に伝染した結果であるという，とんでもない学説を立てたようです。ゼンメルワイスは，医学の理論体系をすべて否定し，病院から産褥熱を追放するためには，塩素処理された水で手洗いを厳重にすることが必須である，と主張しています。ミカエリスは，ゼンメルワイスの激論を正しいとする裏づけがある，と信じるようになりました。何年にもわたって，主人は病院で死亡した人々の解剖を念入りに行い，その直後に，ゼンメルワイス博士の提唱する大げさな手洗いを実行しないで患者を診察しておりましたので，深い自責の念にかられてしまいました。

『主人は，繊細で潔白な人でしたので，自分が産婦を殺してしまったと思い込みました。この自責の念は，主人がとても愛していた親戚の1人が産褥熱で死亡したことによって，いっそう強くなりました。主人は次第にひどい抑うつ状態となり，とうとう今年の8月9日にレールテで列車に身を投げ……』

戦慄を感じながら手紙を読んでいると，キールで私の前に立っていたミカエリスが，目に浮かんできた。あの当時は，あまり気にとめていなかった彼の悲しげな瞳が蘇った。彼は自分の病院を「納骨堂」と呼んでいた。

私は突然，私生児を身ごもったキール付近の少女たちについて，彼が話していたことを思い出した。デンマークの法律[*15]では，こうした少女たちはキール産科病院に入院して，陣痛の間に父親の名前を告白することを助産婦に強制される。さもなければ感化院か刑

務所に収容され，その非行を罰せられた。彼女たちはひざまずいて，ミカエリスに入院させてほしいと懇願した。入院だけが刑務所から救われる道だった。しかし病院ではもっとひどい罰が待っている，高熱と苦悶の何日かが，とミカエリスは悲しげに言っていた。

　私は手紙を放置した。
　これは事実である。麻酔発見の目撃者であり，現代の最も進歩的な考え方をもつ若手医師の1人だと自認していた私，その私がゼンメルワイスの"接触伝染"の発見についての，この手紙の重要性を理解できなかったのである。この発見は，手術創の感染から生じる恐ろしい疾病である膿血症，丹毒，破傷風，手術熱などを世界中の手術室から直ちに追放してしまうものだった。私は若いゼンメルワイスを酷評し軽蔑したヨーロッパ中の著名な教授たちとまったく同じで，わかってはいなかった。
　今日では，この状況を理解することはとてもできないであろう。しかし，既成観念にとらわれているわれわれが，わずかな例外を除いて新たなものをいかに受け入れようとしないかを，このことはよく示している。とくにその新たなものが，複雑な問題を解決するための方法としては，あまりにも単純すぎるように思えれば思えるほど。

[*15] 訳者註　キールはドイツのシュレスヴィッヒ・ホルシュタイン州の州都であるが，かつてはシュレスヴィッヒ公国，ホルシュタイン公国ともデンマーク王国と同君連合の関係にあり，デンマーク国王の支配を受けていた。シュレスヴィッヒ公国の北部を除きこの地域には主にドイツ人が居住していたことから，19世紀に入ってそのドイツ人の間にナショナリズムの動きが高まった。1848年にはシュレスヴィッヒ公国を併合したデンマーク国王に抵抗して，キールに臨時政府が作られたこともある。両公国がともに正式にプロイセンに編入されたのは，1866年の普墺戦争にプロイセンが勝利してからのことである。

第4篇　救済者

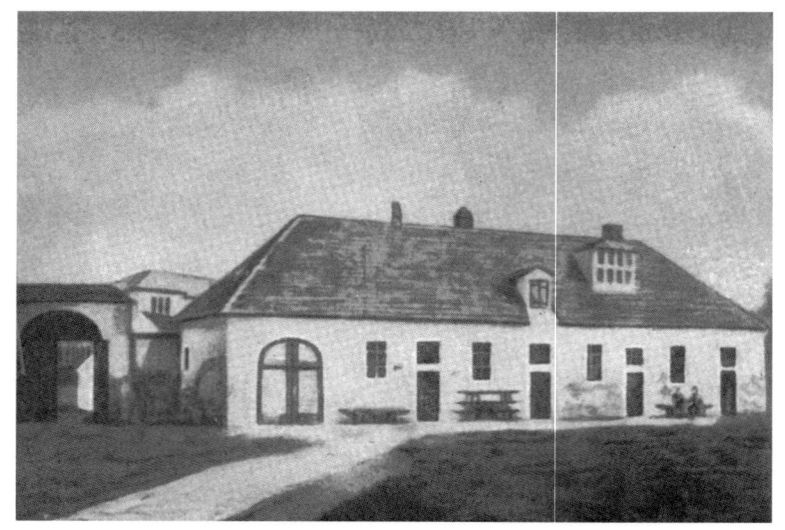

図43　ロキタンスキーの仕事場であったウィーン総合病院のいわゆる「小要塞」

　半世紀以上経った現在，ゼンメルワイスが"接触伝染"の本態を理解した最初の人間であり，それに打ち勝つ方法を，実際に発見した人間であることについては，誰も否定しないであろう。だが発見の顛末は，苦痛と悲劇に満ちている。
　1846年2月に，ウィーン総合病院の第一産科の助手になった28歳のハンガリー人イグナーツ・フィリップ・ゼンメルワイスは，産科診療の経験はなかった。彼は自分の人生の目標となり，また悲劇ともなるところに足を踏み入れつつあるとは，想像もしなかった。彼はただ，就職先を探しており，たまたま助手の職が与えられたので，産科の助手となっただけのことである。
　もともと彼が医師になったこと自体，まったく偶然のことであった。
　ゼンメルワイスは法学部の学生だった。当時ウィーン総合病院の死体安置所に使用されていた"小要塞"（図43）と呼ばれる低い平

1. 汚れた手

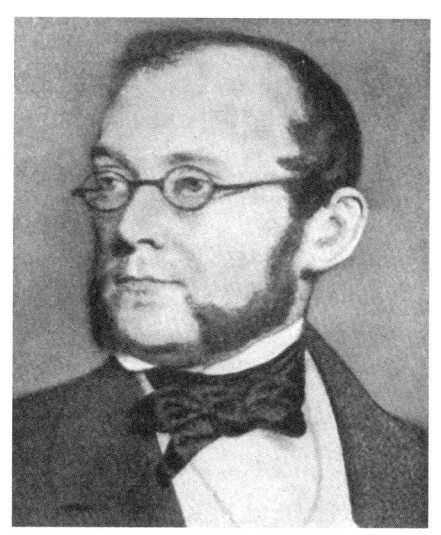

図44 ゼンメルワイスの師で，病理解剖学を確立したカルル・ロキタンスキー（1804～1878）

屋建の建物にまったく偶然，立ち寄ったことがあった。そこでゼンメルワイスはカルル・ロキタンスキー教授（**図44**）の解剖を見学した。教授は，遺体やその病変に冒された臓器を解剖して病因を明らかにする"病理解剖学"という新しい医学の分野を，確立することをめざしていた。死因の究明のために，医師によって行われる解剖の報告は何千もあった。しかし病変に冒された組織の変化を体系化しようと試みた者は，これまで皆無であった。

　ゼンメルワイスは偶然，ロキタンスキーのあまり大きくない"研究室"を訪れて強い感銘を受け，法学部から医学部に転部して，とくに解剖に熱中した。学生時代のゼンメルワイスは，遊び好きな若者で，陽気で騒ぎを好み，書いたり話したりすることは下手だった。研究者となるように運命づけられているとは，とても思えなかった。

　1844年，医師の資格試験に合格したあと，希望の職に一度は応募

したが，先輩のためにそれを辞退した。その結果，第一産科の助手の職を勧められると，それ以上の面倒はかけずに，承諾した。前任者が復帰するつもりだと話していたので，この身分は暫定的なものだろうと言われた。しかし一時的な職でも，まったくないよりはましだった。

ゼンメルワイスは学生時代の彼の特徴だった楽天的な気持ちで，勤務を始めた。しかし，わずか数カ月のうちに，彼はまったく別の人間になった。良心の呵責に悩む真摯な医師に。

勤務しはじめた頃には，ゼンメルワイスは産褥熱とは出産後に発生する不幸な合併症ではあるが，避けられることもある，という程度の医学知識しかもっていなかった。そして当時の教科書は，『個人の素質によっては，精神的ショックとか風邪などの全身的な障害によって生ずることもあるが，主として特別な伝染病や風土病の影響，もしくは大量の血液の発酵作用を誘発する毒気や，伝染によって生じる急性の発酵性の病気』と，何の意味もないことをただ冗長に記載しているだけだった。創傷熱の原因について何1つわからなかったように，要約すれば当時の産科学は産褥熱についても，まったくわかっていなかった。産褥熱を容赦のない運命として受け入れる態度を，ゼンメルワイスも彼自身が産褥熱に直面するまでは，当然教師たちから受け継いでいた。

1840年代のウィーン総合病院の産科は，産褥熱の繁殖の場であった。ゼンメルワイスが勤務しはじめた月には，彼の担当する病室で，208人中36人以上の母親が死亡した。産科患者の大部分は"見捨てられた患者"であり，多くは"教会の祝福"を受けずに母親になっていた。当時は，自尊心のある女性は自宅で分娩した。科長のクライン教授（図45）は，産褥熱に慣れっこになっており，無関心だった。当時の産科の第一人者だったヨハン・ベール教授の意見では，どう考えてもクラインは"無能中のもっとも無能"な男であり，宮廷の寵愛を受けていたために高い地位を占めていたが，創意などは

1. 汚れた手

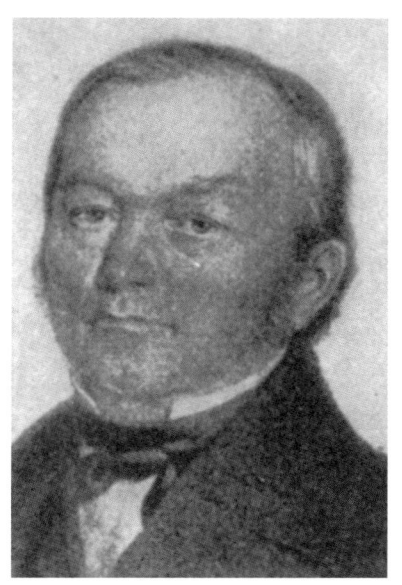

図45 ゼンメルワイスが接触伝染の本態を発見した当時，彼の反対者であったヨハン・クライン教授（1788〜1856）

まったくなかった。

　ゼンメルワイスが産科で仕事を始めてから数カ月経つと，クライン教授は，産褥熱で死んでいく母親の運命，夫や恋人の悲嘆する光景，そして母親を失った子供たちの泣き声が，この明らかに多感な新しい助手の感情を，揺さぶりはじめたことに気づいた。ゼンメルワイスは産褥熱の原因について，愚かとも思えるような関心を示した。彼は手に入る限りの書物を熟読し，クライン自身にも質問をして困らせた。クラインを狼狽させるような御しがたい気迫を，この助手は示した。ゼンメルワイスは，今までの"科学的な"説明に満足しなかった。病気が不可避だと信ずることを拒否したし，伝染病的な特徴があるという説明にも，疑いを抱いた。クラインのような

人物には疑いの余地のないような，これまでに存在した学説に対しても，挑戦することを辞さなかった。

　ウィーン総合病院の産科は，2科からなっていた。ゼンメルワイスが勤務した第一産科は，医学生に産科の実習を行わせていた。医学生は第二産科には行かなかった。そこでは助産婦が訓練されていた。第一産科では患者の10パーセント以上が産褥熱で死亡するのに対し，第二産科ではこの恐ろしい病気によって死亡する患者は，常に1パーセント以下であることに，ゼンメルワイスは気づいた。2科は同じ建物の中で隣り合っていた。もしも産褥熱が真性伝染病だったら，患者の数は両科とも等しくなければならないはずだ，とゼンメルワイスは主張した。この差は，不可解だった。しかし彼がこのことをクラインに話しても，ただ肩をすくめるだけだった。

　軽薄な態度などもはやなくなったゼンメルワイスは，その説明を求めて自分を駆り立てた。再三再四，彼は学生を連れて死体安置所に行き，亡くなった女性の遺体を解剖した。病変は常に同じであった。ほとんど全身にわたる化膿と炎症。子宮だけでなく，肝臓も，脾臓も，リンパ節も，腹膜も，腎臓も，髄膜も。"手術熱"もしくは"創傷熱"という名称でまとめられている種々の疾病の病像と，驚くほどの類似点があった。しかしまだゼンメルワイスには，それらの関係を説明できなかった。

　当面，ロキタンスキーの先例にならい，この疾病の病理解剖学を確立しようと試みた。解剖が終わると，彼と学生は病室に行った。彼らは分娩直前の女性，陣痛の始まった女性，すでに分娩し終わった女性を，念入りに診察した。死体安置所の甘い匂いが，まだ手にまといついている学生たちに，当時一般に用いられている産科の診察方法を教えた。解明してしまいたいという熱意に駆り立てられて，こうした診察を慣例よりも遥かに徹底して行った。

　しかしながら，彼の熱意によってもこの産褥熱の病態を解明するまでには至らなかった。逆に，発病して死亡する女性の数は急増し

た。しかもこの増加は，第一産科だけだった。死は好みの場所を占拠したようだった。分娩を行い，またその後の時間を過ごすための家庭をもたない女性たちにとって，第一産科の死亡者数は恐怖の対象となった。彼女たちは死にものぐるいで，悪名高い第一産科に入院させられるのを逃れようとした。

　2つの産科はあらかじめきちんと定められた規則によって，患者を入院させていた。第一産科が日曜，第二産科が月曜，再び第一が火曜，という順である。おびえた女性たちは待ちつづけたが，第二産科の扉が開く月曜・水曜・金曜を待つことができず，病院の入口付近で出産してしまうこともあった。一方，自分の意志に反して陣痛の最中にゼンメルワイスの第一産科に運び込まれた女性たちは，あばれ，蹴り，第二産科の扉が開くまでもう1日入院を延ばしてほしい，と懇願した。医学が産褥熱の原因と言っている"大気，宇宙，地球の影響"が，日曜，火曜，木曜，土曜だけに作用すると，知性ある人間に考えつづけることができるだろうか？

　このような経験を心に刻みつけられたゼンメルワイスの人柄は，一変した。彼は仕事の鬼となった。苦悩が高まり，夜ごと，この問題について同室の友人マルクソフスキー医師と，徹底的に検討した。死体安置所で，毎朝並んで仕事をしている法医学教授のコレチュカとも話し合っていた。

　1846年の年末には，彼の第一産科の死亡率は11.4パーセントに達した。第二産科はわずか0.9パーセントであった。ゼンメルワイスは数え切れないほどの比較表を作った。両科の女性は，同じ地域の住民であった。両科の病院内での物理的な条件は，同一であった。実際は患者が溢れている第二産科の方が，条件は悪かった。分娩の手技も同一だった。ゼンメルワイスは，分娩中は患者を横臥位にした。これが第二産科の慣例だったからである。死亡数は減少しなかった。ゼンメルワイスは診察をできるだけそっと行わせるように，最大の努力を払った。第二産科の助産婦の手は，第一産科の男子学生

の手よりもやわらかい，と言うものがあったからである。どの教科書も，恐怖を産褥熱の原因の1つにあげていたし，臨終近い患者が隔離されている病室に行くために，神父が鈴を鳴らして5つの病室を通り抜けなければならなかったので，ゼンメルワイスは神父に，病室を通り抜ける時には鈴を鳴らさないように，と頼んだ。それでも死亡する女性の数は，1人も減らなかった。

ゼンメルワイスは，分娩時間が普通以上に長くなった女性はほとんど例外なく産褥熱にかかる，と断定した。その理由を説明しようと必死になって考えた。しかし結果は出なかった。

15年後に，彼はこう書いている。

『すべて説明がつかなかった。すべてあやふやだった。犠牲者のおびただしい数だけが，疑うことのできない事実であった』

1847年の春になると，このままでは精神的に崩壊してしまうのではないか，とコレチュカ（**図46**）が心配するほどゼンメルワイスは悩み，そして孤立した。彼の状態をもっとも悪くしていたのは，誰も取り合ってくれないことであった。クラインは彼の悩みを理解することを拒んだし，大部分の学生は無関心であり，看護婦たちは冷淡であった。コレチュカはゼンメルワイスに，際限なく繰り返す強迫観念や，死者，死にゆく人々との痛ましい対面を逃れるため，数週間の休暇をとることを勧めた。

コレチュカはやっとゼンメルワイスを説得して，休暇をとらせた。1847年3月2日，この青年医師はヴェニスに向かった。この休暇が，ゼンメルワイスの運命を方向づける直前の，最後の重大な段落になるとは，彼自身も，友人のコレチュカも，想像だにしていなかった。

3週間後にゼンメルワイスがウィーンに帰ってきた時も，彼は何ら安らぎを得てはいなかった。真実が明らかにならない限り，単なる休暇では安らぎは得られなかったのだ。彼は疑惑の迷路に足を踏み入れすぎていた。3月20日の夜ウィーンに戻り，翌日夜が明ける

1. 汚れた手

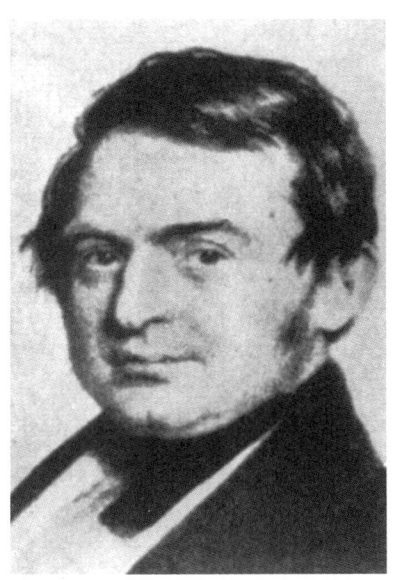

図46 ヤコブ・コレチュカ (1803〜1847)。彼の死がゼンメルワイスに接触伝染の概念を気づかせた

と，彼は死体安置所に行った。いつも自分の近くで，コレチュカが仕事をするのを見慣れていたので，そこに誰もいないことに驚いた。コレチュカは時間に遅れなかった。彼は待った。しかしやってこない。

やがて解剖室を管理している係員が入ってきた。ゼンメルワイスはコレチュカはどこか尋ねた。係員は驚いて彼を見た。それから大声で叫んだ。

「え，先生，ご存じないのですか？」

「何を知らないって？」

ゼンメルワイスは漠然とした不安に駆られながら，落ち着きなく尋ねた。

「コレチュカ教授は亡くなられましたよ」係員は答えた。

第4篇　救済者

　はじめ，ゼンメルワイスはそれを信じられなかった。それから彼はロキタンスキーのところに急いだ。そこですべてを知った。解剖の際に1人の不器用な学生が，メスでコレチュカの腕を傷つけた。小さな傷だったので，コレチュカは気にもとめなかった。しかし翌日の晩，悪寒と熱に襲われた。数日後，せん妄状態となり，うわ言を言いながら死亡した。

　ゼンメルワイスは，コレチュカの遺体に行われた解剖の報告書の閲覧を頼んだ。報告書を読んで，彼は完全に打ちのめされた。書かれていた所見は，リンパ節，静脈，肋膜，腹膜，心膜，髄膜の化膿と炎症であった！　亡くなった友人の解剖ではなく，あたかも自分が治療して，産褥熱で死んだ何百という母親について，自分が記載した報告書を，読んでいるような気がした。所見はほとんどすべて同一であった。

　後に，ゼンメルワイスは書いている。

　『ヴェニスの美術品にまだ感動していたし，コレチュカの死の知らせに動揺していたが，このような興奮状態の中にあっても，コレチュカの死因とこれまで産褥熱で死亡した何百人もの女性の死因が同一であるということ，それが決して打ち消すことのできないほどはっきりと，私の心に刻みつけられた』

　彼は自問した，解剖で同じ所見があるのだから，コレチュカが創傷を受けた後に発症する創傷熱という疾病の死因と産褥熱の犠牲者の死因とは，まったく同一なのではないか？　コレチュカはメスから死体の有毒な"何か"が微量侵入したために，死亡した。ゼンメルワイス自身，そして学生たちは，解剖室の作業から産科患者の診察に移る時に，患者の生殖器に同じ"何か"を，手で持ち込んでいるのではないか？　その後，この疑問がゼンメルワイスを日夜追いつめた。動揺はしたが，彼は恐ろしい仮説にいやおうなしに辿り着いた。もし自分の考えが正しければ，第一産科と第二産科の死亡率の相違は説明できる。なぜなら第二産科では，医師も学生も仕事

1．汚れた手

をすることはまったくない。患者の診察の前に解剖など決して行うことのない助産婦だけが，仕事をしている。

苦悶のうちにゼンメルワイスは，第一産科で産褥熱による死亡数が著しく増加したのは，産褥熱の原因を解剖で明らかにできるかもしれないという血迷った希望に駆られて，自分が連日多くの時間を解剖室で過ごしたためだ，という結論に達した。彼は突然，陣痛の長びいた女性が発病しやすい理由に気づいた。分娩を早く終わった患者より，彼女たちはもっと頻回に診察されていた。

ゼンメルワイスは自分の考えに打ちのめされ，発狂寸前であった。自殺を考えた。数え切れないほどの女性を自分自身が殺したと確信し，夜も眠れなかった。この自責の念は，生涯彼から離れることがなかった。

かなりの長い年月が経ってからも，こう書いている。

『神のみが，私のために墓地に入る日を早められた女性の数を，ご存じである』

彼自身と学生たちの手にしみついた，遺体の甘い匂い，これまでは，勤勉で熟達した解剖学者の誇りある象徴であった甘い匂いが殺人の象徴となった。しかし，狂気に逃げ込むという誘惑を克服して，1847年5月，彼は闘いを開始した。

5月15日，クラインにも相談せずに，ゼンメルワイスは自分の責任で，第一産科のドアに掲示を貼り出した。

「本日，1847年5月15日以降，解剖室から出たすべての医師と学生は，産科病棟に入る前に，入口に置いてあるさらし粉を溶かした水の入った洗面器で，十分に手を洗わなければならない。この指示は例外なくすべての者に適用される。

I・P・ゼンメルワイス」

もちろんゼンメルワイスは，微生物が産褥熱や手術後に発症する

手術熱，あるいは不潔な病院に入院すると発症する病院熱の原因であるということを知らなかった。微生物の発見は，さらに遥か30年も先のことである。しかし彼は，"何か"が医師の手や器具から伝染するということを見抜いた。30年先の，無菌法の基礎となる概念を，彼は見つけていた。5月15日，この日彼の人生をかけた闘いが始まった。

彼の科に，石鹸，爪ブラシ，クロル石灰（さらし粉）などが登場した。意地悪い寛大さで，クラインはこの狂信者を勝手にさせておいた。数人の外国人学生が自発的に彼の指示に従った。他のほとんどは「無意味な手洗いというやっかいごと」を面倒がったので，ゼンメルワイスは全員に手洗いをさせるために，監視しなければならなかった。自責の念から来る慢性的ないらだちから，彼は発作的に怒りを爆発させた。かつては，陽気で人のよい人物が，間もなく憎々しい暴君となった。

1847年の5月には，およそ300人の患者のうちの12.34パーセントが死亡した。次の数カ月間では，1,841例の分娩のうち，死亡例はわずか56例だった。急激に3.04パーセントまで下降した。確かにこの死亡率は，第二産科の約1パーセントよりは高かった。しかし第一産科では，かつてこれほど低い死亡率を，達成したことはなかった。

ゼンメルワイスは，すでに成功寸前まで迫ったと確信しはじめていた。続く1847年10月2日，最悪の打撃に襲われた。その朝，大部屋で患者の中に12人の産婦が含まれている病室に入ると，その12人全員が産褥熱で倒れていた。全員が手洗いをした，監視もしていた，解剖室から手洗いをしないでこの病室に入った者は誰もいない，という絶対的な確信があったのに。

12番目の患者のベッドから身体を起こした時には，ゼンメルワイスはこの打撃から立ち直っていた。彼の背後では，待っていた学生たちが意地の悪い勝利感を顔に浮かべていた，ついにこれで『狂信

的な清潔さが,無意味であることが証明された』という勝利感を。

数日のうちに9人が死亡した。

しかし,ゼンメルワイスはあきらめなかった。彼はすべての可能性を考え,手洗いについて従来以上に厳格で,より暴君的になった。

彼はついにその原因を見つけた。この病室の第1番目のベッドには,膿を排出する子宮癌の女性が寝ていた。ゼンメルワイスと学生は,この部屋に入る前に手洗いをしたが,全員この患者を診察し,さらに次々に患者を診察していく間,もう一度手洗いをすることはなかった。

ゼンメルワイスは第二の大きな発見をした。伝染する「何か」は,死体から生体に伝染するだけでなく,患者,つまり産褥熱に冒されている生きている患者から健康体にも,伝染することである。

彼は直ちに,新しい規則を定めた。患者1人を診察するたびごとに,厳重に手洗いすることを命じた。すべての器具の洗浄を行った。彼もまたこれまでは,世界中のすべての医師と同じように,それを上着の裾で拭いていたのである。そして炎症を起こしていたり,膿の出ている患者を隔離室に入れた。

この新しい,そしてより厳格な規則に対して,秘かな反抗と明白な不服従があった。学生や看護婦たちは,クライン教授に抗議した。クラインはこの熱狂的な厄介者にうんざりしていたので,次の機会には,追放しようと決意した。

ゼンメルワイスはこれらの不穏な兆候を,まったく気にしていなかった。彼はただ,ひたむきの努力が1848年にもたらすはずの,高らかな勝利の響きだけしか考えていなかった。合計3,556例の出産のうち,死亡はわずか45例だった。それは第一産科の歴史始まって以来初めての1.33パーセントという記録で,ごくわずかだが第二産科のもつ記録を更新した。彼の考えや方針の正しさを,これほど明白にしたものがあるだろうか?

1847年の暮に,ゼンメルワイスは成功を収めつつあるこの試みを,

恩師のスコダ博士とヘブラ博士に報告していた。2人とも，その方法について報告論文を書くように勧めた。しかしゼンメルワイスは，急に文章に自信のないかつての彼になってしまった。書くことができない，と答えた。その結果，ヘブラ博士自身が研究結果を書き上げることを決意した。

この報告は1847年12月に，『王立ウィーン医師会雑誌』に発表された。1848年4月，第二の報告がこれに続いた。この2つの報告のうちの1つが，キールのミカエリス博士のところに届き，彼を自殺に追いやったに違いない。

しかし，この報告にはほとんど反響はなかった。ゼンメルワイスの考えは，ヨーロッパの産科医や外科医にとってはあまりに高尚にすぎ，彼らが踏襲してきた観念を，冒瀆するものであった。有名で自信に満ちた医師ほど，強烈なゼンメルワイスの敵となった。彼らは新しい学説を，無視するか嘲笑することによって応じた。

1849年のはじめ，ウィーン医学会の主要な会員の1人であるハラー博士が，ゼンメルワイスの主張を取り上げた。"接触伝染"のもつ重要さを，最初に理解した人だった。

「この発見の重要さは，病院，なかでも外科病棟にとって計り知れない。あらゆる科学者は，徹底的にこれを検討する価値がある」と断言した。

しかし，発見の重要性に気づいた外科医は他にはおらず，何千という患者が，相変わらずいろいろな創傷熱や外科的感染症によって死亡しつづけた。

スコダ博士はウィーン大学の医学部教授会に，ゼンメルワイスの発見を検討する委員会の設立を要求した。医学部教授会は同意し，これに対する必要な決議を可決した。しかし，クライン教授がこれを聞き，この途方もない厄介な助手が，自分には理解できないような勝利の瀬戸際にいるのかもしれない，という疑いをもった。クラインは信じられないような卑劣で，狡猾な行動に出た。

1. 汚れた手

　ハンガリー生まれのゼンメルワイスは，1848年に，ウィーンの現政府に向かって立ち上がった革命家たちに，同情を示したことがあった。クラインは彼を反逆者として告発した。そこで政府は，ゼンメルワイスの学説の調査計画を禁止してしまった。同時にクラインは，ゼンメルワイスの2年間の雇用契約を，更新できないように取り計らった。産科から追放されると，ゼンメルワイスは兎を用いた実験によって，生殖器が全身感染の門戸となることを証明しようとした。ゼンメルワイスはそのための臨床統計を必要としたが，クラインはカルテ使用許可の要請を拒否した。

　スコダとヘブラに再び説得され，ついにゼンメルワイスは，自分の劣等感を克服し，医師会に出席して，自分の結論に対して公平な調査をしてほしいと要望した。それは1849年5月15日のことであった。彼の講演は，ぎこちなく感情的であった。自分の周囲が盲目であることを激しく非難したが，事実に基づく立証は，聴衆を動かさずにはおかなかったので，6月18日に二度目の講演を依頼された。そして7月15日には，講演に続いて討論があり，ここで初めて，彼は多くの医師たちが自分の意見を受け入れようとしていることに気づいた。

　しかし，ここまできてもゼンメルワイスは文章を書くことへの恐怖を，克服することができなかった。自分の講演を文章にしようとはしなかった。他人の書いた不十分な講演の要約が，刊行されたにすぎなかった。

　ゼンメルワイスは自分がそれを教えることのできる最良の教師である，と信じていた。むなしく8カ月待った後に，ようやく教師の職を与えられた。引き受けた後に，それには，条件が課せられていることを知った。とくに講義には，解剖模型しか用いることが許されないという条件が。

　失望と悲嘆に打ちひしがれて，友人であり，変わらぬ支持を寄せていた少数の医師たちにさえ別れを告げず，彼は突然ウィーンを離

れた。

　ゼンメルワイスは生まれ故郷のブダペストに戻り，2年の間，死んだように沈黙を守った。もはやウィーンでは，ゼンメルワイスのことを話す者はいなかった。ウィーン総合病院の彼の後継者は，彼が定めた規則をまったく馬鹿げたものとして，撤廃した。
　ブダペストでは，ゼンメルワイスは落馬したり，公衆浴場で事故に遭うという不運につきまとわれた。彼は開業医，産科医として家族を養うことに努め，見過ごされている自分の発見については，次第にあきらめるようになっていた。

　1851年の春，たまたま彼は，ブダペストの聖ロッホ病院の産科病棟を訪れた。この古めかしい，今にも倒れそうな建物の中で，分娩を終わった6人の母親を見た。そのうち1人は死亡し，1人は死に瀕しており，残りの4人も産褥熱を発症していた。担当の医師はこの病院の外科主任で，手も器具も衣服も洗わずに，創が化膿した手術患者のいる外科病棟と産科病棟の間を，往き来していた。
　この訪問で，ゼンメルワイスの往時の情熱が再燃し，眠っていた良心が目覚めた。自分だけが彼女たちを救済する方法を知っているのだから，死にかけている母親のために闘う義務がある，彼は再びそう感じた。そして深いあきらめの中から跳ね起きて，もう一度行動を開始した。
　聖ロッホ病院の産科の主任が空席だったので，それに申し込んだ。この応募はほとんど望みうすだった。しかし1851年の5月20日，予想に反して，同科の無給名誉主任に任用された。
　産科は汚れて老朽化した建物の中にあった。病室は5部屋あり，そのうち3部屋だけには小さな窓があった。1部屋は化学実験室で，ここからの有毒ガスが，女性たちの顔の上を漂いながら，窓から出ていった。どの部屋にも不快な悪臭がこもっていた。夏には暑さが

耐え切れなかった。そして看護婦たちは，清潔感などまったくもっていなかった。

　遠くウィーンを離れ，当時の医学界や医師仲間とも別れて，ゼンメルワイスはもう一度最初から始めた。再び，学生たちの惰性と闘った。再び，解剖室と産室との間に洗面器を置いた。再び，皆が手洗いをするかどうか自分で確かめた。そして再び，反抗，憎悪，嘲笑という反応が返ってきた。

　しかし，うんざりするような6年の間に，彼は死亡率を低下させ，最後の年には，産褥熱で死亡した女性は，933人中わずかに8人となった。1パーセント以下だった。

　後退も数回あったが，そのたびに彼は，新しい発見をした。思いがけない患者の発生から，不潔な敷布からも，"何か"が伝染することを知った。偶然彼は，新入院患者のために整えられたベッドの敷布に，このベッドで死亡した女性の膿汁がついていることに気づいた。敷布を正式に洗濯してほしい，と激しく病院当局と交渉した。そして結局，怒り狂い，事務長の部屋に駆け込み，むかつくような敷布をその机に投げつけて，要求を通した。

　1855年7月18日，ゼンメルワイス（図47）はブダペスト大学の産科学教授に任命された。この大学自体は，科学界からはほとんど評価されていない大学であった。しかし，この地位に就くことによって，他の人々を説得し，世界中で毎年無駄な死に追いやられる何万人もの女性を救いたいという昔からの衝動が，わき上がったことは明らかである。彼は自分自身のためには，何も望まなかった。1857年にチューリッヒ大学が産科学教授の席を用意したが，辞退している。この大学のローズ教授は，自分の外科でゼンメルワイスの発見を試みたヨーロッパで唯一の外科医であり，将来の無菌法の徹底を予測していた。ゼンメルワイスは故郷を離れるのを，恐れているかのようだった。

　しかし1860年には，彼はこの考えを伝えたいと望むようになり，

第4篇　救済者

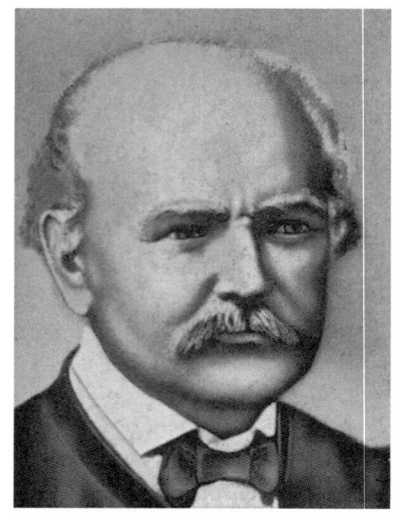

図47　イグナーツ・フィリップ・ゼンメルワイス（1818〜1865）。不潔な医師の手が産褥熱の原因の1つであることに気づいた最初の人。それは1847年のことであった

　生まれて初めて自分から筆を執った。ウィーンで最初の発見をした時に一緒だった旧友のマルクソフスキーの助けを得て，『産褥熱の原因，概念，およびその予防』という本を書いた。

　この本は文章がまずく，繰り返しの多い小論文でしかなかった。それにもかかわらず，一医師の著書としては，最も感銘深いものとして現在も残っている。それは世界が固執していた誤りに対して，簡潔に真理を述べた予言の書であった。ゼンメルワイス自身が，自分の発見の重要性が産褥熱との闘いを超えて，感染の充満した世界中の手術室や外科病棟の手術熱との闘いにも重要である，と考えはじめた頃に，この本は出版された。当時，ゼンメルワイスはブダペストの主任外科医に，手や医療器具を厳重に洗うことによって膿血症を防止できる，と説得している。

1. 汚れた手

　しかしながら、偏見を抱かずにゼンメルワイスの著書を読み、その説を採用しようとした者が、どれだけいたであろうか？　もう一度彼は、ひどい幻滅を感じなければならなかった。

　1861年の第36回ドイツ科学者医学者会議では、ハイデルベルク大学のランゲ教授ただ１人が、ゼンメルワイスの考えを支持した。彼はゼンメルワイスの方法に従ったところ、300件の分娩中、産褥熱に冒されたのは、１件しかなかったと述べた。しかしこれは、荒涼とした広地に叫ぶ声であった。この会議の時ほど、"医学の神"と認められている人々の傲慢さと、狭量さと、頑固さが、致命的に医学の進歩を阻んだことは、その後もうない。細胞の重要性を発見したウィルヒョウは、この時細胞だけを考え、ゼンメルワイスの学説が自説、すべての疾病は人体の細胞の中で個々に進展するという自説と矛盾することから、それを攻撃した。そしてウィルヒョウの崇拝者にとっては、ウィルヒョウの言葉は、神の言葉であった。誰もゼンメルワイスに注意を払わなかった。

　ゼンメルワイスが、自分の著書にどのくらいの反応を期待していたかは不明である。彼があの特別の、恐ろしい病気にかかった時期についても、今となっては、いつかわからない。いずれにせよ、著書を無視されていることが確かになると、彼は怒りと苦悶の叫び声を上げている。この叫び声も、彼の説が受け入れられる助けとはならず、また、人間の無能さと先見の明のなさのために、犠牲となりつづける死者を呼び戻すこともできなかった。しかしこの叫びは、何千人もの人々の無用の死を黙視できずに抵抗した偉大な魂の叫びとして、歴史に記録されなければならない。

　彼の叫びはまた、スカンツォーニ、ジーボルト、シュペートなど、当時ヨーロッパ随一の産科医たちに対する公開質問状の形をとった。

　『教授、あなたの学説は無知のために殺された臨月の女性の死体

の上に，樹立されています』彼はスカンツォーニに書いた。

『もし私の説が間違っているとあなたがお考えなら，その理由を私に知らせることを要求します。しかし，もし私の説を論破せずに，真性伝染病としての産褥熱という理論を，あなたの弟子に教えつづけるならば，私は神と世界に，あなたが殺人者であると宣言します』

『あなたとは，多くの楽しい思い出をともにしてきました』彼はジーボルトに書いた。

『しかし，産褥熱で死んでいく女性の呻き声が，この友情の響きを押し流してしまいます。私の意見では，産褥熱は接触伝染の結果として発生するものです。1848年に，私は45人の産褥熱患者を死体安置所に送りました。産褥熱は本来伝染病であるとするグスタフ・ブラウンは，1854年に，つまり1848年の6年後に，無知な彼の弟子とともに，400人を死体安置所に送ったのです。私はこれから先，「助かるはずの無数の女性たちが産褥熱によって死ぬのを見過ごすか」，あるいは「私の説を学ぼうとしない，あるいは学べない産科医たちを解雇することによって，これらの女性を救うか」，このどちらかをもし選ばなければならないとしたら，産科医の解雇を選びます。なぜなら何千という母子が殺されるのを防ぐことができるのなら，何十人かの医師など問題にならない，と確信するからです。この点について私と意見が異なるということは，殺人者であるのと同じことです』

しかし，このブダペストからの叫びは，反響のないままに消えていった。それよりむしろこのために，"節度を欠いている"という理由で，医師という職業を奪われ，教授職を解雇された。事実，彼は正気ではない，と見なされた。

ゼンメルワイスを狂人だと言った人々は，自分たちがどれだけこの予言に近づいているか，想像もできなかった。その後起こったことを彼らが予見できたとしても，自分たちの非難が，急速に進みつつあるゼンメルワイスの麻痺性痴呆症を，さらに進行させた主因の

1. 汚れた手

1つであったとは，決して認めようとはしなかったであろう。

1864年に，最初の明らかな徴候が現れた。彼は例の悲痛な公開質問状の訴えを，何度も繰り返して講演していた最中に，突然泣き出した。部屋では檻の中の動物のように，よく何時間も行ったり来たりしていた。道を歩いていて，恋人たちを呼び止め，彼らが将来医者や助産婦が必要となったら，必ず塩素水で手を洗うように念を押してほしい，と懇願した。また彼は，わずかでも否定されるとすぐ逆上した。

1865年7月には，ブダペスト大学の医学部の前で，ポケットから1枚の紙を取り出した。助産婦が手や医療器械を洗浄することを約束する誓約書であり，それを大声で朗読した。次の夜には，生まれたばかりの自分の娘を揺りかごから摑み出して，両手で強く抱きしめた。誰かが子供を誘拐して殺す，と妄想したからである。

翌朝，不遇な彼の妻は，旧友でありウィーン時代の師でもあるヘブラ教授に手紙を書いた。7月20日，ヘブラが久しぶりに会いたがっている，という口実をつけて，妻はゼンメルワイスをウィーンに連れていった。

ゼンメルワイスはヘブラに会っても，ヘブラだということがほとんどわからなかった。ヘブラは昔の弟子を，精神病院に連れていった。2人は長い間，庭を歩いた。ゼンメルワイスは病院の部屋に入れられて，初めて正気に戻り，何をされているのかわかった。看護人は彼を押さえつけ，拘束服を無理やり着せなければならなかった。

それでもなお，彼をこれほどまでに虐待した運命は，彼にふさわしい死を用意していた。友人のコレチュカや，産褥熱にかかった無数の婦人たち，その他数え切れないほどの外科手術の犠牲者たちがその当時死んでおり，その後も死んでいったのと同じようにして，彼も命を落とした。ブダペストで最後に行った分娩，もしくはその時の切開の際に，ゼンメルワイスは少し指を切った。そして彼がその生涯の大半を闘いのためにささげたこの病気，膿血症がこの傷か

ら発症したのである。

　1865年8月14日，彼は長時間の錯乱状態のあと，わずか47歳で死んだ。解剖の結果は，麻痺性痴呆症の所見の他，彼自身があれほど見てきたものとまったく同じ病変が，明らかにされた。全身にわたる炎症と化膿である。

　膿血症の本質を理解し，防腐法によって将来の外科手術の基礎を築いたゼンメルワイスは，その膿血症によって死んだ。

2. 見えない暗殺者たち

　ゼンメルワイスを襲った悲劇は，間違いなく時代に先行しすぎたことによるものであった。彼が死亡した年に，すでに英国では，1人の男がこの外科感染の問題の解決に向けて，力を注いでいた。彼には無限の名声と名誉を受ける運命が待ち受けていた。彼の名前はジョセフ・リスターで，グラスゴー大学の外科教授であった。実際のところ，当時はエジンバラとグラスゴー以外ではその名は知られていなかった。

　1866年6月に初めて彼の名前を聞いたのは，私がポトマックの陸軍軍医としてのひどい4年間の勤務を，終える時であった。刺激と経験を熱望して，南北戦争が始まった当初の混乱した数カ月間を，私は陸軍病院で過ごした。最初は，見学者として数カ月とどまり，それからまた，旅をして史実を調査し，その影響を確かめる生活に，戻るつもりだった。しかし，負傷兵の恐ろしい惨状を目撃したことによって，数カ月が4年となってしまった。

　1866年6月に軍務を終えてからも，私はワシントンにとどまっていた。そこでいくつかの病院を見学しながら，このかなり長い期間に変わったであろうヨーロッパを，再び訪問する準備にかかっていた。

　60歳に達したジェームズ・サイム（図48）から手紙を受け取っ

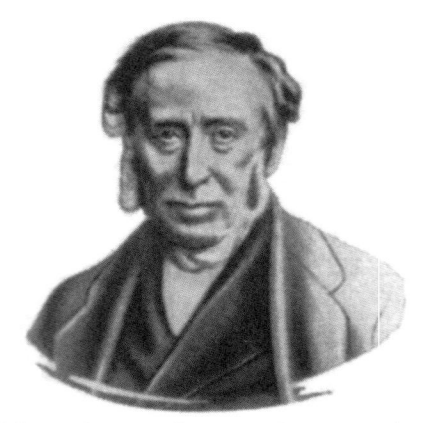

図48 ジェームズ・サイム(1799～1870)。エジンバラの外科医。リスターは彼の助手で女婿であり、また彼の後継者となった

たのは、この頃のことであった。この手紙は、ヴァージニアの野戦病院で膿血症が流行していた当時に、私が書いた手紙に対する遅れていた返事であった。初めてエジンバラを訪問して以来、私とサイムとは連絡を取り合っていたし、彼は父親に近い気持ちで接してくれていた。私が最後に出した手紙は、絶望と糾弾と無力の叫びに満ちたものであった。なぜなら、何百という瀕死の人間を目にし、至るところに膿の臭いが漂っている病院のあらゆる部門の仕事を、やっていたからである。

　長い間、サイムから返事はなかった。それが今、いつもの簡潔な文章で、女婿にあたるグラスゴーの外科教授ジョセフ・リスターが、膿血症に加えて外科的炎症、壊疽の一掃に成功したようだ、と知らせてきた。方向の定まらない努力をしている人を多数知っているが、リスターはそうではなく、外科的炎症の原因について新しい考え方に基づいて実験を行っている、とサイムは書き、そしてリスターがすでに驚くべき成功を成し遂げた、と記していた。

2. 見えない暗殺者たち

　過去10年間，外科的炎症を克服する方法として提案されたものは，皆完全な失敗に終わっていた。しかし私には，サイムの判断に大きな信頼を寄せる理由があった。文面に彼の強い確信があったからで，その助言は注目に値した。いずれにしろ，サイムほど権威がない人の意見でも，それに従いたい気持ちになっていた。私がこれまでに経験したことは，スクタリの，あの鳥肌立った数時間や南北戦争中に経験したことも含めて，麻酔法の発見を見た時の歓喜が，いかに早まったものであったか，外科手術の前途にはまだいかに強力な敵が立ちはだかっているか，を教えてくれた。そのためすぐに私は，計画していたヨーロッパ旅行を，グラスゴー訪問で始めることに決めた。

　曇ったグラスゴーに着いたのは，1866年7月6日のことであった。直ちにリスターに宛てて，彼の義父サイムと親交のあることを付した短い手紙を送った。彼は翌日の午後，ウッドサイド・プレースの自宅に招いてくれた。
　その家は，ビルの林立するグラスゴー中で，緑のオアシスとなっている公園から数分のところにあった。
　1847年にヨーロッパでエーテル麻酔下で行われた最初の手術を私が目撃した時，そのリストンの手術室で，19歳の学生であったリスターは私のすぐ横に立っていたらしいが，私は彼に気づかなかった[*16]。私がエジンバラを訪問した頃には，リスターはサイムの家にいたはずだし，後にはジェームズ・サイムの助手になったのだが，リスターは生来控えめで，クエーカー教徒として教育を受けたため寡黙な性格であり，人目を引きにくい存在であった。それにサイムは，伝説になっているとおり，1滴の血も無駄にしない人で，実際に一言も無駄に話さない人だった。蘭や，パイナップル，バナナな

　[*16]　訳者註　この時の様子は図27で見ることができる。

どを栽培する温室のある素晴らしいミルバンクの邸宅にいた多くの家族の動静を，他人に知らせる必要があるなどとは，考えてもいなかった。そのため，長女のアグネスが助手のリスターと結婚したことについても，サイムは一度も話したことがなかった。

　リスターの家では，アグネス・リスターに歓迎された。彼女はやや細面で，親しみと分別のある目をした若い女性であった。私はジョセフ・リスターが"病院熱"の呪いをいかに医師が克服するかについて，話してくれるものと考えてやってきた。彼から何かを得られるのではないか，と期待していた。私自身はせいぜい二流の外科医で，南北戦争の4年間を除いて，真剣に仕事をしたことがなかったので，私の方が彼に与えるものがあるなどとは，夢にも思っていなかった。

　実はまさにこの時期に，新しいリスターの理念のために，その後10年以上にわたる闘争を，ジョセフとアグネスが始めたところだった。この頃はリスターの考えを信じる者，あるいは彼に期待する者はごく少数だったので，その人々は，私自身も含めて，大歓迎されたのである。

　アグネスは，夫が遅れていることを謝り，私に待ってほしいと言った。

　「主人はとても喜ぶでしょう」と彼女は言った。

　「主人の同僚は，皆無関心なのです。どの病院の状況もごく普通のこと，つまり神の思し召しによるもので，どうすることもできない，と信じています。建物そのものが死のすべての原因なのだから，病院を焼き払ってしまう他に方法はない，と考えている方もおります。あなたはきっと，この状況を主人が変えられる，と信じておられるのでしょうね？」

　「あなたのお父さまが，彼を信じておられるのですから，私にも大きな意味があります」と私は言った。

　「私は18歳の時，麻酔が初めて使用されるのを見ました。その時

まで全世界の外科医は，疼痛は手術の一部である，と思っていました。痛みをなくす方法などあり得ない，と考えていました。これについては，私もまったく同じでした。しかし私は，麻酔の発見以来，何事も宿命であるとか，絶対に変わらないものである，とは信じないようになりました」

　確かにその瞬間，私は自分の言葉を信じていた。われわれはあまり賞賛に値しないものについても，できるだけよいものと考えよう，とする傾向がある。私自身，もし化膿が膿血症，壊疽，丹毒などに悪化しなければ，その臭いのあとには治癒がみられるので，病院特有の膿の臭いを"好ましい手術の臭い"である，とどのくらい長く信じていたかわからない。私はまた，そのような"悪化"は回避できないものである，と観念していたと言わねばならない。そしてもし体温がゆっくりと，あるいはすばやく上昇すれば，膿血症，あるいは壊疽は必ず発症するものだと。

　毒気や伝染病についてのこれまでの学説を私が長い間受け入れてきたこと，またゼンメルワイスの発見を早くから聞いていたのに，その重要さを理解しなかったという私の誤りについては，黙っていた。私は旧時式の手術の申し子なので，ごく最近の南北戦争の間も，無菌法の最も基本的な原則を破り，現在なら計画的殺人と見なされるようなことをし，またそれを見過ごしてきたことについても，何も話さなかった。

　30分ほどしてリスターが戻った。彼の第一印象には少し失望した。小柄で，顔には闘う人というような様子がまったくなかった。むしろ，敵意や闘争をひどく嫌う，善良なクエーカー教徒の温和な顔そのものであった（**図49**）。彼は部屋に入りながら，額の汗を拭った。汗をかきやすいことは，彼が内気であることをよく表しているようだった。ときどき言葉につかえるので，人前ではうまく話せなかった。彼の手はとてもやわらかかった。後にもっとリスターを知るようになってから，彼が自分には天分はまったくないが，勤勉さと粘

第4篇　救済者

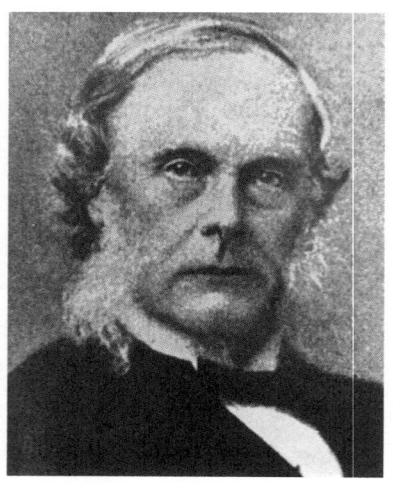

図49　ジョセフ・リスター（1827〜1912）。グラスゴー大学に在任中に防腐法を確立した。これによって創感染と手術の致死的な結果が克服された

り強さ，思考と行動の完全な一貫性という才能だけはある，と見なしていることがわかった。彼自身のこの控えめな評価と，彼が成し遂げた偉大な業績とは一致していないのだが，この評価はある程度までは正しかった。

　お茶のテーブルにつくと，彼は私に，これまで病院でしてきた創傷の治療の経験について聞いてきた。当時は，北軍の死傷者の数は，まだ公表されていなかったが，戦場で死亡した67,000人[*17]と同じくらいの人数が，病院で死亡していることは，すでに明らかであった。そこで，おおよその人数と私自身の経験から，陸軍病院の実状を，ある程度リスターに教えることはできた。

[*17]　訳者註　実際にはこれより遥かに多いためか，英訳版ではこの数字が除かれている。

2. 見えない暗殺者たち

　戦争初期の混乱がやや収まり，少なくともいくらか役に立つ外科医が徴用されてくるとすぐに，私たちはヨーロッパの外科医が勧める多くの創傷の治療方法のうちのいくつかについて，それを試みはじめた。病因が不明であるため，毎年びっくりするほど多くの治療方法が発表されたからである。どの提唱者も素晴らしい治療成績である，と断言した。しかし最後には，すべての新しい治療方法に価値はなかった。

　創の悪性の化膿の原因は空気にある，という古い学説の支持者が，南北戦争の軍医の中にも多数いた。これらの外科医は，フランスのシャセニャックやゲランの方法に従い，インドゴムや金箔を用いて傷を外気から守ろうとした。フランスでは切断手術の断端に特殊な形にしたゴムのカバーをかけ，中の空気を除くために真空ポンプを用いていた。われわれはまたゲランの綿充填法も試みてみた。これは傷口を綿で覆い，たとえ外側の包帯を交換する時にも綿を換えないで，空気が侵入しないように何週間もそのままにしておくものである。しかし，血や膿を吸い込んだ汚れた綿の固まりの悪臭は，耐えがたいものとなった。

　他にもエジプトの温かい気候で，ナポレオン軍の兵隊の創傷が治癒しやすかったことから，温熱が膿血症の予防に何らかの役割を演じるに違いない，と結論したフランスの外科医の説にも従ってみた。しかし，精巧なギオの熱気箱や，メイヤーの温浴法も，効果のないことがわかった。次に，ドイツのフォン・エスマルヒが推奨した冷水浴法があった。いずれの場合も，たとえ成果が上がっても，それはまったくの幸運としか思われなかった。

　最も効果があるように感じたのは，ウィーンの外科医ケルンが提唱した方法のようだった。彼はゲランとはまったく逆に，創傷の開放療法を提唱した。創部を密封する代わりに，包帯をせずにそのまま放っておくのである。

　結局，戦争中にワシントンに新設された病院は"分館方式"（図

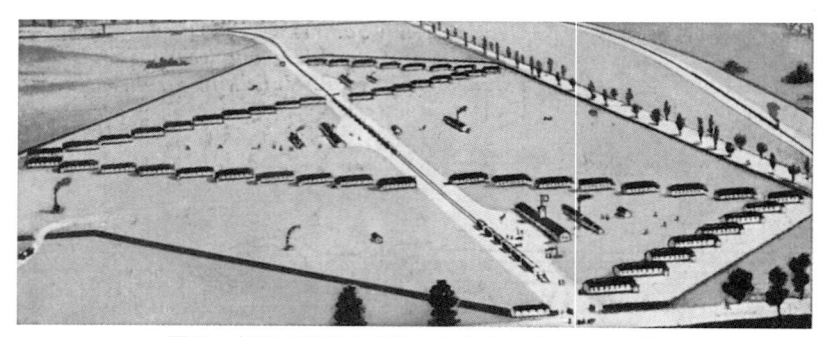

図50 創傷の感染を予防するための典型的な建物
1870/71年の戦時中にポツダムに仮設された病院で，感染を防ぐために広い平原に分館方式で建てられている

50）で建設された。戦場に急造した仮設兵舎やテント病院の経験から言って，負傷者を多くの小さい建物に分散させる，言い換えると，患者を1カ所に集合させないでおくと，膿血症，丹毒，壊疽，破傷風などの発生や蔓延が，阻止されるように思えたからである。建物は風の流れる方向に，一列とならないように建てられた。その理由は，有毒な空気が1つの建物から次の建物へと，流れないようにすることにあった。

このことを話すと，リスターの関心は急に高まったように思えた。彼は執拗に，細かく質問した。新しい効果的な創傷の治療法を聞きにきたのは私なので，私はすっかりいらだってしまった。

「今まで，多くの病院を見てきました」私は言った。

「ブルランの第二次戦闘にも，アンティータムにも，ゲティスバーグにも，チャタヌーガにもおりました。ワシントンでは6カ月間，司法省広場の分館方式の病院で過ごし，そのあとアーモリー・スクエア病院でも働きました。頻度の差はあれ，どこに行っても創傷熱は発生していました。私の考えでは，分館方式はまったく効果がありません。あなたに会いにきたのは，そのためなのです」

しかしリスターは，まだ私に答えようとはしなかった。

「その結論は，ヨーロッパの多くの外科医を落胆させるでしょう」彼はおもむろに言った。

「患者が増加する一方の病院が，伝染の巣窟になっているという事実を根拠に，解決策はただ1つ，現存するすべての古い病院を取り壊してしまうことである，と主張する多くの科学者のいた時期がありました。経験的に個人の家，ことに郊外の家で手術が行われた時の方が，大病院で行われた時より，遥かに創傷熱にかかる率が低いことは明らかです。しかし，創傷熱を根絶するために病院を取り壊すというのは，豚の丸焼きを作るために豚小屋を焼き払うようなものです。

「クロロフォルムの発見者で私が最も尊敬しているシンプソン教授は，一時は，現存の病院を灰にして，代わりに2人以上の患者を収容できないような小さなブリキ小屋を数え切れないほど建てるべきである，という意見でした。そしてそれに多くの共鳴者が集まっていました。しかし私には，それで解決できるとは思えません」

リスターはあまりにあけすけに話しすぎた，と感じたのか，突然話を打ち切った。後になって，彼がひどく内気なことがわかってからは，このように話を打ち切るのは，自分の意見を言い出そうとする時だとわかり，これも気にならなくなった。彼が最も恐れているのは，早計な結論，完全な証拠によって証明ができない仮説，であった。私は彼の説を聞き出すために，率直に尋ねた。

「解決法は何ですか？」

この唐突な質問を聞いて，私を典型的なアメリカ人だと思ったに違いない。答える代わりに，病院の病棟を一緒に回診してほしい，と言った。

当時，グラスゴー大学は市の最も古い地域にあった。アイルランド人労働者が住みついているスラム街のど真中で，彼らは狭い通りの両側に並んでいる安酒場で，惨めな生活をまぎらわせようとして

第4篇　救済者

いた。まっ昼間から，酔っ払いがどぶの中にひっくり返っており，その中には，赤ん坊を抱えた女もいた。警官はこうした不幸な人々を荷車に放り込んで，市の刑務所に送っていた。

　赤い病院の建物の石畳でできた前庭で，私たちは馬車から降りた。リスターは私の前を足早に歩いた。病院の入口で，学生たちが彼に挨拶した。病院の一部は新しかった。私たちは，正面の幅広い階段を上った。各階には2つの大きな病室と，いくつかの小さな部屋に通じる扉があった。リスターは1つの病室の扉の前で立ち止まった。

　彼がドアを開けた。当時としては珍しく大きな窓のある部屋を，私は覗き込んだ。ベッドとベッドの間隔は大きく空いていた。一歩足を踏み入れて，私は何かおかしいと感じた。最初はそれが何であるのか，よくわからなかった。部屋を真中まで横切ったところで，この部屋の何が異様なのかがわかった。過去数年間に私が訪問した他のすべての外科病棟と比較して，何がはっきり異なっているのか，気がついた。それは臭いだった。

　無意識のうちに私は立ち止まり，ぐるっと回って四方の臭いを嗅いだ。いや，私の嗅覚がおかしくなっているのではない。この病室には，あの甘い，いや悪く言えば不快な，突き刺すような膿の臭いがなかった。外科医が身体に浸み込ませて家に持ち込み，世界中のどの病院でも，どの手術室でも，浴びせかけられた膿の臭いが，まったくなかった。少なくとも，その臭いに気づかなかった。多分，私の知らない何か医薬品の匂いで，消してあるのだろう，と思った。

　リスターは患者のベッドに近づいた。そして私を振り返った。

　「どうぞ，もっと近づいて下さい」

　落ち着こうと努力しているような声で，彼は言った。しかしその声の中に，抑え切れない緊張があるのを，読み取ることができた。たとえ私の顔に，非常な困惑の表情が現れていたとしても，彼は気づかなかったであろう。

　「もっとこちらへ」彼は繰り返した。

そのベッドにはたくましい，かなり若い男が寝ていた。男は感謝のこもった信頼の表情を浮かべながら，リスターを見た。脈をとってもらうために手を差しのべ，健康そうな舌を出した。

「ジョンです」リスターは言った。

「勤めていた鋳物工場で，5月19日に重傷を負い，3時間後に運び込まれました。半トンの重さの砂の詰まった鉄のコンテナが，足の上に落ち，脛骨と腓骨を骨折しました。腓骨は傷口から飛び出していました。外科医として，あなただったらどうしますか？」

　当時，この質問に対して答えるのに，考える余地などなかった。骨折で骨が露出していたら，その足をそのまま温存できることはない，というのが医学の常識であった。開放骨折で裂創を生じた場合，遅くとも3日以内に，膿血症か壊疽になった。そこで，少なくとも大腿の基部が残ることに期待して，緊急手術で足を切断することが必要だった。切断してもしばしば手遅れとなった。

「即刻，切断手術を行うでしょう」私は答えた。

　リスターは黙って，患者の身体から毛布を取り除いた。驚いたことに，私が見たのは切断された足の断端ではなかった。片方の足は，もう一方よりも細って，ひ弱そうに見えたが，患者の両足はそろっていた。足の下の方は，一種の錫箔で覆われていた。それに毛布を取り除いたこの時でも，すべての傷に必ず付帯するように思っていたあの膿汁の臭いは，まったく鼻に入ってこなかった。しかし別の，何か薬品の特別な匂いが，前より強くなった。

　リスターは負傷した足に，かがみ込んだ。やわらかな手つきで錫箔を剥がした。錫箔の下には，傷口から出た血液と滲出液で硬くなった木綿の包帯があった。

　創を出しながら，リスターは顔を上げて私を見た。緊張の色がすっかり消え，純粋の喜びに輝いていた。しかし，私はそれにほんの少し気をとられただけで，完全に創の様子の方に注意を奪われていた。いつもある膿汁は，まったくなかった。ぞっとするような化膿は，

まったくなかった。そのうえ，何千年もの間，医学が治癒の徴候としてきた膿汁，そして私も盲信してきた"喜ばしい"膿汁は，なかった。その代わりに，まったく健康そうな肉芽が，しっかりと接合した脛骨の上に広がっているのが見えた。

「幸運な偶然か，さもなければ，奇跡です」と私はささやくように言った。

リスターはこれに答えなかった。近くに立っていた若い医師を手招きした。

「外科のマックフィー君です。こちらはハートマン先生」彼は若い医師を紹介した。

「マックフィー君，いつものように，包帯をして下さい」彼はまた，私を振り返った。

「次に行きましょうか？」

私はうなずいた。今見たことに心を奪われていたので，質問どころか，返事をすることもできなかった。

リスターは大きな柱の列に沿って進んだ。この柱は天井を支え，柱の周囲は円いテーブルとなっていた。次のベッドには，10歳くらいの男の子が寝ていた。この子は両親と同じように，もう工場労働者であり，遊ぶことも怠けることも知らないグラスゴーの子供たちの1人であった。

「こんにちは，ジミー」リスターは言った。

「具合はどう？」

男の子は笑顔を見せた。か弱い身体で，ひどい疼痛に耐えてきた，いじらしい笑顔だった。

「いいよ」かすれた声で答えた。

リスターの肩ごしに，堅く包帯で巻かれた子供の左腕が，掛け布団の上に見えた。それには副木があててあった。

「ジミーは6月1日からここにいます」リスターが説明した。

「右腕が滑車とベルトの間に狭まれたのです。機械を止めるのに，

2. 見えない暗殺者たち

２分かかりました。前腕は至るところで引き裂かれ，筋肉はずたずたで，一部の筋肉を切り取らなければなりませんでした。前腕の２本の骨は骨折していました。傷口から2.5センチメートルほど尺骨が突き出ていましたので，麻酔をかけて切り取らなければなりませんでした。どう考えても悪条件でした。これまでの例からいくと，確実に壊疽か膿血症の犠牲者となるだろう，と判断するのは当然ですね？」

「もちろんです」私は言った。

彼の言うことはまったく正しい。この子の腕をそのまま残そうとするのは，狂気の沙汰だろう。どんな外科医でも，できるだけ早く切断するだろう。

「お見せしましょう」包帯を解きながら，リスターがつぶやいた。

彼は金属製の副木を取り除いた。そしてまた，血液と滲出液で硬くなった木綿の布，それにも膿汁はなかった。この布は創部を覆っていたが，端からは健康な皮膚がはみ出していた。

リスターの肩越しにかがみ込みながら，一瞬私は息を止めた。再び，私は完全に不可解な気持ちに圧倒された。同じような症例について，今までにまったく見たことのない，清潔な傷口だった。膿汁はない。悪臭もない。赤い炎症の徴候もない。不潔な灰色の膿苔もまったくない。その代わりに，今度も清潔なばら色の肉芽が，小さな一点を除いて，深い裂け目をほとんど満たしていた。この小さな一点には，尺骨がまだ見えたが，それも壊死に陥った骨特有の恐ろしい色調ではなく，ばら色をしていた。

私は今までの知識が崩壊し，新しい考えを構築しなければならないのではないか，という予感と心の中で闘っていた。そして，一方またすべてを，"偶然"とか"幸運"で説明してしまいたい，という誘惑にも駆られた。ちょうどその時，マックフィー医師が入ってきた。彼は手に，かすかに色のついた液体の入っている容器を抱えていた。この液体から室内に，あの独特の薬品の匂いが漂った。

第4篇 救済者

　その間に，リスターは次のベッドへ行った。私は彼のあとに従った。再び痩せた，青白い子供の顔があった。少年は血の気がなく，衰弱して，疲れ切っているように見えた。その目は不自然なほど大きく，瞳は開いており，子供特有の責めるような目だった。黙って横たわっており，動かなかった。

　「チャーリーです」子供の額を手でなぜながら，リスターは優しく言った。この患者のところへ移ってから，彼の緊張が高まり，声が震えるように思えた。

　「もう一度聞きますよ。もしこの子があなたのところに運ばれてきたら，あなたが最善と思われるのは，どうすることですか？　乗合馬車の2つの車輪がこの子の足を轢いたのは，6月23日でした。腓骨と脛骨は骨折していました。折れた骨の端は，ずたずたに裂けた深い傷の中に，埋まっていました。子供はショックと出血のために，意識がありませんでした。脈は168で，かろうじて触れました」

　リスターは私の答えを待っていたが，答えられなかった。これまでの医学の概念では，答えは出せなかった。私の知識と経験から言うと，切断手術でも助けられない。子供はそれに耐えられないだろう。すべての外科医は，子供の顔に必ず現れてくる消耗性の紅潮と壊疽に甘んじ，そして速やかに慈悲の死が訪れるのを，待つしかなかった。

　おそらくリスターはどうなるか知っていたので，私が答えるとは期待していなかったのだろう。彼は毛布を取り，ゆっくりと，ほとんどためらうような動作で，包帯を取り除いた。彼はこのベッドで目にすることを，恐れているかのようだった。そしてそれは他のベッドの時より，遥かに強かった。それは彼の希望と確信への歓喜か，それとも脅威か。

　傷口が露出した。かすかな，ほとんど聞き取れないような安堵のため息が，彼の唇から漏れた。

　その創は非常に大きかった。内部には癒合していない骨折した脛

骨の両端があった。上端の周囲には，すでに肉芽ができていたが，下端は，陸軍病院で見てきた多くの骨端のように，白い腐骨となっていた。しかし陸軍病院で見た骨片は，周囲のひどい化膿によって生きている組織とははっきりと分離していたのに，ここにはその膿汁がまったく見られなかった。

「腐敗が創部に生じなければ，腐骨でさえも体内に再吸収されるのです」リスターがそう言うのが聞こえた。彼はこの言葉を，あたかも今はっきりと理解したかのように，一語一語に力を込めて繰り返した。彼はベッドから身体を起こした。

「この子には絶望していました」と彼は言った。

「しかし今は，助かると確信しています」

純粋な喜びを込めて，

「本当に助かります」と繰り返した。

「そのとおりだといいですね」私は当惑しながら言った。

「創の状態から見て，あなたのおっしゃるとおりだと思います。でも私にはすべて理解できません。これはまったくの偶然なのでしょうか，それとも奇跡でしょうか？」

「私自身も，まだ確信はもてません」リスターは答えた。

「奇跡であってほしい，のです。毎日そう願っていますが，まだ確信がないのです」

彼はしばらくの間，マックフィーが子供の痩せ細った足に包帯を巻くのを，黙って見守っていた。それから振り向いた。

「おいで下さい」彼は言った。

「私の研究室へに行きましょう。そこで今あなたがご覧になったことについて，もっと詳しくお話します」

リスターの研究室は，グラスゴー王立病院の西病棟にある外科講堂の隣にあった。私は奥行きの深い窓の下わくに腰を掛けた。リスターは足早に，部屋の中を行ったり来たりしながら，自分の創傷治

癒の方法，それに至った経緯について説明した。すでにその時から多くの歳月が経ってしまったので，もう私には，彼の言葉を正確に再現することはできない。しかし，彼が話した内容を決して忘れることはないだろう。彼はこう言った。

「私は創傷の化膿や，炎症，致死的な外科的疾患の問題にいつも関心を抱いてきました。ロンドンで，エリクセン先生に師事していた時，彼は病院の中にこもるガスや毒気が傷口に侵入して，発酵や腐敗を引き起こすのだ，と当時確信をもって教えていました。彼は大気中にどれだけガスや毒気があっても安全か，その正確な量を計算していました。しかし，手術を受けた患者の中に，いつもの病院壊疽が流行した1849年に，私はこのガス説に疑問を持ちはじめました。

「ときに効果のある治療法が，1つだけありました。硝酸銀で創を焼くのがそれです。硝酸銀はガスを破壊することはできませんが，創の中の"何か"を壊すことができる，少なくとも私はそう考えました。しかしこれについては，もともとのガスによって生じた腐敗の過程を硝酸銀が遮断したためだ，という反論があるかもしれません。

「その当時，壊疽になった組織を顕微鏡で調べていて，その中に，かなり一定の形を保っており，海綿のように固まっている微小体を見つけました。しかし，それ以上に進展のないままに，他の研究に移ってしまいました。その頃，私はロンドンからエジンバラに移り，その後ここグラスゴーにやってきました。この間ずっと，創傷の治療についていろいろと試みてきましたが，1年半前までは，効果的な方法を見つけることができませんでした。アンダーソンが私のところへ来たのはちょうどその時です。

「彼はグラスゴーの化学の教授です。よく私は彼と，創傷感染について話し合っており，壊死組織の腐敗と他の物質の腐敗または発酵が類似しているように思う，と言っておりました。この時彼は，1863年6月に発行されたフランスの雑誌『週刊新報』を持ってきま

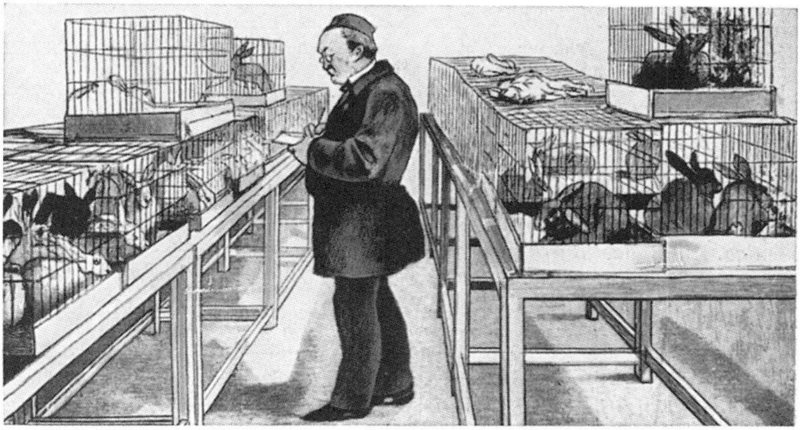

2. 見えない暗殺者たち

図51 ルイ・パスツール（1822～1895）。腐敗の研究によってリスターの防腐法確立に影響を与えた。この絵は実験動物に囲まれているパスツールを示している

した。私に読ませようとした記事は『腐敗に関する研究』というもので，著者はルイ・パスツールでした。彼のことをご存じですか？」

その時まで，私はその名前を聞いたことがなかった。

「きっともう一度，この名前を聞くことになるでしょう」

リスターは続けた。

「彼は素晴らしい化学者であり，ほとんどの人々にとっては暗黒でしかない世界に，徐々に道を切り開いていく，非凡な想像力をもった人です。いやそれはともかく，話を続けましょう。まさにこの部屋で，アンダーソンは，今あなたが座っているその窓台に腰掛けていました。彼はパスツールの記事の内容を，ざっとまとめてくれました。というより，結論を取り出してくれた，というべきでしょう。彼が話している間に，1つの考えがひらめきました。でもまずはじめに，パスツールの発見について，簡単に話しておかねばなりません。

「1863年に，パスツール（図51）は，発酵の研究にしばらく従事

したことがあります。彼は発酵する物質を丹念に顕微鏡で調べ，微細な生物が常にそこにいることを発見しました。その微細な生物は，しばしば一晩のうちにおびただしい数に増加します。増加が著しくなると発酵もひどくなっていました。そこでパスツールは，この微細な生物が発酵と腐敗の原因に違いない，という結論を下しました。発酵や腐敗が生じたところにはどこにも，いろいろな型のこの微細な生物がおりました。パスツールが発酵する物質を煮沸するか，あるいはただ単にある程度熱を加えると，この微細な生物の増殖は直ちに止まりました。たとえば牛乳やぶどう酒なども，熱しないでおけば必ず見られるはずの発酵を，熱を加えると，完全に防止することができたのです。

「発酵や腐敗の原因が微細な生物だというパスツールの仮説は，ほとんどすべての科学者の，激しい反論にあいました。彼らはそのような微細な生物が，たとえ現実に存在するとしても，それは発酵の原因ではなく，結果である，つまり，新しい物質が結合して生じたものである，と主張しました。このように自説を否定されたため，パスツールはさらに研究を進めて，ついに，完全に反対者を論破する実験に成功しました。少なくとも私はそう理解しています」

リスターは立ち止まって，机に近づき，紙挟みから1枚の図を取り出して，それを私に差し出した。図にはガラスでできた丸いフラスコが描かれていた。このフラスコの首の部分は非常に長く細かった。しかも，この首は上で横に，それから下方に曲がり，フラスコの底の高さまで達してから，再び上方に向かっており，S字型をしていた[*18]。

「この型のフラスコで，パスツールは微細な生物，つまり微生物が，腐敗や発酵を起こすことを証明しました」リスターは言った。

「課題は，外部のどこかから微生物が入ってフラスコ内の液体に

[*18] 訳者註 「白鳥の首」フラスコと呼ばれている。

接触する時にのみ，発酵が始まることを示すことでした。もし彼がこれを証明することができれば，微生物は発酵によって生じたという反対説は，完全に誤りであることが証明されます。そこでパスツールは，このフラスコに肉汁あるいは牛乳を入れ，それを煮沸しました。何事もありませんでした。発酵も起こりませんでした。もし，微生物が外部から空気やほこりの粒とともに侵入するとすれば，この長いフラスコの首の部分を通らなければなりません。パスツールは微生物はフラスコの首の最下部に溜まってしまい，フラスコの中までは入らない，と主張しました。もしそうなら，フラスコを傾け，中の液体が，微生物が溜まっていると考えている首の最下部に届いた瞬間から，発酵が始まるはずです。そこで彼はフラスコを傾けて待ちました。長く待つ必要はありませんでした。フラスコ中の微生物のいなかった液体の中に，すぐに微生物が見られるようになりました。そしてものすごい勢いで増殖し，発酵が始まりました」

　リスターは，再び言葉を切り，明るい褐色の目で，私を見つめた。彼の話を理解しているかどうか，パスツールの発見と彼自身の研究を結ぶかけ橋を，私が渡る準備ができているかどうか知ろうとした。リスターの話を聞いているうちに，私はこれまでのまっ暗闇に，突然まばゆいばかりの光が輝いたように感じた。驚きの念はあったが，私はすでにかけ橋の上に足を踏み出していた。そしてリスターも，私の表情からそれを読み取ったのだろう。

　「おわかりですね？」彼は尋ねた。

　「パスツールの発見を知った時，ひらめいた考えがどんなものだったか，おわかりですね？　この，傾けた時に腐敗や発酵を起こす微生物が入ることのできるフラスコ，そして，病院では開放骨折の患者は必ず壊疽になり，一方閉鎖骨折なら膿血症や壊疽にならないという事実，2つを比較すると，似たような腐敗を起こす微細な生物が開放創から侵入し，最初は創の内部に，それから全身を冒すということは，明らかなように思えました。この瞬間から，私はこの微

生物が創から侵入し，化膿，壊疽，そして膿血症を引き起こすことを証明する方法を，考えはじめました。しかし証明は非常に困難でした。創を煮沸することはできません。フラスコの細い首のように曲げることもできません。私はこの仮説上の微細な生物が創から侵入するのを防止する遮断装置を考案しなければなりませんでした」

　彼は再び机に戻ると，厚い，タールのような強い臭いを放つものを取り上げた。

　「パスツールの論文を読んで間もなく，クルックスという医師が，カーリスルの下水場の悪臭を，下水の中にフェノール，つまり石炭酸を溶け込ませることによって，消したことを知りました。フェノールはコールタールを処理したものです。これが，溶解する前の固形物です。腐敗の悪臭が取り除けたとすれば，パスツールのいう腐敗を起こす微生物が石炭酸で絶滅されたのだという結論に，私は達しました。そこでもし，石炭酸溶液に浸した包帯で創を覆うならば，それがパスツールのフラスコの首の部分のように働く，つまり微生物を創から遠ざけておくための遮断装置として働くのではないか？このように考えたのです。お話できるのはこれがすべてです。

　「この考えを，実行に移してきました。そして今ご覧になった3例だけではありません。この治療をしてきた中で，今までに失敗したのは1例だけです。その例では，別の小さな傷口に気づかず，石炭酸を浸した包帯で覆わなかったためでした。他の患者は全部治癒しました。患者は壊疽や膿血症にかからなかったばかりでなく，その創部はほとんどの例で，まったく化膿せずに治りました。ですから治癒に向かうための膿汁という概念は，完全に誤った仮定に基づいているのではないか，と疑問に思っています。ただ，今日まで私が経験してきた奇跡は，あまりにも素晴らしすぎるので，私はまだ自分に疑いをもたせつづけようとしています。包帯をほどくたびに疑いが頭をもたげてきます。しかし次第に疑問も薄れてきました。もう疑問を抱く根拠はありません」

3. 盲目の神々

　リスターが演壇に上ったあの時を，その瞬間の彼を，小柄で，黒い上衣，灰色のズボンという地味な服装，決してなくなることのない内気さから，少しうつ向きかげんで『外科臨床における防腐法の原理』という原稿を手にして登壇した彼を，私はよく頭の中に描く。
　その日は1867年8月9日であった。英国医学会は，第35回の年次総会をアイルランドで，ダブリン大学のストークス博士を会長として開催された。トリニティ・カレッジで8月6日から始まった4日間の総会はこの日が最終日で，数百人のイングランド，スコットランド，アイルランドの医師たちとともに，少数の外国人医師も参加していた。外科の最初の発表はすでに終わっていた。ジョージ・サウザムの膀胱結石に関する発表であった。私もこの病気にかかったことがあり，個人的には関心があったにもかかわらず，次のリスターの講演以外のことは何も考えていなかった。彼はこの国の指導者たちに，今や防腐法の発見を発表するのである。これまで彼は，『ランセット』誌にいくつかの論文を発表してきたが，これらは評価されないか，さもなければまったく誤解されていた。
　私はジェームズ・サイムや，ヘンリー・ソンプソンのいる前の方の席に座っていた。ベルギーのレオポルド国王の手術に成功して，爵位を贈られたばかりのソンプソンは，私のすぐ前にいた。すでに

彼は，何百例の膀胱結石手術の経験についての発表を終えていた。サイムはその隣に座っていた。左側に少し離れて，クロロフォルムの発見者ジェームズ・シンプソンの，かっぷくのよい姿が見えた。これまでサイムとシンプソンが出会う時にはいつもある，敵意にも似た奇妙な雰囲気は，今回は感じられなかった。またいつもなら感じるはずの，私が2人の友人，もしくは弟子であることからくる気まずさもなかった。私の注意は，グラスゴーで見た奇跡をリスターの口から聴衆が耳にする，次の瞬間に集中していた。20年前，最初に麻酔の実験に成功した時の，輝かしい勝利の瞬間と同じような瞬間を目撃するもの，と確信していた。この時すでに，人間が常に犯すいつもの過ちを，私は犯していた。私自身が信じたのだから，他のすべての人も同じように信じるだろう，という推測である。

　リスターの額に，汗のしずくが光った。喉の筋肉は，あたかも彼の発語の困難さを克服しようとするかのように，緊張していた。とくにこのような瞬間には，この障害が彼を襲った。グラスゴーで，最初に私を案内して病室を回ってから，1年以上が経っていた。あの時から，彼は後退も経験したが，その都度それを克服してきた。彼は濃度の薄い石炭酸溶液を用いることを知った。最初は濃い溶液を用いており，それによる組織の刺激があったが，薄い溶液なら刺激はなかった。彼はまた創と石炭酸の包帯の中間に"保護ガーゼ"を挟むことによって，石炭酸が外部から微生物の侵入を防ぎ，しかも，組織に直接に触れないですむようにした。当時，保護ガーゼの役割についてリスターが理解していたのは，この程度だった。

　最初複雑骨折にこの石炭酸療法を用いて成功して以来，リスターはこれと危険性が同じ程度の外科疾患，殿部の筋肉にできた膿瘍の治療にこれを適用した。この膿瘍には，悪性の膿汁が充満しているため，もしそれが自然に破れるまで医師が待つなら，ほとんどすべて膿血症になり，死にゆだねる他なかった。メスで切開しても，死はすばやく襲いかかる（**図52**）。

3. 盲目の神々

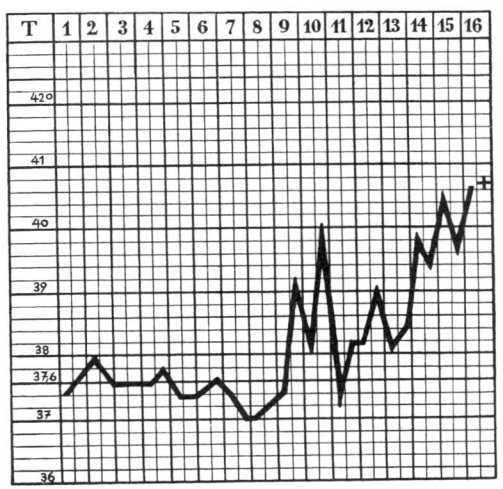

図52 19世紀の80年代までに手術を受けた
患者の典型的な熱型
化膿しない創はほとんどなかった。細菌
はまだ知られておらず，清潔に手術を行う
ことなど，思いもよらないことであった

　石炭酸に浸したガーゼで保護し，石炭酸で洗ったメスを使用して，リスターは切開を敢行した。眠れない一夜が過ぎて朝になると，膿汁が出てしまった膿瘍はすでに閉鎖しはじめており，発熱も致命的な化膿もなかった。それでもまだ半信半疑で，彼は他の膿瘍の切開を行った。そして再び成功した。その後は実験に次ぐ実験を続けた。リスターはこの方法を，他のほとんどの種類の手術に拡大した。たとえば，瘤の摘除後の手術創は，何らの合併症もなく治癒した。
　そこでリスターは，自問した。創が化膿しないで治癒するのなら，これまで手術創の中の血管を長い縫合糸で結紮してきたが，その必要があるだろうか？　縫合糸の長い端は，深い手術部から創外の開放部に垂れ下がり，溜まった膿の流出路として使われていた。自然に腐るまで，それを抜かずに放置しておく必要があるだろうか？もし，従来言われてきたように，治癒の過程として膿汁が生じるの

でなければ，このような縫合糸は長く残さずに血管のすぐ近くで切り落とし，創傷治癒の妨げとなるのを避けるべきではないだろうか？　縫合糸に石炭酸を浸し，外側の創が閉鎖した後も体内に残して，治癒していく組織に吸収されるようにはできないだろうか？ このような考え方が浮かぶやいなや，リスターはさっそく実験を始めた。そしてその結果は，彼には非常に有望と思えた。

　これらすべての成功でさえ，まだ彼をダブリンへ行く気にはさせなかった。それには生来の内気さや，過度の良心，公衆の面前で話すことへの嫌悪を，克服しなければならなかったからである。しかし，運命は秀れた彼の技術の価値をまたしても証明した。

　1867年の春，姉のイサベラ・ソフィー・リスターが乳癌にかかった。リスターが治療を依頼した外科医は，サイムを含めて，すべて手術を断わった。乳癌の手術は，筋膜の切除と腋窩リンパ節の摘出を行う時にのみ，成功の可能性があった。これは麻酔を使用しはじめてからわかったことで，無痛手術でなければ，外科医はとてもこのような根治手術を行うことができなかったからである。しかしそれでもなお，ほとんどすべての症例で，この手術は致命的であった。なぜなら，大きな開放創のために膿血症や壊疽を生じてしまうからである。

　1867年6月17日，他人にはわからないような複雑な気持ちを抱きながら，リスターはグラスゴーでイサベラを手術した。彼女の絶望と，偽医者にまですがろうとする苦悩を目にして，ついにリスターは良心の呵責に打ち勝った。彼を勇気づけたのはジェームズ・サイムであり，そして自分の発見についての全幅の信頼であった。おそらく今回もまた，彼は致死的な化膿を阻止することができるだろう。

　手術後，リスターは耐えられないほどの心労の中で待ちつづけたという。石炭酸を浸み込ませた包帯の下で，数週のうちに巨大な手術創は，化膿もせずに治癒した。私の知る限り，この手術は腋窩の郭清を含めた医学史上最初に成功した乳癌に対する乳房切断術で

3. 盲目の神々

あった。

　リスターは，再発の危険については，何も心配していなかった。この創傷の治癒なら，再発は問題外であった。手術の結果はサイムが長い間勧めてきたこと，つまりダブリンの学会で，彼の治療法を発表することを決意させた。

　はじめリスターは，ためらいながら話したが，進むにつれて声は次第に大きくなり，力がこもってきた。パスツールの研究を知って，大気中のガスが創傷の治癒を害する，という従来の考えを放棄するようになった，と話した。そしてパスツールの発見によって，化膿や炎症の原因は大気中のガスではなく，そのガスの中の微細な生物であると考えるに至った，と述べた。それから，微生物が創内に入る前にそれらを破壊してしまうための手段を，どのように検討したかに移った。

　私はその内容をすでに知っていたので，リスターの講演にはあまり集中していなかった。それよりも，聴衆の間から関心と驚きの最初の兆しが現れるのを待っていた。周囲の医師たちの顔を観察するために，両側を見た。盗み見もした。しかし，奇妙なほどの静けさしかなかった。私はこの日初めて，不安を感じはじめた。もう一度リスターを見上げた。彼の口調，ためらいがちでつかえるような口調が悪印象を与えていることは，間違いないだろう。サイムでさえも落ち着かなくなり，シンプソンの方に視線を走らせているのが見えた。

　麻酔の発見も，偏見と不信に直面した。しかし，疼痛がなくなることは，明確で，あいまいさがない。この事実に対しては，どんなに疑い深い者でも頭を垂れなければならなかった。しかし，石炭酸で阻止しなければ手術創から侵入して，膿血症や壊疽を起こすという微細な生物。それらの存在はどれだけ明白なのか？　リスターがそれを作って，聴衆に示すことができるのか？　そのうえダブリンで，これまでにパスツールという名前を，耳にした者がいるのだろ

335

うか？　パスツールは医者ではない。ほとんどすべての聴衆は，彼の名前を知らない。そしてパスツール自身も，こうした微生物を示すことはできなかった。

　今やリスターは，パスツールが大気中の微生物が発酵や腐敗の原因であることを証明した，と話している。それはいつなのか？　どこで行われたのか？　そのフランス人が間違っているに違いない。何世紀にもわたって，発酵と腐敗の原因については，いろいろな説を唱えた者が無数にいた。彼もその1人であることは疑いない。彼の説は多くの，お互いに矛盾している推論の1つにすぎない。

　私は抵抗という壁の存在を，感じ取ることができた。石炭酸への壁は何か？　聴衆はきっとこう考えている。創を洗ったり，油を塗るために世界中で用いられた薬剤は無数にある。石炭酸もその1つにすぎない。リスターの包帯も，毒気の空気伝染から創を護るための，うんざりするような調合剤の1つにすぎないのではないか？　新しいものは何もない，まったくない！

　周囲の人々がこう考えている，という確信はない。しかしおそらく，これに近いことを考えているに違いない。そしてリスターは，劇的に話をして，聴衆を熱狂させ，引きつけるような人柄ではなかった。彼の性格には，新しい治療法を発見し，それを注意深く評価することのできる正確さ，忍耐強さ，勤勉さはあったが，これがかえって聴衆の前で話をする時の妨げとなった。

　他の大部分の演者と同様に，リスターの話す時間も30分だった。リスターは結論にさしかかっていた。私はもう一度，周囲の人々の表情を読み取ろうとした。頭を隣席の方に向けているシンプソンに目を走らせた。彼はいらだっているようだった。一瞬，関心と賛意で顔が上気している，と思った。しかしすぐに，そのかっと燃えるような目つきから，彼が激怒していることがわかった。

　リスターの話は，ちょうど結紮方法のところまできていた。もし自分の方法がきちんと行われれば，これまでのように長くて腐りや

すく，膿がついてしまう糸を使わずに，血管を結紮することが可能である，と断言した。この糸は，石炭酸で防腐処置が行われていれば，短く切ることができるので，その結び目を体内に残して，吸収させる。もし今後の実験で，予備実験の結果を再確認することができきれば，これまで外科の宿命であった縫合糸の腐敗と後出血に，終止符が打たれることになろう，と彼は言った。

　はじめ，どの言葉がシンプソンをこれだけ怒らせてしまったのか，よくわからなかった。しかし，好戦的な老獅子をリスターの敵にした"何か"があったのだろう，と私は理解した。

　リスターは最後に，自分の病棟は，かつてはグラスゴーの中でも最も悪臭がひどかったが，自分の防腐法を採用して以来，まったく一変した，と締めくくった。この9カ月間，膿血症にかかった患者は1人もいなかった。

　彼は演壇からゆっくりと降り，サイムの近くの席に戻った。彼の明るい褐色の目は，最初サイムに，それから私に，もの問いたげに向けられた。徐々に拍手が起こった。それは，私が心の底で期待していたような，歓喜と賛意の嵐ではなかった。しかし，確かにそこに出席していた医師の何人かは，リスターの成果の意義に気づいていることを，その拍手は示していた。多分彼は，最初の種子をまくことに成功したのだろう。

　この拍手に喜び，自分もそれに加わりながら，私はもう一度，シンプソンに目を向けた。今や彼は，激怒して燃え上がっているのがわかった。この瞬間，彼はフロアーから発言を求めたが，討論の口火を切るのに少し遅れた。座長はモントリオールのヒンストン博士を指名した。確信に満ちた口調のヒンストンの発言に，私は計り知れない絶望を感じた。彼がリスターの講演をまったく理解していないことがはっきりした。石炭酸は，ヨーロッパで過去に使用されたが，彼が最後に大陸を旅行した時には，もうどこでも使われていなかった。数多くの欠点があったためである。油に溶かした石炭酸で

洗う英国の方法は，3世紀前に好んで使われた方法を想起させるが，それは科学の進歩とともに廃棄されて久しい。

　さらに大きく私を失望させたのは，このヒンストンに対しても，拍手のあったことである。

　次にシンプソンが立ち上がった。小刻みな力強い足取りで，左手を胸にあてて登壇した。そして私たちに顔を向けた。数秒の間に，彼の様子は変化していた。明らかに自分の領域を侵害されたことに対して反撃する準備ができており，確固たる自信で怒りを隠していた。リスターが穏やかに講演したのに対して，シンプソンは最初から，猛烈な勢いで攻撃を加えた。最初の数語で，私自身は憤りに燃え立った。

　シンプソンは，まず，リスターの研究は検討してみる価値さえない，と主張した。彼はそっけなく，見下したように，大昔にフランスとドイツで試みられ，廃棄されたものを，リスターは述べたにすぎない，と断言した。その理論においても，実地においても，リスターには新たな貢献をしたと誇り得るものはない。しかもまだそれだけでは足りず，リスターは絹糸にしろ，腸線にしろ，縫合糸による血管結紮に戻ろうとしている。これは純然たる後退である。ここにおられる諸君はよくご存じのように，私，シンプソンは金属製の圧止血針[*19]の使用によって，この原始的な方法を締め出した。これは出血している血管を結紮することなしに閉塞状態を作る。金属製であることから，決して化膿しない。

　当時シンプソンは，アメリカの外科医マリオン・シムスが，縫合

[*19] 訳者註　針圧止血法（Akupressur）は，Giovanni Vigo（1460〜1520）によって試みられた。針を血管の周囲に刺して，凝血塊によって血管を圧迫して内腔を閉鎖する止血法である。シンプソンはこれをさらに大血管や動脈瘤にも応用した。この針は動脈の太さによって，12〜48時間後に抜去される。英国で四肢切断術，乳房切断術などに応用され，その目的を達したこともあった。

に銀線を使用して好結果を得た経験に触発され，長い糸で血管を結紮する方法をやめて，その代わりに血管を圧迫して内腔を閉塞するために，血管の周囲組織に金属針を突き刺す止血法を考案した。そこに凝血塊が生じて，止血するのである。私はその頃，ポトマックの陸軍に勤務していたため，多くの科学論文を読みそこねていた。そのため老齢に入ったシンプソンにとって，化膿しにくい圧止血針が重大な関心事となっていることを，知らなかった。

　実際は，多くの外科医が針圧止血法を採用しなかった。凝血塊によって血管を閉塞するという方法が，頼りなく感じられたからである。事実この方法では，術後の大出血がしばしば見られた。しかしシンプソンは，この方法を認めさせようとして，激しく闘っていた。前日には彼の熱烈な声援を受けて，アバディーンのピリエ博士が，この針圧止血法の全容について講演したばかりであった。

　私はこのことを知らなかったので，シンプソンが悪意に満ちた浅薄な反論を述べる理由を，想像できなかった。ただ高名なシンプソンが必ず惹起する敬愛のこもった沈黙が，聴衆を支配しているのに気づいた。そして発言が終わると，いつものように盛大な拍手が鳴り響いた。私は驚いた。

　サイムは怒りと嫌悪がこもってはいるが，しかし同情的な眼差しを，リスターに向けた。リスターは無言で頭を垂れた。

　そして，この時私は，リスターの発見が全世界に嵐を巻き起こそうとしているのではない，ということを悟った。

　シンプソンの攻撃と黙殺は，意図的なようにも思えた。打ちひしがれた私は，閉会の直後に彼に会ってみようと決心した。かつて彼自身が，分娩時のクロロフォルムの使用を認めさせるために闘ったことを，忘れてしまったのだろうか？　10年前，最後に会って以来，名声と加齢のために，彼は狭量で傲慢になり，自分自身と，自分の成し遂げたこと以外には，何も目に入らないのか？　結局サイムが

正しかったのか？ サイムはいつも彼のことを"羊の皮を被った狼，優しく親切そうに装ったエゴイスト"と呼んでいた。

閉会後にリスターに会釈してから，私は崇拝者に囲まれて会場から出ようとしているシンプソンを追った。そして囲みの中に入り，馬車の前で彼らが少しずつ散っていくのを待った。それから，シンプソンのところへ行った。

彼はすぐには私をわからなかった。明らかに南北戦争の経験で，私もすっかり変わっている。しかし，名前を言うと，彼がクロロフォルムを発見した直後に，最初に私と会ったことを思い出した。

「やあ，やあ」と彼は言ったが，頭の中ではまだ針圧止血法の問題を考えているのは明らかだった。

「私の発言を聞いたかね？ アメリカでは，私の針圧止血法をどう考えているのかね？ 南北戦争の時には，役に立ったと想像しているんだが」

何と答えてよいかわからなかった。彼の発明が世界中の関心を引きつけるものではないと，彼には考えも及ばないことは明らかだった。

「はい，私の知る限りでは，とても役立ちました」

彼を怒らせたくなかったので，そう答えた。

「実は，お話したいのは別のことなのです。針圧止血法については，お聞きと思いますし……」

彼の虚栄心は，満足した様子だった。そして何をしてほしいのか，と尋ねた。

「リスター教授について，お話したいのです」私は言った。

彼は驚きと，不機嫌の混ざったような目で私を見た。

「まさか」彼は言った。

「彼の方法について，先生のご意見をお聞きしたいのですが」

「3語で言えるよ。『新しいものは』『まったく』『ない』」彼は答えた。

「君が聞きたいのなら，その理由を説明しよう。さあ，一緒に来たまえ，外科学会の夜の会長主催の晩餐会は9時からだ。昔のことでも話さないかね」

うなり声を出しながら，彼は馬車によじ昇った。

「若くなることはないな」息を切らせながら，彼は言った。

「産科医としての40年間，夜中でもいつでもドアが叩かれる。40年間，天気がどうあれ，往診に行かなければならない。隙間風の吹き込む中継所で待たされたあげくに，ひどい路を乗り心地の悪い馬車，また隙間風の吹き込む中継所で待つ。こんなことは確実に傷跡を残すのだよ。それほど前ではないのだが，座っているのが耐えられなくて，馬車の床に寝たことがあった」

私はグレシャムに滞在していたが，記憶が正しければ，シンプソンはプリンス・オブ・ウェールズ・ホテルに宿泊していた。彼は大きな音を響かせて階段を昇った。かつて私を魅了した，肥満体に似合わぬ敏捷さは，なくなっていた。部屋に着くと窓際の椅子に座り込み，ほっと吐息をついた。

「よろしい。リスター君について話そう。はっきり言って，彼は何年も前の他人の発見を，自分のもののように言ってるんだ。ジュール・フランソワ・ルメールのことを聞いたことがあるかね？」

「いいえ」

「そうだろうな。たまたま私は1863年に，石炭酸による創傷の治療について書いてあるルメールの著書を読んでいた」

もし私が人間の誠実さを信じるとすれば，まずリスターを信じる。

「私は自分の目で，リスターの成功を見ました」私は言った。

「私は南北戦争中に，何千人もの傷病兵を治療してきました。どんな時に化膿するか，どんな時にしないかを知っています。ルメールがリスターの創傷の石炭酸療法を発見したのなら，なぜルメールの名前が医学界で有名になっていないのですか？」

「なぜだって？」シンプソンは怒鳴った。

「理由は，ルメールの発見が失敗し，あれは間違いだとわかったからだ。それをリスター君が，万能薬だと言い出した。数年ごとに新しい予言者が現れて，創傷の新しい治療法を発見した，と言い立てる。覆うもの，露出しておくもの，薬剤を使うもの，使わないもの，温めるもの，冷やすもの，ガーゼを使うもの，使わないもの。すべての治療法は最初は素晴らしい，完全な成功を収める。

「しかし結局は，皆失敗に終わる。だが他人が昔失敗した方法，石炭酸を使う方法を推奨するのを聞いたのは，初めてだ。それも，まじめな科学者が教えていることを否定して，わけのわからない微生物なんか持ち出して。そんな微生物なんかいないし，これからも見つからないよ。自然に発生することなど不可能だ」

話すにつれて，彼の息づかいが荒くなった。私は反論したかったが，シンプソンは，その機会を与えなかった。

「わが国の病院で，壊疽や膿血症に関心をもった者がいたとしたら，まず私だ。リスター君が病院熱の理論を提唱する10年も前だ」彼はあえぎながら言った。

「最初にこの研究を始めたのは，私なのだ。君は知っているのか？　ふん，知らないとしても，世界中は知っているよ。私が最初に，病院で行われた手術と個人の家で行われた手術の違い，都市と田舎で行われた手術の予後の違いを検討したのだ。もし私が長い年月かかって集めた統計を，読んだことがないんだったら，すぐ見なければならん。

「私は1847年のエジンバラまでさかのぼった。その時代には，切断手術18人のうち2人しか助かっていない。残りは壊疽か膿血症で死んでいる。それを私の統計のはじめに書いているよ。病院で手術された2,089人のうち，855人，41パーセントが死亡している。田舎の個人の家で手術された同じ数の患者からは，ただの266人，13パーセントしか死んでいない。この数字から，私が結論できたのはただ

1つだ。病院の手術台に横たえられた患者は，ウォータールーの戦場のイギリス兵よりも，遥かに死の危険が大きい。

「そこで私は運動を始めた。古い病院を壊して，風通しのいい小屋をたくさん建てる。いつでも壊して，新しい場所に建て直すことができる小屋だ。この運動は確実に大きくなっている。残った問題は，私の針圧止血法を使えば解決するよ。私の方法を使えば，化膿はなくなる。外科医がすべてこの方法を使うようになるのは，時間の問題だ。壊疽と膿血症の治療法はこれしかない」

彼は自分が，相手にどんな気持ちを抱かせているのか，まったく気づいていなかった。自画自賛，"私は""私の"の繰り返しと，時代遅れの創傷熱と化膿の治療法の提案に，衝撃を受けた。自分の言っていることを，本当に正しいと信じているのだろうか？　自分が病院熱に対する十字軍と信じているのだろうか。それとも，彼の独断の陰には，実は自分の小屋式病棟も針圧止血法も役立たないことを知っていることが，隠されているのだろうか？　心臓の衰弱のために，死に近づいていることがわかっているので，このように闘っているのだろうか？

「先生の意図はわかりました」私は口を差し挟もうとした。

「しかしそれでは，この病気と闘うことにはならないのではないでしょうか？　小屋を次々に違う場所に，いつも建て直さなくてはならないのではないですか？　リスター教授の提案は，敵と対決することです」

彼は私をにらんだ。リスターという名前を言ったことが，彼を怒り狂わせた。

「とっくの昔に間違いとわかった方法で，闘うことなどできん」彼は咬みついてきた。

喉がひきつった。私は礼儀をかなぐり捨て，彼に対してこれまで常に抱いてきた賞賛の気持ちを投げ捨て，その考えの盲目さを遠慮なく指摘して，かつて彼が世界中に影響を与えた革新の闘士であっ

た日々のことを，思い出させたいという気持ちに駆られた。
　しかし，革新の闘士であったということは，彼自身の脳裏にも，そのまま残っていた。
　「私は興奮しないようにしている」
　彼は怒鳴るように言った。
　「私は，針圧止血法が認められ，病院の問題が解決するまでは死ねない。それまでは，私の心臓は保つだろう。君がわざと盲目になっているふりをしている，つまり石炭酸を信じ込もうとしている，と私は見ている。しかし……」
　彼は膝の上で拳を握りしめた。
　「だが，信じてくれ。私はジョセフ・リスターよりも強力な相手を，打ち負かしてきたのだ」
　それ以上，彼に反対せずに別れた。しかし，握手した時の彼の手は興奮して震えており，またその年老いた目は，激しく燃えていた。その瞬間，私の脳裏をかすめたのは，決して達することのできない目標を追って，死と競走しているこの老人に対して，私が抱くべきものは，はたして恐怖だろうか，同情だろうか，ということであった。
　恐怖が勝った。私は危険におびえた。彼は医学界では神格化された人物であるが，今は盲目となっている。そして彼を崇拝する，同じように盲目の人々を，自分の周囲に集めるほどの威光をもっている。おそらくは，彼が脅威の存在となるだろう。

　2時間後に，夜の会長主催の晩餐会でリスターに会った。控えめな性格から，リスターはシンプソンのことを私に尋ねなかった。私もリスターのことを心配していたので，あの不愉快な会話のことを，自分から言い出す気にはならなかった。
　リスターに対するシンプソンの公開論争は，それから数週間後に，奇妙な状況のもとで始まった。これはシンプソンがしばらくの間躊

踏し，それからリスターの説に対する小さな，しかし重要な事実を追求する，という行動に踏み切ったことを示している。ダブリンの外科医の中には，リスターの話に関心を抱いた者がかなりいた。以前，リスターが『ランセット』誌に書いた論文も，遅まきながら注目を浴びてきた。多くの新聞が創傷の石炭酸療法のことを取り上げた。慎重な論調ではあったが，少なくとも論議すべき主題ではある，と考えていた。ただ，ほとんどすべての記事の内容は誤っていた。なかでも，石炭酸がリスターの最大の発見である，という基本的な誤りを犯していた。石炭酸を使用しようと他の薬剤を使用しようと，「創から微生物が侵入するのを阻止することが根本的な原則である」というリスターの発見は，誤ってとらえられていた。『ランセット』誌でさえも，ダブリンにおけるリスターの講演の全文を掲載していながら，同じ誤りに陥っていた。

　リスターはこの点を正そうとした。新聞や雑誌は彼の訂正を受け入れ，この微妙ではあるが決定的な相違を理解しようと努めた。しかし，現実には理解していなかった。

　9月21日，エジンバラの『デイリー・レビュー』紙に"ヒルルギークス"（外科医）という名前を付した匿名の手紙が掲載された。内容は，リスターがルメールの説を盗用している，というものだった。この手紙は，シンプソンがルメールについて私に話したことをそのまま述べていた。つまり石炭酸の使用はリスターの考案ではないと。投書者は，パリのジュール・ルメール博士の700ページにわたる著書が，自分の机上にある，この第2版は1865年に出版されたものである，その中で，ルメール博士はすでに石炭酸に関するリスターの説をすべて書いている，と言っていた。

　数日後，以前のリスターの助手の中の1人が，指導的な地位にある医師すべてに送ったシンプソンの回状を見つけた。その内容は，匿名の手紙の内容とまったく同一であった。これはシンプソン自身が"ヒルルギークス"であることを証明している。この回状の1通

は『ランセット』誌にも届き，そこに掲載された。

　リスターはルメールの著書を探した。グラスゴーにはなかった。ようやくエジンバラ大学の図書館で探し出した。リスターは生来の慎重さで，この本の内容を検討した。

　ジュール・フランソワ・ルメールはフランス人の薬剤師で，コールタールの実験を行い，石炭酸を抽出した。偶然に，この石炭酸に接触すると，顕微鏡で見なければわからないような生物，つまり"極微動物"が死ぬことを知った。そのうえ，ルメールは石炭酸で治療した創に膿が生じなかったことから，この極微動物によって膿が作られると結論した。言い換えると，ルメールは，事実，基礎的な原理は明らかにしていた。ただ，彼はそこでやめてしまった。これが最も重要な点である。彼の実験は未完成で，すぐに使用できるものではなかった。たとえば彼は，癌の治療に石炭酸を使用していた。リスターがしたように，創からの侵入を阻止する方法など，考えてもいなかった。

　『ランセット』誌への返信で，リスターはルメールの著書を読む機会を初めて得た，と書いている。彼はルメールの考えと，自分の考えの相違を指摘した。彼はまず，石炭酸を最初に使用したのは自分である，と主張したことは一度もなく，『生きている微生物が創から侵入するのを防止する方法を発見した，と主張しているにすぎない』と述べた。おそらく石炭酸以外の化学薬品にも同じ作用があるだろう，彼は石炭酸に奇跡を期待することに対して警告した。成功するか否かは，石炭酸を使って彼が慎重に完成させた方法にのみ，かかっていた。

　リスターの手紙は，10月19日に掲載された。わずか2日後に，シンプソンが正式に舞台に現れた。彼の論文『外科領域における石炭酸とその合剤』は，『ランセット』誌の数ページを占めていた。シンプソンは常に論争の名手で，情け容赦のない嘲笑に加えて，文献

からの引用を自由自在にあやつっていた。この論文では，彼は単にルメールがリスターの先駆者であることを証明しようとしたばかりでなく，今までに石炭酸を使って失敗に終わったすべてのヨーロッパの医師たちを持ち出して，史実に基づいた猛撃を加えていた。文章は，不作法な激情と敵意に震えていた。激しい感情によって彼自身の作意は押し潰されてしまい，リスターの考えになぜそれほどまでにどう猛に反対しているかを，明らかにしてしまっていた。

リスターの最大の目的は，膿血症や壊疽を追放して，化膿なしに創傷を治癒させることにあるはずだ，とシンプソンは書いている。しかしこの目的は，アバディーン病院ではすでに自分の，シンプソンの針圧止血法によって達せられている，アバディーンのピリエ博士はダブリン医学会で，8例の婦人の乳房切断の際に，止血のためにシンプソンの圧止血針を用い，1滴の膿汁もなしに治癒した，と報告している，それ以来アバディーンでは，膿血症はまったくない，と書いた。

そしてシンプソンは，なぜリスターや他の医師たちが，化膿や発熱なしに創傷が治癒することが確かめられている針圧止血法を拒否するのか，とあのダブリンで見せたような，老人特有の激しい感情を込めて，問いただした。

リスターは直ちに回答した。しかし，激しい論争をしたり，人を恨んだり，憎悪したりすることのできない性格だったので，自分の武器でシンプソンに一撃を加えることはしなかった。彼は『ジェームズ・シンプソン卿の詳細な論文は，自分に回答を要求しておられるように思える。しかし自分は客観性を尊重するので，シンプソンの断言を批判することは差し控えたい。むしろ一連の論文を書いて，自分の方法を正確に記載する，それによって読者が自分自身で判断して頂きたい』と書いた。

これが寛大で温厚なクエーカー教徒，リスターであった。しかしこれは，シンプソンにとっては理解しがたい態度だったし，外科医

の大勢を眠りから揺さぶり起こすのには、適切な論調ではなかった。

　11月30日、リスターは一連の論文を発表しはじめた。地味で客観的で、シンプソンの論文については一言も触れていなかった。これらは『ランセット』誌にまったく解説なしに掲載されたが、ほとんど反響はなかった。すでに遅すぎた。

　石炭酸の使用はリスターが最初ではない、というシンプソンが引き起こした論争が、英国におけるリスターの名声を奪い去った、とその時私は確信したし、今もそう確信している。シンプソンは重要な論点を完全にすり替えた。リスターかルメールかが最大の問題になり、リスター法か針圧止血法かは、どこかに消えてしまった。

　医師がリスターの治療法を考える時には、いつも石炭酸のことだけを考えた。当初生じた誤った解釈が、シンプソンの熱弁のために全国に行きわたってしまった。世界中の善意の人々でさえも、この罠に陥った。広い心をもち、"リスター療法"に従って石炭酸で創を洗った医師たちも、石炭酸に浸していないガーゼを創に押し込んでいた。当然、失敗したし、リスター法を行ったと信じていたので、この方法には効果がない、と発表した。何日も創を覆っていた汚れた包帯の上から石炭酸をふりかけ、石炭酸の効果に失望する者もあった。有能で聡明なジェームズ・パジェット卿のような人でさえ、複雑骨折にコロジオンをかけておき、12時間も後に石炭酸溶液で創を洗ったりしていた。そして彼は、この治療は完全に失敗であった、と報告している。

　惰性に流れ、伝統を踏襲する医師たちは、たとえ石炭酸を万能薬と期待しても、その効果は、それが正しい体系の中で使われて初めて効果をもつ、ということがわからなかった。リスターの療法とパスツールの考え方の関連性を、リスターは繰り返し強調した（図**53**）。しかしこれは、彼の立場をさらに悪くした。なぜなら彼自身が誤解されて論争を呼んでいる方法を、さらに論争の的となっているパスツールの学説と結びつけるものだったからである。

3. 盲目の神々

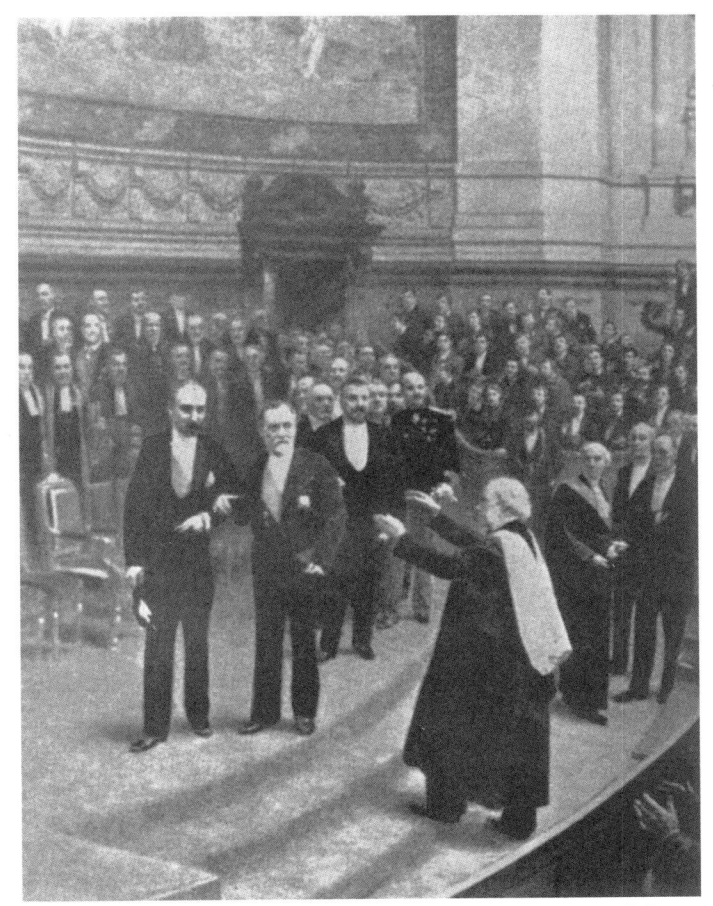

図53 70歳の誕生日を迎えた腐敗菌発見者パスツールに挨拶するリスター

　リスターは再三再四，自分の関心が実際にどこにあるのか，彼の作り出した治療法が成功するのはなぜか，を説明しようと試みた。
　「心眼を開いて，空中から創に侵入しようとしている微細な生物を見てほしい，肉眼でハエを見るようにしっかりと見てほしい」，彼は懇願したが，空しかった。

第4篇　救済者

　1870年春，シンプソンは心臓病で死亡し，晩年の彼の大きな目標は，どちらも達成されなかった。古い病院は，取り壊されていなかったし，彼の圧止血針も世界を征覇していなかった。しかし彼は，リスターを同僚たちから疎外することに成功した。1873年には『ランセット』誌でさえ，パスツールを軽く揶揄し，『科学が進歩した現在，はたしてパスツールが自説を守れるか，その結果，リスターがいつまで彼の説に従うと宣言していることができるだろうか』と書いている。イギリスでは，学生や，外科医の間に"黴菌，黴菌と忙しい"という風刺の歌が歌われた。そして病院では，数え切れないほどの手術後の患者が，膿血症で死んでいた。

　英国の大半の外科医の誤解や攻撃にもかかわらず，リスターは自分の手術で，自分の方法を行っていた。後退や失敗もあった。それがときには彼の信念を揺さぶった。
　今日では，こうした失敗は不思議とは思われない。それはリスターの知らなかったことを，われわれが知っているからである。とくに複雑骨折の場合，注意深く治療した創も，彼が治療する前にすでにほとんどが感染しており，それ以上の微生物の侵入を阻止しても効果はなかった。当初，決して適当とは言えない症例の治療で，あれほどの成功を収めたのは，本当に奇跡であった。
　彼に与えられた条件のもとでは，失望は避けられなかった。しかしリスターは，常に失望に打ち勝った。その存在を確信している敵に対して，それを目で見ることも，その習性を観察することもできなかったが，手探りで，しばしば死にものぐるいで闘った。
　彼は石炭酸で覆うことから，さらに先に進んだ。大気中の微生物が手や器具に付着して，創に接触伝染すると考え，石炭酸溶液で手や器具を洗った。これでも満足しなかった。手術野の上の空中を浮遊している微生物が，創に入る前に殺す方法がないか，と考えた。彼は手術野の上に石炭酸の濃い霧を立てるための噴霧器を考案した

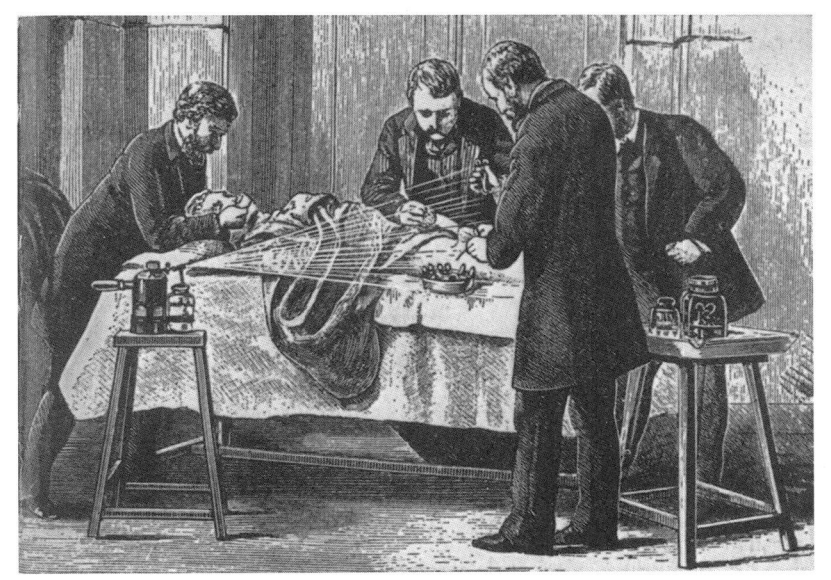

図54 ジョセフ・リスターの考案した石炭酸噴霧下で行われている手術（同時代の描写による）

（図 54）。最初は，助手が手動で霧を立てていたが，後には蒸気が用いられた。

　石炭酸の噴霧は，咳や頭痛を招き，医師や助手をずぶ濡れにした。しかしリスターは，この方法を執拗に続けた。彼はまた手術野の周囲の患者の皮膚を，石炭酸で洗いはじめた。手術野の，切開が行われるところ以外の部位を，石炭酸液で浸した布で覆った。

　さらに彼は辛抱強く，結紮に使う無菌のものを探し求めた。リスター夫妻は1868年のクリスマス休暇を，アプトンの両親の家で過ごした。しかしここでもまた，実験を続けた。甥の手を借り，仔牛に麻酔をかけて手術をし，石炭酸溶液に4時間浸した種々の腸線を使用して，動脈を結紮した。糸は溶液に浸せば無菌となり，しかも動物の腸から作られているので，体内で吸収されるのではないか，と彼は考えた。1カ月後に屠殺した時，体内に残した結紮糸は化膿し

ておらず，しかも周囲の組織に吸収されていた。これは将来の外科に必要となる動脈結紮術の基礎となった。

彼は自分の国では依然として，尊敬されざる予言者だった。しかし国外では違っていた。1869年の暮，リスターはドイツから吉報を受け取った。

リスターの発見が，初めて『ランセット』誌に報告されて間もなくの1867年に，カール・ティールシュは，リスターの方法を試みた。ライプチヒの外科教授であり，皮膚移植の新しい方法の発見者でもあるティールシュは，自分の病院で，外科疾患のために死んでいく患者の戦慄すべき数に，絶望的になっていた。3年も経たないうちに彼の病院は一変し，実際に壊疽にも膿血症にも，1人もかからなくなった，と報告した。

ティールシュの報告に，ベルリン・シャリテ病院の外科部長アドルフ・フォン・バルデレーベンが続いた。彼の助手のA・W・シュルツェは，リスターの創傷の治療法を学ぶために，リスターのもとに派遣された。シュルツェの帰国とともに，リスターの方法はシャリテ病院の中に導入された。

1872年には，ドイツのハレの有名な外科医であるリヒァルト・フォン・フォルクマンがこれに加わり，さらにミュンヘンのフォン・ヌスバウム教授が従った。当時ヌスバウムの病院では，外科疾患のうちの80パーセントが死亡していた。ヌスバウムはリスターの方法を厳守した。そして信じられないほどの奇跡を目にした。壊疽も膿血症も，たちまち消滅した。

スイスからも，成功の報告がグラスゴーに伝えられた。バーゼルの外科教授オギスト・ソサンは，20人の患者をリスターの方法で，他の20人を従来の方法で処置した。その結果，リスターの方法によった20人は，合併症なしに治癒したが，従来の方法によった者のうち13人以上がひどい感染を合併した。リスター法の採用で，ソサンの

外科の死亡率は，切断手術では43.7パーセントから11.5パーセントに，複雑骨折では52.7パーセントから10パーセントに，ヘルニア手術では77.2パーセントから10.2パーセントに減少した。

　この頃リスターは，グラスゴーを離れた。彼は自説のために闘うには，ロンドンの方がよいと思っていた。ロンドンでは教授の職を得ることはできなかったのだが，ジェームズ・サイムが脳卒中にかかり，エジンバラの自分の外科の部長を続けられなくなったので，リスターがその後継者となったからである。

　グラスゴーからエジンバラに向かう彼の膝の上には，最初に微生物の実験を行ったパスツールのフラスコが載せられていた。エジンバラに到着すると，彼はたちまちのうちに壊疽と膿血症を，サイムの古い病院から一掃した。

　膿汁の悪臭は外科病室には必ずあるもので，必要なものなのだ，と考えなくなった最初の医師は，リスターの門下生たちだった。しかしリスターは，エジンバラでも同僚から孤立したままだった。彼を尊敬したのは，彼に学び，その考えを身につけた門下生と，彼から学ぼうとして留学してきた，大部分は外国からの少数の人々であった。

　1875年にリスターがドイツを旅行したのは，こうした孤独と，少しでも認められ，力づけられたいという希望のためであろう。母国では極端に誤解されていたリスターにとって，この旅行は，ドイツの大学を巡る信じがたいほどの勝利の行進となった。ライプチヒでは救世主として迎えられた。

　引きつづき，彼はアメリカ合衆国を訪れた。私はフィラデルフィアの国際会議でリスターと会い，その後ボストンとニューヨークでも彼と会った。リスターは何回も，膿瘍を切開する彼の方法を実際に見せ，賞賛された。しかし，彼の訪米の効果は長くは続かなかった。彼が去ると，昔から根をはっていた慣習に戻り，それからもそれが長く横行した。

イギリスに帰国したリスターは，人が変わった。初めて医学界で認められたという自覚が，彼を支えた。新しい確信と力と決意に溢れて，もう一度ロンドンに教授の職を求めた。そうすればドイツで採用されたように，母国でも彼の方法を採用するよう説得できる，と考えたからであった。

　1877年，ロンドンのキングス・カレッジの有力な外科教授であったウィリアム・ファーガソン卿が亡くなると，リスターはファーガソンの席を与えられた。この任命には，かなりの批判があったのだが。

　1877年10月1日，ロンドンで彼は就任記念の公開講義を行った。当然10年以上にわたって深く関心を抱いてきたテーマについて講義した。腐敗作用と，創傷の治癒を妨げると考えている微生物について，である。演壇で牛乳瓶を持ち，空中の微生物によって発酵作用が生ずることを示した。間もなく学生たちから「もおー」という嘲りの声が起こった。笑い声は叫んだ。

　「ドアが開いてるぞ。閉めろ。さもないと教授の微生物とやらが入ってくるぞ」

　再び，リスターは嘲笑され，無視された。彼の講義への出席率はきわめて悪かった。病棟の看護婦たちは，彼を"清潔マニア"と呼んで反抗した。彼はエジンバラからついてきたスチュワード，チェイン，アルサム，ドビーという4人の助手たちとともに，孤立した。若い4人は，ロンドンの病院で，生まれて初めて腐敗，化膿，壊疽の悪臭を体験した。

　しかしリスターは，10年前と同じようにひるまなかった。今や絶望を感じる理由はなくなっていた。ロンドンで学生を辛抱強く，あきらめずに説得するために闘ううちに，ドイツでは，彼の10年以上にわたる闘いを正当なものとし，すべての彼の論争相手を不当で盲目なもの，と断定するまでになっていた。

　パスツールが気づき，リスターが治療法を確立する基盤とした膿

汁や壊疽や発熱を生み出す微生物の存在が，ヴォルシュタインというドイツの小さな町に住む無名の一田舎医師によって，初めて完全に証明されたのである。

　この無名の田舎医師は，ロベルト・コッホである。

4. 愛の手袋

　微生物で病原性のある炭疽病のバチルス[*20]を発見した1877年のコッホの最初の報告を読んだ時，私は彼が英雄的な人物であろうと想像した。しかし，当時は手術不能とされていた虫垂炎で息子のトムが死んだので，私は旅行に出る気にはなれなかった。そうでなければ，直ちにドイツに向けて出発し，彼の住むヴォルシュタインという，ほとんど知られていない町を探していただろう。

　2年後に，再びコッホの論文が発表された。これには，創傷から生じる致命的な病気を引き起こす微生物について，初めて記載されていた。これで私の想像は，英雄としての彼を，ますます偉大なものとした。信じられないような簡単な実験で，リスターが推測の域にとどまっていた事実を証明できるとは，何という秀れた思考力の持ち主であろうか！　これまで目に見えなかった暗殺者をあばき，リスターを認めなかった医師たちを打ちのめした彼は，何という天才なのであろうか！　そして長年，リスターの防腐法による手術を，知人のアメリカの外科医たちに理解させようと努力してきた私にとっても，それは本当にありがたいことであった。

　[*20]　訳者註　バチルスは現在では桿菌をさすが，はじめコッホは病原性のある微生物をバチルスと呼んでいた。

4. 愛の手袋

　1880年の早春，私はヴォルシュタインの凹凸の激しい中央通りに敷かれた砂利を，ようやく踏むことができた。そしてコッホの住居と診療所を兼ねた急な切妻造りの家の前に足を止めた。

　かつてリスターを訪ねた時と同じように，応接室で待った。ここでもまた彼の妻が，待たせていることを詫びた。しかし，当時40歳前後だったエミー・コッホは，アグネス・リスターとは違っていた。アグネス・リスターは夫の研究がなかなか進まないのにもかかわらず，夫を熱心に支持していた。エミー・コッホはまったく異なり，夫の研究を不運な憑きもの，と考えていた。私にはそれが，最初の15分間のだらだらとした会話でわかった。

　彼女は夫がいつも患者を待たせる，ちょうど今，私を待たせているように，と不満を言った。彼は以前はかなり盛大に開業していたが，最近では何もかも無視する，コッホが顕微鏡とハツカネズミとモルモットのことしか考えていないので，患者が嫌がり，少しも来なくなった，家族を破滅に追い込んでいることを理解していないようだ，彼は一晩中"研究室"に閉じこもって，何を言っても言うことを聞かない，今もそこにいる，あなたが来ていることも，もう忘れたのかもしれない。

　何回か彼女は夫の研究室に入り，私が来ていることを思い出させようとしたが，そのたびに肩をすくめて戻ってきた。その肩をすくめる態度には，温かさも，詫びる様子もなかった。顕微鏡写真を撮っている，と彼女は言った。空が落ちてきても写真を撮りつづけるだろうと。

　待つ時間が長引くにつれて，彼女が少しも夫の研究を理解していないこと，夫の熱望を分かち合おうとしていないことが明白になってきた。多分この熱望が，自分の立ち入ることのできない領域に彼を導いていくことを，この女性は感じており，その結果，夫のすることすべてが嫌悪の対象となったのだろう。

　何年か後に，2人は離婚した。ローデシアに向かう船旅の途中で，

私がコッホに再会した時には、彼は二度目に迎えた妻のヘトヴィッヒと一緒だった。私はあのつらかった待ち時間を思い出した。細菌のことを追求するあまり、周囲のことを忘れた執念を知ったあの時間のことを。

　ようやくコッホが、低い戸口に現れた。中背で青白く、当時まだ36歳だったが、顕微鏡の上にかがみ込みつづけていたせいか、すでに背が曲がっていた。細長い頭は髪が薄くなっていた（図55）。手入れをしないあご髭をたくわえていたが、眼鏡の奥の目は輝いていた。彼はまばたきをしながら、近視らしく顔を近づけて私を見た。ぼんやりとしたいかにも不機嫌な表情は、楽しい世界から無理に引き離されてきたことを示していた。

　彼は無愛想に私と握手した。手は酸に侵されて荒れ、しみだらけで変色していた。それから診察室に私を案内した。部屋に入ると、石炭酸と小動物特有の臭いが漂ってきた。この臭いは、コッホが"研究実験室"にしている粗末な木製の仕切りの後ろから出ていた。その場所には、2，3の小さなテーブルと台があり、その上には液体や動物の死体を入れたボールや器が、たくさん置かれていた。顕微鏡の前には回転椅子があり、金網を被せたかごや、ガラスの容器が台に載っていた。その中には、モルモットやハツカネズミが詰め込まれていた。片隅には古い衣裳部屋があって、コッホはとりあえずここを暗室に利用していた。

　思わず私は目を見張った。この間に合わせの散らかった小部屋から、医学界に革命を起こし、外科におけるリスターの研究に不動の基礎を与える助けとなった発見が生まれたとは、信じがたかった。

　コッホは取り乱した表情で、自分の器具の中に立っていた。彼は数枚の顕微鏡のスライドガラスを取り上げ、近視の目に近づけた。それから急に質問した。

　「あなたはアメリカからいらしたのですか？」

　そうだ、と答えると、コッホは急に眠りから覚めたようになった。

4. 愛の手袋

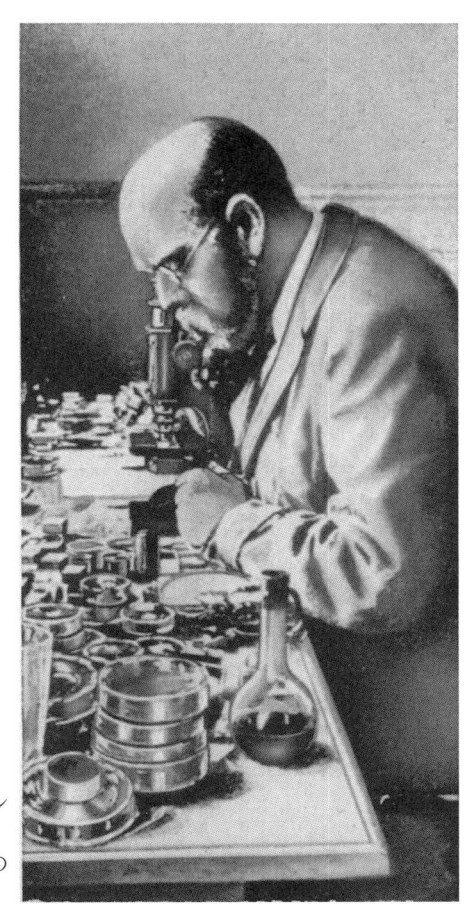

図55 顕微鏡で観察するロベルト・コッホ（1843〜1910）。創傷感染の原因となる細菌の発見者である

生き生きとしてきた。彼の言葉1つ1つ，質問の1つ1つ，説明のすべては，冷たく科学的ではあった。しかし"アメリカ"という言葉が，その時には理解できなかったが，彼の心を動かしたようだった。

　コッホは鉱山労働者の息子で，少年時代には冒険に満ちた世界一周航海を夢見ていたということが，後になってわかった。最初の妻

は，文字どおり，異国と彼女の傍らで過ごす地味な生活のどちらを選ぶかを強く迫った。このことを知った時，私は初めてコッホを理解できた。彼の夢はまだ終わってはいなかった。細菌の発見は，広大な世界に対する憧憬の代用物にすぎない。彼は遥かに小さな世界だが，手を差しのべれば得られるところにある未知のものの探究に，旅立ったのである。

　それから私は，コッホの顕微鏡の前に座った。外科手術を受けた患者の膿血症の原因となる，コッホの発見した球菌と呼ばれる球形をした細菌を，生まれて初めて見た。このちっぽけな生物が悪臭の原因であり，リスターがいたにもかかわらず，なおも世界の大部分の病院の空気を毒し，古い観念の中で育った何千人もの疑い深い外科医の仕事を，挫折させたものだ。私は今，それを手の届くところで見ている。それは昔からの敵であり，リスターの闘いの相手だった。

　その時の興奮や，コッホが説明を始めた時に完全に魅了されてしまったことは，容易に理解してもらえるだろう。コッホはいっさいを話してくれた。ただコッホは，何が自分を研究に駆り立てたのかについてはあまり話さなかった。

　町の医師として，彼は原因不明の疾病によって牧場で死んだ何百という羊を検査することも課せられていた。病気の進行につれて羊の脾臓が黒変するこの病気は，脾臓熱と俗称されていた。科学者は"脾脱疽"という名称を使っていた。

　すでに1849年，今はもう忘れられてしまっているポレンダーという若い医師が，脾脱疽で死んだ羊の血液の中に，奇妙な小さい棒状のものを見つけた，と主張したことがあったが，彼の言葉を真剣に考えた者はなかった。また，この小さな棒状のものを含む血液を，健康な羊に接種して病気を移したダヴァンヌというフランス人の医師に対しても，注意を払った者はいなかった。コッホが妻の反対を押し切って，初めて質素な顕微鏡を買い，この棒状のものを再発見

する時まで，ダヴァンヌという名前も長く忘れられていた。

　コッホは忙しい開業医の生活から，盗むようにして研究の時間を作らねばならなかった。しかし，この奇妙な棒状のものを見てから，抑えつけていた冒険への憧れが目覚めた。最初のうちは，この棒状のものに生命がないように思われた。顕微鏡で見ることはできるが，あまり大きな意味はもたないように見えた。棒状のものは，他の微細な生物と混在していた。コッホはまず棒状のものだけを分離するべきであり，さらに病死した動物の体外で生き返らせる方法を見つけなければならない，と考えた。そうすればそれに増殖能力があるか，また増殖がどのようにして行われるかがわかるだろう。もしこれを増殖させることができれば，そして他の動物に移植することができれば，そしてもしその動物が発病すれば，この棒状のものが病気の媒介体だし，また媒介体はこれしかないことを証明できるだろう。

　コッホは田舎医者であり，医学の"偉大な"世界から，すべての大きな研究所から遥かに離れたところにいた。しかし同時にそれは，時間が経つと専門家が陥りやすい，型にはまったマンネリズムから隔離していた。そのため，彼は自分の夢を実現する方法を探し，そして見つけ出したのだった。

　微生物は，何か栄養素となる天然の物質を必要とする，と考えた。その物質には他の微生物は存在せず，さらに観察を容易にするために，澄明でなければならない。コッホは，健康な牡牛の眼房水を選んだ。

　さらに，菌が増殖するためには，温度が必要だろう。彼は巧みに灯油ランプから保温器を作った。また木片を取り，付いているかもしれない他の微生物を殺すために，それを火で黒くこがした。そしてこの木片で棒状菌を含んでいる少量の血液を取り，牡牛の眼房水の中に入れた。それから毎晩1時間ごとに起きて，菌を観察した。彼は棒状菌が増殖している証拠を，再三にわたって見出した。しか

し，さらに時間が経つと，他の小さい球状の微生物がおびただしい量に増殖して，棒状菌を覆い隠してしまうことがわかった。この微生物は，後から液体の栄養分の中に侵入してきたのに違いない。

　コッホはこの問題を熟考した。どうしたら，他の微生物がそこに侵入するのを阻止できるだろうか？

　そして，解決法を思いついた。あらかじめ熱したスライドガラスの上に，血液を入れた培養液を1滴置く。この培養液の周囲一面にワセリンを塗る。一方同じようにあらかじめ熱した，もう少し厚いガラスを用意する。このスライドガラスの中央には培養液より少し大きいくぼみを作ってある。そのくぼみを下にして，はじめのスライドガラスに重ねる。ワセリンによって2枚のスライドガラスは密着し，くぼみに空気が入るのが阻止される。そこでコッホは一瞬の手さばきで，2枚のスライドガラスをひっくり返す。培養液は2番目のスライドガラスのくぼみの中に落ち，表面張力によってそれ以上広がらず，空気中の菌から完全に隔離される。コッホの"懸滴標本"，すなわち分離菌の住み家は，こうして作り出された。

　コッホは，このスライドガラスを顕微鏡に載せた。驚いたことに，長く待つ間もなかった。棒状菌は次々と急速に増殖していった。わずか数個のものが，数千となった。しばらくすると，もう数え切れないほどになった。明らかに棒状菌は死ななかった。生きていた。他の生物と同じように増殖した。おそらく健康な動物の体に入っても，まったく同様に増殖するだろう。最初，彼は菌が動物の血液中に溢れて，動脈を閉塞してしまうのではないかと考えたほどである。

　この証明のために，分離した菌を健康な動物に移植しなければならない。コッホはこの実験のために，自由に使用できるような多数の羊の群を持っていなかった。いや，コッホは1匹の羊も持っていなかった。しかし，おそらくこの病気は，もっと安価に入手できる小動物も冒すだろう。コッホはハツカネズミで試みることに決めた。

　動物を入れた最初のかごが，コッホの家に到着した。彼は加熱し

た木片を使って,"懸滴標本"をハツカネズミの尾の切れめに接種した。そして待った。ハツカネズミは翌日死んだ。コッホは解剖した。脾臓を切開した。文字どおり,小さな棒状菌が充満していた。脾脱疽の症状がすべて見られた。

　コッホが勝利の誇りを感じただけの理由はある。かつて誰も成し得なかったことを,彼は一夜のうちに成し遂げた。微生物の病原菌が存在すること,そして,その微生物が脾脱疽の原因であることを証明した。

　几帳面な性格から,彼はさらに慎重を期した。1回の実験だけでは,何も証明されない。コッホは最初の実験を12回繰り返すまで,慎重だった。そして,12回の実験はまったく同じ結果だった。

　しかし,それでも満足しなかった。羊はこの菌を,牧場のどこかで拾っている。この棒状菌を詳細に観察したコッホは,培養液が動物の体温以下に下がるやいなや,菌が死滅することを知っている。どうして牧場では,たとえば動物の排泄物の中で,遥かに低温に曝される場所で,生きていられるのだろうか？　数週間にわたって,コッホは種々異なった温度のもとで,この懸滴標本を観察した。

　突然,新しい決定的な発見をした。菌は発育に適当な温度を奪われると,直ちに変化した。菌は恐るべき抵抗力をもっており,動物の体外でも,種々雑多な温度の中でも生息しつづけることができる"胞子"に変化することを見つけた。しかもそれが動物の生体に入ると,たちまち元の菌,コッホが現在使用している呼び方なら"バクテリア"かもしくは"バチルス"に戻り,致命的な脾脱疽を生じさせる。疑いもなく,病気の原因となるものが発見されたのである。

　顕微鏡はガリレオ以来存在している。無数の科学者たちが顕微鏡で作業をし,研究を行ってきた。その中の誰1人として,コッホの道を歩んだ者はいなかった。なぜ歩まなかったかと詮索することは,笑気ガスの無痛作用を発見したのが,どうしてホレス・ウェルズであったかを詮索するようなもので,結局意味のないことであろう。

コッホは自分の発見に関する論文を書き，ブレスラウ大学の植物生理学研究所長，コーン教授に送った。この研究の価値を直ちに認めた教授と接触できたことは，幸運であった。コーンはコッホをブレスラウに招いた。コッホは，ブレスラウで実験を公開した。実験は疑う余地がまったくないほど，説得力のあるものだった。何人かの著名な教授が，コッホをベルリンで職に就かせ，ヴォルシュタインの孤独な生活から護ろうと試みた。教授たちは彼のために研究所を作り，また，彼の研究の続行を可能とする教授職を要請した。しかしベルリンには，かつてゼンメルワイスを葬った有力者がいて，コッホを迎えることに反対した。ウィルヒョウである。

コーンとその同僚たちは，コッホのためにブレスラウの郡医（Kreisarzt）の地位を獲得することに成功した。これは，コッホをブレスラウの大学に少しでも近づけておくためであった。コッホは直ちに家族を連れて，ブレスラウに移った。しかし家族を養うためには収入が不足したので，3週間もしないうちに，そこを去らねばならなかった。失意のコッホは，妻の非難を浴びながらヴォルシュタインに帰り，再び昼間は働き夜は研究の，うんざりする生活に戻った。

ヴォルシュタインから3週間離れていた間に，1つの成果が出ていた。脾脱疽のバチルスに関する論文が印刷され，さしあたり限られた科学者の間だけではあったが，読まれたことである。臭気のこもったヴォルシュタインの小さな部屋は，再びコッホの研究室になった。

コッホは，今や新しい目標を定めた。すべての人が，はっきりと菌を認識できるようにすることが必須である，と考えた。この方法もまた，恵まれた直感力によって思いついた。彼は微生物が色素を貪食すること，菌の種類によって，貪食する色素が異なることを発見した。色素で染色することによってそれぞれの菌を区別し，周囲から識別することができるだろう。これは，きわめて重要な発見で

4. 愛の手袋

あった。

さらにコッホは，顕微鏡で見える細菌を写真撮影する方法を案出した。染色と，カメラという新しい道具を用いて，コッホはいわゆる病院で発生する病気，膿血症・丹毒・破傷風・壊疽などの原因と推定される細菌を追跡しはじめた。彼はリスターが証明できなかったが仮定したとおり，膿血症が微生物によって生ずることを発見した。

『創傷の化膿疾患の病因に関する研究』，コッホの第2の論文の題名であった。この論文でも，彼が"見えない暗殺者たち"を発見したことを，動物実験によって示した。けれどこれは，手がかりにすぎなかった。なぜなら創傷の化膿疾患の原因となる微生物は，脾脱疽の病原菌より遥かに識別しがたいからである。

内科学や外科学の革命が起こりはじめた，ヴォルシュタインを去る時，私はそれを確信した[*21]。

ヴォルシュタインにコッホを訪問した時には，ドイツで最初にリスターの防腐法を採用した外科医であるハレのリヒァルト・フォン・フォルクマン教授の家に，妻のスーザンを残してきた。防腐法を採用して以来，フォルクマンは熱烈なリスターの支持者の1人であった。

スーザンは気分がすぐれなかった。軽い腹痛と不快感を訴えた。それは実は差し迫った大病の前兆であったのだ。ただその時ハレにとどまったのは，見事な英語を話すフォルクマン夫人と一緒にいる

[*21] 原文註　数カ月後にロベルト・コッホは，ベルリンの帝国公衆衛生院の参事（Regierungsrat）に任命された。それからは，遥かに完備した設備を自由に使うことが可能になり，それによって名声を全世界に鳴り響かせた数々の発見をすることができた。その中には，1882年の結核菌の発見，1883年のコレラ菌の発見がある。彼は1910年に亡くなった。

のが楽しみだ，という理由であった。

　そのため，ヴォルシュタインからの帰りに，私はハレでスーザンと合流した。一緒にフランスのビスケー湾の海岸で，その夏を過ごすつもりだった。

　フォルクマンの豪邸に帰ると，スーザンが1人の青年と客間で話していた。彼は服装や顔つきからはイギリス人のように見えたが，アメリカ人のような話し方をしていた。

　「あなた」再会の言葉もそこそこに，スーザンが言った。

　「この方は，ニューヨークのハルステッド先生よ。ニューヨークで医学部を卒業され，ベレビュー病院で働いてから，ヨーロッパにもう2年いらっしゃるの。最近はウィーンのビルロート教授や，ライプチヒのティールシュ教授，ヴィルツブルクの……ええと，どなたでしたかしら，ハルステッド先生？」

　「フォン・ベルクマン博士です」ハルステッドが答えた。

　「ああ，そうでしたわ」スーザンが続けた。

　「お名前は聞いたことがないけれど，有名な方なのでしょうね。ハルステッド先生は今度，フォルクマン教授のところで勉強なさるの。リスターの防腐法にとくに関心があるそうよ。あなたからコッホ先生のお話が聞けるのではないか，とずっと待っていらしたのよ」

　ハルステッドは痩せており，スポーツマンのような肩，凹凸のはっきりした顔，立った耳をしていて，強情な自信家のように見えた（図56）。口のきき方はきっぱりしており，専門的な問題に対しては，大胆で明確な姿勢を示すだろう，と思えた。それでも，それから10年足らずの間に，アメリカの，科学としての外科学の先駆者として，ボルチモアのジョンズ・ホプキンス大学の外科教授となり，アメリカの外科学の先駆者，合衆国のおそらくは最も重要な外科教室の創設者になるだろうなどとは，とても思えなかった。防腐法の原理を全世界の手術室に普及させるこれからの闘いの中で，ハルステッドは独自の役割を果たし，秀れた特別の貢献をするようになることが，

4. 愛の手袋

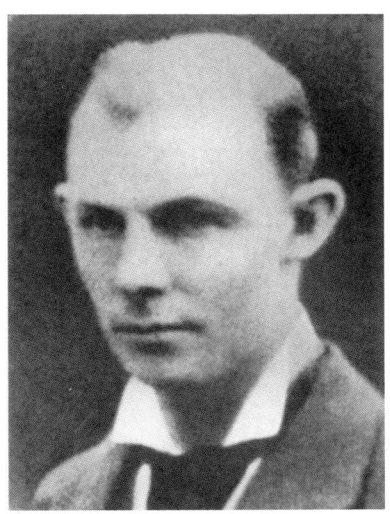

図56 ウィリアム・スチュワート・ハルステッド（1852〜1922）。「清潔な手」の問題を解決したアメリカの外科医

運命づけられていた。

「リスターの防腐法に関心を抱いて帰国する者は，まだまれですよ」と私は言った。

「何人かのアメリカの外科医に，微生物が病院熱の原因であることを，納得させようとしてきましたが，とても困難でした。コッホ博士の発見によって，こうした後進性があらたまるとよいと思っていますが」

ハルステッドは同意した。

「私がアメリカを離れる時には，リスターの原理に従う外科医は，トーマス・セイビンと，ステファン・スミスの2人だけでした。彼らもわずか4年前に，リスターの訪米で考えを変えたにすぎません。私は2人の清潔な病室を見て，勤務していたハミルトンやメイスン，モットなどの不潔で悪臭のこもった病室との間に，何という大

きな違いがあるのか，と思いました。幸い，ハミルトンもモットも，助手になった私に，ほとんどすべてを任せてくれましたので，機会あるごとに，防腐法によって創部を包帯したり，手術をしたりしました。その結果は，セイビンやスミスのものと同じでした」

「少なくともドイツでは，ほとんどすべての外科医がリスター主義に変わっています」と私は言った。

「ドイツの外科は他の国々より遥かに進歩しています」

「おそらくそうでしょう」ハルステッドも同意した。

「でも，今まで全然，手も器具も洗ったことがなく，血と膿でがちがちにこわばるまで手術着を替えなかった人々が，いきなり原因となるバクテリアの存在を信じるようになるなどということは，とても期待できません。ほとんどのアメリカの医師は，顕微鏡を覗いたことがありません。防腐法を理解させるためには，新しい世代の外科医が必要です。それに，リスターは単なる先駆者と言ってもよいのではないでしょうか？」

「それは，どういう意味ですか？」私は質問した。

「リスターはバクテリアを見たことがありません。ただその存在を推測しただけです。彼は一度も見たことがないので，その寿命も弱点もわからない敵に対して，治療法を作り上げたのです。今，コッホ博士がバクテリアを目に見えるようにしました。何事も体系化するドイツ人ですので，外科的疾患を引き起こすバクテリアを，すべて目に見えるようにするまでつき進むでしょう。リスターの方法は完全に経験に基づくものです。遅かれ早かれ，厳密な科学によって証明されるでしょう。ヴィルツブルクのフォン・ベルクマン教授は，まさにそれをしようとしています。

「フォン・ベルクマン教授はロシアのバルチック地方の出身で，3年前の露土戦争の時，外科医として勤務しました。当時，石炭酸の入手は不可能でした。それでも汚れた創部に清潔な軟膏を塗って包帯をするだけで，いつも良好な結果を得ていました。ヴィルツブ

ルクでは，リスターの方法を厳守してきました。過去2年間に，崩壊寸前の古びたジュリアス病院を，リスター療法を実施させるために，すっかり改革しました。彼は論理的にものを考える秀れた頭脳の持ち主です。おそらくは，石炭酸を使用しない場合でも，創部のバクテリアが化膿を生じさせない理由を明らかにするまで，研究をやめないでしょう。驚くような成果が得られるかもしれません」

「まったく同感ですな」その時ちょうど部屋に入ってきたフォルクマンが言った。

彼は背が高く堂々とした風采だった。大きな赤髭をたくわえ，スコットランドの格子縞のズボンに，ひもで縁取りしたフロックコートを着ており，スーザンが喜ぶ，赤い，まるで芸術家のようなネクタイを，いつも揺らしていた。

フォルクマンはこの外観のように，変わった人物であった。精力，粘り，非情さが，奇妙に混じり合い，さらにドイツロマン派の幻想的な雰囲気と，限りない思いやりとがあった。

その頃，彼はまだ50歳になったばかりであったが，すでに，死を早める原因となった脊髄疾患にかかっていた。しかし，鉄のような意志で，苦痛をこらえていた。自説のために闘う時には，残酷さをむき出しにした。リスター主義に反対するかつての親友のウィーンのビルロートに対して，今は激しい敵意をもつまでになっていた。

同じ彼が，1871年に陸軍の軍医将校として勤務していた時には，パリ包囲の中で魅力的で感動的な童話を書いた。実際にこの『フランス炉辺の幻想』という童話で，彼は名声を得た。彼に外科を学んだ門下生たちは，常に想像の炎に輝いている彼の講義や会話の虜になっていた。

はじめは懐疑的であった彼が，完全にリスターに傾倒するようになったのは，鋭い感覚をもっていたこともその理由の1つである。普仏戦争において，仏軍で切断手術を受けた13,175人の負傷兵のうち1万人が死亡した。ドイツ軍では助かった兵はほとんどいなかっ

た。野戦病院の多くは悪臭によって，1キロメートル離れていてもそれとわかった。必死のフォルクマンは，その解決のためにリスターの方法を試みる決意をした。その後，彼は防腐法を普及するための運動の中心人物となった。

「コーヒーの用意ができましたよ」と彼は言った。それから私の方を見て，

「帰国の前に，フォン・ベルクマンにもお会いになることをお勧めします。われわれは戦争以来の友人です。昨年手術の際に，彼自身が化膿してしまいましたが，私が彼の命を助けました。その丹毒の体験によって，彼はいっそう強い決意で，化膿性疾患と闘おうとしています。ベルクマンは石炭酸噴霧や石炭酸の包帯などのリスター法を用いるばかりでなく，新しい方法も導入しました。手術用の術衣は，汚れや血液が目立たないように黒を使っています（図57 上）。ベルクマンは，この黒い術衣を全部捨てました。彼の病院の医師や看護婦に，白の洗いたての術衣を着るように命じています。ちょっとした見ものです（図57 下）。手術室を見て，彼にもお会いになるといいですよ。彼は将来大成するでしょう」

彼は澄んだ青い瞳でスーザンを見た。その瞬間，かすかに暗い影がその瞳を覆ったように思えた。あたかも，それほど未来のないことを知っているかのように。

「ともかく，コーヒーにしましょう」彼は早口で言った。

スーザンと私はヴュルツブルク行きを延期して，夏の終わりまでフランスで過ごした。夏の終わりに，スーザンが悲しい大病にかかった。これについても私はあらためて，話さなければならない。

彼女が生きようとして必死に闘っているのを見て，私は次第に外科に無限の可能性がある，とは信じられなくなっていた。そのため防腐法の闘いを，それ以上追う気持ちにはならなかった。ベルクマンに会ったのは，数年後であった。それでも，私はあのフォルクマ

4．愛の手袋

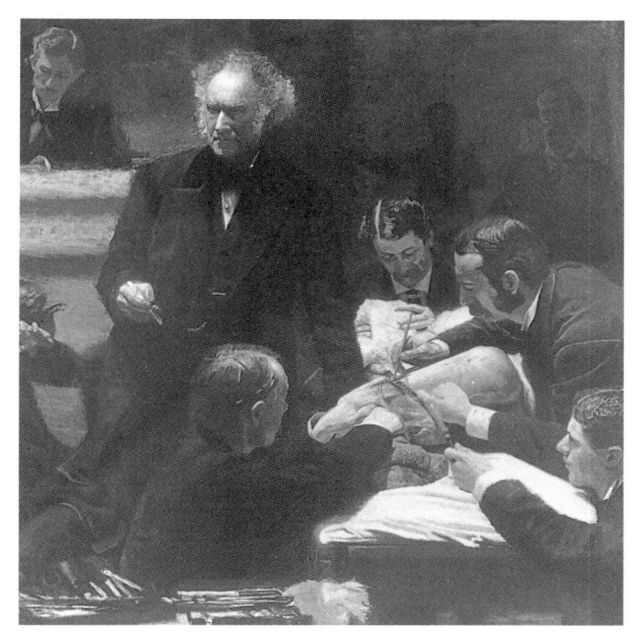

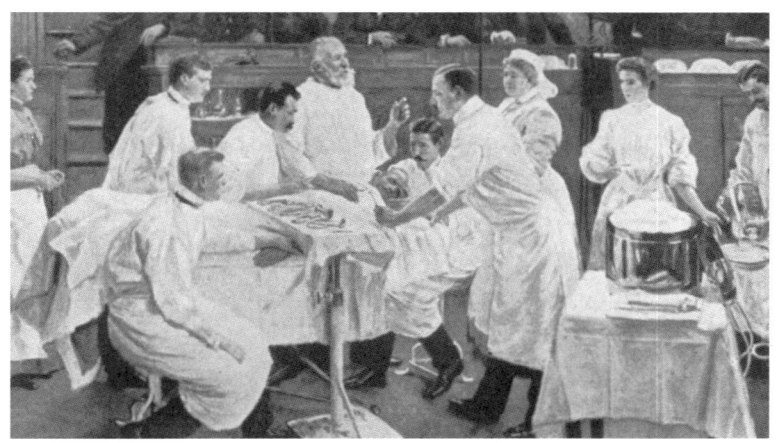

図57 大きな変革
上：防腐法導入前のアメリカの有名な外科医グロス（1805〜1884）の手術
下：現在の防腐法を用いた手術の実質的な創始者であるエルンスト・フォン・ベルクマン（1836〜1907）の講義

ンの家での，記念すべき夜に語られた予言が実現する過程を，十分に見届けることができた。

　1880年以降，"見えない暗殺者たち"が次々に明らかにされた。種々の膿血症を引き起こす悪魔のような病原菌，ブドウ球菌や連鎖球菌が発見された。ドイチェ・フェーライゼンは，丹毒を引き起こすバクテリアで驚くほど抵抗力の強い連鎖球菌を発見した。丹毒は一度病院に侵入すると，一掃することはほとんど困難であったが，この発見によって，それが証明された。カール・バトンは，破傷風がバクテリアによって惹起されることを証明し，コッホの門下生の日本人，北里はこのバクテリア，破傷風菌を分離した。破傷風菌は酸素のないところでしか増殖しないので，これは非常に困難な作業であった。

　リスター主義の前途は，大きく開けたように思えた。しかし生物学者や外科医は，微生物が膿血症，丹毒，破傷風の本当の原因であることを認めず，新しい理論を次々に作り上げた。彼らは激しく防戦した。ウィーンのビルロートは自説の，血液に影響を与える創傷内の刺激物という"炎症を起こす類酵素"論に固執していた。彼はバクテリアはあとからやってきたもので，この"類酵素"の作用を強めるにすぎない，と主張した。ビルロートはまた，『実際には"根源となるバクテリア"は1種類あるだけで，創傷の状態によって種々に変化するにすぎない』とも言った。パリはこのような説の温床であった。これは主としてコッホの秀れた技法をもたないで，崩壊した細胞の核とバクテリアを混同したための主張であった。

　この激しい闘いは，古い時代が新しい外科の時代に変わろうとしている時に起こったもので，今振り返ってみれば，それは奇妙で，馬鹿げたことのように思える。しかし，当時は医学の革命が起こりつつあり，先駆的な科学者が革新的理論を提唱すると，激しい抵抗が必ずあった。

　さらに外科治療という広大な世界には，この他にも問題があった。

なるほど進歩的な外科医は，リスターの方法とコッホの発見を受け入れた。しかし，全世界の外科医の大半を占める二流の外科医たちは，リスターの方法を手間がかかってあまりにも煩わしい，と感じた。慎重な手術というリスターの主張は，彼らが学生時代に学び，その後に黄金律としてきた「手術の成功は迅速さの問題である」という基本的な考えと，対極をなすものであった。その結果，リスターの原理を支持しない説でさえあれば，何でも受け入れたし，コッホの見解には怒ってさえいた。かつて，ゼンメルワイスを破滅させた因習に執着する人間性が，ここでもやはり力を握っていた。

石炭酸で，手の皮膚を治療ができなくなるほど傷つけた外科医が増えた。それに石炭酸の噴霧液が，外科医や患者に中毒や腎臓障害を起こした。これらも煩わしいリスター主義の治療を避けるための口実となった。多くの病院では，古い外科医の死後になって初めて，石炭酸療法を採用した。あるいは，患者が悪臭のこもる病院を避けるようになるまで，外科医は譲歩しなかった。たとえ譲歩しても，創傷感染によって患者が死ぬことに無感覚になっていたので，しぶしぶ消毒する，という状態が続いた。

私自身，この種の死は避けられないと信じていたことを考えると，彼らを責めることはできない。せいぜい人間とは不完全なものだ，と言えるぐらいだろう。

ハルステッドがニューヨークに戻って勤務した時には，ベレビュー病院の手術用階段教室に防腐法を導入することは，不可能であった。そのため，彼は地面にテントを張って，清潔な手術室を設置しなければならなかった。長老派教会病院では，ハルステッドは外科医ブリドンと公然と対立した。階段教室で学生たちを前にして，ブリドンに手を洗うことを要求したからである。

しかし1890年代半ばには，リスターの創傷の治療法は，世界を征服した。科学の歴史上ではよくあることだが，新しくリスターの方

法に従った人々は，長く不遇であった師の方法や目的を，遥かに凌駕して前進した。手術器具だけでなく，縫合糸，包帯などが，石炭酸溶液の中に浸された。また，これまで使用されたことがないほど大量の石炭酸が，噴霧された。創内に，腹腔を大きく開いた時でさえ，何リットルもの石炭酸溶液が満たされた。また石炭酸の代わりに，あるいは石炭酸に追加して使用する防腐剤が，次々に研究室で生み出された。その主なものは昇汞水（塩化第二水銀）である。リスター主義は，さえぎるもののない奔流となった。

遅きに失した輝かしい外科の勝利がもたらされ，さらに，危険なまでに誇張されているこの時期に，フォン・ベルクマンの外科教室から，新しい学説が生まれた。ロベルト・コッホの多数の助手たち，さらにトゥサン，シャボー，ビネー，テリーなどのフランスの科学者たちが，この新しい学説に貴重な貢献をした。

すでに述べたようにリスターは，創傷感染の病原菌は主として空中から創部，手指，器具に付着する，と考えていた。そのため噴霧器を使って，手術台の上に石炭酸を霧のようにまいたのである。ベルクマンの助手のランゲやシンメルブッシュは，コッホが考案した方法によって，空中の菌の量を調べた。その結果は，実に驚くべきものだった。実際には創傷熱を起こす病原菌は空気中にはなく，わずかに見つかったのは無害な糸状菌と，酵母菌だけだった。30分間に100平方センチメートルの大きさに落下してきたのは，せいぜい70個ほどで，ほとんどが無害な菌であった。一方，床上の塵埃，あるいは化膿した創部からの１滴の膿汁の中，さらに感染した創に使用して消毒しなかった器具には，何百，何千，何百万，という細菌が付着しており，そのほとんどが危険なものだった。創感染を起こすバクテリアが，空中から落下することはまずあり得ない。不潔な器具や手指の接触によって創部に侵入する可能性の方が，遥かに大きかった。長く忘れられていたゼンメルワイスの"接触伝染"の概念は，正しかったわけである。

4. 愛の手袋

　リスターの噴霧法は，たちまち全世界の手術室から姿を消した。リスター自身，1887年にはためらうことなく噴霧法は不要だ，と宣言した。リスターの方法は，多くのこうした間違った前提に基づいていたことは明らかである。しかし，それはとくに重要なことではない。空中の細菌と闘うためには，必然的に，まず手指，器具，包帯，縫合糸など，創部に接触するすべてのものの菌を，一歩一歩絶滅しなければならなかった。彼はいつの場合にも，病原菌は空中から侵入するものだ，と思っていた。空中からではなかったが，最終的な結果には，それは影響しなかった。

　ベルクマンと彼の同僚の研究から，新しい問題が出てきた。リスターが微生物との闘いで使った方法にはどれだけ効果があったか，である。細菌培養法によって，それは簡単にわかった。石炭酸溶液か昇汞水に浸し，それから培養液に戻した細菌が増殖するか，石炭酸溶液，昇汞水，あるいは試みている防腐剤によって，それが殺菌されてしまうかを調べればよい。今では，バクテリアや胞子を石炭酸が殺菌するためにどのくらい時間がかかるかもわかる。その結果，石炭酸の2パーセント溶液では，1分間以内に脾脱疽のバチルスは絶滅したが，バクテリアの胞子は5パーセントの溶液に数日間浸しても，何ら影響を受けなかった。

　塩化第二水銀（昇汞水）の効果についても，同様の結果が出た。リスター法を厳格に行った時でさえ見られた不成功例は，防腐剤でも殺菌できないバクテリアが存在するためではないか？

　研究が本格的になるとともに，他にも驚くべき結果が見出された。垢や脂肪が，防腐剤の効力を低下させることである。バクテリアは武具で身を固めたように，垢や脂肪で身を包んでしまう。何日間も石炭酸液に浸した蠟引きした鋼線や縫合糸を使用しても，いつも化膿するのはこのためだろうか？　闇の中に，光が射しはじめた。

　実験を進めるうちに，ロベルト・コッホは石炭酸や他の防腐剤より，遥かに秀れた殺菌法を発見した。蒸気そのものである。あらゆ

る薬液に抵抗を示すバクテリアや胞子でも，高熱の蒸気で殺菌できた。バクテリアが創部に侵入するのは，手指や器具，包帯からだけであった。ベルクマンの助手のシンメルブッシュは，それならば器具や包帯や縫合糸を蒸気に曝せば，完全に殺菌ができるはずだ，と結論した。シンメルブッシュはこの考えを実行に移した。彼とフランスの科学者テリーとは，ほとんど同時に蒸気滅菌法の創始者となった。この方法は，間もなく全世界の手術室を征服した。

ほとんど時を同じくして，ドイツの外科医グスタフ・アドルフ・ノイベルは，新しい手術器具を考案した。従来の木製の柄では高熱の蒸気には耐えられなかったが，ノイベルの器具は全部が金属製で，煮沸することができた。これもまた，すべての外科医の使うところとなった。

一方，外科医の手は熱湯や高熱の蒸気に曝すわけにはいかない。そのうえドイツの研究で，手の筋やしわ，爪の下にバクテリアが群らがっていることが明らかにされた。リスターが提唱し，ほとんどの外科医が従うようになった手を石炭酸液に浸す消毒法は，あまり効果のないこともわかった。石炭酸液は皮膚のしわや毛孔に隠れたバクテリアにまでは，到達できない。また，石炭酸液は外科医の手を荒らし，皮膚が鱗状になってしまうので，さらにバクテリアの隠れ場所を作り出す。手を石炭酸液に浸すリスターの方法が効果をもつこと，そして創傷感染を克服したことは否定しようがない。これはリスター法が同時に思いもよらない効果をもっていたことで説明できる。外科医は手に浸み込んだ石炭酸の臭いを消すために，石鹼と水で激しく手を洗ったからである。

バクテリアと胞子の隠れている場所は明らかになったが，この問題は完全には解決していなかった。1880年代の後半には，無数の実験が行われた。手を洗い，ブラシをかけ，殺菌した布でこすり，またアルコールや昇汞水をなすりつけた。かなりの程度まで清潔になったが，完全に菌をなくすことは不可能であった。手に殺菌した

軟膏を塗りつける試みもなされた。しかし、軟膏は手術中にこすれて取れてしまった。

殺菌した木綿製の手袋を最初に使用したのは、オーストリア系ドイツ人の外科医ミクリッツであった。しかし、手術をしている間に手袋がすぐに濡れるので、たえず取り替えなければならなかった。

1890年の夏、一見、それほど重視するには足らないと思われるニュースが、ボルチモアから入ってきた。しかし、これが解決法だった。

創立されたばかりのジョンズ・ホプキンス大学医学部の外科教授であるウィリアム・スチュワート・ハルステッドが、この"清潔な手"の問題を解決したのである。

ハレで短時間話して以来、私はハルステッドに会っていなかった。1886年6月、4番街とマジソン街との間の25丁目を歩いている時、ハルステッドがトマス・マックブライド医師と一緒に住んでいる家を偶然見つけたことがあった。当時、ハルステッドは開業しており、そのため朝から夜まで引っ張りだこだった。その家も豪華な設備を備えているようだった。彼は少なくとも6つの病院で手術を行っていた。その中には、ルーズベルト病院、ベレビュー病院、長老派教会病院、チェンバース・ストリート病院が含まれていた。それに加えて、夜遅くまで自宅で50人ほどの学生を教えていた。彼らはハルステッドを師とあおぎ、ヨーロッパ医学の技術を学ぶために集まっていた。

6月のその日、ドアの銅板に刻まれた彼の名を見て、私は厚かましくも呼鈴を鳴らした。しかし、家にいたのはマックブライドだけだった。彼はハルステッドより数歳年長で、同じようにニューヨークで成功しており、売れっこの内科医だった。

マックブライドはしばらく躊躇していたが、ハルステッドが静養のためにプロビデンスの病院に入院しており、いつ戻るかわからな

い，と言った。おかしなことに，彼はハルステッドの病気については，知らないように装っていた。

　私は好奇心に駆られた。ハルステッドがコカインの実験をしていて，コカイン中毒にかかったことがわかるまでに，ほんの数日もかからなかった。当時，コカインは，局部麻酔に用いる薬剤として登場していた。ハルステッドはコカイン中毒の治療のために入院中であり，しかもその時が最初ではなかった。ハルステッドの悲劇については，局部麻酔法の開発という注目すべき挿話の中で，あらためて述べる。

　その当時，ハルステッドを知っている人々から受けた印象では，コカイン中毒は治癒する見込みはなく，彼の経歴はもう失われていた。そのため，1890年の春，私が初めてボルチモアに行って，ジョンズ・ホプキンス大学と，完成間近い病院を訪れた時，この新設された医科大学の外科教授としてハルステッドの名を見出した時には，少なからず驚いた。

　ボルチモアでは，ヨーロッパで病理解剖学を学んだウィリアム・ウェルチ博士が，病理解剖学の専門講座をアメリカにも作り，従来の経験主義的なアメリカ医学に，科学的基盤を与えようと何年も努力していた。ハルステッドがコカイン中毒から完全に脱し切らないうちから，ウェルチは彼をボルチモアの自分のところの病理研究室に招いた。彼は麻薬中毒との闘いを通じて，長年にわたるニューヨークでの病的な出世主義を克服したようだった。彼は完全に医学研究に熱中していた。

　なかでも彼は創傷感染に関心をもち，また犬の甲状腺を用いて外科的な実験を行っていた。私が訪問する数カ月前に，彼は外科教授

[*22] 訳者註　ジョンズ・ホプキンス大学の初代外科教授に任命されたマキューエン（William Macewen）が就任を辞退したため，ハルステッドは1889年に外科責任者（准教授），1892年に正教授に任命された。マキューエンについては本書の続巻（「外科医の帝国」）に述べられている。

に任命された[*22]。再会した時には，彼は病院の3階の奇妙な形をした2部屋に住んでいた。貴重な骨董品で飾られた落ち着いた居間は，私がかねてから抱いていた彼のエレガントな印象をさらに確実なものとした。37歳になって，頭が少し禿げ，極度の近眼で，かつてハレで会った時とはかなり違っていた。若々しい弾力的な感じは，なくなっていた。今までと同じように外見は瀟洒だったが，活発な性格が，やや個性のない冷たい性格に変わっていた。温厚さの見本のようなウェルチが葉巻をくゆらしながら，ハルステッドはロンドンの最高の仕立て屋で作らせた服を数ダースも持っている，と話していた。

当時のボルチモアの人口は20万を超えていたが，それでも，南部の夢のような雰囲気をもつ町であった。古い通りには日陰を作る並木があり，チャールズ，カセドラル，セントポール通りの上流階級の邸宅の前庭には，花が咲きほこっていた。暑い夏の夜，裏の垣根越しに人々は話し合っていた。この町にはまだ下水がなかった。雨の日には住民は踏石づたいに道を渡らねばならなかった。土曜の夜には，浴槽から流れ出した石鹸水が，溝から溢れた。蚊の大群がジョーンズ・フォールズから集まり，この付近からは，マラリアやチフスが絶えることがなかった。

ここはニューヨークとはまったく別の世界であった。しかし，ハルステッドはニューヨークで紳士であることを示した習慣を，ここでも決して変えなかった。ボルチモアでは，シルクハットを被る者はいなかったが，彼は被っていた。彼が幌をたたんだランドー馬車で，通りを走る姿は見ものだった。靴はパリで作り，皮は自分で選んだ。自分の好みの水準から外れた靴は拒否した。ワイシャツもパリに注文して取り寄せるばかりでなく，その洗濯やアイロンかけも，そのつどパリに送り，何週間もかかることをまったくいとわなかった。わずかな余暇は，メリーランド・クラブかプロボクシングの試合に行き，ボクサーを無表情に見つめて過ごした。

ジョンズ・ホプキンスの有名な内科教授であったウィリアム・オスラー博士と並んで歩く様子を見ると，彼のこのような特異な性格は，極端に内気な内面の反動であることがよくわかる。ハルステッドの無理に装った威厳，堅苦しい丁重さ，同僚について皮肉に批評したがる性格（もっとも，自分がからかいの対象となった時には，極度にうろたえる）などは，すべて内気な性格を表に出すまいとする努力の結果だった。麻薬中毒の体験が，生来の過敏な性格の上にさらに重なったのである。

彼に招かれて，部屋を訪れた時，そこに若い女性がおり，コーヒーの支度をしているのを見て，とても驚いた。彼は麻薬中毒を克服してからは，"ポール・モール"煙草と強いトルコ・コーヒーに熱中していた。コーヒーは特別な入れ方をした。ハルステッドはまず念入りに豆を調べ，少しでも青白い感じの豆は拾い出した。夕食を前に新しい手術を行う時に器材をそろえるような細心さで，テーブルクロスのしわを伸ばした。

この若い女性が，すでにハルステッドを満足させるコーヒーの入れ方を習得していることに，私は気がついた。彼はこの女性を，手術室の責任者のミス・キャロライン・ハンプトンだと紹介した（図58）。彼女の話を少し聞くと，かなりの教育と教養の持ち主であり，またハルステッド自身とよく似た内気で，孤独を好む性格であることがわかった。彼女はすぐに部屋から出ていった。

ハルステッドは，個人的なことについては何も話さなかった。われわれが話したのは，最近の消毒法の進歩，細菌学，胆石症に対する胆嚢の摘出手術であった。私は最近，この手術を受けていた。ハルステッドはとくに胆石症の手術に関心をもった。1882年に，当時まだ30歳前だったハルステッドは，母親の胆嚢を切開して胆石を除去する緊急手術を行っていた。それから彼は，甲状腺疾患や癌の外科的治療についての考えや，オスラーやウェルチとともに，ジョンズ・ホプキンスをアメリカの外科学の中核とする構想について話し

4．愛の手袋

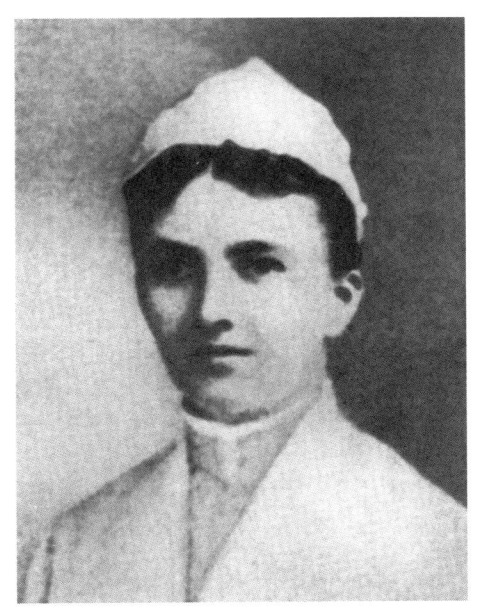

図58 ミス・キャロライン・ハンプトン（1861〜1922）。ハルステッドは彼女のために，最初のゴム手袋を作成した

た。しかし，ゴム手袋という手の消毒を完全なものにした最近の発明については，一言も話さなかった。

　この時それについてなぜ話さなかったのか，あるいはほんの短い言及[*23]以外に，なぜ死ぬまで沈黙を守っていたのか？　この発明には，純粋に客観的な科学以外に，あまり公表したくない彼自身の個人的な問題がからんでいた。私が訪問した直後の1890年6月4日に，ハルステッドがキャロライン・ハンプトンと結婚した時に，私はそれに気がついた。

　[*23]　訳者註　ハルステッド自身は手術用ゴム手袋について，1913年のJAMAの論文の中でごく短く触れている（JAMA, 60：1119〜1126, 1913）。

第4篇　救済者

　ハルステッドのこの発明についての物語は，おそらく，外科の歴史上，最も風変わりな物語の1つであろう。1889年の春，教育を終えたばかりのミス・キャロライン・ハンプトンがニューヨークからボルチモアにやってきた。冷静で気品のある人柄は，初対面の時からハルステッドに強い印象を与えた。彼女は，かつて栄えた南部のプランテーションの家庭の出身であったが，南北戦争で焼け出されてしまった。父はブランディ・ステーションの戦闘で戦死し，それから1年足らずで，母も後を追った。伯母たちは，彼女を「南部の方式」によって教育したが，しっかりした性格の彼女は，このような教育に反発して，看護婦になるためにニューヨークに行った。こうした経歴を知ってから，ハルステッドの彼女に対する関心は急速に深まり，この誇り高い女性を手術室の責任者に任命した。

　1889年から1890年にかけての冬，キャロラインの手の肌は荒れて，皮がむけてきた。原因が手術室で手を消毒するために使っている昇汞水であることは，疑う余地がなかった。やがて湿疹ができ，それが広がって，腕までも冒された。しかし，ハルステッドのキャロラインに対する感情に気づいた者はいなかった。ただ彼女の手の状態を心配する彼の関心があまりにも大きい時には，思わず助手たちは彼の顔を見上げた。彼は湿疹を治すために数え切れないほどの実験を行ったが，すべて失敗に終わった。

　その年の終わりには，キャロラインの湿疹は急激に悪化した。湿疹に耐えるか，それとも手術室を去るか，彼女はいずれかを選択しなければならなくなった。それは，おそらくはジョンズ・ホプキンスからも，ボルチモアからも，そしてハルステッドからも去ることを意味していた。

　決定を迫られたその数日間に，胸を去来した思いについて，ハルステッドは誰にも話さなかった。おそらく，彼女を失うのではないかという不安が，彼の秀れた独創力を刺激したのではないかと，想像するしかない。

4. 愛の手袋

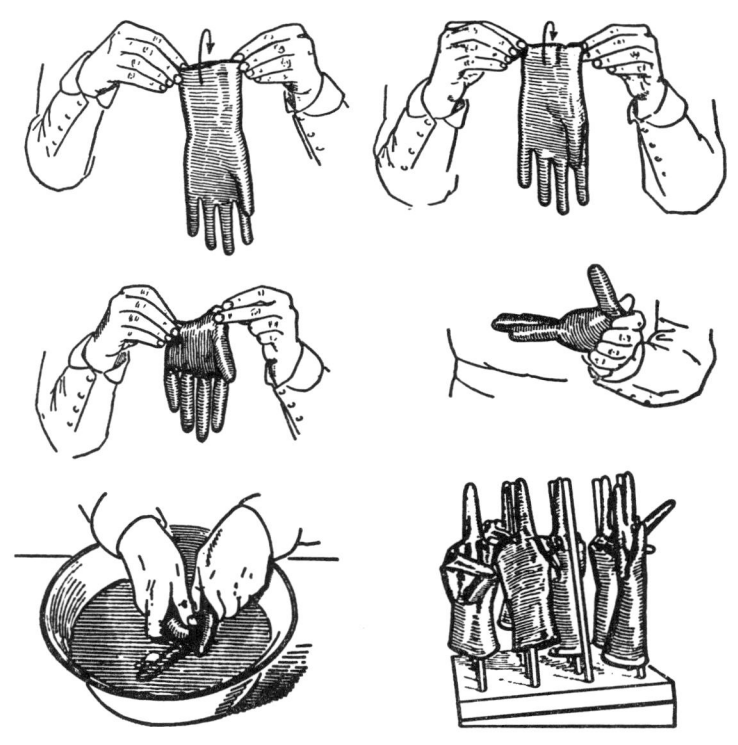

図59 ゴム手袋再生使用のための確認と洗浄

　数日後，彼はキャロラインに，異常に薄く作られた1組のゴム手袋を贈った。手を保護し，しかも仕事にはまったく支障のないように作られたものである。このような手袋は，それまでにはなかった。解剖学者がときに使うゴム手袋は粗雑で厚く，はめ心地も悪く，手の繊細な感じを殺してしまう。このため，生きているヒトの手術をする時には使えなかった。手術の助手さえも用いることができなかった。しかし，ハルステッドの新しい手袋は，グッドイヤーゴム会社が彼のために特別に作ったもので，あたかも皮膚のように薄かった。その日からキャロラインはすべての手術にそれを使用した。この手袋は蒸気消毒できるので，手を昇汞水で洗う必要がなくなっ

た。

　キャロライン・ハンプトンは，ハルステッドと結婚するために手術室を去った。あとに手袋が残った。すべての助手たちはこの手袋をはめた。ゴム手袋は，たちまち手術には欠かせないものとなった。

　ハルステッドの助手たちは，必ずしもハルステッド自身のように堅苦しく沈黙してはいなかった。彼の筆頭助手ブラッドグッド博士は，最初に手袋をはめて手術を行った時のことを，後にまったくロマンチックではない言葉でこう言った。

　「雌鶏に役に立つなら，雄鶏にだって役に立つよ」

　その時にはもう，ゴム手袋は全世界の手術室で使用され，消毒法の大きな欠陥を補っていた（**図59**）。

　外科手術は，今や人間の身体のどの器官，最深部の，感染に弱いところにまで拡大していた。進展を妨げていた第二の大きな障害は克服された。

　1880年代のはじめから，外科はますますその領域を拡大し，加速度的に進歩した。それにもかかわらず，私が失望してしまったのは，外科の罪ではない。外科の進歩に刺激されて，私の熱狂と想像が作り出したあまりにも大きな期待が，いけなかったのである。私個人にかかわる出来事によって，進歩というものは天からの賜物として落ちてくるのではなく，一歩一歩闘って，勝ち取らなければならないものであることを教えられた。

　悲しいことに，それは不運な私の妻スーザンを通して知らされたのだった。

第5篇

成 果

1. スーザン

　その夜，私は悪夢で目が覚めた。起きると夢は消え失せた。
　いつもスーザンは右を下にして寝ていた。くつろいで肩と左腕を毛布から出し，豊かな長い髪はまとめられていた。柔和な面だちは，10年前の結婚式の当日と少しも変わらず美しい。その姿が，その時なかった。
　庭に通じるガラス戸が開け放されていた。晩春の夜の外気は暑かったが，涼しい風が海から吹いてくるので，ガラス戸は開けておくことにしていた。しかし，いつもより広く開いている。カーテンが風に揺れていた。
　私は説明のつかない不安にとらわれて起き上がり，部屋着を羽織って庭に出た。海岸に通じる緩やかな斜面は，日中のように明るく，モン・サン・ミシェル島が海に浮かび，古代建築の石壁が光っていた。
　スーザンは薄い夜着をまとっただけで，庭を仕切っている蔦で覆われた柱にもたれていた。両手に顔を埋めていた。
　背後に近づいて手で触れるまで，彼女は私に気づかなかった。顔を覆っていた手を下ろし，私を振り返った。彼女はすべてのことに異常なまでの自制心を示す。それが結婚生活の1つの礎となっており，このため10年の間，言い争ったこともなく，不快な言葉を交わ

したことは一度もなかった。振り返ってみれば，私たちの結婚生活は，彼女の忍従に支えられていた。休まるところのないジプシーのような生活を強いてきた私は，自分が想像するより遥かに大きな愛情と忍耐を，スーザンに要求してきたに違いない。

このような強い自制心にもかかわらず，抑え切れない不安が，今彼女の顔に，現れていた。その色はひどく蒼白で，危険なほど衰弱しているように見えた。

「スーザン」私はささやいた。

「どうしたの？」

スーザンは首を振った。

「何でもない」ささやき声が答えた。

「何でもないわ」

その声には，隠し切れない何かがあった。いつものように私を心配させまいとして，耐えていることがわかった。

震えているのを感じた。彼女を両腕で抱き上げ，家へ運んだ。ベッドに入れ，毛布を首のところまで引き上げた。それから彼女の横に腰を下ろし，かがみ込んだ。

「スーザン」私はもう一度尋ねた。

「何かあるのだろう，何かが。なぜ隠すの？」

しかし，心配して何度尋ねても無駄だった。スーザンは笑顔を見せようとした。平静を取り戻し，顔から恐怖と不安を振り払い，自分に克つことができたようだった。

「お話しするようなことは，何もないのよ」

彼女はしっかりとした声で言った。

それはスーザンと私が，フランスの漁村に別荘を借りていた1880年の５月も末に近いある夜のことだった。

次の日の朝，食事をするスーザンは異常なほど蒼ざめて，やつれていた。私は『ともに生活している者の変調に気づいた時には，も

う手遅れだ』という古い諺を思い出した。彼女は，顔も，肩も，腕も，日に焼けていた。それまで気づかなかったが，目の周りには小じわがあった。彼女はまだ30歳を超えたところなのだ。でも唇の周囲にも，初めて見る苦痛のしわが刻まれていた。ほっそりした首筋は，痩せこけて骨ばっていた。私は自分をあざむこうとしていたのだろうか？　このような変化に今まで気づかなかったのか，それとも『初めてだ』と思い込もうとしているだけなのだろうか？

　スーザンが朝食も，トースト一切れと，少しのミルクしかとらないことに気づいた。尋ねると，ほんの少し胃の具合が悪いだけだ，と答えた。2人で前の晩，モン・サン・ミシェルで食べすぎたのだ，と言う。

　私はそれからの数週間の間，まったく盲目で過ごした自分を許すことができない。半ば冗談のように，食べすぎを治すためだ，という彼女がしている食餌療法を，静観しただけだった。少し具合の悪い時には，いつも自分で考えた療法を固く守っていた。彼女のこのような習慣に慣れ切ってしまったことが，私が自分自身をあざむきつづける結果になった。彼女が隠していたベールを破って，しばしば苦痛と不安の徴候が現れていたはずだが，それを私は見過ごしていた。

　3週間経っても，彼女は粥とトーストしか食べなかったので，私は断食療法はもう十分したと言って，海岸沿いに数マイル南にある，小さなレストランへ連れていった。そこは食い道楽のパリ人も来ている店だった。彼女は私が注文したものを食べた。ごくやわらかな肉と野菜，それに少量の軽い赤ぶどう酒だった。黙って言うことを聞くことが，そのあとどんなにつらく跳ね返ってくるかということを，きっと彼女は知っていたに違いない。ただ私がそれに気づかなかったのだ。

　その夜，私は数週間前と同じように目を覚ました。しかし今度は夢を見たためではなく，物音のためだった。ガラス戸が風できしん

第5篇 成 果

でいた。私の隣は，この前と同じように，空だった。そしてあの時襲った不安が，再び襲ってきた。胸が早鐘のように打った。私は起き上がって外へ飛び出した。

あの夜と同じように，月は明るく輝いていた。庭には誰もいなかった。しばらくして小屋から物音が聞こえてきた。この小屋には，隣家の人たちを驚かせた浴室が作ってあった。その中から，苦しそうに嘔吐している音が聞こえた。私は小屋に向かって歩き出したが，思い直して家に戻った。ベッドに身体を投げ出した。胸が打った。不安と，襲いかかる自責の念。医師と呼ばれる者の中で最もお粗末な者になり果てていることを，私は罵った。

スーザンの病気の原因について考えてみると，結局落ち着くところは1つしかない。息子のトムの死以来，心の底深くに抑え込んでいた希望が，この考えに辿り着かせたのだ。"つわり"ではないか，と思った。いく度も消えた希望だった。スーザンは妊娠したのだ！

この考えが私をとらえ，激しい胸の動悸も静まった。しばらくしても自責の念は消えなかったが，不安よりむしろ気持ちが高ぶってきた。私は静かに待った。

長く経った。スーザンの静かな足音が外に聞こえた。彼女の見なれた姿が入口に現れ，息づかいが聞こえた。そっとベッドの私の隣に滑り込むのを感じた。低い，抑えたため息が，再び私の動悸を高めた。私はじっと動かなかった。彼女は少し身体を起こし，私を見つめた。しかし暗闇の中では，彼女の目の色を読み取ることはできない。非難しているのか，とがめているのか，それともいつものように，愛情と寛容と忍耐の色を浮かべているのか。

突然私は，それ以上黙っていられなくなった。

「許してほしい」私はささやいた。

「知らなかったんだ」

彼女ははっとした。

「起きていらしたの？」

1. スーザン

　私は手を伸ばして彼女の手を取り，それにキスした．
「あゝ」私は言った．
「無理に食べさせて悪かった．君に食餌療法を続けさせておけばよかった」
「そう悪くはないのよ」彼女は小声で答えた．
「何週間も前から，わかっていたのかい？」
「わかっていたって，何を？」
「妊娠しているのではないの？」
「あゝ」彼女は肩を震わせて泣き出した．
　そして私は喜びのあまり泣いているのだ，と思った．ただ喜びのために！
「あゝ，神様！」彼女は繰り返した．

　次の日から，彼女の献立は私自身が決めた．コックを雇って，彼女の食事は流動食だけにした．彼女にはそれが一番消化によいように思われた．そして6月10日まで，彼女の状態には，とくに変わったことはないように思えた．
　この別荘に住むようになってから，スーザンはおよそ6週間おきに，列車でレンヌへ買物に行っていた．いつもこの買物に，彼女は1人で行った．その日，私も一緒に行くと言ってみた．しかし彼女は1人で行くと決めていた．明るい笑顔で，元気だから，と私を安心させたので，とうとう折れた．
　しかし，彼女が出発してから，私は不安にかられた．部屋から部屋を歩き回り，最後にスーザンの小さな机に向かった．そうすることによって，今はいない彼女との間のつながりが，保てるような気がしたからだろう．
　スーザンの予定表を何となくめくっていた．その時6月10日のところに，数行のメモがあるのに偶然気づいた．メモの中の"先生"という文字が目に飛び込んでこなかったら，多分それ以上，注意を

払わなかっただろう。もう一度見直すと"ボバン先生"と書かれていた。他の行は，レンヌでする買物のメモだった。

　私は立ち上がり，再び落ち着きなく歩き回った。ついにじっとしていられなくなって，帽子とステッキを摑むと，500メートル離れた学校へ急いだ。学校の隣に，教師のブルシャールが住んでいた。彼は庭にいた。

「どうなさいました？」ブルシャールが尋ねた。

「何か変わったことでも？」

「聞いて下さい」私は言った。

「あなたはレンヌのことをご存じですか？」

「もちろん」彼は答えた。

「私は長くあそこにおりましたので」

「では，ボバン先生を知っておられますか？　彼は多分医師だと思いますが」

「もちろん知っています。なぜお尋ねになるのですか？」彼は言った。

「何週間か前に，あなたの奥様を彼に紹介したのは，私ですよ」

「妻を，紹介して下さったのですか？」私は尋ねた。

「そうすると先生は産科医ですか？」

「専門は内科です。でももちろん，産科も診察します。他の科も。ああ，では……」彼はほほえみはじめた。

「何て馬鹿だったのでしょう。ではそうすると……？　あなたにお子さんが生まれるのでしたら，フランス風の名前をつけなければいけませんよ」

「ありがとうございました」と私は早口で言い，くるりと背を向けて家へ急いだ。

　そして私は落ち着かない夕方を過ごした。夜になると，もっと落ち着けなくなった。

　スーザンは翌日の昼に帰ってきた。ボバン医師の診察の結果を知

ることができるのではないかと、彼女の顔色をうかがった。それに気づいているかのように、彼女は私の視線を避けたが、それでも溺れかかり、私が波に浮かんだ材木であるかのように、腕を広げて私の胸にしがみついた。

その夜、頭を私の腕にもたれさせて彼女は言った。

「今年は早くニューヨークへ帰りましょうよ。わたしホームシックになりはじめたの」

スーザンは故郷でお産をすることを希望しているのだろうか？それとも他に動機があるのだろうか？

「それなら、すぐに帰ろう」私は言った。

「ええ、ぜひそうして」彼女の同意の強さに驚いた。

「すぐに帰りましょうよ」

右手で彼女の顔に触れると、涙で濡れていた。数週間前の狂おしいような不安感が、もう一度私を苦しめた。同時に、私はすばやくある計画を立て、気持ちを落ち着かせた。

「では、明日パリに行って、予約をしてくる」私は言った。

「２～３週のうちに船に乗れるよ」

しかし、私はパリではなくて、レンヌとボバン医師のことだけを考えていた。

翌朝、私は出発した。レンヌで列車を降り、馬車を雇ってボバン医師を訪ねた。ちょうど診察中で、２時間近く待たなければならなかった。彼は古ぼけた学校のそばの開業医だったが、パリで広範な臨床研修を受けていた。彼の態度は重々しく、私の不吉な予感を、和らげてはくれなかった。

「それでは、あなたはハートマンさんのご主人ですか？」彼は尋ねた。

「名刺を拝見しますと、あなたご自身、医師ですね？」

「そうです」私は答えた。

「しかし開業したことはありません」
「あなたはとても気丈な奥様をお持ちです」彼は言った。
「気丈な？」私は繰り返した。その意味がわからなかった。
「もちろんです」私は言った。
「気丈すぎて，私に頼ろうとしないのです。私の知らないうちに，あなたの診察を受けました。このことはまったく偶然のことからわかったのですが」

彼は背すじを伸ばした。
「では私の診断については，何もご存じないのですか」彼は尋ねた。
「ええ」私は答えた。
「吐き気に襲われることがわかってから，私は妊娠のためだ，と考えていました。私どもでは，4年前に，子供を亡くしまして」
「妊娠ですって」彼は大声を上げた。完全に困惑した声だった。
「あることについて，夫が愛のために盲目になることは理解できます。夫がむしろ盲目でありたいと願うことも理解できます。ことに夫が医師である場合には。でもやはり……」

私は今にも下ろされるギロチンを待つような思いがした。
「私にはわかりません」私はつぶやいた。
「奥様はあなたより，ご自分の身体の状態をよく知っておられます」彼は言った。
「遠慮なく言わせて頂けば，妊娠の疑いはまったくありません。奥様は私に，包み隠さずに病状をすべて話すように強く望まれましたので，嘘はつけませんでした。奥様のように，あなたも私が率直に話すことをお望みと思います」

ギロチンの刃が，首すじに触れた。
「お気の毒ですが，奥様は幽門に腫瘍ができています」彼は話を進めた。
「確かに珍しいのですが，診断は簡単でした。奥様ご自身，私のところに来られる前に，腫瘤に気づいておられました。過去数週間，

1. スーザン

この腫瘍は急速に大きくなりました。そのため胃の出口が非常に狭まり，ごくわずかの流動物しか，十二指腸に流れなくなっています」

ボバンはちょっと休んだ。私は一言も発せずに，呆然自失していた。彼が続けた。

「残念なことに触診や臨床所見から，私はそれが悪性の腫瘍だという結論に達しました。しかし，たとえ良性だったとしても，より長く苦しむだけで，予後は変わらなかったでしょう。奥様はこうした病気に対する治療法が現代医学でもないことを，よく知っておられました。奥様のただ1つの望みは，もう一度自分の故国を見たいということです。もっともなことと思います。もちろん，あなたはその望みを，叶えておあげになることと思いますが」

私は答えなかった。彼の言葉の最後の方は，ぼんやりとかすんで聞こえた。

「信じられません」突然私は叫んだ。

「あなたのおっしゃることを信じられません」深い絶望とともに，繰り返した。

「他の診断をする医師は，世界中探してもいないでしょう」ボバンは穏やかに言った。

さらに声を高めて私は繰り返した。

「信じられません！」

スーザンの姿が目に浮かんだ。30歳のスーザン。若く活力に満ち，美しいスーザン。確かにその時私はスーザンの髪を見た，彼女の唇を感じた。

「とても信じられない！」私は言い張った。

「たとえあなたの診断が正しいとしても，あなたの言う予後は信じません」

この絶望の叫びを上げながらも，私の心は知る限りの胃に関する手術について，従来は人体の手の届かなかった箇所にまで手を伸ばしてきた外科手術について，考えていた。1人の名前が頭の中にひ

らめいた。ペアンという名前だった！　パリのペアン教授。そしていつか読んだことのある論文。

　ボバンの手が，私の腕に触れたのを感じた。彼は私より15歳年長で，年齢と病気のために背が曲がっていた。彼は私を強く揺さぶった。

「先生，どうか気を鎮めて下さい」と彼は言った。

「ありがとうございます」私はやっとそう言った。

「取り乱してしまい，申し訳ありません」

「ええ，ええ」彼は言った。

「1つお願いがあるのですが」

「どうぞ，何なりと」

「隣の部屋でお待ちしていた時，あなたがパリの『病院新報』を購読しておられるのに気がつきました。本棚の上に並んでいました。1879年のものを見せて頂けませんか？」

　彼は驚いて私を見た。

「もちろんです。お話している問題と，どんな関連があるのかわかりませんが，どうぞご覧になって下さい。必要でしたら，持っていかれても構いません」

　ボバンの家を出る時，今まで見ていなければならないのに見ようとしなかった事柄に，突然目が開けたような気がした。過去数カ月間のスーザンの行動を，まったく違った光の中で，見直すことができた。一挙手一投足，一語一語が，異なった意味をもっていた。そのうえ，スーザンの母親が36歳で，"病因不明の胃病，おそらく慢性消化不良"で亡くなったと，いつか話していたことも思い出した。

　どうしてまったくそれに気づかないで来たのだろうか，スーザンとともに生活し，スーザンの家族の話も聞いていながら。

　よろめきながら，ぼんやりと口を開け，壁にぶつかり，右も左も見ないで古い通りを渡る私を，レンヌの人々は，気が違ったか，そ

れとも泥酔したとでも思ったことだろう。ようやく町はずれまで来て，1本の木の下に腰を下ろした。しばらくの間，ただ座り，うつろな瞳で空間を見つめていた。やがて，ボバン医師から借りてきた雑誌を，取り上げた。

　フランスの小さな町の路傍に座り，私はサン・ルイ病院の伝説的な外科医，ジュール・エミール・ペアンが数カ月前に発表した『胃切除による胃腫瘍の摘除』という論文を読んだ。それは，例によって詳細な検討を後日に残して，簡単に目を通しただけの論文だった。しかし，表題と内容の概要は記憶していたので，ボバン医師から恐ろしい診断が伝えられた時，すぐにそれを思い出した。

　『胃の悪性腫瘍は非常に頻度が高い』とペアンは書いている。

　『これには肉腫と上皮癌がある。胃の入口または出口の近くに発生すれば，閉塞が起こる。あるいは動脈や腹膜に破れ，また近接臓器，遠隔の臓器に広がるので，短時間のうちに死亡する。このように腫瘍が予後不良であるため，医師はほとんどその研究をしていない。外科手術については，医学の現段階では不可能とされてきた。われわれも，手術で腫瘍を摘除することについては，いつも否定してきた』

　この時の私には，胃の疾病に対して空しい挑戦をした手術の歴史を展望するだけの平静さは，まったくなかった。しかし今ここで，ボバンの宿命論的な態度を理解してもらうために，この闘いについても簡単に述べておこう。

　外科医が最初に人間の胃の切開を敢行したのは，280年前である。プラハの市場で，ナイフを飲み込む曲芸をしていた曲芸師のマチウスという男の命を助けるために，腹部切開手術を敢行したのは，プラハの理髪師兼外科医のフロリアン・マチスであった。1602年の復活祭の時，マチウスは不幸にも，誤ってナイフを飲み込み，そのナイフは"胃の中に落ち込んで"しまった。古い記録によると，磁気

をもった膏薬を7週間用いて，ナイフの先端を胃壁に引き寄せ，それが手に触れられるようになった。フロリアンがこの箇所を切開して，ナイフを取り出してみると"完全に錆びて"いた。フロリアンは創部を縫合し，マチウスは数週間で治癒した，と言われている。

それから33年後に，ケーニヒスベルクの内科医と外科医たちが，再び胃を切開して，飲み込んだナイフを取り出した。これは残酷な手術で，45分の間，患者の苦痛の悲鳴が続いた。患者は，東プロセインのグリュンバルデという村から来たアンドレアス・グリュンハイデという名の22歳の作男だった。1635年5月29日に，酒宴の後で嘔吐しようとしてナイフを喉に突っ込み，ナイフを飲み込んでしまった。6月20日に，ナイフが胃の中にあるため，彼は助けを求めて，ケーニヒスベルクに来た。7月9日にケーニヒスベルクの医師，外科医，神学者は，彼を板に縛りつけ腹部を切開した。記録によるとダニエル・シュヴァーベが胃を探すために創内を"かき回した"。彼は胃を見つけられなかった。皆があきらめて，危うく手術を放棄しかけた時，腹膜がまだ開かれていないことに気づいた。胃は本来の位置にあったのだ。再び患者が縛りつけられ，ついに鉤針で，胃を引き出すことに成功した。胃が切開され，ナイフが取り出され，創部は縫合された（図60）。この大事件はバラードになって，ケーニヒスベルクの官憲が禁止するほど歌いはやされた。

これらの手術は，最後の手段として急患に行われたもので，医学文献に珍しい出来事として残っている。偶然の所産であり，患者は幸運であった。そして，胃疾患の外科療法に対する真剣な努力にはつながらなかった。他の腹腔内臓器の疾病と同様に，研究の基礎となるものがなかった。麻酔法もなく，防腐法もなく，解剖学も，胃の機能に対する明確な概念すらなかったのである。

19世紀になって初めて，ウィリアム・ボーモンという無名のアメリカの医師が，生きている人の胃の中を覗いた。1822年6月6日，ミシガン湖とピューロン湖の間をつなぐ水路にあるフォート・マキ

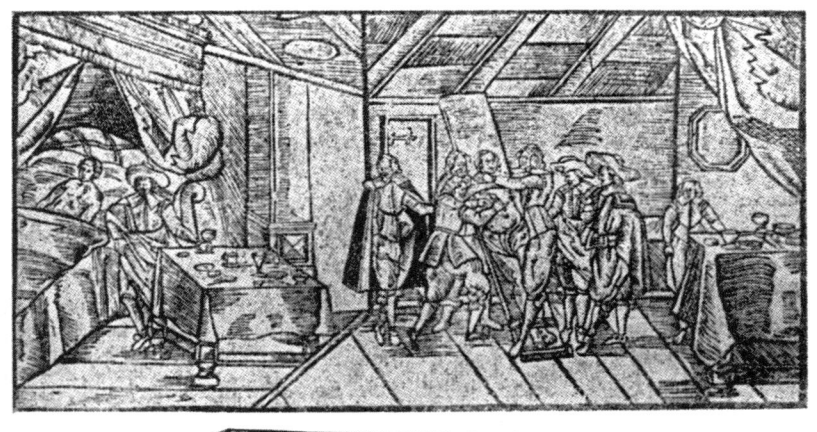

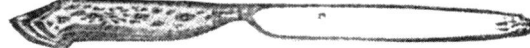

図60 1635年に行われた胃切開術を示す木版画

　ノー交易所で，罠を使う猟師のフランス系カナダ人，アレクシス・セント・マーティンが，銃の暴発で負傷した。ボーモンが行ってみると，彼は横隔膜と胃が裂けて血まみれになって床に横たわり，死を待っていた。数年にわたる献身的な治療によって，ボーモンはセント・マーティンを回復させた。しかし腹部の瘻孔は閉鎖しないで残った。この偶然の機会が，眠っていたボーモンの才能を呼び起こした。彼は何年にもわたって，この胃に通じる瘻孔を使って実験を行った。彼は消化作用の過程や，胃液の役割を解明した。無限に続きそうなボーモンの実験に耐え切れなくなったセント・マーティンは，ボーモンのもとを去って山に戻った。その1年後の1853年にボーモンは，不滅の書『消化の生理学』を世に送った。彼はまた，不治の腫瘍のために胃や食道が閉塞した患者に，人工的に作った瘻孔を通じて栄養を補給する方法を提案した。

　このような目的のために，ごく小さな切開口ではあったが，生きている人の胃に初めて積極的にメスを入れた医師が数人いる。胃閉

塞のために，食物が体内に入らなくなった無数の不幸な人たちの命を長らえるために，ノルウェーの軍医クリスチャン・アウグスト・エッゲベルクは，このような人工的な栄養補給路を最初に提唱した。ストラスブールのフランス軍医学校の教授，シャルル・エマヌエル・セディロは，1848年に初めて手術によって人工的な瘻孔を作ろうと試みた。この手術を受けた患者は死亡したが，実験に対する意欲はひるまなかった。このような患者に残されたのは，死の他には何もなかったからである。ベルネイユ，フェンガー，ハッカー，ハーン，フランク，ヴィツェルは，この手術の開拓をした人たちであった。そして，長年犠牲と落胆とを繰り返した末に，このような人工的な瘻孔を，患者の生命を奪う危険なしに，作成する技法が開発された。なかでも瘻孔の開口部を栄養管やじょうごに密着させることを知ってから，患者は初期のように，腹壁に刺激の強い胃液を滴らせてしまう"漏れやすい"構造によって生じた激しい疼痛に，悩むことがなくなった。

　しかしながら，ここまで到達するには，数十年の歳月を要した。そして最後に問題が残った。本当に患者のためになったのだろうか，である。食道癌，あるいは他の病的な食道の狭窄や胃の噴門の狭窄に冒された人々は，人工的な瘻孔によって，遥かにゆっくりと餓死に向かうようにはなった。しかし，結局は必ず死ぬことに変わりはなかった。ときに良性の食道の狭窄の場合には，細いカットグット（腸線）を胃瘻から入れ，口や食道から差し込んだ器具でこれを掴み，狭窄部を拡張するための器材を上下に動かして，食道を普通の広がりまで広げることもできた。

　しかし，ほとんどすべての患者では，腫瘍が幽門，つまり胃から小腸に通ずる胃の出口が閉塞していたのだ。そのため防腐法以前の外科医は，越えられない障壁に直面した。ときに胃と腸の間の通路を閉塞している腫瘍を取り除き，切り離された胃と腸を縫合するという手術が提案されていた。そのうえ，スーザンが病気にかかった

頃には，すでに防腐法が行われていて，腹部を大きく切開することも，昔ほどの危険は伴わなくなっていた。進歩的な外科医は，そうした手術を考えはじめていた。

しかし，発想と，その実現との間には多くの問題が未解決のまま残されていた。病気が非常に進行していて，幽門を完全に犠牲にして取り去ってしまわなければならない場合は，どうか？　胃を小腸に直接つなぐことは可能だろうか？　縫合が不十分で，胃や腸の内容物が，手術後に腹腔内に流出し，危険な腹膜炎を起こさないか？　胃と小腸の組織が癒合せず，患者の死を決定的なものとすることはないか？

もっとも手術をしないでも，これらの患者の死は避けられないものであった。

それにもかかわらず，ほとんどすべての外科医はこの危険を冒そうとはしなかった。限界の前に立ち止まっていた。この論文は悲観的な書き出しではあったが，ペアンがこの恐ろしい障壁を乗り越えようとした最初の人であることを示していた。そのことをおぼろげながら覚えていた。

私は論文に目を通した。そして『これまで外科医としては，このような腫瘍を摘出する試みを常に拒否してきた』という一節を見つけた。間違いなく，次の文でペアンはこの限界への最初の挑戦について書いているだろう。

『幽門が完全に閉塞し，胃に入った食物が何週間も，まったく十二指腸に達しなかった患者が，死にものぐるいの決意を示したので，われわれはこの障壁を乗り越える気になった』と彼は書いている。

『患者は5日間以上も，栄養物は流動食でさえ，口に入れるやいなや，吐き出してしまった。栄養浣腸の一部が，かろうじてとどまっていた。その結果，この3ヵ月間に体重は元の3分の2になってしまった。著しい苦痛と，有名な医師への不信のために——彼らの助言は患者にはまったく役に立たなかった——もしもわれわれが救い

の手を差しのべなければ，自殺を決心するところまでになっていた。患者の体力が衰えていたので，少し身体を傷つけても，あるいはほんの軽い腹膜炎を生じても，それに耐えられるかどうかが危ぶまれた。それでも胃に栄養補給のための胃瘻を作った患者たちが，驚くほどの回復を示すことをしばしば目にしていたので，ついにわれわれは，患者，その家族，また主治医の希望に屈した。1879年4月9日に，ウディノー通りのフレール・サン・ジャン・ドゥ・ディユー病院で，他の医師たちの立ち会いのもと，手術を行った』

読み進むうちに，ペアンの手術が成功しなかったことを思い出した。もし成功していたなら，このような外科の歴史上の画期的な出来事をもっと追求するために，その当時，私はパリに行っていたことであろう。しかし，スーザンの命がかかっている今は，せめてペアンに，これによってやがて希望のある予後がもたらされるだろう，と言ってほしかった。

『5横指の長さの切開を臍のやや左側に入れた』論文は続いていた。

『腹膜を開くと，胃が拡張し，ほとんど腹腔全体を占めていた。胃の幽門側を腹膜正中の白線の方に慎重に引き上げた。間もなく腫瘤が前面に引き出された。腫瘤の中心は幽門にあり，また両端は胃と十二指腸にまで広がっていた。腫瘍はソーセージ状をしており，直径は6センチメートルあった。これによって食物の通過は完全に不可能となっていた。そこでわれわれは，腫瘤の上下で胃と十二指腸を切離した。胃に残った液体が，腹腔内に溢れ出るのを防ぐために，長い中空の套管針（トロカール）を胃に差し込んだ。麻酔によって生じた機械的な圧と攣縮の結果，胃の中の液体はこの針を通して外へ流出した。助手たちが熟練していたので，腹腔内を消毒する必要もなく，閉創した。手術時間は2時間半だった』

あの頃の私には，ペアンの報告で何が記載されていないかが，わからなかった。今，読み返してみれば，それは明白だった。たとえ

ば，どのように残った胃と十二指腸を吻合したか，どのような縫合糸を用いたか，などの記載はまったくなかった。

『患者の保温のために覆いをした』とペアンは続けている。

『2日目の夜，患者に食物を少しとるように勧めた。彼は食欲を示し，かなりの量を食べた。3日目も同じであった。ただ，胆汁とともに少量の食物を吐き出した。これは胃とその下方とがつながった証拠でもあった。脈拍はやはり弱かった。弱いのは，今まで食事をとらなかったためだ，とわれわれは考えた。そのためブロシムとベルニエ医師が輸血を行った。患者は，やや血色を取り戻した。

『翌日，再び脈拍が非常に弱くなった。ベルニエ医師はわれわれの要請によって，2回目の80グラムの輸血を行った。最も栄養のつく流動食を，口と直腸から入れたが，これはとまどっていた。不幸にも4日目の深夜，新しい衰弱の徴候が現れ，3回目の輸血の準備をしていたが，その機会はなかった。われわれの見守る中で，患者は衰弱と飢餓のため死亡した。

『胃の縫合糸が消化液に侵されているか，また拡張した胃が正常の大きさに戻っているかどうかを，明らかにするために，解剖を行うことは重要であるが，残念ながら繰り返し要請しても，家族は解剖を承諾してくれなかった。

『われわれはこのような症例に胃切除術を提唱するわけではない。ただ癌の占める位置が幽門に限られ，絶食のために死に脅かされている時には，手術を行うことに正当性がある，と考える。しかし，わずかでも手術に成功の可能性をもたらすためには，患者に大手術に耐え得るだけの体力が，まだ残っていなければならない』

このペアンの結論を，何回も読み，その中に何か希望でも見出されれば，と必死になった。この論文が発表された後に，パリのペアンの病院で何が行われているか，わからなかった。胃切除術について同じような試みをした報告を，私は読んでいなかった。しかし重要な点は，体力を消耗しないうちに患者が自分のもとに来れば，手

術の成功の可能性がある，とペアンが信じていることであった。

　スーザンの状態はどうだろうか？　長期間の飢餓によって衰弱するところまでには，まだなっていない。もしペアンに，成功の希望を与えられる状態があるとすれば，それはスーザンの今だ。ボバン医師の診断は正しかったとしても，予後は間違っている。このような最近の外科の進歩については，彼はまだ知らないのだ。

　私は立ち上がり，町へ戻った。もしスーザンに，私の行動を知らせないでおこうとすれば，家に帰ることは許されない。少なくとももう一晩はレンヌにとどまっていなければならない。不安や絶望と希望との間を1人さまよいながら。ここにとどまることは，私には不可能だ。スーザンにパリへ行くと嘘を言った。しかしこの嘘を運命と考え，実際に，パリへ行ってペアンに会ってみよう，と決心した。もし手術が必要なら，妻を手術するという約束をとって，それからスーザンのもとへ帰り，パリに連れていこう。

　ジュール・ペアン（図 61）は，当時のパリで，引っ張りだこの外科医の1人だった。その名声は，遥かに国境を越えてとどろいていた。1864年に，彼はスペンサー・ウェルズにならって，フランスで最初の卵巣腫瘍の手術を行った。

　その2年前には，動脈の出血を止める止血鉗子を考案した。これは，人体の深部までメスを入れる手術を開拓していた外科医には，絶対に必要な医療器具であった。麻酔法が行われていない時代には，手術時間と手術の大きさは，疼痛によって制限を受けていた。外科医は大きな動脈を縫合糸で結紮し，圧迫か焼灼によって小さな血管からの出血を止めればよかった。しかし次第に深部へ切り込むようになって，動脈を切る回数が増え，出血が最大の問題となった。手術野が血液で満たされてしまうと，外科医は今，何をしているのかわからなくなる。ペアンの止血鉗子は非常に役立った。鋏のような長い柄を手術創にかけておき，外科医が最も重要な手術操作を終え

1. スーザン

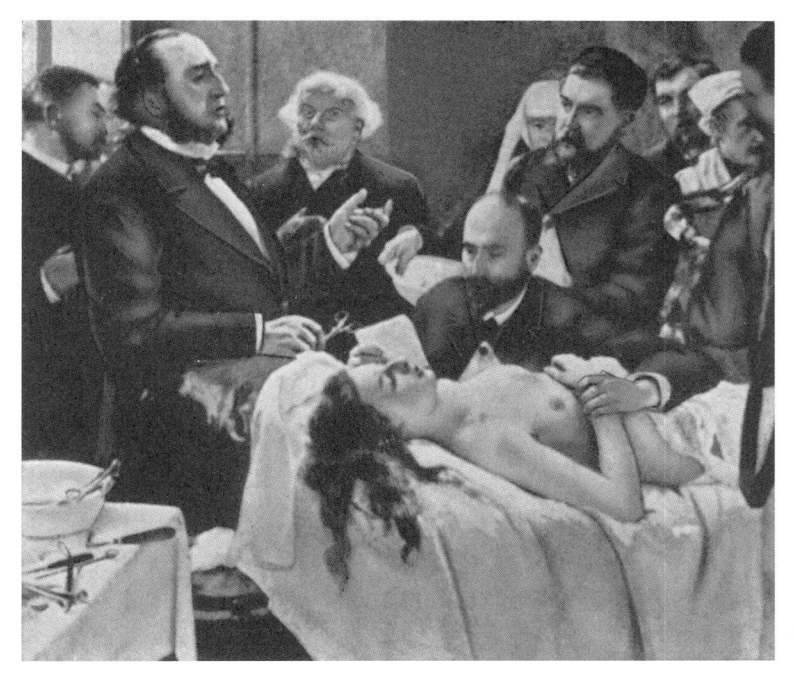

図61 パリの外科医ジュール・エミール・ペアン（1830〜1898）。1879年に初めて胃癌の摘出手術を行ったが，成功しなかった

てから，1本ずつ結紮にかかるまでの間，動脈をきっちりと止めていた。

　ペアンは，この医療器械の発明者を名乗る同じフランスのケベルレーやヴェルヌーユと，長い間その発明者を巡る激しい闘いを交わした。結局，器械を製作していたシャリエールが，止血鉗子を作成したということで落着した。それでも，最初にこれを体系的に使用した功績がペアンに帰すべきことには，疑う余地がない。そして彼が，子宮腫瘍摘出の方法の創始者であること，またついには，腹壁を切開しないで，腟から子宮を摘出する方法を考案したことにも，異論を唱える者はいない。

第5篇 成　果

　パリに到着したのは金曜日の夕方であった。次の日がサン・ルイ病院のペアンの手術日であることを知った。眠られない夜が明け，朝早く，サン・マルタン運河の対岸にある，その古い病院に行った。看護人から，ペアンがすでに仕事を始めていると聞いた。手術室に通じる道は，私にはなじみ深いものであった。手術室に入ると，並んでいる椅子には，数百人の見学者たちが腰掛けていた。旧式な手術台の前に，助手たちに取り巻かれてペアンが立っていた。

　私の目が彼をとらえた瞬間に，彼は手品師のように熟練した，自信に満ちた優雅な手さばきで，乳癌の女性の乳房の周囲に，メスで円を描いていた。顔は流行の髭で縁取られ，唇とあごのところがきれいに刈り整えてあった。やや粗暴な感じの顔は，半ば見学者の方を，半ば患者の方を向いていた。彼の態度は，自分の技術なら半分の注意でも十分と言っているようだった。彼はまだ伝統のフロックコートと黒ネクタイという服装で手術をしていた。新時代の消毒法に対しては，ディナーの席に座っているかのようにチョッキから垂らしたナプキンによって，認めている気になっていた。けれども，袖口もナプキンも，血で汚れていた。うわべだけ石炭酸も麻酔も使用してはいたが，形式的であった。手術室全体もそれほど清潔ではなかった。患者はメスが切り込まれるたびに呻いた。次に手術を受ける患者が2人，手術室に入って順番を待っていたが，手術を見るまいと，顔をそむけていた。

　職業上の動機からでなく，また医学に対する知識欲からでもなく手術を見るのは，初めてだった。妻の命を，もしかしたら助けてもらえるかもしれないという希望に駆り立てられて，半狂乱の状態になって，私はここへ来た。

　ペアンは手品師のような巧みさでメスをふるい，患者の脇下から，結節状に連なったリンパ節を摘除した。見ているうちに，ペアンの動作を見てそれを真似しないためには，すべての医師が一生に一度は経験した方がいいという気持ちになった。彼の名人芸とも思

1. スーザン

える動作は，きざに思えた。その表情には，器械さばきの巧者という優越感と，虚栄が読み取れた。表情の冷やかさは，心の冷たさから来る。この男にとっては手術がすべてで，患者の運命などどうでもよいのだ。

ペアンは癌の女性に包帯を巻くのを助手に任せ，はっきりと糖尿病とわかる次の患者に向かった。そして，片足を切断すると，部屋の隅の切断した足や乳房が置いてあるところへ，それを投げた。続いて口唇の癌をすばやく切除し，嵌頓ヘルニアを手術し，最後に人工肛門を造設した。この間，彼の肥満した身体は，姿勢を変えなかった。彼の大きな頑健な体格，巨大な手，うぬぼれた態度からは，学生時代に長く肺結核を病んで痩せ衰え，それを克服したことなど，とても想像できなかった。

2時間後に，ペアンは黒い瞳をきらめかせながら周囲を見回し，芝居がかった動作で，チョッキからナプキンを外した。そして短く言った。

「諸君，今日の分は以上だ」

襲ってきた嫌悪感と失望感を，私は決して忘れない。

チョッキとフロックコートに，さらに数え切れないほど増えた血の汚れと膿を，ペアンは新しいナプキンで無造作に拭き取り，胸を張って部屋から出て行った。

目にし，感じたことで呆然となり，学生の拍手の中でようやく立ち上がった。けれども，ここに私を導いた必死の願いは，もっと切迫していた。ペアンに頼るしか選択はない。気持ちをふるい起こし，あらゆる不快さ，底知れない恐怖を閉じ込めて，急いで彼の後を追った。しかし，病院の玄関まで来ると，彼は見事な2頭立ての四輪馬車を駆って，出ていくところだった。

恐る恐るペアンの行く先と，どうしたら会えるかを，看護人に尋ねた。多分，自分の私的な患者の往診だろう，という返事だった。もし運がよければ，彼が患者の手術をしているラ・サンテ通りにあ

る修道院に戻る時に，会えるかもしれない。

　直ちに私は出かけた。大雨の中を馬車が進む途中にも，ペアンの姿，手術室，見せびらかすような動作，冷やかで傲慢な表情が，何度も瞼に浮かんだ。その幻のかげに，スーザンのすらりとした柔和な，愛らしい顔が現れた。

　ラ・サンテ通りで馬車を降り，ペアンに会いたいと頼んだ。ペアンの患者の受付を担当する守衛は，有名な引っ張りだこの医師のもとで働く人間によく見かける，昔ながらの傲然とした態度で，ペアン先生は今日はこれ以上患者を受け付けない，と断わった。パリの滞在を月曜日までは延ばすまいと決めていたので，守衛の傍らを通って，修道院風の玄関を行き来しながら，ペアンを待ち受けることにした。守衛は肩をすぼめ，私のたくらみを見逃してくれた。

　風通しの悪い玄関で，30分ほど待った。表に蹄の音が聞こえた。守衛が私にささやいてから出ていった。それから，ペアンのレインコートを抱えて，また姿を現した。後からペアンが入ってきた。

　彼は冷やかな態度で，無言のまま私を見つめた。彼の傲慢さのなすままに任せず，私は断固として彼に立ち向かった。彼は私を追い出させようとでもするように，1歩横に退いた。私は動かず，自己紹介をした。

　「君い！」と言った乱暴な口調は，彼が同僚や拒絶したい患者に接する時に，いつも使用する言葉だった。

　「このパリでは，君のアメリカ式の常識外れな行動には，慣れていないんだよ。君はもう知っているだろうが」

　「1人の人間の命が危機に瀕している時には，そして，あなただけが助けることのできる医師だとしたら，このような非常識なやり方も，許されるのではないでしょうか？」と私は言った。

　私の断固たる態度と，流暢なフランス語，そして彼にしか助けられないという言葉が，多分影響を与え，虚栄心に訴えたのだろう。ともかく，しばらく疑うような目つきで私を見た。

1. スーザン

「いいだろう」それから彼は守衛の方を向いた。

「この方を応接室に案内しなさい」そして再び私を見て,

「そこでしばらく待ちなさい。ただ時間はないよ」

彼は10分後に帰ってきた。彼の座り方は,たとえ私が同業者であろうとも,急いで用件を片づけてしまおうという意図を強調していた。しかし,今や私の目的達成を妨げるものは何もなかった。

スーザンの話を,細かいところまですべて話してから,彼女を診察してほしい,そしてもしボバンの診断が確認されたら,幽門切除をしてほしい,と懇願した。

話しながら彼の表情を観察した。彼は熱心に耳を傾けてはいたが,私が一言話すごとに,表情は冷やかさを増していった。

「『病院新報』にあなたがお書きになった論文を,じっくりと読みました」私は言った。

「あなたの手術が,妻を救う唯一の方法であると信じています。ここにあなたの言っておられるような状態の患者,体力がまだ消耗しはじめていない患者がいるのです。もし承諾頂けるのなら,2,3日中に妻をパリに連れてきます。費用はいといません」

不機嫌な顔がどす黒くなった。

「典型的なアメリカ人だ」と彼は言った。

「なんでも金で片がつくと思っている」

金のこととなると,異常にうるさい彼の口から,何という残酷な皮肉が飛び出してくることか。ペアンの年間収入は,40,000ポンドと推測されていた。あるイギリス婦人は,乳癌の手術だけで1,600ポンドも支払った。彼は最高の額を請求できたし,またいつもそうしていた。

しかし,ペアンは見捨てられた人々もまた,数多く診てきた。おそらく彼にとっては,スーザンの命よりも,自分の貴重な時間を奪われているといういらだちの方が,勝っていたのだろう。

「金ですべてが解決するわけではない」彼は見下すような口調に

なった。
「たとえば，君が頼んでいることは，金では解決できない」
「ということは，あなたは妻の治療は不可能だ，とおっしゃるのですか？」私は尋ねた。
「そうだ。そういう意味だ」彼は言った。
「しかし，なぜですか？」私は大声で叫んだ。
「なぜできないのですか？」
「その理由は，私の論文からわかるはずだ」彼はゆっくりと，力を込めて言った。
「今のところ，あの手術をやりたくない」
まるで，その言葉が首を締めつけているように感じた。
「なぜですか？」一語一語をしぼり出すように，私は詰問した。
「あなた自身この手術の将来性について，楽観的でしたね」
「そのとおり」彼は言った。
「将来は，だ。もしあの論文を，注意深く読んでいるなら，患者の家族にせがまれて手術をしたということに，気づいたはずだ。外科手術の適応には，同情が一番禁物だ。幽門の胃癌を外科的に摘除する以前に，まず何年もの熱心な研究が必要だ。胃と小腸を縫合する一番安全な方法を決めるために，数え切れないほどの，動物実験をしなければならない。縫合するのに絹糸がいいのかカットグットがいいのか，あるいは針金が適当なのか，まだわれわれにはわからない。手術後も生きていくのに必須である栄養をどうするか，もっとよい方法を考えねばならない。さらに幽門を取り去ってから後の消化機能の変化を調べる必要もある。胃に新しい幽門ができるのかどうかも知らなければならない。一番重要なのは，何が癌の再発にかかわっているか，だ。それを見つけなければならない。助手たちが，これらの問題について研究を始めている。彼らの研究で，この手術についてのはっきりとした基盤ができるまで，私がもう一度幽門摘除を行うことはない」

私は，次に言い返す言葉を考え，抗弁するために力をふりしぼりながら，しばらく黙っていた。しかしペアンはそっ気なく，
　「失礼」と言い，"会見"は終わったというかのようにドアへ向かおうとした。私は前に立ち塞がった。
　「それが，本当の理由とは思えません」私は言った。
　「縫合の方法が，まだわからないとは私には思えません。50数年前に，お国のランベール*24は，腸の縫合ではあらゆる場合，外側の漿膜面と漿膜面を合わせるようにしなければならない，そうすればしっかりと癒合し治癒するということを発見しています。そして彼はその目的にかなう縫合方法を考案しました（図 62）。胃と腸の縫合に，どうして，この同じ方法が適用できないのでしょうか？それから，ハイデルベルクにいる，ヴィンセント・フォン・ツェルニーも」
　ペアンは大声でさえぎった。初めて怒りを示した。
　「もう一度言う。お気の毒だが，奥さんの治療は，しない」
　最近になって，あの時のことを思い返してみると，彼が手術中の縫合に，重大な過失を犯していたに違いない，と思える点がある。彼はツェルニー法による縫合のような進歩を，注意を引くに値するものとは考えていなかったのは明らかだ。ペアンは，故意か，あるいは無意識のうちに，ウィーンで行われる胃癌摘出の手術で使われるようになる方法を，見過ごしていた。この縫合法は間もなく，全盛を極めるようになった。何の準備もないまま，いきなり最初の胃の手術という冒険に入ってしまったペアンは，この分野は彼の名人芸が発揮される分野ではないということを知ったのだろう。
　「では，先生は診察もお断わりになるのですか？」私は尋ねた。

---

　*24　訳者註　Antoine Lembert（アントワーヌ・ランベール）のこと。日本ではレンベルト（アルベルト-レンベルト吻合のように）と呼ばれることが多い。

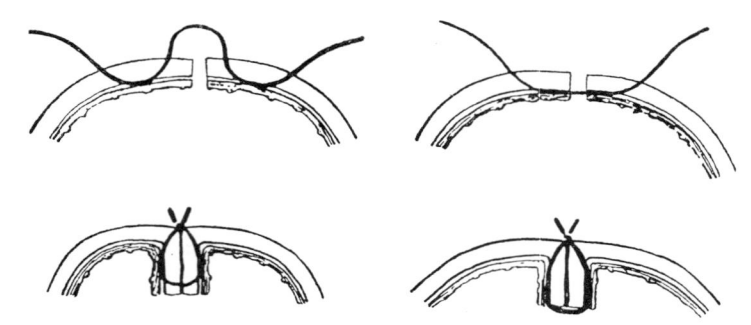

図62 胃と小腸の手術で最も困難なことの1つに，切離された部分の縫合（吻合）があった。アントワーヌ・ランベール（1802～1851）は，しっかりとしかも早期に癒合する外膜（漿膜）側を互いに密に接着させ，内側に折り込まれる縫合法を考案した。これによって大きな癒合面が得られるようになった

しかしこれは，いわば完全に引きさがる前の，望みのない抵抗にすぎなかった。サン・ルイで手術した多くの患者の中には，診察もせずに手術した者や，手術後，一度もその経過を見ない例が多いことを，当時私は知らなかった。

「そうだ」彼は言った。

「お断わりする。主治医が幽門の癌だと診断したものを，私が再確認するなど，余計なことだ」

私が横にどいたのを見て，もう彼に懇願する懸念がないことを，確信したようだ。

「1つだけ助言しておこう。奥さんの望みを叶えてあげることだ。手遅れにならないうちに，国に連れて帰りなさい。消化管がいつ完全に閉塞してしまうか，誰にもわからない。何カ月も何事もなく，それからまったく突然，閉塞する。そうなったら，奥さんはもう旅行することもできなくなる」

彼は入口に行き，私のためにドアを開いた。私はまだ少しためらった。

それからただうなずいて，部屋を出た。

1. スーザン

　その後，ペアンに再び会うことはなかった。ほぼ20年後の1898年1月30日，彼は肺炎で亡くなった。その日，たまたま私はパリにいた。告別の辞を述べたポッツィ医師は，長年私がペアンに抱いていた嫌悪の気持ちを，捨てさせようとした。彼はペアンが情深く，ことに貧しい者に対して同情する医師だったと話したが，無駄だった。

　私はペアンの大胆で見事な手技を否定しないし，彼の動脈鉗子や，考案した術式の重要性も否定しない。また，死ぬ直前の数週間でさえ，朝6時から夜10時まで，働き通していた異常なまでの精力を認める。彼の唯一の喜びは妙技であり，名声であり，増えつづける富であった。後年，私自身の深い悲しみから立ち直った時でさえ，私には彼が医学の純粋な技術面を重視し，人間を無視した男としか思えなかった。ペアンの業績は患者の死の上に冷酷に築かれていた。創感染がごく普通に見られた昔の病理解剖学の時代に教育を受けた，他の外科の先駆者たちと同じように。

　防腐法の発明の結果として，外科ではより人間的な面が強調されるようになったが，ペアンは時代の変化に順応することができなかった。

　翌日の夕方，失望し，運命に憤りを覚えながら，私は村へ戻った。私はスーザンに，船旅の予約をしなかったこと，ボバンとペアンに会ったことを打ち明ける勇気はある，と考えていた。スーザンに率直に話し，私自身が診察して，診断を確かめることができるだろうと。

　いつも私が帰ってきた時と同じように，スーザンは家の戸口から駆け出してきた。私は衝撃を受けた。数日間別れていたので，彼女がどれだけやつれているか，はっきりと知ることができた。この問題に，私は真正面から取り組まなければならないのだ。彼女は陽気で快活な様子を装っていたが，その微笑には，言葉にはならない，強く心に訴える何かがあった。彼女が私に抱きついた時，私の決意

は崩れ去った。

「出発はいつになったの？」やわらかな声にも，熱望している様子がありありと感じられた。

「船の切符は手に入って？　出発はいつになったの？」

私はとりあえず，話をそちらへもっていった。

「返事が来るよ」私は言った。

「2，3週間のうちにサザンプトンから出る船が何隻かある。でも正確な出発の日程はまだ決まっていない」

「すぐだといいわね」ささやくような声で，彼女は言った。

「どんなだい？　気分は良いの？」

手をたずさえて家に向かいながら，ついに私は聞いた。

「ええ，いいわよ」逃げるような口調で，彼女は言った。

「あなたがお帰りになって，とてもうれしい」

沈んでいく太陽の光の中で，夕食の席に座った時，彼女の前には何も置かれていないことに気づいた。

「ごめんなさい」彼女は軽く言った。

「お先に頂いてしまったの。あなたが遅いし，とてもお腹がすいたので」

彼女は陽気に笑った。私をあざむくために，死を心に秘めて，笑った。

私は何も言えなかった。彼女の偽りを，2人の幸福と愛情に陰りがないように，と願う彼女を愛した。

そのあと月光の中で，横に来て私の左腕に頭を乗せた彼女が，静かな落ち着いた息づかいを聞かせるようになると，私はできるだけ静かに横向きになった。そして注意深く右手を彼女の方へ動かした。しばらくは，手を彼女の腹部の上，肌からわずか1センチメートルほど離れたところで，止めていた。

私は長い間躊躇した。それは彼女を起こしてしまうことを恐れたためだろうか，それとも否定し得ない真実を知ることを恐れたため

1．スーザン

だろうか？　私は彼女の息づかいを何度も確かめた。

　そして，ついに手が彼女の身体に触れた。私の胸は激しく打ち，手の震えを抑えるために，全身の力が必要だった。

　臍の3横指ほど上に，指先でもすぐにわかるような，かなり固い腫瘤があった。その大部分は正中の白線の右側にあった。腫瘤の大きさは，子供の握り拳ぐらいだった。

　呆然とし，悲嘆にくれて，何度も何度も考えた。そう，ボバンは正しかった。そしてこの言葉を心の中で繰り返している時，スーザンの声が聞こえた。私はすばやく手を離した。しかし遅かった。

「わかってしまったのね」彼女は言った。

「スーザン」私はささやいた。

「スーザン……」

　彼女は私の方を振り向き，私の手を取って自分の顔に押し当てた。

「わかって頂いてよかった。あなたが留守の間，妊娠ではないかって，あなたに聞かれたらと思うと，ずっと恐かった」

　彼女は震え，すすり泣き，慰めの言葉をかけようとする私に，すがりついた。

　しかし，彼女の自制心が打ち勝った。

「もう，なぜ私が帰りたいのか，おわかりになったわね」彼女は言った。

　私も本当のことを話した。ジュール・ペアンを訪ねたことを，彼女に打ち明けた。

「彼は同じような腫瘤を取り除こうとした最初の外科医だ」私は言った。

　暗闇の中で，彼女は静かに言った。

「でも，その患者は死んだわ」

「どうして知っているの？」私は叫んだ。

「あなたの妻ですもの，少しは知っているわ。病気ではないかと考えてから，手当たり次第に本を読んだの。この病気のことは，あ

なたより知っているわ。もう望みがないこともわかっているの。あそこの私の机の上には,『病院新報』もあるわ。私が手術台の上で死んだ方がいいの？ お願い,すぐに国に帰りましょう」

「生きていてほしい」私は言った。

「ペアンのところには連れていかない。でも,腫瘍を摘除できる他の,もっといい外科医を見つける」

　私たちは帰国しなかった。今になって私は,スーザンを納得させていなかったことに気づいた。彼女は愛ゆえに,私のために,どんな犠牲でも喜んで払おうとして,ここにとどまったことが,今ならよくわかる。私がそう望んだから,ここにとどまったのだ。当時,私は自分をごまかしていたが,絶望の中でも,外科学の全能を信じようとする私の気持ちは,彼女にはまったく伝わっていなかった。それが今になってわかるようになった。

　私の生活は一変した。机と玄関が生活の場となった。玄関では郵便や電報の配達人を毎日待った。何年もの間に会ったことがあり,現在も活発に活動しているすべての外科医に,無数の手紙を書いた。ドイツ,オーストリー・ハンガリー,イタリア,スイス,フランス,イギリス,ロシア,そしてアメリカにまでも。すべての手紙に,ペアンの論文の写しを添えて送った。時間がない,手術をしてほしい,早ければ患者は救われるかもしれない,と外科医に訴えた。

　胃疾患に関する文献は,見つけられる限りのものを集めた。スーザンの食事の状態を観察し,胃が食物を受けつけ,消化する能力が残っているかどうかを見た。また腫瘤がどれだけ大きくなっているか,スーザンが痛みを感じているか,体重の減少はどうかなど,臨床症状を観察し,理論的によいと思われるような治療法を思いつくと,それを著名な外科医に書き送った。

　やがて,小屋の1つで,夜になると犬を用いて実験をするようになった。毎日大病院で手術をしている有能な外科医たちにもできな

いことが，南北戦争以来，外科の臨床をまったく行っていない自分にもできるかのように。しかし，とても動物好きのスーザンが，私のひそかな実験を見つけたため，間もなくそれを取りやめた。無言で，真剣な眼差しで，私の遅すぎた研究が愚行であることを，彼女は気づかせてくれた。

　しかもこれが私の唯一の敗北ではなかった。あらゆる他の努力も無駄だった。貴重な週が，次々と過ぎ去った。返事はほとんどなかった。返事が来ても，まとめれば一言になるものだった，"不可能"と。

　ドイツのある医師は，1810年にギーセン大学に提出されたカルル・テオドール・メッレムという医学生の博士論文を，送ってくれた。メッレムは3頭の犬を用いて実験を行い，悪性腫瘍に冒された幽門を，胃から切り取ることが可能で，胃と十二指腸を再びつなげることができることを示した。最初の犬は手術の19日後に死んだ。2頭目の犬は47日間生存し，実験室から盗まれた時には最高の健康状態だったが，その後の様子は観察できなかった。

　しかし，メッレムの実験は70年以上忘れ去られていた。この博士論文を読みながら，みじめな嘲笑がこみ上げてきた。このような重大な発見が，70年間も無視されていたのだ。私が何週間も何カ月もかかって取り組んできたことが，実は前からわかっていて，利用されていなかったのだ。

　数日後，ウィーンから手紙を受け取った。差出人は中央ヨーロッパで一番有名で進歩的な外科医，テオドール・ビルロートの若い助手，ヨハネス・フォン・ミクリッツだった。

　1873年，ビルロートが初めて喉頭癌を完全に摘除し，人工物に置き換えたことを聞いた時，私はウィーンに行った。しかし，彼と個人的に直接会うことは叶わなかった。それでもあきらめ切れず，過去数週の間に，私は必死になって彼に手紙を書いたが，返事はなかった。

　私はミクリッツにも手紙を書いた。彼が1879年にロンドンのキン

第5篇　成　果

グズ・カレッジ病院でリスターのもとに働いていた時，私は彼に会っていた。ミクリッツはビルロートの指示によって，当時リスターの防腐法を学んでいた。彼は報告を持ち帰った。それは非常に熱のこもったもので，ついにビルロートをリスター主義に転向させた。

ミクリッツの新しいものを取り入れる性格は，私と共通していたので，われわれは親密な友人となっていた。ウィーンから来た最初の返事は，彼からのものだった。彼はメッレムの実験をよく知っていて，ビルロートの助手であったグッセンバウアーとヴィニヴァルターが，6年前に同じ実験を行ったこと，幽門の切除手術に成功して，手術後も犬が生きていたこと，を知らせてきた。彼はまたツェルニーが人間の胃を完全に摘除し得ると確信しており，ツェルニーの2人の助手も，同様に犬の幽門の手術を行い，1頭の犬は手術後5年間も生きた，と書いていた。ビルロートは，人の幽門を摘除する考えに関心をもち，この手術のために広範な基礎的研究を行っている，とミクリッツは述べていた。

このミクリッツの手紙を受け取った正確な日付けは，思い出すことができない。だが，1880年10月の末以降であることは間違いない。湾全体に美しい秋の気配が立ちこめる中で，私はその手紙を摑んで，庭からスーザンの休んでいる家の中に駆け込んだ。スーザンは流動物だけだったが，栄養物をとっており，運動を避けていたので，状態はあまり変わっていないように見えた。疼痛はなく，もう嘔吐するようなこともなかった。体重の減少は，それほどではなかった。そのような小康を得たことから，私には希望が芽生えはじめた。手紙を彼女に読ませるために押しつけた。

彼女は手紙から目を上げ，細い手を差しのべた。ただ，彼女は何も言わなかった。かすかに涙が，眼の縁に滲んだ。私はそれを喜びの涙と思った。彼女にキスし，ウィーンへ手紙を書くために，急いで机に向かった。

それからは，ただ待った。数日，数週間が過ぎた。しかし，研究

の進行についての私の質問に対して,返事はなかった。後年,ミクリッツがヨーロッパの偉大な外科医の1人となった時に,返事を待っていたこの時期,彼自身も奇跡を願い,少しでも慰めの言葉を書き送れるように,返事を出すのを控えていた,と私に教えてくれた。

　村で孤独の中で待っている間,11月27日にケーニヒスベルクから手紙が届いた。差出人はケーニヒスベルク帝国外科病院院長のカルル・シェーンボルンだった。私は偶然なことから彼を知っていたので,数カ月前に手紙を送ったが,あまり期待してはいなかった。この時も開封するのは気がめいった。しかし最初の数行で,私は元気を取り戻した。それは私の信念と忍耐と希望とを確認する,幸運の兆しのように思えた。

　シェーンボルンの手紙の日付けは,1880年11月20日であった。手紙にこう書いていた。

　『4日前に,最近設立されたヴィストゥーラのクルムにある私立の外科病院で,数カ月前に貴殿が緊急で必要とされていた手術とまったく同じ手術が,ルートヴィッヒ・リディギエル医師によって行われました。リディギエル医師は,まだ30歳という若さですが,悪性腫瘍のために完全に閉塞した幽門を摘除し,胃の残りの部分と十二指腸とをつなぎ合わせました。私の知る限り,この種の手術としては2番目のものです。最初に行われたのは,貴殿が言われているペアンのものです。まだ詳細な報告を受け取っていませんが,届き次第あなたに送ります』

　次の文がこれに続いた。

　『重要な点は,リディギエル博士がこの手術の将来に,非常な自信を表明していることです。できるだけ早く,もっと正確な情報をお送りします。貴殿のお役に立てばと願っております』

　"貴殿のお役に立てば",数週間前にウィーンから希望のある手紙

を受け取った時と同じように，手紙を手に家に駆け込む私をもしシェーンボルンが見ていたら，自分の好意がどれだけ私に役立ったかを理解したことだろう。

　しかし，スーザンの部屋に行くと，彼女は両手で胃のあたりを押さえ，いつもは優しい顔を苦痛にゆがめ，上体を折り曲げていた。

　彼女の傍らに膝をついた。彼女は私の方を向き，微笑しようとしたが，できなかった。

　「なぜ呼ばなかったのだ？」私は叫んだ。

　「スーザン！　なぜ呼ばなかったのだ？」

　再び微笑しようと努力しながら，彼女は一言一言かろうじて言葉に出した。

　「お願い……，聞かないで……，お願い……，向こうへ行って……，１人にして……」

　彼女の哀願する様子を見て，不本意ながらそれに従った。そして部屋の外を歩き回った。苦しそうな嘔吐の音を聞いた。苦しむ姿を見せて，清純で美しい印象を壊したくなかったから，私を部屋から外へ出したのだ。彼女に対する気持ちが変わるはずもないのに，どうして誤解しているのだろうか？　重篤な病気が理性を失わせてしまっているように，私には思えた。

　やがて，彼女が私を呼んだ。彼女は窓のそばのソファーに横になって，落ち着いてゆったりとしており，表情はほとんど平静だった。

　「お座りになって」彼女は言った。

　「あんな顔を見て，嫌になった？」

　「嫌になったって？」

　「昔のままの私を見てほしいの」彼女は悲しそうに言った。

　「スーザン，私の気持ちは決して変わらないよ」

　私は話題を変えようとした。

　「この手紙を見てご覧」

　いくら熱心に勧めてみても，彼女は手紙を読むことさえ拒んだ。

1．スーザン

今になってみれば，なぜだかわかる。幻滅を味わいたくなかったから，かすかな希望の光でも，心に芽生えさせようとはしなかったのだ。

30分後に，ケーニヒスベルクのシェーンボルンと，クルムのリディギエルに電報を打った。リディギエルにはスーザンの病状を簡単に説明し，率直に手術をする意志があるかどうかを尋ねた。電報を出してから，薬局に行ってモルヒネを買った。当時，疼痛の緩和剤はこれしかなかった。

その夜は，私が1人で旅行をしていた時を除いて，結婚生活で初めて，彼女と寝室を別にした。スーザンがそれを求めた。私は逆らおうとしたが，彼女があまりに熱心に希望するので，それ以上反対できなかった。一晩中眠れなかった。彼女の部屋から漏れるかすかな音にも，耳をすました。しかし静かだった。

翌朝，彼女はごく少量のミルクを飲もうとしただけだった。これほど食事が減少したのは初めてだった。疼痛が襲うのを待つ時間，腫瘍が増大して幽門を完全に閉塞した最初の危険な徴候が現れるのを待つ時間が始まった。骨身を削られるようにつらい時間だった。私には，ケーニヒスベルクとクルムからの返事を待つというつらい時間でもあった。

いく日か，いく晩かが過ぎた。外見上は，疼痛が再び彼女を襲うことはなかった。私は希望を取り戻し，スーザンの病状は，まだそれほど差し迫ってはいない，と考えはじめた。

無限に続くかと思えた1週間が過ぎ，ついにクルムからの電報と，ケーニヒスベルクからの手紙を，同時に受け取った。電報には，

『もっと詳細に患者の状態と体力を知らせよ。それがないと決定できぬ。リディギエル』とあった。

シェーンボルンからの手紙には，ポーランド語で書かれたリディギエルの胃手術の報告が入っていた。この報告は，医学雑誌から写

したもののようだった。

　小学校の校長や牧師を探して，ポーランド語を読める者を知っていないか聞いた。

　皆の意見で，レンヌの牧師の1人に電報を打った。彼は，長くフランスに住んでいた教養のあるポーランド人を知っている，ということだった。私はスーザンのそばを離れる気になれなかったので，牧師を説得し，その論文を持ってレンヌのポーランド人に会い，翻訳してもらうように頼んだ。

　一方，クルムにも電報を打った。電報の内容には嘘があったので，良心の呵責がないことはなかった。スーザンの病状は，私がペアンを訪れた当時のものか，初めて激痛に襲われた時より前のものを書いた。スーザンに激痛は起こらず，あれ以来元気を取り戻し，私の腕にもたれて，毎日庭を2回り歩いているのだから，と自分の良心をなだめた。

　それでも自分の自尊心を傷つけたくなかったので，電報を打つ前に，もう一度スーザンの部屋に入った。彼女は窓のそばのいつもの場所にいた。静かに熟睡していた。そのそばにしばらく腰を下ろして，安らかな彼女の寝顔と，穏やかな胸の動きを確かめて，電報の内容に間違いのないことを確かめようとした。

　彼女の左腕は毛布の上に置かれ，掌は私の方を向いていた。注意深く脈に触れてみた。何気なく，私は彼女の腕の上にかがみ込んだ。その時そこに，小さな発赤があるのを見つけた。そしてそれをもっと近づいて見た，小さな赤い丘疹を。

　私は彼女の腕を離して立ち上がり，よろめきながら周囲を見回した。熟睡しているスーザンをときどき振り返りながら，私は音を立てないように，部屋中を歩き回って探した。

　そして，とうとう私は，探していたものを見つけた。震える手で，彼女の鏡台の中の小棚から，モルヒネの小さな瓶，そしてモルヒネの溶液の入っている2番目の瓶を。スーザンが自分自身で用意して

1. スーザン

いたのだ。

　シェーンボルンの手紙を手に部屋に入ってきて，スーザンが激痛で上体を折り曲げているのを見た時のように，私は底知れない沼の淵に立っていた。再び彼女は，私をあざむかないではいられなかったのだろう。スーザンは悪性腫瘍に特有の末期の激痛に，ずっと苦しんでいたのだ。痛みを隠すためにモルヒネを使っていたことを，私は知らずにいた。

　何か新しい治療法が現れて，この悪夢に幸福な結末をもたらすのではないか，という意固地なまでの望みは，初めて動揺した。

　しかし，すぐに気を取り直した。リディギエル宛ての電報に付け加えた。

　『フランスで診断し，フランスの病院で手術をして頂くことを願う』

　それからさらにまた付け加えた。

　『いくらでも支払う用意あり』

　これを書く時，ペアンの厳しい表情が浮かんだ。彼の言った『何でも金で片がつくと思っている』という言葉が聞こえた。

　それでも，最後に付け加えた文を削らなかった。そして，すぐに電報を打った。

　次の日，使いがリディギエルの論文の翻訳を届けてくれた。生死を決定するかもしれない文書が入っているのを感じながら，恐る恐る封を開けた。そして読みはじめた。

　『ジュリアス・ミコタイェヴィッツ，64歳9カ月。母は肺結核で，父は老衰で死亡。小児期は健康。槍騎兵部隊にラッパ手として勤務。32年間，宮廷の侍従を勤めた。過去2年間，腹部の疼痛が完全に消失することはなかった。胃疾患の既往なし。飲酒の習慣なし。4，5週間前から嘔吐が始まり，きびしい食餌療法やモルヒネを使っても腹痛はおさまらず，増大する。最近は日中，スープと少量のビスケットしか摂取していない。それでも毎晩，遅くとも12時までには

いつも目覚めて，日中摂取した食物すべてを嘔吐する。激痛が朝の4時から6時頃まで続く。そして，患者ははっきりと衰弱し，そのため立ち上がるとめまいがして，よろめくようになった』

　翻訳のページから目をそらした。リディギエルが書いているすべては，驚くほど，スーザンの現在の症状と酷似していた。リディギエルの論文は続く。

『われわれの病院へ入院した時の患者は，背が高く頑丈な骨格だが，土色の顔をしていた。臍の1横指上方に，幅がほぼ2横指，長さが3横指の腫瘤を触れた。腫瘤の大部分，約3分の2は，腹部正中の白線の右側に存在する。腫瘤は少し可動性があり，圧迫すると疼痛がある。腫瘤の表面は平滑で……』

　リディギエルは続ける。

『臨床所見と病歴から，われわれは限局性の幽門癌（胃の出口にできた癌腫）と診断した。癌は隣接臓器まで広がっていない。さらに転移もない。したがって手術適応があると考えた』

　リディギエルがこう書くことができたのだから，同じ適応がスーザンにもあてはまる。望みを取り戻して読み進んだ。

『1880年11月16日，同僚のプルツェウォスキー医師，ウィーン公衆衛生官ヴェールおよびアンドゥリゾン医師が立ち会った。手術室は，数日前に十分に換気し，石炭酸の噴霧によって消毒してあった』

　リディギエルの報告は，明快で綿密だった。彼は剣状突起から臍に向けて，正中の白線上にメスを入れた。それから，次に彼の方法で筋肉層から腹膜までを一気に切開した。切離した腹膜の縁を腹壁の皮膚にとめた。これによって開創部がはっきりし，腹腔内がよく見えるようになった。最初に彼は，診断が正しいことを確認した。創直下に腫瘤を見ることができた。リディギエルはそれをできるだけ前方に引き出した。そして腹膜のひだである大網と小網を切離し，胃の後部と幽門部にまで到達した。続いて，特別に作成した"弾性圧迫鉗子"で，幽門の癌に冒された部分に隣接した胃を挟んだ。こ

の圧迫鉗子は，ゴム管で包んだ2本の金属の棒でできており，石炭酸で消毒してあった。胃を挟んでから，端に付けてあるゴムひもで2本の棒を強く締めつけた。これで胃の健康な部分は隔離された。しかし，その胃の健康な部分には，完全に洗浄したにもかかわらず，幽門を通過できなかった液体が，まだ残っていることは間違いない。

　リディギエルは同様に，十二指腸にもこの鉗子をかけた。十二指腸を切離する際に，腸内容が腹腔内に溢れ出し，腹膜炎を発症するのを防ぐためだ。十二指腸が腹腔内の最深部にあるため，こちら側の圧迫鉗子の留置は非常に困難だった。

　十分注意したにもかかわらず，最後の瞬間に，リディギエルは指で十二指腸に裂け目を作ってしまった。彼は直ちに，その裂け目の両端を合わせて押さえた。小腸の内容が，流出したようには思えなかった。しかし，それでも術野をできるだけ清潔に保ち，そして健康な胃と幽門癌の間を切離した。反対側は，癌の部分と十二指腸の間を切離した（図63）。この操作に際して，胃の周囲の無数の動脈から驚くほどの量の出血があった。出血のため危険な状態になったこともあった。リディギエルは，ペアンの考案した鉗子を使用しなかった。彼はカットグットで動脈を結紮した。何度もカットグットが動脈から外れた。そしてさらに出血した。だが，ついに止血に成功した。

　次の段階は，胃の切離断端と腸の切離断端とを吻合することだった。異なった大きさの断端の口径を一致させるために，彼は胃壁の一部を三角形に除去し，その部をツェルニー式の縫合法で閉鎖した。これによって胃の断端の開口部は十二指腸と同じ大きさになった（**図64**）。それから三角形に切り取った胃壁を，念のため縫合線上に縫いつけた。胃の消化運動によってこの縫合部から内容物が漏れたり，縫合糸が緩むことがないようにするためだった。

　慎重を期してリディギエルは，吻合には60針という異例の数を縫い，それから注意深く，外側から縫合線上の粘液を拭き取った。つ

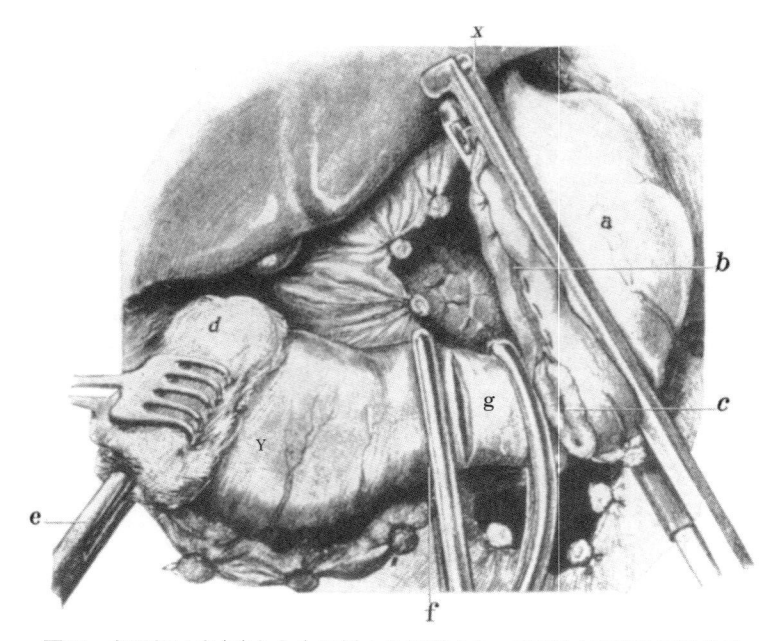

図63 幽門部は癌(Y)とともに胃から切離され，残胃(a)は弾性圧迫鉗子(X)によって把持され，残胃側の断端(b)は，吻合口(c)を残して縫合閉鎖されている。この吻合口の大きさは，鉗子(f)で把持されて切離された十二指腸の直径に一致する。幽門側の胃切離端は鉗子(e)で把持され，ガーゼ(d)で覆われている。このあと残胃の吻合口(c)と十二指腸の断端(g)が吻合され，新しい食物の通過路が作られる

いで圧迫鉗子を開き，胃と十二指腸の間の新しい通路を開いた。腹壁の縫合やリスター包帯の適用には問題はなかった。

　ペアンが要した2時間半に対し，彼の手術は4時間を要した。これは，リディギエルの慎重さを示している。手術中に循環不全を呈し心臓が停止する危険があったので，カンフル注射を数回行った。

　術後30分経って，患者は麻酔から覚め，少量のぶどう酒を与えられた。彼は手術の経過について尋ね，手術の箇所にごくわずかな痛みを感じただけだった，と言った。患者は栄養浣腸を受けてから，安らかに入眠した。

1．スーザン

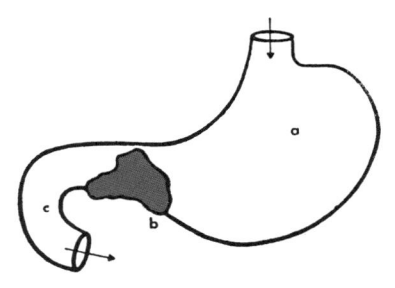

　最初に行うべきことは，胃の出口（幽門）にある癌(b)の摘除である。癌(b)がある程度以上の大きさに達すると，胃(a)から十二指腸(c)への食物の通過が不可能となる

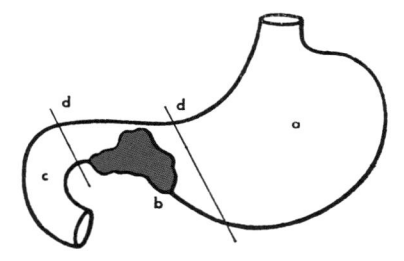

　幽門癌(b)より十分離れたところで，胃および十二指腸を切離(d)する。このあと胃および十二指腸の切離端を吻合する必要がある。この際，胃の切離端の大きさを小さな十二指腸の直径に合わせなければならない

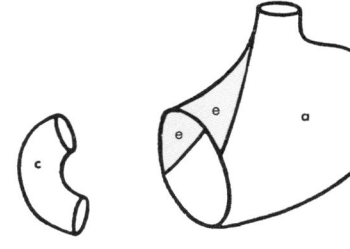

　この難問を解決するために，胃(a)から三角形の部分(e)を切り取る

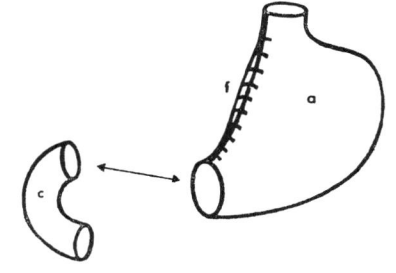

　その切り取った部分を縫合閉鎖(f)する。これによって，胃の断端の開口部の大きさが十二指腸の直径と一致する

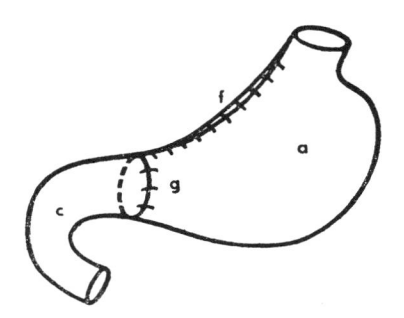

　胃の断端と十二指腸を縫合(g)して，胃十二指腸吻合が完成する

図64

ここまで読み，その先に進むことができなかった。生か死かの問題に対する決定的な事実は，次のページを開くだけでわかる。ミコタイェヴィッツが，手術後も死ななかったばかりでなく，今も生きていることを，望むのみだった。この病気に打ち勝って外科が勝利を得た最初の例が，この数カ月熱望していた成功例が，そこにあるかもしれない。

　長い時間躊躇した。そして，ついに真実を知るために，その先へと進んだ。

　しかし真実は，リディギエルの報告全体と同様に明快で簡潔だった。

　『夜の12時，患者は不穏状態となった。モルヒネを注射。午前2時と3時の間に患者は緊迫感と胸の痛みを訴え，体動が激しくなり，起き上がろうとした。ついで虚脱，苦悶，4時頃死亡』

　死。私は心に描いた，死を。完全な疲労感が，私を圧倒した。

　これまで運命に反逆して盲目になり，私は幻を追ってきたのだろうか？　幻のために，スーザンを強いてここにとどめ，決して叶えられることのない夢を追い求めて，彼女の最後の願いの実現を拒否したのだろうか？

　「いや，そうではない！」自分自身にそう言った。シェーンボルンの手紙には，リディギエルがこの手術の将来を楽観している，と書いてあったではないか？　そうではない。これですべてが終わったわけではない。終わるはずがない。私はリディギエルの報告を，最後まで読まなければならない。彼の結論は何か？

　『解剖の結果，腹腔内の癌性のものはすべて取り除かれていた。どの腹腔内臓器にも，転移は存在しない。腹膜はなめらかで光沢があった。炎症はまったくなかった。このため患者は，衰弱で死亡したのか，急性の膿血症で死亡したのか，診断できなかった。ただ，前者の方が正しいように思えた。私たちは，吻合部が完全かどうか確かめるために，胃と十二指腸を取り出し，十二指腸の下部を結紮

1. スーザン

して上から胃に水を注入した。縫合線からは1滴の水も漏れなかった。

『この症例からわれわれが受けた印象では，この手術は将来有用である，と言える。最初の失敗によって思いとどまってはならない。実際に，最初はこのような困難な手術に，別の結果を期待することはできないだろう。手術には，幽門癌が初期のものを選ばなければならない。そのためには，早期に診断する方法の改良が，強く望まれる。それに加えて，最良の，しかも安全な手術手技を開発するためには，なすべきことがまだまだ多い』

まるで私を責めてでもいるようなこの論文を，床に放り投げた。私は何時間も部屋の中を行ったり来たりした。あきらめたくなる瞬間が何度かあったが，逆に運命に逆らって怒りに震える瞬間もあった。

使いがクルムからの電報を届けにきた時も，そんな状態だった。

リディギエルの電報には，

『残念ながら，このような難手術を，私の病院以外で行うことは不可能。それゆえ，フランスへ診察に行くことは無意味。患者をこちらに入院させることは可能』とあった。

これで，私の望みは絶たれた。もし自由に利用できる特別仕立ての鉄道車輛を，なんとか借りられるなら，クルムまでの長旅にも，スーザンは耐えられるかもしれない。しかし，リディギエルが手術しても，死で終わるかもしれないことしか話せないとしたら，それでも苦しい旅をすることを，彼女に勧めることができるだろうか？どうすれば説得できるのか？　それとも，彼女に嘘をつき，リディギエルが初めてこの病気の治療に成功した，と言うことが，私にできるだろうか？

数日後，私はあきらめようとしていた。そこで帰国するには，遅すぎたことに気づいた。私は絶望のあがきにも似た闘いに挑もうとした。しかし，この頃にはいくつかの力づけられる事実もあった。

スーザンがモルヒネを使っていないことを確かめた。食事の量も，少し増えていた。彼女は嫌がらないで，私に診察させてくれた。腫瘍は縮小してはいなかった。ただこのような症状の好転ないし停滞が，悪性腫瘍に付き物なのかどうかはわからなかった。突然，もしかしたらこれは良性腫瘍にすぎないのかもしれない，という希望が私に生まれた。良性の腫瘍でも，やはり摘出は必要であるが，それなら少し残された時間がある。私の希望は再びウィーンに向いた。

　冬の最初の嵐が海岸に吹きはじめた頃，手紙と電報で，私はミクリッツに，ウィーンの研究の状況を問い合わせた。パリに移ることを私はスーザンに勧め，実際に家まで借りた。しかし，彼女は転居することを拒んだ。私には理解できなかった。スーザンにしてみれば，帰国の道を断たれた今は，1人静かにここで最後の日を送る決意をしていたのだが，私にはそれがわからなかった。
　こうしてわれわれは，この家にとどまった。私は医学界のすべてのニュースを熟読しつづけた。外科は各方面で急速に，力強く前進しはじめた。しかし胃の手術の進歩は，かたつむりのように遅々としていた。私の書く手紙の数は増えた。そして返事を待った。説明のできないような症状の好転がまだ続いているだろうか，それとも奇跡はもう終わったか，と毎朝不安におののきながら，私はスーザンの部屋に入った。
　1月は何もできない苦しみのうちに過ぎ去った。12月の好転以後，スーザンの症状に変化がないのに慣れてしまったので，1月の最後の週に起こったスーザンの変化に私は気づかなかった。スーザンの手持ちのモルヒネの量を調べるのも中止していた。1月の最後の日に，スーザンが突然何も食べられなくなった時に初めて，スーザンの様子を精細に観察した。スーザンはまたモルヒネを服用しはじめており，手持ちのモルヒネは，ほとんどなくなろうとしていることがわかった。彼女に尋ねることは無意味だった。気分はどうなのか，

1. スーザン

話させようとしてみても，返事をそらした。

2月第1週は，彼女は終始，少量の牛乳を飲むだけだった。ボバン医師に往診してもらい，当時よく用いられていたペプトン[*25]を用いて，強制的に栄養補給をしてもらった。スーザンは黙ってそれに耐えた。

「あなたがお望みだからよ！」優しい表情が語りかける。

ボバンは職業的な言葉以外は，口にしなかった。しかし，数カ月前にスーザンを連れてアメリカに帰らず，またあたかも自分が外科を急速に進歩させると思い込んでいる私を，残酷な人間と考えていることは，明らかだった。

それは1881年2月7日の朝のことだった。

スーザンの部屋に入り，ベッドの傍らに腰掛けた時，彼女の皮膚の色が，飢餓状態でよく見られる羊皮紙の色になりはじめたことに気づいた。驚きの色を隠し，私は急いで明るい様子を装ったが，スーザンは気づいていた。気づいていながら，遠くをぼんやり見ていた。それがまた私の不安を増大させた。

戸口の呼鈴が鳴った。玄関に出ると，ミクリッツからの電報が手渡された。

『ビルロート教授が1月29日に，43歳女性の幽門癌手術を施行。患者は元気。急速に快方に向かっている。ウィーンに来ることをお勧めする』

今でも，その瞬間の興奮を覚えている。心臓が止まるかと思えた。喜びに震えながら，スーザンの部屋に走り込んだ。彼女の前にひざまずき，目の前に電報をかざした。

「スーザン，これを読んで，これを読んで！　成功するだろうと

[*25] 訳者註　卵黄にワインを混じ，消化酵素（摩砕した新鮮膵臓）で分解したもの。当時「滋養浣腸」として栄養補給の目的で使用されていた。

思っていた。きっと成功するだろうと。これを読んで！」
　静かによそよそしく，彼女は目を電報の上に走らせた。
　「スーザン」私は懇願した。
　「どうかこの意味をわかってほしい。君はもうあきらめて，僕を1人遺すつもりなの？　そうしないでほしい，そうしないで。君のいない人生なんて僕には考えられない。元気を出して。このウィーンの女性みたいに生きるんだ。また楽しい日が来る。過去は悪夢としか思えなくなる」
　しかし，彼女は頭越しに別の方を見て，私から目をそらせた。もう一度，一緒に挑もうと私が望んでいる闘いを，すでに超越しているかのようだった。
　「もし，あなたがそうお考えなら」と彼女はささやいた。私はその言葉を，同意を示す最初の印だと思い込んでしまった。運命に屈した彼女の目を覚まさせた，と考えたのだ。
　「そう考えているだけではないよ」強く言った。
　「わかっていた。確かなことなんだ」
　「じゃあ，ウィーンへ行くわ」
　彼女は静かな微笑を浮かべて言った。喜びが，私の全身を満たした。これだけ彼女が私の信頼にこたえようとしたのは，今までにはなかったという事実に，その時，まったく気づかなかった。
　「まず先に行って，何があったかご自分で見ていらして」彼女は言った。
　「そしてあなたが信じるなら，戻ってきて。それから一緒に行きましょう」

　家事を手伝ってくれているマリーという老女にスーザンを託し，私は直ちにウィーンに向けて出発した。
　2月10日にウィーンに着いた。鉄道駅に，ミクリッツ（**図65**）が迎えてくれた。彼は準備をすべて整えたと言い，すぐに第二外科

1. スーザン

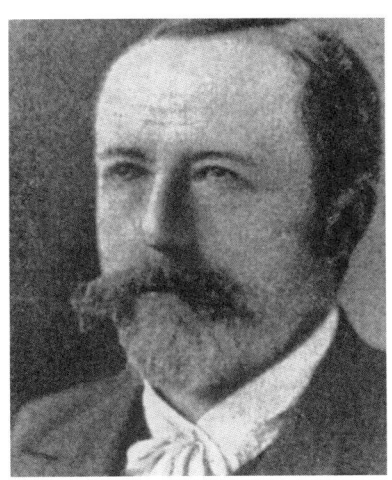

図65 ヨハン・フォン・ミクリッツ＝ラデッキイ（1850〜1905）。ビルロート門下の最も重要な外科医で，胃の手術の先駆者。彼自身が胃癌の犠牲者となった

へ直行し，1月29日に手術を受けた女性を，私に紹介しようとした。彼女のその後の経過は，ビルロートや他の人々が望んでいたよりも遥かに良好だった。次の日にビルロートと30分間会う予定がとってあった。

　ミクリッツはビルロートが必ずしも近づきやすい人ではなく，普通は自分の助手の頼みであっても，聞くとは限らない，と話した。ビルロートは自分の家族との生活を大切にし，また熱心なアマチュア音楽家であった。ミクリッツはしばしばビルロートとピアノ二重奏を演奏することから，むしろ例外的な関係にあった。

　それからミクリッツは，あの難しい手術の話をした。

　助手たちの犬を用いた実験によって，いよいよ手術の成功に確信をもつようになったビルロートは，手術に適した症例を何カ月も待った。しかし胃癌は伝統的に手術不能と考えられていたため，内

科医によって緩和剤で"治療"されており，ビルロートの外科に入院する症例はごく少数だった。

　ようやく12月になって，翌年1月29日にビルロートの手術を受けることになる患者がやってきた。43歳の女性で8人の子供の母親であり，過去6週間，食物はすべて吐き出し，牛乳以外は胃にとどまらず，とどまったとしてもごく少量だけだった。病院に入院した時は，骨と皮の状態だった。診断は明白であり，ビルロートは幽門癌の手術をすることに決めた。

　ビルロートは犬で十分に実験した方法に従った。彼はどんな不測の事態にも驚かないように準備した。X線が発見される以前の時代には，開腹してから驚くようなことがよくあった。

　1月29日朝，手術を開始した。ヴェルフラーとミクリッツ医師が助手で，バルビエリ医師が麻酔を担当した。手術前に，患者の胃からあらかじめ胃液を抜き，洗浄していた。また彼は，手術後の栄養補給のために，患者をペプトン浣腸に慣れさせていた。患者の命が，手術後に短時間でも保たれた場合，胃がどのような状態を呈するか，当時は誰も知らなかった。

　ビルロートは，厳重に防腐法を行い，手術に入った。手術はきちんと計画に従って，進行した。あまりにも円滑に進んだので，本当にこれが新しい大陸の，すでに最初の探検家が失敗していた大陸の征服であると考えるのが，困難なほどだった。

　ミクリッツの話を聞きながら，私は頭の中で，ビルロートの手術とペアンやリディギエルの手術とを比較していた。ビルロートは，ペアンはもちろん，リディギエルよりももっと有利な腹壁の切開[*26]を選択していた。彼は縫合も別の方法を用いた。また，ほとんど出血なしに動脈結紮を行った。これらは慎重な準備実験の結果であった。しかし，全体で見ると，彼の方法はリディギエルの方法

　[*26]　訳者註　ビルロートは臍上部の横切開で開腹している。

と似ていた。ビルロートは"縫合閉鎖"によって，胃の断端を縫縮して十二指腸の断端の大きさに一致させ，それから両断端を吻合した[*27]。リディギエルの4時間の手術時間に対して，ビルロートは，麻酔開始から腹壁の閉創まで1時間半しかかからなかった。

ミクリッツと並んで病院に向かって歩きながら，私は信頼の高まりを覚えた。

「患者は手術後も衰弱や疼痛の徴候を見せません」ミクリッツは言った。

「嘔吐もしていません。最初われわれは，小さな氷片を与え，それから30分ごとに牛乳をひと匙ずつ与えました。この牛乳も収まりました。そして数日のうちには排便もありました。われわれは1時間ごとに彼女を観察しました。私は何か起こるのではないかと心配で，しばしば一晩中起きていました。たとえば胃の運動のために縫合糸が緩まないか，腹膜炎が起こらないか，発熱はないか，という心配です。しかし，合併症は何もありませんでした。奇跡的なほど平穏に経過しました。今でもまだ，奇跡と思いつづけています」

その当時の標準ではあったが，狭い，騒々しい，そして悪臭のこもった建物の中をわれわれは歩いた。ここで，ビルロートが外科の偉大な進歩を成し遂げつつあるのだ。そして病室のドアのところで止まった。

「患者は1週間前に，気分があまりよかったもので，卵巣摘除を行った患者と，2人だけという病室に寝ているのを嫌がりました」ミクリッツは言った。

「退屈すぎたのです。彼女は仲間と楽しみがほしかったのです。でもその5日前には，たえず吐きつづけて苦しみ，無表情で寝ていました。どうなったか，ご自分の目で確かめて下さい」

[*27] 訳者註　この時の手術では，ビルロートは現在とは逆に，残胃の大彎側を縫合閉鎖し，小彎に吻合口が来るようにして胃十二指腸吻合を行った。

ミクリッツは病室の中へ案内した。1人の女性が枕を支えにして，スープを飲んでいた。顔色はまだ青白かったが，すでに栄養失調で死んでいく人の，羊皮紙のような顔には，ほど遠かった。

「こちらはハートマン先生ですよ」ミクリッツは患者に言った。

「あなたの手術のことを聞いて，会いに来られたのです。ハートマン先生，こちらがヘレーネ・ヘラー夫人です」

患者は明るい笑顔を見せた。

「こんにちは」彼女は少し変わった高地ドイツ語で元気に言った。

「ビルロート先生が私になさった奇跡を，ご覧になりたいのですね」

「そうです，ヘラーさん」私は答えた。

彼女のいる場所にスーザンがいた。出発した時に見たやつれた，土色の顔だった。そして同時にこの婦人のように枕を支えにして，高まる死の恐怖から解放され，奇跡の感激に輝いて，新しい生命を信じているもう1人のスーザンを見た。スーザンがここに一緒にいて，この婦人を見ることができたら，と私は痛いほど感じた。

「そうです」私は夢でも見るように繰り返した。

「具合はいかがですか？ 痛みがありませんか？ 食べられますか？」

「ええ，先生」彼女がほほえみながら答えた。

「よくなる気がします。すぐに全快するでしょう。痛みはすっかり取れました」

彼女は握手した私の手に，驚くほど力を込めた。私の心が喜びと安心とで燃え上がっていることに，彼女は気づかなかっただろう。

ミクリッツは私を別の部屋に連れていった。そこには，アルコール漬けの標本があった。ビルロートがヘレーネ・ヘラーの胃から摘出した腫瘍を，彼が示した。初めて，スーザンの命をむしばむ敵の姿を見た。癌は，14センチメートルに近い大きさだった。ミクリッツは腫瘍が胃の出口を，つま楊枝がかろうじて通る程度の隙間を残

しただけで，完全に閉塞していた，と言った。

　ビルロートは，喜んでスーザンの手術をするだろう，とミクリッツが保証してくれた。そしてミクリッツは，手術について話そうとした。それは最初の手術がどんなに成功であったとしても，誰も次の手術の結果は予測できないことを，私に理解させるためだった。

　その夕方，安堵の気持ちに溢れ，賛美の叫びに満ちた私は，2通の電報をスーザンに打った。

　次の日の午後3時に，アルザー街にあるビルロートの広大な邸宅を訪れた。そこはウィーンで，最も有名な医師の1人だったヨハン・ピーター・フランクが，かつて所有していた家だった。顎を埋めつくした髭，巨体，肥満したこのドイツの外科の第一人者は，頑丈で肉付きのよい，指の短い手を差し出しながら，私を詳細に観察した（**図66**）。

　ビルロートは，北ドイツの出身で，バルト海のリューゲン島に生まれ，ウィーンの外科教授に就任する前には，しばらくチューリッヒで働いていた。まじめで重々しい性格のために，浮かれたウィーンの人々の中で，足場を見出すことが困難であった。だがこれは，彼の性格の一部にすぎなかった。ミクリッツによると，芸術家気質の人によく見られるユーモアや陽気さも備えていた。しかし，われわれの最初の出会いは，そのような陽気さとは無縁だった。

　ビルロートは，大きな頭を手で軽く支え，私の向かいに座った。近代外科の創始者である彼は，まだ52歳だった。この時代には，もう非常に慎重で，手順をふむようになっていたが，青年時代の大胆さが，完全になくなったわけではなかった。多くの外科医たちと同じように，スペンサー・ウェルズが初めて行った卵巣嚢腫の摘出手術に，早くから刺激を受けていた。

　「ミクリッツ君から奥様のお話はお聞きしました」ビルロートは言った。

第5篇 成　果

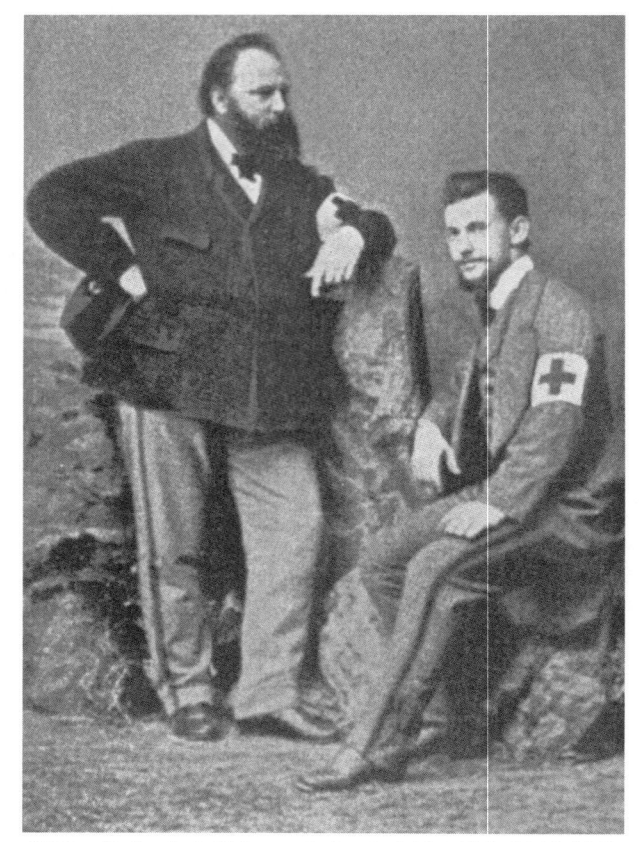

図66　ドイツおよびオーストリーにおける最も重要な外科医であるテオドール・ビルロート（1829〜1894）と彼の門下生ビンセント・フォン・ツェルニー（1842〜1916）。ビルロートは胃癌の摘除に初めて成功した。彼とその門下生は，近代胃外科の基礎を築いた

「あなたは同僚ですので，この新しい，しかも困難な手術を，奥様に行うかどうかを決める前に，もっと詳しい話をお聞きしたいと思います。誤解しないで下さい」

　結局手術を拒否されるのではないかという私の不安を読み取ったように，はっきりと善意を現して，彼は続けた。

1. スーザン

「誤解しないでほしいのですが，成功する見込みが，いくらかでもある時にしか，手術は正当化されません。大して考えずに，半分偶然に行った手術で，最初に成功したという名誉を得る，そしてその手術が，好奇心から有名になることもあるかもしれません。しかしそれでは，外科医は無責任だと非難されます。そのような手術はまったく無謀な冒険で，私は同意することができません」

彼はときに，当時のドイツ人によく見られるような強い非難するような調子で話した。多分彼は，ペアンのことをそれとなく示していたのだろう。それとも，ビルロート自身が向こう見ずの外科医という評判だった青年時代とは異なることを，示そうとしたのかもしれない。

私はスーザンの状態を話した。奇妙なことに，彼と向かい合っていると，どんな小さな点も楽観できなくなった。それにもかかわらず，話が進むにつれ，スーザンを救えるのは彼だけだ，という私の考えが次第に表情にも出てきたのだろう。彼は警戒しはじめた。それでも拒みはしなかった。ただ，約束してくれたのは，スーザンを自分のところに迎え，診察し，それから最終決定をするというものだった。

「あなたに1つ，言っておかなければなりません」彼は言った。

「1月29日の成功で，私は誇らしい気持ちに満たされています。しかし，すべてがこのようにうまくいくとは，まだ信じることができません。後退があるかもしれません。患者の創部は，もうしっかりと癒合していると確信しています。しかし，創の周辺が化膿したり，膿瘍ができるかもしれません。そしてすべてがうまくいって，胃の腫瘍は手術できることを証明しても，癌の場合に見られる再発の問題は，まだ解明されていません。おそらく，われわれが成し遂げたのは，ただ死期を延ばしただけで，それもどれだけ延ばせたかさえ，私にはわかりません。科学の歴史には，飛躍というものはないのです。大きな一歩を踏み出したと思ったあとにはいつも，その

4分の3を後退しなければならないことに気づくものです。もしあなたが，こうした点を心にとめて，過大な望みをもたれないならば，診察の結果によって，手術を行うつもりです」

そのような約束をする心構えはなかったのだが，その瞬間に，他に何ができただろうか？

ウィーンを出発する直前にスーザンに打った電報は，このビルロートの冷静な注意には一言も触れず，絶対の勝利と歓喜の叫びを上げるものだった。

疾走する列車も，私には，遅すぎるように思えた。わが家に着き，スーザンを抱きかかえて馬車に乗せ，一緒にウィーンに向かって出発する姿を，何度も想像した。途中で，フランスとドイツの鉄道会社に電報を打ち，スーザンと私のために，貸し切りの車両を予約した。当時ヨーロッパによく出没したアメリカの成金がまた現れた，と思わせておこう。彼らがおもしろがるなら，そうさせておこう。しかし車両の準備は絶対に必要であり，しかも，最も速い列車に連結してもらわなければならない。

鉄道の駅から家に向かう馬車も，遅すぎるように思えた。みぞれが降りしきり，馬が凍りついた道路で何回も滑ったが，御者をせかせつづけた。ようやくわが家の玄関の前に馬車が止まった。

蹄の響きが，私の帰りをマリーに知らせていた。ドアが内側から開いた。悲しそうな瞳，青白い顔をした彼女が，そこに立っていた。突然，彼女が泣き出した。

「どうしたんだ？」私の尋ねる声が，うつろに響いた。

しかし，マリーは話すことができなかった。急ぐ気持ちが萎えていくのを感じた。私はゆっくりと広間に入り，自分の部屋を通り抜け，スーザンの部屋に入った。

スーザンは最上のドレスを着て，ベッドに横たわっていた。その顔に，彼女が耐えた苦しみの痕は少しもなかった。初めて自分の病

1. スーザン

気に気づいた日以来，彼女が望みつづけた深い，安らかな眠りに，ひたっているようだった。死が，彼女を苦痛から解放した。

　私は，自分の人生の最大の悲しみを，ここで語ろうとしているのではない。消化器外科誕生の時代の1つの記録として，述べたものだ。彼女は外科的治療法がちょうど始まったか，あるいは一時的にではあっても克服されたかに見えた病気になって死んだ。それがここに記録した理由である。

　私宛てのスーザンの"遺書"の内容については，あまり触れたくない。彼女は自分の身体や心までもが，この病気で損なわれてしまう前に，私のもとを去りたい，と書いていた。最も幸せだった歳月のまま，私の記憶の中で生きつづけていたかったのだ。

　彼女は私とともに，内科や外科の進歩の大部分を目撃してきた。ただスーザンは，私が認めたくない真実を知っていた，進歩はゆっくりとなされるもので，それを無理に早めることは不可能である，と。おそらく何年かすれば，私が望んでいた手術が可能となるだろうし，彼女と同じ運命を辿らなくてもよい人が出てくるだろう。しかし，私たちにとっては，それでは遅すぎるということを，彼女は知っていた。

　スーザンの死後，平静になって，医学の限界，とくに外科の限界を受け入れるまでに，何年もかかった。大発見が嵐のように押し寄せる中で，外科医の技術の全能を信じ込みやすかったのは，私だけではなかった。しかし，もっと謙虚なとらえ方が必要だったと思う。

　私は現実に起こっていることを受け入れまいと，激しく抵抗した。彼女を救うことのできる鍵を手に入れたと信じた時，彼女は自らの命を絶った。それをまったく考えなかった。スーザンが永遠の眠りにつくために使ったモルヒネを，家中探してでも，取り上げておかなければならなかったのだ。

第5篇　成　果

　こんな荒れ狂った気持ちも，ヘレーネ・ヘラーが手術後4カ月で亡くなったと伝えられて，少しは安まった。彼女は完全に回復したが，癌の再発で死亡した。彼女の死は，悪性腫瘍に対するすべての外科手術には，限界のあることを明確に示していた。この限界は，その後数十年間にさらに明瞭に示され，そして決して克服されることはなかった。

　それでもビルロートは，この最初の胃の手術の施行によって，不朽の名声を獲得した。その手術は"ビルロートⅠ法"[*28]として，医学史にも記された。

　1883年6月24日に，彼は2回目の手術を行った。それは事情さえ許せば，もしかしたらスーザンに行われたかもしれない手術だった。この患者は死亡した。1884年1月26日に，彼は3回目の手術を行った。これも死に終わった。

　こうした結果は，私にとっていくらか慰めになった。意志の力だけでは，スーザンの命を取り戻すことができないことを，私に示したからである。もし彼女が，メスのもとで死亡したこの人たちに含

　[*28]　原文註　ルートヴィッヒ・リヒター・リデノギエル・フォン・リューディガーが行った胃手術と，その後ビルロートが行った胃手術は，本質的には同じであることが認められたため，胃切除を誰が初めて行ったか，という無駄な論争が起こった。偉大な挑戦者であるこのポーランドの若い外科医は，後にレムベルク大学の外科教授に就任し，第一次世界大戦後の1920年に没した。あまり名の知られていないこのクルムの外科医の業績は，ビルロートの名声に対抗し得なかったし，また彼の手術はポーランドの一地方で行われたために，とくにドイツでは疑いをもたれていた。時たま，彼はそれに異議を唱えた。彼の主張は，少なくとも"ビルロートⅠ法"は"リディギエル・ビルロート法"と呼ばれるべきである，というものだった[*29]。

　[*29]　訳者註　残胃と十二指腸の口径を同じにして吻合するために，リディギエルは残胃の小彎側を切除し，大彎と十二指腸を吻合（oralis inferior）した。一方，ビルロートははじめ，現在のビルロートⅠ法とは逆に，残胃の大彎側を閉鎖して小彎と十二指腸を吻合（oralis superior）しており，これを後にリディギエルの吻合法（oralis inferior）に改めた。これがリディギエルの主張の根拠かもしれない。

まれていたなら，今よりも遥かに大きい罪の意識が，私にふりかかってきたことだろう。

　1884年6月21日には，リディギエルが手術に成功し，患者は癌の再発までの2年半，生存した。これはわれわれの期待していた延命効果だった。しかし，それが一般化するまでには，さらに数十年かかった。ビルロートの慎重な懐疑主義は，正当だった。「ビルロートⅠ法」として今日知られている方法が，確立されたと認められるまでに，さらに多くの患者が，彼の手術によって死亡した。

　ほとんどの胃癌はひどく進行しており，胃と十二指腸を広範に切除しなければならない。そしてもし，これに対して広範切除を行えば，消化管の再建は不可能であった。そのために手術はできなかった。このような胃癌の治療法を開発するために，最初の成功の直後から，ビルロートは助手のヴェルフラーに，犬を使用して一連の実験を行うように命じた。ヴェルフラーは，その方法を考案した。胃腸吻合術である。ヴェルフラーは，まず癌の部分はそのまま手をつけずに，小腸のループを胃まで引き上げ，胃と小腸を切開し，その切開口を吻合した。癌のある幽門部を完全に回避して，胃と小腸を連結するバイパス路を作ったのである。そして1881年9月28日に，彼はこの手術を人に行って成功した。

　ヴェルフラーの成功の報告は，はじめはスーザンの不運を嘆く私の気持ちを強くした。しかし間もなく，ここでも科学に飛躍のないことを示すことがわかった。この手術法が，安全なものとなるまでには，さらに多くの研究が必要だった。

　1885年まで，ビルロートはこの方法の開発を続け，それが世界的に有名な"ビルロートⅡ法"となった。この方法では，"ビルロートⅠ法"の場合と同じように，幽門にある癌を完全に摘除した。しかし，十二指腸の断端は吻合せず，その部は縫合閉鎖し，ヴェルフラーの考案した胃と小腸の間の新しい通路を作った。1885年1月15日，ビルロートはこの第2の方法を，初めて人に試みた。患者は癌

の再発なしに，1年半生存した。

　"ビルロートⅠ法"と"ビルロートⅡ法"とは，はじめは死を招く幽門癌と闘うために発展した。しかし，やがてこれは，それ以外の各種の腫瘍や，とくに胃潰瘍手術の基本術式となった。そして多くの改良が行われ，最高の結果をもたらすまでになった。

2. 遥かな道のり

　胃切除術の成功を契機に，外科の進歩は鮮明になった。毎年毎年外科医に新しい考えが芽生え，その勇気によって「人体のあらゆるところを外科が征服する」ための闘いが繰り広げられた。この中で"虫垂炎"に対する闘いほど，私が焦燥感に駆られたものはない。
　防腐法が一般に受け入れられるようになり，開腹手術の最大の危険がなくなってからも，虫垂炎が征服されるまでには，さらに数十年を要した。この年数は，それほど長いものではないと思えるかもしれない。何千年もの間，この盲腸の"虫垂突起"は，無数の人々の死の原因であったからである。だがこの数十年を生きた者にとって，あるいは私のように虫垂炎によって子供を失った者，痛みを訴えるベッドの傍らで何もできずに立ちつくしていた者にとって，それはあまりにも長い歳月であった。しかしこの時間は，外科医がまだ歩まねばならない道のりが，いかに長いものであったかを教えてくれた。
　この道のりの長さを，はっきりと意識したのがいつか，と考えてみると，1902年6月23日と24日が思い浮かんでくる。この6月には，世界中の関心がロンドンに向けられ，未曾有の華麗さで祝われるエドワード7世の戴冠式を待ち受けていた。そして私もまた，この戴冠式を見るために，イギリスの首都に向かった。

第5篇　成　果

　6月23日，ロンドンはこの行事の準備にうず巻いていた。通りは見事な花輪で飾られ，戴冠式の行列が進む道筋には，凱旋門が並んだ。エドワード国王の好みの色は赤だった。前年の1901年1月22日，母君のヴィクトリア女王が逝去した時には，喪色として黒の代わりに赤を指定したほどであった。イギリスの自治領と植民地によってロンドンに建てられたアーチから，赤い光がきらめいていた。

　私の馬車が午後の通りをゆっくり通り抜けていく時，歓喜の群衆の中に，つややかな顔のアフリカの黒人，ターバンを巻いたインド人，背の高いカナダ人や南アフリカの入植者，切れ長でアーモンドのような目をした中国人や日本人が見えた。世界中の軍服も溢れていた。

　私はウエストミンスター寺院に行こうと決めた。そこでは，貴族，聖職者が，英国王の戴冠式のたびにほとんど変わることなく繰り返される祝典のリハーサルを行う。私がそこに着いたのは，午前11時頃だった。

　リハーサルはすでに始まっていた。ほの暗い寺院の光の中で，その光景はロンドンの劇場の最後の舞台稽古のように華やかだった。国王と女王の王座の周囲に貴族の紳士，淑女が立ち並んでいた。ある者は美しい色どりの金で縁取った式服，ある者はまだ平服だった。老スペンサー・ポンソンビー・フェーン卿が，国王の代役をしていた。戴冠式の衣裳の代わりに，きらめくつづれ織りを身にまとった卿が，僧正や貴族から礼を受けている。寺院の外側から，閲兵台を作る大工の金槌の音が加わる。イギリス最高の美女の中に数えられるポートランド，モントローズ，マールボロー，サーザーランドなどの公爵夫人たちが，おごそかに天蓋を持ち，国王に聖油が注がれる間，それをかかげていた。

　12時には，リハーサルは最高潮に達した。合唱が大伽藍いっぱいに響きはじめたその時，使いが1人寺院に入ってきた。そして，ロンドン教区大僧正イングラムのところへ行き，手紙を渡した。大僧

正はそれを熟読した。それから不安げに周囲を見回した。一瞬あとに，彼は手を上げて静粛を求めた。歌声がやむと，イングラムは抑え切れないような声で発表した。

「国王は重病にかかり，手術をお受けになる。戴冠式は延期された」

沈黙が集まった人々を覆った。すすり泣きはじめた婦人もいた。不吉な予感と不安の中で，大僧正の次の言葉が，この場に最もふさわしいものに思えた。彼は言った。

「ひざまずいて祈るより他に，できることはない」

国王の健康が思わしくないという噂を，ときおり私も聞いていた。他の人たちと同様，呆然とした私は寺院を出て，馬車でバッキンガム宮殿に向かった。この1週間の陽気な雰囲気は，完全になくなっていた。宮殿を囲む鉄柵のあちこちに人々が集まり，戴冠式延期の掲示を見つめていた。掲示が十分に読めるところまで近づくのに，かなりの時間を要した。

黙り込んだ群衆を急いでかき分けて，私は馬車に戻った。その時，1台の馬車がかなりの速度で近づくのが見えた。窓越しに，痩せて青白い病人のような顔が見えた。すぐ消えたが，私の知っている顔だった。間違いなく，それは当時のロンドンで麻酔医の第一人者であったロンドン病院のヒューイット医師だった。彼は，青年時代にひどい眼疾患——私の記憶が正しければ，網膜剥離——に冒されたために，外科医を続けることが不可能となり，亡くなったジョン・スノーのように麻酔の専門家の道を選んだ。そしてヒューイットが来たことは，手術が差し迫っていることを示していた。

しばらくの間，私は市内のあちこちを馬車で乗り回した。掲示の署名の最初に，リスターの名前があった。彼の家を訪ねて，国王の容態を尋ねてみたいと思った。しかしすぐに，リスターはまだ宮殿にいるはずだと気づいて，その考えを捨てた。

その頃，国王の病気と手術，そして戴冠式延期のニュースは全市に広がっていた。戴冠式に招かれた多数の国賓たちは，その日は朝

から互いに表敬訪問をしていた。

　馬車で市中を回ってみた。そこには，沈み込んだ男や，涙をうるませた女が座っていた。滞在しているリッツに戻る道は，どこでも打ちひしがれた様子が見てとれた。ホテルに入ると，食堂からホテルのオーナーのリッツ自身が，抑揚のない声で話しているのが聞こえた。

　「戴冠式は行われません。国王はただ今，手術を受けておられます。手術はお命にかかわるかもしれません。非常に危険なことは確かです」

　私が医師であると知っている人々にたちまち取り囲まれ，"盲腸周囲炎"とはどんな病気か，話してほしいと頼まれた。それは盲腸，つまり盲端となった腸とその周囲の炎症である，と説明しようとした。盲端となった腸というのは，小腸が大腸に移行するところにある短い囊状の腸で，出口がないために"盲腸"と呼ばれている。

　腸のこの部分の炎症は大昔からあり，炎症を起こした盲腸がしばしば破れ，致命的な腹膜炎を起こすために，何百万という人々の命を奪ってきた。しかし，本格的にこの病気が研究されたのは，この15年のことである。アメリカでは，盲腸の炎症の原因は盲腸そのものではなく，そこから虫のような形をして垂れ下がった盲腸の付属器官，虫垂突起と呼ばれている付属器官が最初に炎症を起こし，それから盲腸の炎症が起こることが見つけられていた。そのため"盲腸周囲炎"という名が，アメリカでは"虫垂炎"に置き換えられている。しかしこの新しい名称は，ヨーロッパではまだ受け入れられていなかった。

　私がここまで説明すると，後の方から大声があった。

　「そんなに気を使わなくてもいいですよ，先生。アメリカでは，虫垂突起の炎症が盲腸まで広がらないうちに，虫垂突起を摘出して治療していると言ったらどうですか？　しかし，もちろんヨーロッパの医者の方が秀れているということで，国王の侍医たちはすぐに

手術なんかしない，食餌療法や阿片を使ってのらくらして，死ぬ以外にないというところまで追いつめられてから初めて手術をする，という方に私は賭けますけどね」

周囲の人々の注意は，この同胞のアメリカ人に移った。彼は私を知っている様子だったが，私はこのアメリカ人と会ったことはなかった。ホテルの客たちは，さっそく彼の周囲に集まり，質問したり，言い合ったりしはじめた。この機会に，私はそこを抜け出した。

医学者が，盲腸にある小さな，虫の形をした付属器官が生命の脅威となることを初めて論じたのは，およそ350年前であった。16世紀に，カーピとエスティエンネという2人の解剖学者が，当時まれに行われていた解剖の際に，この奇妙な器官について報告した。ヴィドゥス・ヴィディウスは"虫様突起"という新語を造った。

1642年にはサラセヌスが，現在では"自然軽快した急性虫垂炎"として知られている病気の1例を，記載している。彼は化膿した膿瘍が，患者の腹壁に破れているのを見出した。しかし，サラセヌスはこの病気の原因や進行の特徴については知らなかった。

その100年以上後に，フランスの医師メスティビエルが，患者の腹腔内の右側にあった膿瘍を，その原因については何も知らないまま，切開した。患者は死亡した。そしてメスティビエルは解剖を行い，化膿して破れている虫垂突起を発見した。過去数千年間と同様に，当時も突然腹部の激痛に襲われ，嘔吐し，高熱を生じ，早晩死亡する人が多かったにもかかわらず，彼は病因については，何の結論も出していない。メスティビエルの時代の人々は，彼の報告に何ら注意を払わなかった。彼の報告が発見されたのは，ずっと後になってからである。

無数の人々が，嘔吐，発熱，腸の炎症，汎発性腹膜炎という謎の"腹部の右側の病気"で，死亡しつづけた。実際，彼らの死因となった病気は同一だった。虫垂炎である。1812年にパーキンソンは，同

様な症状で死亡した5歳の幼児の遺体を解剖した。彼は汎発性腹膜炎に加えて，炎症を起こした虫垂を発見した。膿汁が虫垂突起の壁を破り，腹腔内に流出していた。パーキンソンは虫垂突起の化膿が汎発性腹膜炎に関連している可能性がある，と最初に指摘した人であった。しかし，この報告も無視された。

　小さい器官は破れやすい。分泌物が溜まると，虫垂突起は炎症を起こしやすい。そして通常，こうした"疾病"に与えられる下剤は，この病気を悪化させる。下剤は腸の激しい蠕動を惹起して，自然治癒，つまり組織の癒着によって化膿の原因を封じ込めて治る可能性を妨げる。別の場合には，膿汁が腹壁から流出したり，あるいは腸管内に流れ込むこともあった。そして膿汁が吸収されてしまうことは，ごくまれでしかなかった。当時よく行われていた軟膏療法や蛭療法は，すべて無効だった。

　1824年，ジャン・バティスト・ルーヤ-ヴィルマイは盲腸近傍の炎症の2例を報告し，化膿は虫垂突起内で起こる，と断言した。その3年後，フランスの他の内科医メリエは，医学論文からこの部分の膿瘍に関する多くの記載を集め，この膿瘍の原因が虫垂突起にある，と主張した。そしていつの日か，この簡単に炎症を起こす虫垂突起が，外科医のメスによって取り除かれるようになるだろう，と予言した（彼はあの時代にあっては，何と進歩的であったことか！）。ここでも，この洞察に対して，何ら注意は払われなかった。

　その頃，有名なフランスの外科医デュピュイトランが，右下腹部の炎症という，よく見られる疾病の研究を始めた。彼は腹壁を破った膿瘍の2例の手術をしたことがあった。彼の研究では，虫垂突起は無視された。そして本当は二次的な病変である盲腸の炎症について，研究を集中した。彼は盲腸の炎症は，腸のこの部分の運動が欠如することによって生ずると信じ，それは"回盲弁"に狭窄があるためであり，それによって"閉塞と炎症"が起きやすくなる，と考えた。デュピュイトランは権威者であったため，それ以前にフラン

スの医師たちは，虫垂突起を病根と考える正しい道に歩んでいたにもかかわらず，この彼の誤った考えを普及させてしまった。

一方ドイツでも，プッヘルト博士とその助手ゴールドベックが，デュピュイトランと同様の結論に達していた。彼らはこの病気に"盲腸周囲炎"という新語を造り，この名称は次第に一般に，受け入れられていった。これは"盲腸とその周辺の炎症"を意味しており，本来は致命的な誤りであった。結果を原因と混同したことによって，この病名はほぼ2世代にわたって医師たちの関心を，真の化膿の原因である虫垂突起に，向けさせなかったからである。

数え切れないほどの"盲腸周囲炎"に関する学術論文が発表された。この病気は，いろいろな種類に分類され，それぞれに特別の病名や用語が造られた。これはこの問題をいっそう混乱させただけだった。軽症例には，依然として"腸閉塞"を解除するために，下剤が用いられた。多くの重症例の場合には，間もなく圧倒的に用いられるようになる薬剤，阿片が用いられた。これは疼痛を緩和し，腸の蠕動を抑制することによって，身体の抵抗力が炎症を封じ込める，あるいは炎症を吸収し，あるいは排除することを可能にする，と考えられていた。

化膿が自然に膿瘍を作り，腹壁に進展した時にのみ，外科医は小さな切開を加えて排膿した。しかし，このような好運な経過を示すのは，ごく少数だけだった。急性炎症の60パーセントまでは，死に至った。軽症例は外見では治癒したが，それはあくまでも外見のことだった。なぜなら何年も経ってから，虫垂突起の慢性炎症が何度も再発したからである。また軽症でも重篤な状態に進むことがあり，死亡していた。この進展については，一般には気づかれなかった。それは症例報告も，十分検討した死亡統計もなかったためだった。

19世紀の前半には，開腹手術は殺人に等しかったので，このような無知も理解し得る。病理解剖はまだ一般的ではなく，たとえ解剖をしても，医師は炎症の最終段階，もはや，虫垂突起から炎症が始

まったという点がわからない最終段階を，見るだけだった。真の病因を逆にして，虫垂突起の炎症は，盲腸の炎症の結果にすぎない，と考えたのも無理なかった。

　1848年4月15日，ロンドンのチャリング・クロス病院の39歳の外科医ヘンリー・ハンコックは，腹部の右側の激痛を訴える若い女性に呼ばれた。明らかに彼女は，"盲腸周囲炎"にかかっていた。診察した医師たち，チョーンとダイアモンドは，例によって大量の阿片を用いたが，彼女の状態はさらに悪化した。ハンコックはいつものように，外側の腹壁に膿瘍が出てくるのを待った。4月17日には患者の容態が悪化し，死が明らかに迫ってきた。この時ハンコックは，腹部の奥深いところに固い腫瘤を触れた。彼は絶望的な気持ちから，患者にクロロフォルム麻酔をかけ，触れた腫瘤を切開した。炎症を起こした虫垂突起から膿汁が吹き出した。この膿汁は，自力で体外へは流出することはできないが，間もなく患者の腹腔内に広がって，死を招くはずのものだった。数日後には，患者の容態は急速に快方に向かった。そして5月半ばには，彼女は元気になった。

　この年の9月25日に，ハンコックはロンドン医学会で，この症例を報告した。彼は膿瘍が腹壁まで達することは極めてまれなので，将来は到達するまで待たずに，化膿の疑いのある時は，それを探し出して，たとえ深部であろうと切開すべきである，と提唱した。この提唱によって，ハンコックは積極的外科治療の先駆者となった。しかし，彼もまた，荒野に叫ぶ声にすぎなかった。下剤と阿片の優位は，微動だにしなかった。

　1865年にレビスは，ハンコックの成果を継承し，腹腔内深部の膿瘍の切開に成功した。しかし，ウィラード・パーカーが3例目の深部膿瘍切開を行うまでには，さらに18年の年月を要した。当時64歳のパーカーは，コロンビア大学の外科教授だった。ボストンのウォレンのもとで学び，左手でも右手同様に巧みな手術を行うことで有名だった。彼は患者が解剖台の上に死体となって横たわらないうち

に，"盲腸周囲炎"の手術を行う準備をした。これ以後ニューヨークは，盲腸周辺のこのような膿瘍に対する闘いのための，外科手術の中心地となった。

　徐々にではあるが，外科的切開は受け入れられていった。しかし，まだそれほど多くはなかった。手術が行われたのは，最も重篤なものに限られていた。阿片，下剤，そして死が，依然として支配しつづけた。かつて，虫垂突起が病原だと考えた先駆者たちの名前は，忘れ去られていたが，何人かの医師たちは，まだあちこちで，人体内での機能がわからない，やっかいな小さい"虫垂突起"の研究を続行していた。なかでも，クレス，バンバーガー，ルデー，ヴィルト，ビールホフといった人々は，それについて論文を発表していた。しかし，彼らの見解にはあまり内容がなかった。見るべき進歩もなく，さらに20年経過した。

　この頃のことを顧みると，フランスの首相レオン・ガンベッタの事例ほど，当時の状況をはっきりと象徴しているものはない。彼は生涯最高の地位に昇った時に，"盲腸周囲炎"で死亡した。彼の周りでは，大勢のフランスで最も有名な内科医や外科医が，手をこまねいて傍観していた（図 **67**）。この挿話ほど，強く私の関心を引いたものはない。なぜなら，スーザンの死のあと長く経っていたが，これもまた，すぐ身近に救いの手段があるのに，惰性と盲目とのために，それを認めようとしない医学の典型的な例だったからである。

　1882年11月27日，ビラ・ダブレイの自宅で，ガンベッタはピストルの掃除をしていて暴発させ，手を負傷した。幾人かの医師が呼ばれた。ギューダ，ジル，ラヌローング，フィウツェル，シァディ医師だった。傷は軽かった。しかし慎重を期して，安静に寝ているように指示された。当時ガンベッタは，まだ44歳だったが，非常な肥満体で，いろいろな消化器病に悩まされていた。後になって，彼が死んでから，11歳の時に腹部右側の疾病にかかり，それが32日間続

第5篇　成　果

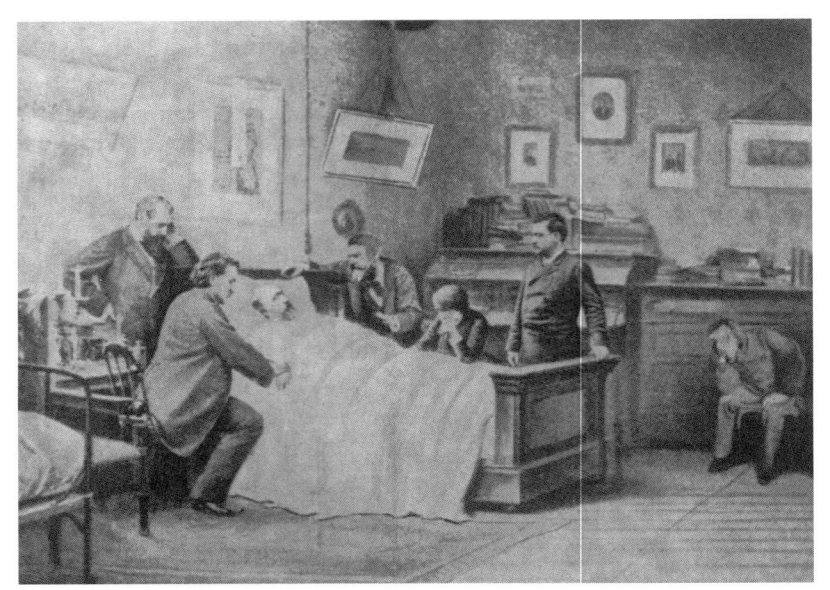

図67　1882年12月に死の床にあるフランスの首相レオン・ガンベッタ。ガンベッタは虫垂炎の無数の犠牲者の1人だった。彼が死亡した当時は，手術をあえて行おうとする外科医は皆無に近かった。医師たちは手をこまねいてベッドの周囲を取り囲んでいた

いたことがわかった。主治医の見解では，"まったく奇跡によって"助かったのだった。この少年時代の病気は，疑いもなくひどい虫垂炎だった。その後も軽い腹部右側の緊迫感，疼痛発作があり，それに何度も悩まされた。彼がときおり急性症状を呈する慢性虫垂炎に罹患していたことは，疑問の余地がない。

　1882年12月7日まで，ガンベッタが病床で過ごした最初の10日間は，良好な状態だった。手の傷は治癒した。その日，突然彼は"腹部右側の緊迫感"を再び訴えた。医師は下剤を処方した。40グラムの硝酸マグネシウムをレモネードに溶かしたものだった。現在でこそわれわれは，これでは健康な人間も病人になる，と考えるのだが，当時はこのような下剤が，まったく理にかなったものだと考えられ

ていた。そして，実際にガンベッタの容態は急激に悪化した。彼は腹部の右側に強い痛みを感じた。しかし誰も"盲腸周囲炎"と診断しなかった。病状の急変に，神経科医として当時ヨーロッパで名声を得ていたシャルコーが招聘された。彼は浣腸と，腹部の右側に芥子軟膏を貼ることを勧めたが，それ以上の治療法を知らなかった。

12月15日までの間，ガンベッタの容態は日を追って悪化した。発熱，激しい腹痛，たえ間ない吐気と嘔吐に苦しんだ。腹壁は緊張し，皮膚は発赤した。初期の腹膜炎の徴候だった。さらに強力な下剤が投与されたが，衰弱を進めるだけだった。この衰弱を阻止するために，チェリー・ブランデーやラム酒やマラガ酒などが与えられた。

12月17日になって，ガンベッタの体温が40度近くまで昇ると，ようやくシャディ医師は，"盲腸周囲炎"の可能性を考えはじめた。彼は盲腸付近が腫れているのに気づき，それが膿瘍かもしれないと考えた。しかしハンコックやパーカーの例にならって，少なくとも膿汁を排出するために切開する外科手術を行おうとした者は，1人もいなかった。手術の代わりに，キニーネが処方された。もちろん，まったく効果はなかった。1日1グラムを下らないキニーネを服用させ，体力をつけるために熱いラム酒が，1日数回投与された。

12月20日になり，他の医師たちもこの病気は"盲腸周囲炎"であるということに同意した。この間に診察に招かれたパリの有名な外科医トレラーは，それでも手術を提案しようとしなかった。シャルコーは，下剤を変えて甘汞を処方し，薬用昆虫の発泡膏を貼るように指示した。このため，炎症はさらに悪化した。

12月22日，ラヌローングは溜まった膿汁を手術で排出することを提案した。彼はパリの医療器械製造業者に，特製の中空針を用意させた。ガンベッタの腹部の厚い脂肪層を通して，化膿源と推定される箇所にまで到達するための長さが必要だった。

12月23日に，シャルコーはすでに化膿が大腸にまで拡大していると確信したが，他の医師たちは，手術に類したことはすべて拒否し

た。シャルコーの貢献は，この病気の新しい名称，"結腸周囲炎"を造っただけだった。医師たちはキニーネと甘汞を継続し，ガンベッタを苦しめた。彼は多量のチェリー・ブランデー，ラム酒や湯で割った酒を与えられたにもかかわらず，衰弱していった。そして，これらの強壮剤をすべて吐き出すところまで悪化した。

　1882年12月31日，ついにこの恐ろしい光景が終わりを告げた。ガンベッタは永眠した。ギナール博士が遺体の腹部を解剖してみると，盲腸に付属した虫垂突起は完全に化膿し，壊死に陥り，穿孔していた。膿汁は腹腔内に流れ出し，致命的な腹膜炎を起こしていた。

　ガンベッタの死は，非常に象徴的な意味をもっていた。その当時の最高の医師たちによって，治療された例だったからである。この同じ1882年の1年間にも，数知れない虫垂炎の犠牲者たちが，これらの一流の医師たちよりも知識のない市井の一般医の手にかかり，激しい痛みの中で死んでいった。

　しかし，無知と無能が支配した時代は終わりに近づいた。この4年後に，"盲腸周囲炎"やその他無数に命名されたこの病気の犯人は，すべて虫垂突起であることが，反駁の余地もないほどはっきりと明らかにされた。

　1886年にボストンで開催された創設直後のアメリカ医学会において，1人の病理解剖学者が，"盲腸周囲炎"の診断，治療に関するセンセーショナルな講演を行った。彼はこの疾患の種々の病期で死亡した500人以上を解剖していた。そしてあらゆる場合に盲腸近傍の炎症は，実際には虫垂突起にその原因がある，と判断した。そこで彼は，誤解を招く"盲腸周囲炎"という言葉をやめ，この病気の実体を現す"虫垂炎"という病名を提唱した。

　この解剖学者がレジナード・ヘーバー・フィッツだった。彼は1879年から，ハーバード大学医学部の病理解剖学の教授であり，ヨーロッパ，とくにオーストリー，ドイツからアメリカに入ってくる新

2. 遥かな道のり

しい医学の最高権威の1人だった。フィッツは解剖室で行う剖検にいつも熱中していた。フィッツの友人の1人が病気となり，彼がその病床を見舞った時，やや意識がもうろうとしていたその友人は，自分がすでに死んでいて，フィッツが解剖をするためにやってきたと思い込んで恐怖におびえた，と言われたほどだった。彼の熱心な剖検から見ても，"盲腸周囲炎"の病理解剖に関して行った発表の正しさがわかる。

フィッツは，彼が虫垂炎と呼んだこの疾患の治療は外科的に行われねばならないこと，また外科医は膿瘍部にとどまらず，炎症を起こした虫垂突起を摘出すべきで，それも可能な限り早く行うべきである，と力説した。

フィッツの提唱した治療指針は，大部分の聴衆には，極端な急進主義のように聞こえた。防腐法と無菌法が開腹手術の必須条件として，ようやく広く受け入れられようとはしていた。しかしまだ外科医にとっては，開腹手術は決してあたり前のこととはなっていなかったし，とくに合衆国ではそうだった。少数の外科の先駆者たちは，重要な仕事をしていたが，広大な国土には教育をあまり受けたことのない臨床医が，点々と散らばっていた。彼らはときに手術もしたが，実際には開腹手術については何も知らなかった。単に，"盲腸周囲炎"の診断に成功しただけでも，自慢する人々だった。通常は，彼らは"腸炎"あるいは"腹痛"と診断して満足し，下剤や阿片を処方した。病室には，死が常にあったから，腸炎で死亡しても，とくに驚くことはなかった。

こうした状況下で，フィッツは従来のあらゆる考え方と方法から，根本的な転換を要求していた。フィッツは解剖学者だった。ある疾患の治療法を提案する，しかも命令口調で提案する権利が，解剖学者にあるだろうか？　何十年にわたって発展してきた"実証済み"の診断や"実証済み"の治療法をくつがえす権利があるのだろうか？

生まれながら人間のもつ惰性によって，一般臨床医はもちろん，

秀れた外科医の多くでさえ，フィッツの研究と提案を無視した。アメリカ以上にヨーロッパでは，彼は注目されなかった。当時はまだアメリカ医学蔑視の風潮が広く行きわたっていた。ヨーロッパの医師たちのアメリカ医学に対する態度は，嘲笑と恩きせがましさの間を行きつ戻りつしていた。真にヨーロッパ医学に貢献するものを，海の向こうから得られるなどとは，想像できなかったのだ。

　それにもかかわらず，フィッツの研究は，虫垂切除術の発展に，決定的な刺激を与えた。硬直した伝統や科学的偏見の影響を受けることのないアメリカの特質が，卵巣摘除術や腎臓手術の場合以上に，この手術でははっきりと示された。アメリカの外科医のうちの若い世代は，ヨーロッパから滅菌の新しい方法，細菌学，顕微鏡診断，病理解剖学などを持ち帰ってきた。しかし，"盲腸周囲炎"という病名が招く，誤解に満ちた根強い偏見は，置いてきてしまっていた。

　アメリカ出身の外科医は，生まれながらの特権として，行動でも思考でも独立性をもっていた。それは欠点でもあり，長所でもあった。アメリカに移住してきたヨーロッパの医師たちも，独立を求めていたという点で同じだった。知識を渇望し，前進しようという彼らの強い衝動は，ときに私には激しすぎ，無謀のように思えた。それはスーザンの死後，私自身が保守的になり，過度の望みを抱くことに慎重になっていたためでもあった。

　ヨーロッパから来たこうした医師の中に，シカゴのパサバンド・メモリアル病院に勤務しているクリスチャン・フェンガーという，不屈の闘志をもったデンマーク人がいた。彼は11カ国語を知っていたが，完全な英語は話せなかった。しかし病気を探求し，自分自身の目で確かめようとする熱心さから，外科手術でほとんど生体解剖に近いことまでしたことがあった。患者が生きた人間であるということに，彼はあまり関心がなかったので，手術した患者が，脳の線維腫を除去し終わった瞬間に死亡した時，こう言って患者を罵った。

　「治ったとたんに死ぬなんて，愚かな奴だ！」

しかし，彼は疾病に関する多くの知見を明らかにし，従来手の触れられなかった人体の部分にまで，"外科による征服"を広げるという大きな貢献をした。またこのようなヨーロッパ人の1人にニコラス・センもいた。彼はむら気の，傲然としたスイス人で，誰にも好かれなかったが，外科の世界に多くの新しい道を切り開いた。

　アメリカ生まれの秀れた外科医として，温和で分別のあるシカゴ・オーガスタナ病院の外科部長，オクスナーがいる。彼は発見の優先権論争などには，決して加わらなかった。またジョージ・リーアソン・ファウラーは鉄道員から身を起こして，ニューヨーク総合病院医学校の外科教授に昇りつめた人で，上体を上げておく腹部手術のための"ファウラー体位"という体位を考案した。ただ，彼自身は虫垂炎で死亡した。さらに，ウィリアムおよびチャールズ・メイヨーがいる。彼らはミネソタ州のロチェスターで，世界で最も近代的な設備をもつ病院の1つを作り上げ，世界的な名声を得るようになる。最後に，ニューヨークのチャールズ・マックバーニー，激しやすいアイルランド人であるシカゴのジョン・ベンジャミン・マーフィー，フィラデルフィアのジョージ・トーマス・モートンなどもいた。モートンは忘れがたい1846年のあの日，エーテル麻酔を行って最初の成功を収めたウィリアム・グリーン・モートンの息子である。

　1887年4月27日，ジョージ・トーマス・モートンは虫垂突起そのものをねらった手術に初めて成功し，それを摘出した。当時47歳だったモートンにこれを決意させたのは，自身の苦い経験であった。父親は非業の死であったと考える一方で，彼自身は陽気で快活な性格であったので，あらゆる点で人好きがし，フィラデルフィア総合病院やペンシルバニア病院では，高く評価されていた。しかし，幸せそうに見える彼も，最初に兄弟を，次に息子を，虫垂炎で亡くしていた。いずれの場合にも，彼は医師を説得して，手術によって虫垂突起を摘出させようとしたが，徒労に終わった。

今や，彼自身が見知らぬ赤の他人の手術を行うことになった。知る限りの防腐法，滅菌法の処置を用いて，腹部を切開した。患者は26歳の壁紙張り職人で，長い間，繰り返し虫垂炎の急性発作があった。モートンは腫れ上がって膿が充満し，一部がすでに穿孔している虫垂突起を引き出し，その根部で盲腸との間を結紮して，この炎症を起こした虫垂突起を摘出した。ほぼ3週間後に，患者は完全に回復して退院した。

　このように，彼は急性の化膿の状態でも，腹膜炎を併発せずに，手術によって虫垂突起を摘出できることを示した。11カ月後の1888年3月19日，再びモートンは，炎症を起こしているがまだ破れていない虫垂突起の摘出に成功した。これはまだ破れる段階に至っていない虫垂突起の摘出に，意図的に成功した最初の手術だった。そのすぐ翌年に，チャールズ・マックバーニーは，7例に虫垂切除を行って，6例が治癒した，と報告した。

　しかし，最初の貴重な成功の反面，まだ多くの失敗があった。手術台に運ばれてくる患者のほとんどは，死の直前の状態であり，虫垂の炎症は重篤で，すでに穿孔していた。そして，そこまでは悪化していない患者については，すべて内科医が治療にあたった。炎症の徴候があっても初期の状態では，手術のことに触れる者はなかった。このような手術をまったく理づめに提唱し，遂行する使命は，アメリカの若い世代のもう1人の外科医，32歳のジョン・ベンジャミン・マーフィー（**図68**）に託された。

　マーフィーの名が，初めてシカゴの外部にまで広く知られたのは1889年で，虫垂突起を早期に摘出することを提唱したためであった。このことは，現代ならごく普通の処置であるが，当時は，フィッツの冒瀆的理論を遥かに越えるものだった。マーフィーが提唱したのは，穿孔する可能性をなくすために，炎症の疑いが間違いなくあるなら，虫垂突起を摘出して病原を除去することだけだった。

　1890年の夏，私はマーフィーに会おうと試みた。当時のマーフィー

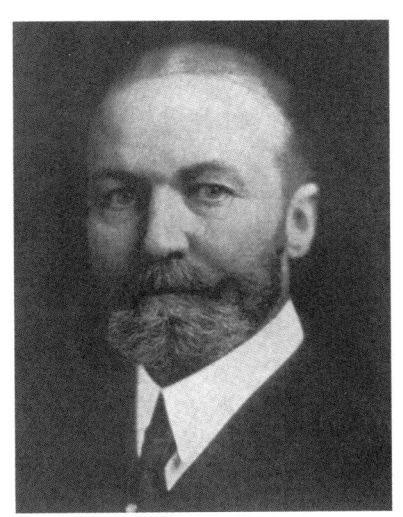

図68 ジョン・B・マーフィー（1857〜1916）。1889年シカゴで，今日よく知られている虫垂炎に対する早期手術の必要性を力説した

は，私より30歳ほど歳下だった。彼が早期手術を初めて熱烈に訴えたシカゴでは，スループ通りの自宅にも，アダムズ通りの診療所にも，彼を見つけることはできなかった。彼の助手から，マーフィーが家族とともにシカゴを去り，ラスベガスに住んでいる，と教えられた。これは彼が肺結核の徴候があることに，気づいたためではないかと思う。コロラド・スプリングスにしばらく滞在してから，彼は砂漠のような気候のネバダ州に移った。

　マーフィーの父はアイルランド人で，馬鈴薯飢饉の時にアメリカに逃れ，ウィスコンシン州アップルトンに住んで，農夫となった。おそらく，その彼が結核菌を持ち込んだのだろう。1887年には，ジョン・マーフィーは姉妹の1人，兄弟の2人を奔馬性の肺結核で失っている。マーフィー自身は，燃えるような赤い髪をし，名声と社会

的地位に野望を抱く典型的なアイルランド人であった。少年時代に薬屋の手伝いとなり，次にアップルトンのレイリー医師の書生となった。続いてシカゴのラッシュ医科大学を修了し，どうにか金を貯めてヨーロッパに行き，ウィーンのビルロートに師事した。ウィーン滞在中に，一種の腎臓出血を起こし，ビルロートはこれを，腎臓結核と診断した。彼がラスベガスへ移ったのは，気候がよいのではないかと考えたためだろう。

　数カ月後，私はラスベガスにマーフィーを訪問した。彼は妻のネティーや子供のジャネット，セシルとともに，サンタフェ鉄道が所有しているモンテズマ・ホテルに住んでいた。彼の妻の感動的な献身ぶりは，私にスーザンを思い出させ，胸が痛んだ。窓の外には，まだ文明に汚されていない雄大な景色が展開していた。マーフィーはすでに気分が快方に向かい，結核の診断に疑いをもちはじめていた。われわれは何度も一緒に散歩に出かけた。舗装されていない通りを，メキシコの衣裳をつけたインディアンが馬で走っていた。賭博場は，辺境開拓者はもちろん，世界中の群衆や開拓者を引きつけていた。六連発銃の音も，さして珍しくなかった。マーフィーの好みの場所は，しばらく前まで幌馬車や家畜の群が夜営していた古い広場だった。近くに，馬盗人を絞首刑にした古い風車があった。

　この古い西部の面影をとどめている一画で，私はマーフィーから虫垂突起をどのように攻めたかを聞いた。偉大な才能と熱烈な使命感とが，これほど名誉や，不朽の名声や，富への渇望と強く結びついた人に，それまで私は会ったことがなかった。彼がシカゴで医学生だった頃は，教師たちはまだ黒いフロックコートを着て手術し，手術の前に長い袖口を細かく調節して身体に合わせ，リスターを嘲笑した時代だった。若いマーフィーは，防腐法を嘲笑する他の学生たちとなぐり合いをした。進歩を純粋に望むとともに，名声を得るためには，最新のものを取り入れなければならないことを知っていた彼は，まず防腐法でデビューした。学生時代でさえ，彼はその傑

出した頭脳，不断の研究と克己の精神によって，ねたみと憎しみを引き起こしていた。そして最も目立つ場所に自分を置く才能によっても。彼は自分を含めて，すべてを劇的に脚色する能力があった。虫垂突起の問題を取り上げる頃には，すでにクック州立病院で，引っ張りだこの外科医となっていた。

しかし，マーフィーにも失意の時代があった。知らぬ間に"干し草市場"の暴動と，ある贈賄事件の証人に巻き込まれていた。おそらく，こうした後退と，不屈の野望とが，外科に旋風を巻き起こすことを考えさせたのだろう。そして，野望は幸運と結びついた。

1889年3月2日の朝，マーフィーが以前に郡立クック病院で足の骨折の治療をしたことのあるモナハンという若い職人が，腹部右側に突然襲った激痛を主訴としてやってきた。2時間後には体温が上昇し，嘔吐しはじめた。新しいものをたえ間なく求めていたマーフィーは，レジナード・フィッツの論文も，細心の注意を払って読んでいた。外科医の場合には極めてまれにしか遭遇しない段階の虫垂炎が，偶然にも自分の手中に落ちたことを悟り，直ちに行動を開始した。その日のうちに，最初に痛みに襲われてからわずか8時間後に，彼はモナハンを手術した。化膿しはじめたばかりの虫垂突起を見つけ，難なくそれを摘出した。マーフィーは，順調に治癒したモナハンを，短期間のうちに退院させることができた。手術をすべて簡単に遂行できたことから，マーフィーは画期的な治療の原則を発見した，と確信した。

今や，マーフィーは警察犬のように，虫垂炎の疑いのある症例を，追い求めた。彼の目的は，直ちに手術を行い，早期の根治手術の有効性を示す証拠を集めることだった。1889年の11月までに，彼はおよそ100例の虫垂炎の症例に早期手術を行った。少しでも時間を節約するために，彼はほとんどの手術を，台所や食堂のテーブルの上で行った。12時間，あるいは長くても24時間以内に行った手術では，まったく合併症はなかった。

ここまで来て，マーフィーは自分が医学の進歩に革命的な一歩を記したと確信した。1889年11月，主として一般内科医で組織され，外科専門医はほとんどいないシカゴ医師会で彼は講演した。自分の研究と成功例について述べてから，『責任は患者を最初に診察した医師にある』と力説した。腹部の激痛に対して，すべての医師がまず考えなければならないのは虫垂炎である，と説いた。彼はその症状を説明した。

『第一に痛み，それから通常は腹痛を感じてから3，4時間後に嘔気と嘔吐，そして次に腹部右側の圧痛と体温上昇。嘔気が腹痛の前に生じた時のみ，その診断には疑いがある。それ以外は虫垂炎と診断しても誤りなく，直ちに外科医を呼ぶべきである，これによってのみ，病気の原因が虫垂にとどまっているうちに，手術を行うことが可能である，また一般市民にも，腹部の激痛の時には，直ちに虫垂炎のことを考え，外科医を呼ぶように教えるべきだ』というのが彼の主張であった。

マーフィーがこの会で語ったことは，今日ではすべて認められていることだ（**図69**）。しかしこの講演が終わると，激しい気質の彼でさえ，絶望に追い込まれるようなきびしい反応が起こった。絶望はやがて，怒りと反論に変わった。一般内科医のほとんどは，彼の結論を否定した。彼らは"盲腸周囲炎"，あるいは，フィッツの命名によれば"虫垂炎"は手術しないでも，阿片の力のみで治癒する，と主張した。数時間以内に虫垂炎と診断してしまい，そうしたでたらめな根拠で手術するのは愚かなことだ，と考えた。聴衆の中にいた外科医でさえ，それほど迅速に診断を下すことは不可能だ，と言った。彼らははっきり外から膿瘍がわかるまでは，待つことが必要だ，と断言した。また，たとえ虫垂突起に炎症が起きているという仮定が正しいとしても，危険な手術を正当化するものにはならない，ましてその他の化膿していない場合には，内科医の阿片療法にゆだねるべきである，なぜなら，これらの軽いカタル性のものは自然に治

2. 遥かな道のり

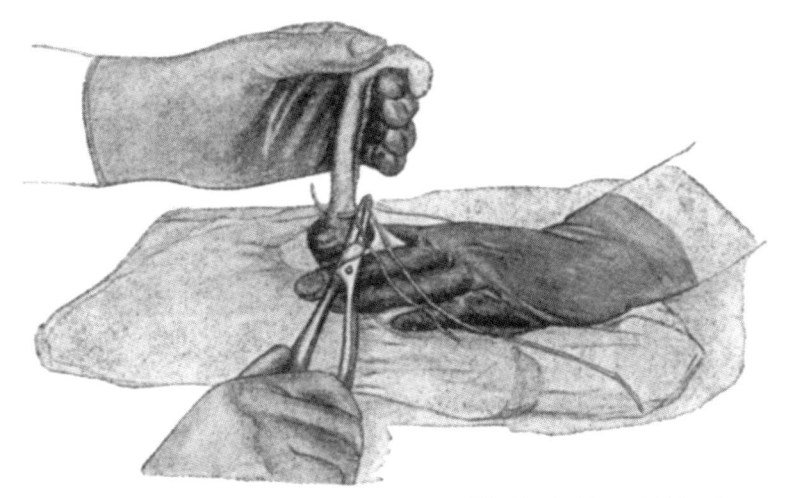

図69 炎症を起こした盲腸の虫垂突起が「盲腸周囲炎」の原因であることが明らかにされ，近代外科ではそれを直ちに摘除するようになった

癒するので，腹部手術の危険に値しない，という意見であった。

　マーフィーは穿孔が起こり，腹腔内に膿汁が溢れ出さないうちに手術することで，そうした危険を取り去ることが可能なのだ，と説明した。しかし無駄だった。怒りと失望のうちに，彼は会場を去った。

　強い決意をもって，彼は再び研究を始めた。その後数年間に行った多くの手術の中から，マーフィーは虫垂炎の初期症状を系統化した。これによって彼は，早期診断をいっそう容易にした。

　その頃，チャールズ・マックバーニーは，大多数の症例で，圧痛を示す腹部の特定の部位を発見した，と発表した。この発表も，急性虫垂炎の早期診断を容易なものとした。

　その間にもマーフィーは，自分の主張を講演し，論文を書く機会を，すべて逃さなかった。何年かして，彼は手術に成功した例として，200件以上をあげることができるようになった。彼はカタル性

と化膿性虫垂炎の違いはまったくない，とした。すべての症例でごく早期の段階でさえ，彼は虫垂突起の中に膿を発見していた。

マーフィーの報告は説得力のあるものだったので，アメリカの進歩的な外科医は，次々と彼の説を受け入れて早期手術を提唱するようになり，その数は膨れ上がった。誤った診断の結果，健常な虫垂突起を手術してしまうことも，1つの可能性としてはあるが，それは問題にならなかった。迅速な処置がもたらす恩恵が，決定的だったからである。

アメリカの新聞は，地方の小さい新聞に至るまで，この問題を論じはじめた。一般開業医は患者に外科医を呼ぶことを，強いられた。なぜなら阿片療法では少なくとも数週間は寝ていなければならないし，しばしば再発する，そして，炎症を起こした虫垂突起が破れて，内部の膿汁が腹腔に流出したら，生命にかかわる，ということを，今では患者も知ったのである。手術では，ごく短時間寝ていればよく，一度手術すれば，二度と虫垂突起に悩まされることはない。

このようにして，虫垂炎の内科療法から外科療法への移行，緩慢で当座しのぎの薬物治療から，早期診断と早期手術への転換が，アメリカでは急速に進んだ。

この治療法の成功は，全世界で受け入れられるべきだった。しかし，ヨーロッパでは執拗に，そして激しく，この転換に対する抵抗が続いていた。

1880年代の中頃に，ヨーロッパでも数人の外科医が虫垂突起の手術を行った。チューリッヒの外科教授ウルリッヒ・クレーンラインは，排膿管を入れて腹膜炎患者を治療するために，1884年2月に開腹手術を行った。驚いたことに，化膿して破れた虫垂突起が炎症の原因であった。これを摘出したが，患者を助けることはできなかった。他のいくつかの同様の試みも，やはり死に終わった。

ロンドンでは，1888年6月29日にフレデリック・トリーヴスが，繰り返す急性発作の合い間をぬって慢性虫垂炎の虫垂突起の摘除を

行い，初めて成功した。この手術によって，ロンドン病院の外科医であり，王立外科学会で解剖学の教授である35歳のトリーヴスは，虫垂突起手術の専門家としての後の名声を築く基礎を作った。しかしながら，彼は決して早期手術の提唱者にはならなかった。逆に，かたくなな保存療法に徹して，軽い症状では下剤療法を守り，また，手術によって膿汁の排出経路を作るのにも，少なくとも5日待って膿瘍が触診でわかるようになってから行う，という原則を守った。彼は慢性の場合にだけ，虫垂突起の摘除を考え，最初成功した方式に従って，激痛がおさまった小康状態に手術をした。

アメリカにおける早期手術への転換が，ヨーロッパに伝えられた時，大陸ではまだ"盲腸周囲炎"という古い考えが，完全に支配的であった。そして"盲腸周囲炎"は一般開業医や内科専門医の扱う疾患であった。下剤や阿片が効果をもたらさなくなると，死しかなかった。しかし，青年医師チャールズ・クラフトの『アメリカにおける虫垂炎の外科的治療』という論文が，ローザンヌで発表されるに至って，"盲腸周囲炎"の外科的治療の問題が，ようやく論議されるようになった。

シュプレンゲル，キュンメル，リーデル，ゾンネンブルグという4人のドイツ人を含む若い数人の外科医が，外科的治療を採用した。しかし彼らは，アメリカにおける抵抗など，取るに足らないものだったと思えるような，大きな障壁にぶつかった。虫垂炎患者のほとんどすべては，アメリカと同じように内科開業医の手にゆだねられており，彼らは患者を手放そうとしなかった。こうした現実は，若い外科医たちの仕事に対して著しい障害となった。

数十年にわたって，数え切れないほどの患者の死体を乗り越えて，狂信的な闘いが続いた。内科開業医は自分たちの方法を守ろうと，阿片療法の方が外科的治療より危険でないことを，統計によって証明しようとした。しかも，統計というものは，人をあざむくが自分をもあざむく，便利な手段となってしまうのは，よくあることだっ

た。一時的な疼痛発作がおさまると，それらは"治癒"として記録される。第2の，第3の，第4の発作のために多くの患者が死亡した。ガンベッタの場合は，その典型的な例だった。

　一方，外科医は明快で大胆なアメリカの診断と，早期手術を受け入れるところまでに至っていなかったので，自分で自分の首を絞めていた。ヨーロッパ，とくにドイツ，オーストリーの外科医は，医学の基礎科学については，アメリカの外科医より遥かに進んだ知識をもっていた。しかし，新しい考えを受け入れるという点では，アメリカの外科医より遅れていた。自分自身の影を，飛び越すことができなかった。"極端"で"未開"なアメリカ式よりも秀れているという優越感にひたり，あまりにも明瞭な"虫垂炎"という用語に，医学上の，または言語上の，多くの抵抗を感じて，ヨーロッパの外科医は独自の道を進もうとした。しかし，実はそれらはすべて，その場しのぎの治療法だった。

　トリーヴスが行ったように，彼らは種々の盲腸周囲炎を分類しようとした。カタル性というものが存在し，これは阿片で治療することができる，と主張した。また再発する疼痛の合い間に手術できる慢性のものがあることも認めた。最後に急性，化膿性，穿孔性のものがあり，これには手術が必須であるが，しかし，外科医の介入は早すぎてはならない，なぜなら自然に化膿巣を封じ込めるのを妨げ，膿汁を腹腔内に広げてしまうかもしれない，と主張した。それから，彼らはこのような封じ込めに何日要するか，5日後がいいか，それとも2日後には手術すべきか，を論じ合っていた。

　その結果は，ずぶの素人でもわかる単純な原則を，理解しがたいものにして，混乱を招いた。そのうえ，外科的治療の死亡率が非常に高くなった。なぜなら，急性の化膿症状が，極限に達するまで待つことにしたので，患者には致命的な腹膜炎が併発してしまっていた。このような虫垂炎の外科的治療が，30ないし40パーセントの死亡率となったのは，明らかに外科医自身の落ち度によるものではな

2. 遥かな道のり

かった。しかしこの死亡統計は，外科的治療に対して激しい闘いを挑んでいる保守的な阿片療法の熱烈な擁護者にとって，強力な武器となった。

1902年の6月，ロンドン中が，虫垂炎に冒された国王の運命を案じている時のヨーロッパは，"混乱"と"一時しのぎ"という状況にあった。24日の午後に入ると間もなく，フレデリック・トリーヴス卿が国王の手術をした，と発表された。これは，医師たちが，最後の瞬間まで躊躇していたこと，手術が膿瘍の開放だけだったことを示していた。国王は生死の境をさまよっているに違いない。

午後4時になっても，国王の容態については新しい発表がないので，私は結局，リスターを訪問することに決めた。彼が高齢だということを考えると，その場は若い医師たちに任せて，帰宅している可能性があった。

パーク・クレセント12番地のリスターの自宅の前に，人だかりしているのが，馬車の中から見えた。新聞記者のようだった。中に入るのを許されていないのだろう。彼らがここにいるところを見ると，リスターがバッキンガム宮殿を辞去し，今は家にいることは間違いない。馬車を止めると，たちまち何人かが馬車を取り囲んだ。多分私を，リスターに国王の病状を伝えるか，宮殿に呼び戻すための使いだと思ったらしい。その中にアメリカ人も数人いて，私に質問を浴びせた。

「国王の容態はどうですか？」
「イギリスの医者の手術は，手遅れでしたか？」

彼らを振り切るのは，私だけではたいへんだった。リスターの老執事のヘンリー・ジョーンズが，警戒しながら門を開きかけると，彼らは私のすぐ背後に詰めかけた。ヘンリーは強引に門を閉め，彼独特のうやうやしい態度で，ご主人にお知らせするが，ご主人は今回の一連の出来事でとても疲れていらっしゃる，と言った。

第5篇 成 果

　今や70歳を超えたリスターの名声は，世界を制覇していた。手術熱という恐怖の深淵から外科を救い，ときには荒々しく，ときにはつまずきながら，しかし常に前進しつづけ新しい道を開いた功績は，今や，1人として疑う者はない。かつての彼の敵は死に，あるいは恥じて沈黙していた。ヴィクトリア女王は，彼を貴族に列した。王立医学会の会長であり，エジンバラの名誉市民であり，19カ国から80の名誉称号を受けていた。

　しかし最近は，パーク・クレセント12番地の家の窓の傍らの椅子に座り，年ごとにぼんやりしてくる目で，庭や，好きな植木を楽しんでいた。1893年の春に，妻のアグネス・リスターが，イギリスから遥か離れたラパロで死んでから，リスターは孤独な老人になってしまった。妻の妹のルーシー・サイムとヘンリー・ジョーンズだけが彼の身辺にいた。終生，疲れを知らぬほど歩き，病院の廊下を彼独特の早い歩調で，1日に16キロメートルあるいはそれ以上も歩いたリスターも，くるぶしを捻挫して完全に治癒せず，片足にたえず痛みを感じていた。

　リスターは，ゆっくりと紅茶のカップを口に持っていった。手が少し震えていた。石炭酸を用いた研究を数十年続けたために生じた手の変色が，まだ残っていた。

　「国王の病気の件で，来たのだね？」彼は言った。

　私はうなずいた。当然彼は秘密を守らねばならないので，質問をうまくできなかった。しかし，同業であり旧友でもある私に，医学的な詳細について隠す義務は，感じていないように見えた。おそらくは，私が野次馬根性で尋ねているのではなくて，医学的な，あるいは，医学史の知識を得るために来たことに，十分気づいていたのだろう。彼はエドワード国王の病気と手術の背景について，話してくれた。

　彼自身は，医学の改革のための発見の父であったが，外科については，非常に保守的な観念を踏襲していた。そのため，彼の話から

2. 遥かな道のり

どれだけ私がショックを受けたか，ガンベッタの運命を連想していたか，そしてヨーロッパ医学が，虫垂炎の早時手術が原則となるまでには，まだ遥かな道のりがあると気づいたことまでは，思い及ばなかったであろう。

　国王の病気は6月13日から始まった，と彼は話した。だから医師たちは，手術に踏み切るまでに10日間も待ったことになる。6月13日に国王はアルダーショットの閲兵に赴くため，バッキンガム宮殿を出た。閲兵の間，気分がすぐれず，いつもはばら色の顔が蒼白であった。14日の朝には，腹痛と強い吐気を訴えるようになった。主治医のフランシス・レイキング卿は，軽い下剤を調合した。国王は大食家であり，レイキングはこの方法で，国王を消化不良から救うことがよくあった。14日の夕方，国王は騎兵中隊の"軍楽行進"を閲兵し，就寝直前にもう一度食事した。真夜中頃，国王は激しい腹痛に襲われ，ひどく嘔吐したので，レイキングが再び呼ばれた。

　レイキングがアルダーショットに到着したのは朝の5時頃で，国王は発熱があり，苦痛に顔を歪めていた。ここでレイキングは，"盲腸周囲炎"を疑い，外科医のトーマス・バーロー卿の診察を受けることを提案した。バーローは，15日の日曜日にアルダーショットに到着し，終日滞在した。午後には，国王は悪寒と高熱に襲われた。熱は上昇した。6月15日の閲兵に臨席することはできなかった。外科的治療の可能性を考えた者は，まだ1人もいなかった。16日の月曜日には，国王は小康を取り戻した。レイキングはウインザーへ行くことを勧めた。症状が再び出て悪化した場合，宮殿にいる方が都合がよいからである。

　かなりの量の阿片が投与されたため，ウインザーへの馬車旅行は，比較的順調だった。確定的な診断は，まだ下されていなかった。国王は，アスコット競馬に臨場する予定を取り消した。6月18日までは"盲腸周囲炎"という確定診断は下されなかった。この頃になる

と，右下腹部に触れる腫瘤を，これ以上看過しておくことができなくなった。そこでフランシス・レイキング卿は，国王に診断の結果を報告し，外科医を呼ぶ必要があると説いた。国王が急に激しく怒り出したため，彼は症状についてさらに説明する機会を失った。戴冠式までには，8日しかなかった。手術をした場合，たとえ順調に進渉したとしても，体力回復を待つために，1週間以上要することを，エドワード国王は知っていた。それは戴冠式の延期を意味し，すべての準備が，無駄になることだった。国王は激昂し，フランシス・レイキング卿を部屋から追い出した。しかし，しばらくして平静を取り戻すと，レイキングを呼び返して詫び，フレデリック・トリーヴスをウインザーに呼んで，診断を受けることに同意した。

　トリーヴスは，6月20日に市公会堂で，医師会に対して虫垂の炎症に関する講演を行う準備を，ちょうど終えたところだった。この講演でも，急性発作の合い間に手術を行い，急性の場合には少なくとも，徴候が現れてから5日待たねばならないという，いつもの自説を再び提唱する予定だった。

　トリーヴスは"盲腸周囲炎"という診断を確認した。しかし，もう数日"盲腸周囲"に化膿の病原が完全に封じ込まれて，腹腔内で隔離したことが明確になるまで，待つことを提案した。手術がこの封じ込めの過程を妨げないためである。

　トリーヴスは，毎日国王のもとに伺候し，化膿した虫垂炎の切開に最も好ましい時を待った。しかし，彼は決定することができなかった。驚いたことに，21日の土曜日には国王の熱は平熱に下がり，腫瘤が引いた。日曜日には，阿片を用いた保存的な治療で，治癒するかもしれない，あるいは少なくとも，国王が戴冠式に臨席する程度の体力が，回復するかもしれない，という希望が医師たちに生まれ，喜色が蘇った。

　6月23日の月曜日に，国王は鉄道で，ウインザーからロンドンへ行った。しかし，その午後になると，再び発熱，腹痛，嘔吐が起こっ

た。虫垂突起の炎症から生じた，化膿による大きな膿瘍が，腹腔内にできていることは疑いなく，すぐに手術しなければならないことは明らかだった。そして翌朝10時に手術を行うことが決定された。リスターに加えて，トリーヴス，レイキング，バーロー，スミスが，手術決定の会議に出席した。見解の相違はもうなかった。すべての医師も膿瘍を探し出し，切開しなければならないことを認めた。

12時30分に，手術は開始された。トリーヴスは右腹部を切開したが，膿瘍をすぐには発見できなかった。しかしついに，化膿している部位を見出した。幸運にも，被膜があり，完全に崩れはてた虫垂突起を取り囲んでいた。大量の膿汁を放出し，2本の排膿管を置き，ゴム管で膿瘍腔をドレナージした。創部はヨードフォルムのガーゼで包帯した。手術は正確に40分を要した。リスターがバッキンガム宮殿を退去するまでには，国王は意識を取り戻し，痛みは完全になくなっていた。トリーヴスとレイキングは宮殿に起居して，国王が治癒すると確信ができるまで滞在することになった。

「私は，単なる傍観者だった」とリスターは話を結んだ。

「国王の生死は，今や神の掌中にある」

こう話しながら，リスターは私の背後の窓の外を見ていた。彼が傍観者ではなく，舞台上で活躍していた過去を追っているようだった。

パーク・クレセント12番地を出た時には，すでに薄闇が下りていた。私はもう一度バッキンガム宮殿の横を，馬車で走らせた。群衆は暗闇の中で，まだ国王の容態の掲示を待っていた。彼らは明りの輝いている宮殿の窓を，見つめていた。各新聞の夕刊は，混乱した情報で埋まっていた。新聞は"盲腸周囲炎"を腎炎や腸閉塞と混同しており，このことは虫垂炎という疾患について，まだ無知であることを示していた。議会では，議員のうちの医師数名に，国王の病状を説明させようという動議が，中断していた。再び，医学界の致

命的とも言える惰性に絶望しながら，私はリッツに戻った。

　バッキンガム宮殿の明りは，その夜からさらに十夜燃えつづけた。その間フレデリック・トリーヴスとフランシス・レイキングは，交代で国王のベッドの傍らに付き添った。国王が汎発性腹膜炎を併発し，その恐ろしい徴候が出てくるのではないかと不安に駆られていた。しかし運命は，国王と医師たちに味方した。平熱に復し，切開した膿瘍腔はその底部から肉芽が盛り上がり，閉塞しはじめた。

　この時になって初めて，『ランセット』や『英国医学雑誌』のような雑誌に，国王の病気の経過についての記事が掲載された。記事の大筋は，リスターが私に打ち明けた話と一致した。もし国王が死亡していたら，虫垂炎に対して早期に行う根治手術を提唱しはじめていた英国の外科医たちによって，国王に行われた治療法は，痛烈な批判を受けたことだろう。この手術によって，小心で，時代遅れの保守主義の壁を，一掃する可能性が出てきた。一方，レイキングとトリーヴスは，エドワード国王自身が戴冠式の延期を望まないために"盲腸周囲炎"の診断と手術の見通しに，激しく反対した，と弁解したかもしれない。しかし，レイキングは早期診断に失敗し，外科医の招聘を要請する時期が遅かったという非難に応じられただろうか？　トリーヴスは，手術を遅らせ，国王の身体が化膿を封じ込められるか否かについて，運命に任せて何日もそのままにしていた，という非難に対して，反論できたであろうか？

　彼らに有利な事実が1つだけある。行動しなかったのは，怠慢や無能力からではない。彼らはその時代に生きていたのであり，それはヨーロッパの外科の象徴だった。ヨーロッパの外科は，他の点では革新的だったが，マーフィーが熱心に力説した「虫垂炎の患者は手術台に運んで，虫垂突起をすぐ摘除する」という方向には向かっていなかったのだ。

3. 聖　域

　外科がとどまるところなく発展した世紀の中で，最も冒険心に富んでいたのが，この章に述べる話だろう。

　外科はある時は早く，ある時は遅く，しかし決して容赦せずに，腹腔内の1つの臓器から別の臓器へと手を伸ばしてきた。かつては，侵されることが許されないと思われてきた人体の部分にも，メスが近づいた。ただし，心臓，脳，脊髄，これら3臓器は，いまだに外科の境界の外にある禁制の領域だった。ルイス・レーンが大胆にも，この神聖なるところの門を開け放った。

　この物語は，1896年9月7日の夜に始まる。その夜，マイン河畔フランクフルト（フランクフルト・アム・マイン）で，植木屋の手伝いをしている若いヴィルヘルム・ユーストゥスは，当時川の流れに沿って設けられていた薄暗い公園の中を走っていた。河岸の赤線地区を出てから，彼は正体のわからない追手の足音から逃れようと走った。ユーストゥスは酔っており，居酒屋で喧嘩をした。

　激しい鼓動を感じながら，彼は止まり，背後の闇に耳をすました。河からは，かすかにオールを漕ぐ音が聞こえてきた。風が遊歩道に沿った樹々やかん木に音を立てた。足音は闇に飲み込まれたようだった。歩道をよろめきながら，再び歩きはじめた。しかし数歩歩いたところで，また追手の足音が聞こえた。拳以外には，武器は何

第5篇 成 果

1つなかった。何1つ，小さなナイフさえなかった。真夜中をかなり過ぎていた。公園には数時間，まったく人影がないだろう。

　静寂。それから砂利を踏む男の靴の立てる軋む音。音が接近した。ユーストゥスは不安気に振り返った。砂利が再び軋む。今度は彼の背後。一瞬前に聞こえてきた方向ではない。周囲を見回してみた。やはり森閑としていた。追手は2人だと思った。彼は駆け出した。来た道を走って戻った。最初は慌しい自分の足音しか聞こえなかった。やがて別の足音が背後で聞こえはじめた。彼はもっと速く走ろうとした。その足音はいよいよ接近してきた。追手のあえぐ息を聞いた。もう逃れることができないと悟った。彼らをやりすごし，横から飛びかかろうとして，道の片側に曲がってから突然止まった。しかしその瞬間，彼はつまずいてよろめいた。立ち直った時には，眼前に大きな影が立ち塞がり，庖丁が光った。胸に衝撃を覚え，倒れた。耳が，頭が鳴り響く中を，足音が消えていった。

　その日午前3時を過ぎて，公園をパトロールしていた警官が，あえぎながら心臓のところを左手で押さえ，ベンチの背後に横たわっているヴィルヘルム・ユーストゥスを発見した。彼は質問に答えなかった。その目は瀕死の重病人のようだった。警官は胸を押さえている手をのけようとした。強い力を入れなければならなかった。動かしてみると，手は血まみれだった。上衣には，心臓の真上に小さな血に染まった裂け目があり，シャツは血で濡れていた。警官は救急馬車を呼びにいった。

　ヴィルヘルム・ユーストゥスが，午前3時35分にフランクフルト市立病院に運ばれた時，外科の当直を勤めていたのは，ジーゲルという医師だった。ユーストゥスは意識不明で，呼吸困難があり，顔は血色を失っており，鼻孔は震え，唇は苦悶で歪んでいた。ジーゲルは一見して，胸骨から3横指離れたところの第4肋間に，1.5センチメートルほどの刺創があるのを見つけた。次にジーゲルは，ユー

3. 聖 域

ストゥスが発見された場所から，300メートル離れた路傍で警官が拾った庖丁を，観察した。ユーストゥスは，刺されてから300メートル這っていったに違いない。

　ジーゲルは，1人きりだった。外科部長のレーン医師は不在で，9月9日に帰院する予定だった。

　刺創は心臓まで達しているようだった。心臓の音は明瞭だったが，脈拍はほとんど触れなかった。ジーゲルは傷の方向を知るために，長い探り針を取り，そっと狭い傷口の中に差し込んだ。針は少しずつ胸の中のずっと奥まで入り込んだ。探り針はゆっくりと庖丁の経路を進んでいった。針の先端は，まっすぐに心臓をねらっていた。ジーゲルは針を抜き，立ち上がった。

　ユーストゥスを運び込んだ警官は，助かる見込みがあるかどうかを尋ねた。ジーゲルは首を振った。おそらく，ビルロートが最近語った注意，『心臓の傷を縫合しようとする外科医は，間違いなくあらゆる同僚の尊敬を永遠に失う』を思い出していたのだろう。

　生命の脈打っている心臓は，外科医の手の届かないところ，技術の及ばないところだった。ジーゲルは開拓者でも，天才でもなかった。彼は勤勉で，良心的な外科医だった。アリストテレスやオヴィディウスによって，大昔に語られた『心臓の傷は致死的である』という原理を，否定し得る者がないことを知っていた。致命的であることは永遠に変わらないだろう。ユーストゥスは明らかに体内に出血していた。心臓の傷が小さかったので，出血は緩やかだった。しかし死へ向かう出血だった。

　ジーゲルは看護婦にカンフルを注射し，創部に氷嚢を置くように指示した。万一，短時間でもユーストゥスが意識を回復することがあれば知らせることを，警官に約束した。しかし，その望みはないだろう，と付け加えた。

　ジーゲルは，それで警官は立ち去るだろうと思っていた。ところが警官は，やや困惑した表情で，彼に"教授先生"はどこにいるか，

第5篇　成　果

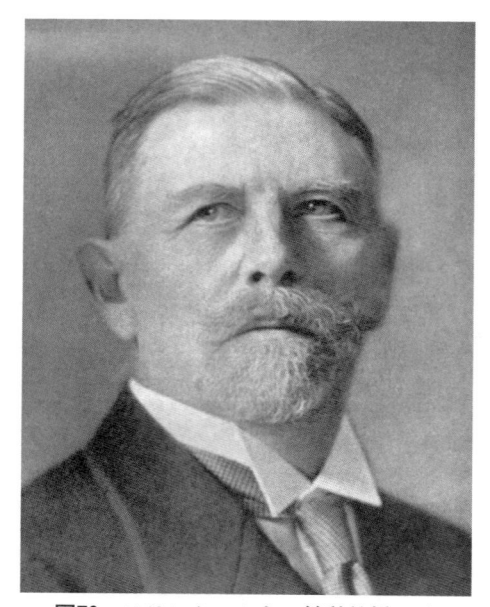

図70　フランクフルトの外科教授ルイス（ルートヴィッヒ）・レーン（1849〜1929）。最初に人間の心臓損傷の縫合を行って，人体の聖なる領域への外科の道を切り開いた

と尋ねた。

　ジーゲルは，レーンは不在だと答えた。そしてこの質問の意味を理解し，警官が彼の能力に信頼をおいていないことを感じた。フランクフルトの人々は，ルイス・レーンに奇跡を期待している。おそらくは傷ついた心臓の修復か，あるいは心臓の入れ換えを期待しているのだろう。

　レーン（**図70**）は，典型的な，自力で叩き上げた医師だった。彼はいわゆる大外科医に師事したことは，一度もなかった。純粋に仕事に対する熱意に満ち，非常に大胆な性格で，無限の才能をもっていた。そのため47歳の時には，すでにドイツの外科医の中の先駆

3. 聖 域

者として，世界で名が知られていた。また彼は，それまで手術が不可能とされていたバセドウ氏病や食道疾患の手術を，最初に行った1人であった。さらに染物工場の従業員にみられる膀胱腫瘍も発見している。

いらいらしながら，ジーゲルは，レーンは不在であり，明後日まで帰らない，と繰り返した。警官は立ち去った。午前4時少し前だった。

ジーゲルには，外科部長が帰る9月9日夕方の7時頃まで，よもやこの庖丁で刺された男が生き延びるなどとは，とても思えなかった。

しかし，男は生き延びた。

ジーゲルは早速，この患者のことをレーンに報告した。ユーストゥスは断末魔の苦しみにある，昨日は一時的な小康状態となったが，今は終焉に近づいている，と伝えた。たびたび脈拍は触れなくなった。心濁音界が右へ，そして左へと広がり，脇の下まで達した。午後から急激に胸腔内に血液が貯留してきた。

レーンはその男を診察したい，と言った。ユーストゥスは瀕死の状態だったから，個室に収容されていた。レーンはベッドに座った。

死相が現れ，すっかりくぼんで血の気のなくなった顔を，彼は覗き込んだ。汗で濡れた手首を取った。脈拍は途切れがちで，かすかだった。呼吸は浅かった。左胸全体に心濁音界が広がっていた。胸腔内出血のために，肺は圧迫されていた。創自体からの出血はないが，内側から少しずつ血液が流れ出てきた。

後にレーンが話したところでは，この時頭の中には，患者の胸の中で何が起こったか，何が起こりつつあるのかが，鮮やかに描き出されていた。庖丁は，心臓を取り囲んで保護している袋である心嚢を貫通しており，きっ先は，心臓自体の壁を傷つけている。おそらく心筋はかすり傷だろうが，それでもかなりの量の血液が心嚢内に

流出するには，十分な大きさなのだろう。

　心嚢内に血液が充満する心臓外傷の際には，まずそれから始まる。心嚢内に充満した血液が，心臓を押さえつけ，最後には内圧が上昇して心臓を圧迫し，心停止が起こる。

　しかしこの患者では，これ以外のことも起こっているに違いない。おそらく心嚢にできた傷も，血液が心嚢内から胸腔内に押し出されてしまうぐらい大きいのだろう。だから，致命的な心臓の圧迫は生じていない。ユーストゥスが，ほんの少し長く生き延びることができたのは，このためだろう。

　心臓は最後の1滴まで血液を送りつづけるのかもしれない。あるいは血液が胸腔の中に流れ込み，肺が押しつぶされて，先に呼吸が停止するのかもしれない。

　おそらくこんな病状だろう，とレーンは考えた。確信はなかったが，想像はできた。いずれにせよ死は確実なのだから，それが問題になるだろうか？　2000年の間，医学者や医師たちは『心臓の傷はすべて致命的で，今後もそうであろう』と主張してきた。外科医が，心臓にメスを触れようとする試み，あるいは針で縫合しようとすることさえも，まず心臓の働きを停止させてしまう，と。

　まさにこの瞬間に，レーンはこれまで存在する学説や死そのものに対して，「間違っているのではないか」という挑戦的な疑問を抱いた。それはなぜか？

　彼より以前に革新的な手段を開発した多くの医師と同じように，レーンにもわからなかった。

　これまでの考えは間違っていないと，なぜ言えるのか？

　レーンはそれまでの文献をよく知っていた。1810年に，ナポレオン時代の有名な外科医ラレーは，心臓を突き刺して自殺しようとした男の，胸腔を開いた。この男は，手術中，完全に意識があった。傷ついた心臓から，心嚢内に血液が流出し，このために次第に心嚢

3. 聖域

　内圧が上昇していることを正確に理解したラレーは、中空の套管針（トロカール）を心囊内に挿入し、血液を除いた。しかし、心臓の傷そのものには手をつけなかったので、単に死を遅らせるのに成功したにとどまった。心囊内に再び血液が充満し、そのうえそこが感染した。患者は死亡した。もっともこの患者は死を希望していたのだから、とラレーは思った。しかし、この症例についてのラレーの報告の中には、心膜に指を差し込んで、心臓の先端に触れた、と書かれていた。

　このことは、心臓に触れることは致命的であるという、これまで伝えられてきた説に対する反論ではなかったろうか？

　1872年に、ロンドンの外科医カレンダーは、合金細工師の胸の中に刺し込まれた1本の針を見つけた。この男は、上衣に針を刺したまま売春宿の喧嘩に巻き込まれた。誰かの拳でなぐられて、上衣の中の針が押し込まれ、心筋にまで刺さったらしい。カレンダーは、針の全体が現れるほど深く切開はしなかった。極めて浅く切開したところ、心臓の鼓動につれて上下に動く針の針孔（メド）を見つけた。彼は針を抜き出した、心臓には異常は起こらなかった。

　この事実は、伝統的な固定観念に反するものではないか？

　しかし、生きている人間の心臓の傷を露出し——何と目のくらむような考えだろうか——、大動脈や心臓から、血液が全部出てしまうまでに、その傷を縫合した外科医はまだ誰もいないことを、レーンは知っていた。だが、何事にも最初というものがある。心臓の縫合？　それは無謀な考えだろうか？　そう考えた瞬間、記憶が蘇って、レーンは救われた気持ちになった。生きている兎を開胸し、心臓に傷をつけ、それからその傷を縫合したブロックという人の1882年か83年の論文があった。そして兎は死ななかった。また昨年、1895年にローマで開かれた第11回国際医学会議で、デル・ヴェキオというイタリア人が、心臓の傷を縫合した後も生きている犬を、供覧していた。

レーンはどうしたら，拍動している心臓を固定できるか，傷を縫合するために，いつも動いている心臓の壁に，どうしたら針を通せるのか，考えようとした。拍動の間のごくわずかな時間を利用するのならどうか？　しかし，想像だけでは十分ではなかった。このような問題を解決するためには，目で見，手で触わり，生きている心臓を自分の手に握ってみなければならないのだろう。

　レーンは，断末魔のあえぎを聞いた。死か生か？　そこに選択の余地はあるのか？　いずれ死ぬことは確かだった。危険を冒すという問題ではなかった。たとえ，生存のチャンスがほとんどなくても，しなければならない。そして成功したとしたら……！

　レーンが，これまで不可能とされてきた手術を試みる，と決めた重大な瞬間がいつなのか，記録されていない。しかし一度決意すると，時間を無駄にしなかったのは確かだ。10分ほどあとの7時27分に，レーンは手術を開始した。

　信じられないことだが，2日間意識不明で苦しんでいた男は，まだ呼吸しており，麻酔にも耐えた。レーンが，第4肋間に14センチメートルの長さの切開を加えた時には，死が迫っているのを感じた。彼は第5肋骨を切り，内側へ曲げた。次の瞬間，黒い血液がわき出た。レーンはすばやく，指を開創部から胸腔内へ差し込んだ。すぐに心囊に触れた。胸腔内には血液が充満していた。レーンは胸膜を切開して，大きく広げた。

　溜まっていた血液が，胸壁の上に流れ出した。助手たちは，急いで血液を拭き取ろうとしたが，困難だった。外部の空気が胸腔内に入ったため，肺は虚脱した。レーンは麻酔係に，麻酔を中止するように指示した。1秒を争って縫合に取りかかろうとするその瞬間，レーンはもう一度，心臓にはまだ手術に耐え得る力が残っているのだろうか，と自問した。

　今や心囊が，はっきり彼の目の前に現れた。レーンは庖丁の作っ

3. 聖　域

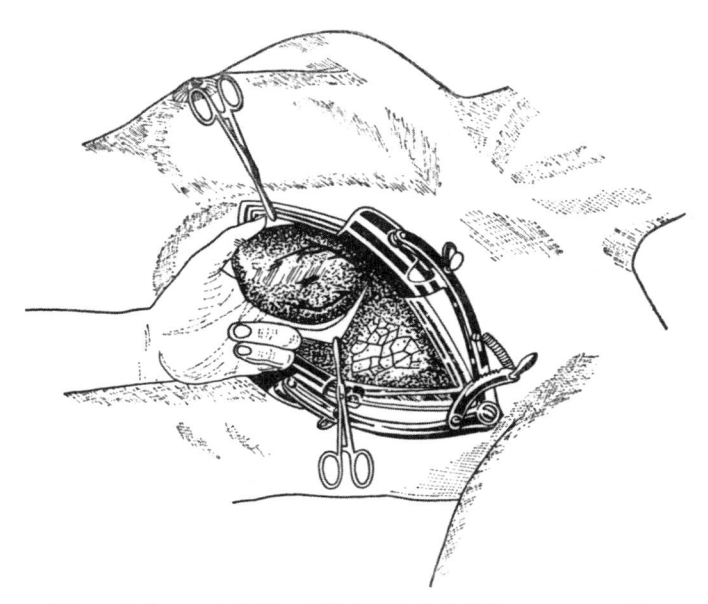

図71　生きている人間の心臓を露出する手術に，レーンが初めて成功した。後にこの手術はザウエルブルッフとシューマッハーが完成させた

　た創を認めることができた。断続的に，少量の血液が出ていた。レーンはピンセットで心膜を摑み，創部まで引き上げようとした。そうすれば，心臓に達することができる。しかし，ピンセットでは挟めなかった。何回かすると心膜が裂けた。静脈血が術野を覆った。レーンは，心膜をさらに大きく切開した。そして，ようやく心膜を創の外縁に鉗子で固定することができた。目の前に心臓があった。心囊の中で溜まった液体と凝固した血液に囲まれた心臓は，不規則に収縮し，拡張していた。

　レーンはかがみ込んで，生きている，まだ生きている心臓にさらに近づいた。心臓が拡張した瞬間，彼はそこに，庖丁による刺創を発見した。右心室の壁のちょうど中央にあって，およそ1.5センチメートルの長さだった（図71）。そこから，少量の出血が続いてい

た。ゆっくりと心囊内と胸腔内に充満しようとしている出血源が，目の前にある。昔の人間が考えた，心臓に触れることの恐れなど忘れて，無意識のうちに，レーンは，その創に指を押しあてた。出血は止まった。

レーンが触れても，心臓の動きには変化がなかった。自然の，理解しがたい不思議の1つが，ここにあった。収縮期になって心臓が縮むと，指が外れた。次の拡張期になって心臓が拡張すると創が見えたので，指をあてて出血を止めた。

心臓に触れても，その収縮と拡張の運動に変化がないことを証明した瞬間も，おそらくレーンには喜びを感じているひまなどなかっただろう。直ちに次の決定的な段階，心臓の縫合に進んだ。

助手の1人が，絹糸を通した細い針をレーンに渡した。それを右手に持ち，左手の示指で上下に動く心臓壁の創を押さえつづけながら，レーンは心臓が拡張する瞬間を待った。心臓が拡張した時，示指を外した。刺創が現れ，広がった。レーンは，すばやい動作で刺創の左側に針を刺し，それを反対側へ出した。一瞬，拡張期が長すぎるように思えた。しかし，それは瞬間のことで，心臓は再び収縮した。糸が心臓を通っていても収縮運動は妨げられなかった。

レーンは，次の拡張期を待った。拡張期が始まると絹糸を引いて，糸結びを行った。何回か心臓が停止したかと思われることがあったが，次の瞬間には再び心臓は収縮した。糸はほどけなかった。レーンが傷口に指をあてていなくても，出血は少なくなった。

レーンは2本目の針と糸を取り上げた。再び拡張期にすばやく針を通して抜いた。また心臓が停止したかと思われた。しかし，心臓は再び収縮し，拡張した。レーンは2針目の糸結びを行った。あと1針だ。もう一度針を通して出す。次の拡張期に糸を結ぶ。創はぴったりと閉じた。出血は止まり，心臓も動いている。

それとほとんど同時に，ジーゲルがかすれた途切れがちな声で叫んだ。

3. 聖　域

「脈が強くなってきました。脈が強くなってきました」

　レーンは患者に，塩化ナトリウム溶剤を投与した。心囊内と胸腔内を洗浄し，凝血塊を拭い取った。心囊と胸膜から貯留液が出るようにし，肋骨を元の位置に戻し，排液があるようにゆとりを残して，開創部を閉鎖した。

　2時間後，ユーストゥスは安らかにベッドで眠っていた。心音は強く，規則的だった。レーンは眠っている患者の傍らに，何も考えずにただ座った。何度も何度も，患者の脈をとった。それからついに立ち上がり，一言も言わずに出ていった。ジーゲルが代わってベッドの傍らに座った。

　レーンは，手術のことをすでに知っている医師，看護婦，付添人の顔を見なかった。後に言ったように，その時彼は外へ出て，ほの暗く冷たい外気に触れながら，夢遊病者のようにただ歩いていた。この数時間に自分が行ったこと，経験したことが計り知れない重要性をもつことに気づき，じっとしてはいられず，歩き回っていた。

　1896年9月10日から22日にかけての12日間は，ルイス・レーンにとっては，危機と苦闘の日々だった。彼は自分の手術が，正当なものであることを願った。それは，ただ手術の成功によってのみ，もたらされる。すべての外科の開拓者が悩んだように，彼は交互にやってくる不安と希望，失望と確信にさいなまれた。

　9月10日，ユーストゥスは初めて意識を取り戻した。左側胸部下方の痛みを訴えた。体温は38度7分に上昇した。レーンは，胸部を覆っているヨードフォルムガーゼを取り除き，血液の混じった大量の液体を除いた。その後，体温は下がった。心臓の拍動は非常に速く，ときには不規則になった。少量のモルヒネが，鎮静剤として用いられた。

　心臓の縫合は，どんな経過を辿って治癒するのか？　レーンは，防腐法によるすべての予防処置を守っていた。しかし，それらは心

囊や心臓縫合に対しても，有効だろうか？　9月19日までは，とくに心配するようなことは，何も起こらなかった。その日の夜になって，熱が突然39度7分まで上昇した。心臓縫合部の付近に隠れていた感染の最初の徴候なのだろうか？　死に至る心膜の炎症の症状なのだろうか？　しかし，そのような炎症の存在を示すものは，何1つ発見できなかった。ただ胸腔内から，分泌物があり，それが排液路を閉塞しているように思えた。おそらく熱の原因はこれだろう。レーンは胸部の後壁に，第2の排液路を造設することにした。そうしてみると，熱は確実に下がった。

　心嚢の方は，合併症もなく閉鎖した。心臓の動きも正常になった。ときどき出現した心雑音も消失した。胸腔からの少量の膿汁も出なくなった。一番長くかかったのは呼吸困難だった。虚脱した肺が広がって元の機能を取り戻すのに，時間がかかったからである。

　9月第3週の終わりに，第68回のドイツ自然科学・医学会議の年次大会がフランクフルトで開かれた。その頃には，心臓の縫合手術は成功したと考えられるようになった。ユーストゥスは健康を回復しつつあった。レーンは大会に集まった医師たちの前に現れ，敬意を表して静かに耳を傾けている聴衆を前にして，この生きた人間の心臓の縫合手術の報告をした。

　レーンの手術のニュースは，野火のように，たちまちドイツ，ヨーロッパ，アメリカの外科医の間に広まった。その結果，それ以前に心臓の縫合を試みて失敗に終わった外科医が，その経験を発表するようになった。

　1895年9月4日に，ノルウェーのクリスチャニアに住む外科医カッペレンは，心臓の左心室のナイフの刺創を縫合しようとした。患者は24歳の青年で，手術後2日半で死亡した。イタリアではグィード・ファリーナが，同様の試みをして失敗した。ただこの患者は5日間生きていた。

3. 聖　域

　今まで知られていなかった心臓手術の成功例が1例だけあった。しかしこれは，心嚢の縫合で，心臓そのものではなかった。

　シカゴのプロビデンス病院で，ダニエル・ヘイル・ウィリアムズが，同様にナイフによる刺創を受けた青年の心臓を手術した。この場合は，心嚢と心臓がともに傷ついていた。しかし，心臓の傷は非常に小さかったので，出血はなかった。おもな出血は，貫通した内胸動脈からだった。ウィリアムズはこの動脈を結紮して，心嚢を縫合した。心臓の傷は，自然に治癒した。患者のジェームズ・コーニッシュは全快した。正確には心臓の縫合手術ではないが，ウィリアムズの手術成功によって，医学の歴史ではしばしば見られる国際的なプライオリティ争いが，生じる可能性があった。それはウィリアムズが白人だった場合のことだが。

　ウィリアムズは，ペンシルバニア州ホリデイズバーグの，アメリカ黒人の子として1858年に生まれた。偏見にめげずに，彼はシカゴの医科大学の学生となり，学位を得た。それからシカゴのマーシー病院の外科医となった。35歳の時，ウィリアムズはノックスヴィルのテネシー医科大学の教授に任命された。次いでシカゴの外科に帰り，後にワシントンのフリードマン病院の外科部長に就任した。さらにまたシカゴに戻り，外科医を勤めた。

　私はウィリアムズに何回か会ったことがある。敵意に囲まれた境遇によって，彼が深い精神的孤独を強いられているのに気づいた。その孤独はまた，彼に聡明さを与えた。愚かな先陣争いには，執着しなかった。

　手術に成功してから1年後に，レーンはベルリンの外科学会に出席し，今や完全に治癒した患者を出席者全員に紹介した。彼は講演の最後にこう言った。

　「心臓の縫合手術が可能なことは，もはや疑う余地がありません。この症例が単なる好奇心にとどまらず，心臓外科分野の刺激剤と

なって，生命を救う外科学の新しい分野に発展していくと信じております」

　1898年の9月16日，世界はまだ6日前にジュネーブのモンブラン埠頭で起こった，オーストリアのエリザベート皇后暗殺事件でわき返っていた。この日，ルイス・レーンは彼の診療室で，最初の心臓の縫合手術の話を私にしてくれた。レーンが心臓の縫合をした日から，2年後のほぼ同じ日に，皇后が同じ心臓の刺創で死亡したということは，何か不気味であった。
　私がレーンのところへやってきたのは，ジュネーブで暗殺された皇后の検死をゆだねられた外科医のポール・レバーディンと，話した後だった。レバーディンは暗殺の様子を詳しく話してくれた。
　暗殺に使用したやすりは，心囊の壁を貫通して左心室に入った。しかし，暗殺者は直ちにやすりを抜き取ったので，皇后自身は，拳で打たれたとしか感じなかった。皇后は船に乗るために，さらに120歩歩き，そして実際に船に乗った。船が動き出してから，意識を失った。そして胸の刺創が発見された。船は埠頭に戻り，皇后はホテルに運ばれた。ゴレーとティセの両医師が到着した時には，皇后はまだ生きていた。しかし，彼らができることは何もなかった。すぐに第三の医師が呼ばれた。彼も死亡を確認する以外には，何もできなかった。
　皇后はごく一般的な経過で死んだ。心臓から出血して，それが心囊内に流入し，そこに血液が溜まった結果，心臓が圧迫されて死に至った。
　暗殺後，皇后の命を救うために使えたかもしれない時間が，いかに無駄に費やされたかを考えると，医師が過去の惰性に溺れることの愚かさに，かつてのいらだちが再びこみ上げてきた。
　私はこの気持ちをレーンに話した。彼は心臓外科が医師の共通の財産となり，エリザベート皇后のような事例でも死なないですむ

ような日が訪れるのを，この目で見てみたい，と言った。話しながらも，自分たちの性急さを，笑い合った。

　しかし，第一歩は踏み出された。生きている人間の心臓の創を縫合するのに成功したからには，他の分野と同じように，次の一歩が必ず試みられる。進歩は，ある時はゆっくりと，ある時は速く進む。レーンはこれまで犯すべからざる聖域とされてきた人体の深部を，外科医のために開け放ったのだ。

　扉は開かれた。これからはもう，外科医のメスを止めることは，できないであろう。

文 献

1. 文献索引

(数字は参考文献一覧の文献番号を示す)

第1篇　長い暗黒

1. ケンタッキー

マクドーウェルのグリーン郡への旅	335, 93, 413, 427, 213
マクドーウェルの性格と外見	241
マクドーウェルの家族	427, 413, 213, 260
トムとジェーン・クロフォード夫妻	427, 334, 267
ベーカー夫人	213(この文献にはマクドーウェルに診察してもらうように提案した2人の「近医」について触れている。ただ彼らがマクドーウェルの診察に立ち会ったかどうかについては，はっきりした記載がない)
マクドーウェルの医学的経歴，ハンフリーズ医師，エジンバラへの留学，ハミルトン教授，ベル教授	427, 241, 213, とりわけ260と449
卵巣摘除についてのジョン・ハンターの記載	213
卵巣摘除実施についてのマクドーウェルの苦悩	93, 203, 469, 166
ダンヴィルへの旅，マクドーウェルの家と一緒に住む人々	427, 213, 148
マクドーウェルと卵巣摘除術に関するフランス語の論文	260
ジェームズとエフライム・マクドーウェルの議論	213, 241, 204(ジェーン・クロフォード，ベーカー夫人，チャールズ・マッキニーとの関係を含めて述べたもの)
サラ・マクドーウェル	148, 213, 260

文　献

 手術の経過，マクドーウェル，前述のマクドー 427, 213
  ウェルの講演
 暴徒 427, 213
 ジェーン・クロフォードの術後経過 427, 213, 267
 マクドーウェルの後半生，彼の書いた報告の運 427, 213, 260, 93, 241
  命，彼の死

2．ウォレン

 ルイ14世の痔瘻の手術 177, 304, 324
 痔瘻の手術法 103, 236, 426
 ルイ14世の痔瘻手術が外科医の地位に及ぼした影 245, 29, 387
  響
 マサチューセッツ総合病院 342, 347, 111, 341
 ジョン・コリンズ・ウォレン 241
 ウォレンの股関節脱臼の整復 94
 ニコチンあるいは葉巻の直腸への挿入 341
 ウォレンの舌の切断と彼の言葉 94

3．結　石

 ヘンリー・ソンプソン；性格と習慣 536
 インドの外科 496, 354, 476
 カンプール 428
 ケルススと結石除去手術 70 (vol. 3), 181
 ラックノー 428
 膀胱結石の探り針 275
 アービングの膀胱結石の診断 37 (vol. 4), 299
 マーティニール 428
 マーティン大佐とマーチソン博士 346, 173
 膀胱結石の内服溶解剤 486, 151, 521, 129
 マーティン大佐の臨床経過と自分自身で行った結 346, 173
  石破砕術
 マーティン自身の報告の引用 173
 シビエールと堅果 498
 サイム 498, 351
 ロバート・リストン 498
 ヘンリー・ソンプソン卿；彼の経歴；泌尿器科医 487, 483, 488, 484, 485,
  としての彼の考え；シビエールとの関係 489, 505 (p. 112), 431, 157
 シビエールの膀胱結石標本室；シビエールとハド 227, 152
  ソン・ロー

膀胱結石除去手術の歴史	70, 181, 85 (vol. 1, p. 312), 279, 147, 518, 305, 216, 165
膀胱結石除去手術による死亡の原因	165 (vol. 1, p. 413), 429, 414, 249, 280, 172, 256, 400
修道士ジャック	187, 290, 319, 180
ジャン・ド・サン・コーモ	220, 128, 41 (vol. 1, p. 368)
ジャン・ド・ドゥー	482
ヴァルテルの報告	509
メゾンヌーヴ	235, 402
ピティエ病院と手術室の描写	199
メゾンヌーヴの手術方法	199
メゾンヌーヴについてのモローの意見	235
スィトー教の無名の修道士が自分自身に行った手術	137
グルイトフイゼン	41
結石の溶解と破砕についてのグルイトフイゼンの試み	137 (p. 228)
シビエール	531
シビエールの伝記	272, 227, 41, 153, 154, 155, 156
アミュッサとレロイ・デティオレ	41, 388, 318
最初の砕石術	127
ウルテループ	282
シビエールとネッカー病院	377
シビエールの外観，性格；同時代の人々との論争	532, 318
前項への批判	95, 475, 348
バイヤン男爵とレロイ・デティオレ	127
シビエールの手術手技	532, 127
前項への批判	436

4．インド人の鼻

ハイフェルデル	253
ディーフェンバッハが経験した最もひどい顔の変形	310
ディーフェンバッハの業績	184, 185
ディーフェンバッハの死	310 (ドゥ・ラ・ピエールとファルンハーゲン・フォン・エンゼの証言)

文　献

鼻を失った人々の悲劇	310（ディーフェンバッハの記載，p. 130）
カワスジーの手術	96, 145
カーピュ	41
インドの造鼻手術に関するカーピュの研究	85（vol. 2, p. 185）
カーティポー	81（p. 510）
カーピュの最初の症例	145
タリアコッツィ	232（とくに p. 456の図），218, 313, 117
イタリアの造鼻手術の歴史	85（vol. 2, p. 185），43
カーピュの最初の手術成功例の記載	145
ラサム大尉	145
インドからイタリアへ	476, 380, 231
グレーフェとディーフェンバッハ	43（vol. 2）
章末の引用	310

第2篇　世紀の目覚め

　1846年から現在に至るまで，麻酔の発見は数え切れないほどの論文，記録物，論争の対象になった。プライオリティを主張する多くの者が現れて互いに激しく戦ったので，刊行物の大多数には明らかな偏りがあり，はっきりとした虚言，偽造，歪曲が含まれている。ごく最近になってアメリカの研究者たちが麻酔の歴史に関する膨大な資料について科学的な原典評価を行った。その結果，多くの伝説，偽造，解釈の誤りを一掃することに成功した。これらの研究は，とくに以下の文献にまとめられている：401, 416, 292（これには優れた文献目録がある），294。
　これらの文献は，「発見」「ロンドンとエジンバラ」「ブロードウェイ」「強欲」の基礎資料として用いられた。

1．発　見

先駆者たち；ハンフリー・デイヴィ；ヘンリー・ヒル・ヒックマン	294, 416, 292
クロフォード・W・ロング	327, 401, 533
スマイリーとエーテル	458
穿頭手術	417, 55
ウォレンとマサチューセッツ総合病院	126, 130, 101
正確な日付	すべての記録は単に「1月のある日」としている
ウェルズについてのウォレンの紹介	162
ウェルズの外見	401, 230
切断手術の延期	516

1．文献索引

ウェルズの聴衆への話；抜歯に応じた志願者（言葉は異なっているが，すべての資料でその概要は同一である）	
全体的説明	401, 416
詳細	162, 514, 513, 472, 100, 205
ウェルズの失敗；「いかさま」の叫び；ハートフォードへの帰宅	416, 516
ハートフォードの笑気ガスショー；ハートフォード・クーラント紙に出たショーの案内	401
コルトン	366
ウェルズとモートンの以前の関係	416
ショーの間のウェルズと妻；サミュエル・クーレイとデヴィット・クラーク	416, 401, 366, 162（それぞれの資料で発言の正確な言葉はかなり異なっている。しかし内容に関しては不一致はない）
リグズとウェルズの実験	416, 401, 162, 514, 513, 473, 100, 205に加えてとくに491
モートンとジャクソン	294, 416
コッティング博士	169
カルビン・エリス；ジェームズ・ストーンと実験の前の雰囲気	224
ウォレン；他の出席者，手術室の状況	113, 223, 224, 102, 342
モートンの外観；実験の経過；その間に話された言葉	223, 224, 401, 416に加えて，とくに120。証言の言葉は異なっていたが内容に違いはない〔ビジェロー（120）によると，手術が終わってから，何を感じたか尋ねられたアボットは，誰かがくわで皮膚の上をこすっているように感じただけだと言った〕
ウォレンの涙	223
焼灼が行われた第2の実験（他の資料では述べられていない）	223

文献

　　　実験成功後の見学者の反応　　　　　　　　　　169(コッティングはある
　　　　　　　　　　　　　　　　　　　　　　　　　　見学者が言った「すごい
　　　　　　　　　　　　　　　　　　　　　　　　　　ことだ，この馬に乗れば
　　　　　　　　　　　　　　　　　　　　　　　　　　世界一周できる」を引用
　　　　　　　　　　　　　　　　　　　　　　　　　　している)
　　　　　　　　　　　　　　　　　　　　　　　　　　511

2．ロンドンとエジンバラ

　　　リストン；経歴と外科医として達成したこと；性　　351,34,252
　　　　格，外観，習慣
　　　ヤコブ・ビジェローからブート博士へ（ブート博　　416
　　　　士からジェームズ・ロビンソンへの手紙から引
　　　　用）；ロビンソンの実験
　　　1846年12月21日；リストンによる最初の無痛法に　　161(見学者の証言とリス
　　　　よる切断術；シェルドレークのエーテル吸入下　　　トンの刊行されていない
　　　　の行動；手術の経過；患者チャーチル；見学者　　　メモに基づいており，手
　　　　のコメント　　　　　　　　　　　　　　　　　　　術の日の天候について
　　　　　　　　　　　　　　　　　　　　　　　　　　も，記載は正確で，きわ
　　　　　　　　　　　　　　　　　　　　　　　　　　めて詳細なものである)，
　　　　　　　　　　　　　　　　　　　　　　　　　　189
　　　エーテル麻酔の普及　　　　　　　　　　　　　　210,316,253,337,523
　　　最初の無痛分娩　　　　　　　　　　　　　　　　323
　　　シンプソン　　　　　　　　　　　　　　　　　　192,453,450,451,448,78
　　　最初の無痛分娩についてのシンプソンの説明　　　106
　　　クロロフォルムの発見　　　　　　　　　　　　　450,451,448に加えてと
　　　　　　　　　　　　　　　　　　　　　　　　　　くに234,352,453
　　　キースとダンカン　　　　　　　　　　　　　　　482,268,269,186
　　　リービッヒ，スーベイラン，ガスリーとクロロ　　416
　　　　フォルムの関係
　　　シンプソンの出産時のクロロフォルム使用；「麻　　448,416に加えてとくに
　　　　酔」と教会との論争　　　　　　　　　　　　　106,470
　　　ロバート・ピール卿　　　　　　　　　　　　　　416
　　　ヴィクトリア女王の無痛分娩　　　　　　　　　　416,150,159,455
　　　ジョン・スノー　　　　　　　　　　　　　　　　411,461,462
　　　シンプソンの欠点　　　　　　　　　　　　　　　78,373

3．ブロードウェイ

　　ホレス・ウェルズの死の真相は，長い間ベールに包まれていた。ほとんどの記
録では，ウェルズは浴槽の中で静脈を切って自殺したことになっている（念入り

な研究である H・キリアンと H・ウィーズの「麻酔」(1945)でさえも，出所の疑わしいこの話を記載していた)。本当にあった遥かに悲惨な状況，ウェルズの自殺に先立つ彼の犯罪行為，それを引き起こした精神錯乱による行動は隠されていた。何十年もの間，ウェルズの友人たちは，彼を傷つけるような材料をウェルズの敵対者に与えまいとして，これらの事実を秘密にしてきた。そして友人たちは，冷酷な社会によって自殺に追い込まれた男，というセンチメンタルな話を作り上げた。ウェルズの罪状認否の写しから，彼の逮捕と拘置所における自殺は，著者には疑うことのできないほど明白であるように思えた。それでもなお，さらに記録を検討しはじめたのだが，それを行っている時，最近の米国のいくつかの研究を偶然見つけたため，それ以上検索する必要がなくなった。これらの研究によって，ウェルズの死に先立つ事件が，現実に起こったことが立証された。

全般	98, 99, 100, 401, 416
ニューヨーク滞在中のウェルズと彼の活動	368(ウェルズのクロロフォルム，笑気ガス，「letheon」の使用についての無料の使用法教授の広告を載せたニューヨーク・イブニング・ポスト紙の1848年1月17日号)
ウェルズの硫酸投擲；彼の逮捕，トゥーム拘置所	369, 368, 367(ニューヨーク・デイリー・トリビューン紙の1848年1月24, 25, 26日号に事件の記事，一般からの投書と後に不運なウェルズを救済しようとした試みが載っている) 214(最初の，しかし部分的なものだが，ウェルズの死をめぐる情報についての一般に知られていることが含まれている)
トゥームの状況	248
ウェルズの告白の一部と彼の記憶喪失	401(ウェルズの人生の最後についての最も正確な記載がある)
ウェルズの遺書	421
ウェルズのクロロフォルムを用いた自殺	505

文献

4．強　欲

　この章は医学の歴史の中で最も複雑な争点の1つを述べている。モートン，ジャクソン，ウェルズの相互の関係については，これまで解明されることはなかった。現実に存在する資料から，すべての関係者を満足させ，真実と虚偽の部分を完全に区別し得る見解を導き出すことは不可能である。それにもかかわらず著者は，内外の図書館にあるこれに関する主要な研究と多数の資料を検討した。そして，しばしば引用されているH・R・レイパーの「疼痛と闘った男」（文献番号401）が最も念入りに，しかも公平にこの問題に取り組んでいると結論した。そのため，著者は最終的にこの本の内容を規準として，この章を修正した。

モートン；はっきりとして虚偽と誇張に満ちた陳述についての彼の性格からみた洞察	361
モートンのウェルズ訪問；エリザベス・ウィリアムズ	401, 410, 99
モートンのジャクソン訪問；彼らの会話	401, 410
イーベン・フロストへのエーテル麻酔，同席者と彼らの発言	416
フロスト，ヘイデン，テニイの供述，新聞への掲載；この記事掲載に関与したことについてのモートンの否定	416
モートンへのヘイワードの手紙；グルード医師：ガラス球の製作	416
"調合薬の化学的組成"を公表することについてのマサチューセッツ総合病院の医師たちとの論争	401, 393
ウェルズへの手紙	401
モートンとジャクソンの特許	266
「調合薬」の使用許可案	393, 410
麻酔に関するホームズの手紙	510
11月4日の麻酔の失敗；「調合薬」がエーテルに他ならないことについてのモートンの容認；アリス・モーハンの手術	401, 257, 119
ジャクソンのモートンに対する反撃；ジャクソンの人格と性格；彼のフランスとアメリカ合衆国における発表	416, 225, 265
モートンの反論の小冊子	360
モートン－ジャクソン－ウェルズの論争	401, 516, 515
ウェルズのパリへの旅行；最後の論争	416, 98, 99, 100
ブルースターの手紙	416
ジャクソンに対するモートン	410, 510, 357, 328

	1．文献索引

議会の補償金のための争い；賄賂と買収	505, 459, 460
モートンの死	454
ジャクソンの最後	416

第3篇　手術熱

1．スクタリ

全般	364, 375
ロンドンにおける反応	423
フローレンス・ナイチンゲールの使命	164, 395, 530
ホールの指令	530
スクタリの海岸，病院の周囲；病院の入口；最初の印象	375, 479, 261
医師と看護婦の関係	530
「手術室」の状況	530, 499, 211
「追っかけ」；シドニー・オスボーン	375
マグレガー	530
病棟と廊下の状況	364, 261, 164, 479, 408, 237, 238, 239, 499, 246, 477
フローレンス・ナイチンゲールとの出会い	395, 530, 261

2．マルガレータ・クレブの地獄

グスタフ・シモン―経歴，性格，外見，性格	330, 87, 457
ディーフェンバッハの言葉	310
ジョベールの瘻孔手術	309
デュー病院	199, 512, 377
シモンと瘻孔治療	446, 447
マルガレータ・クレブの状態；彼女の瘻孔を治そうとしたが成果のなかったシモンの手術	444の中にシモン自身の詳細な記載がある
腎臓手術の発展の歴史	307, 308, 370, 174
ホブスンの記録	370
エラスタス・B・ウォルコット，性格と最初の腎臓摘出手術	493
ウェルズとパースリーの手術	308
シモンの準備と手術の決意	444 (vol. 1)
マルガレータ・クレブの手術の経過と回復	444 (vol. 1, これから手術見学者に対するシモンの言葉をとった)

文　献

3．帝王切開術

サン・マテオ	
ポロの経歴と性格	60, 183
ポロとジュリー・コヴァリーニ	222, 356, 196
帝王切開術の歴史	394, 466
起源	286, 398
欽定法	399, 258, 339
ルース	254
バウヒンとヌーファー	441, 422
ヴィッテンベルク	110, 221
シゴールとボドロック	507a
エイトケン，レバ	29, 108, 109
帝王切開術の悲劇的結果	468, 274
ジェシー・ベネット	398
ランバート・リッチモンド	353
ポロの熟慮；手術の決意；手術の経過；ジュリー・コヴァリーニの回復	415 394, 466
ポロの手術の影響	
ストーラー	362, 494, 432
ケーラーの子宮縫合法	124, 474 287

第4篇　救済者

1．汚れた手

ミカエリス；性格とキールにおける職務	349, 441, 526
産褥熱に関する当時の概念	440, 201
オリバー・ウェンデル・ホームズ	83, 259, 412, 107
ミカエリスの自殺，原因とその方法	441
キールの状況	441, 293
ゼンメルワイス；全般	114, 133, 195, 242, 251, 296, 519, 435
ロキタンスキー；スコダ	229
産科の状況	389, 467
ゼンメルワイスの産褥熱との戦い	59, 135, 178
コレチュカ	59, 438, 535
コレチュカの死に直面したゼンメルワイス	438
ゼンメルワイスの発見と戦い	59, 208, 311, 390, 391

ゼンメルワイスの自責の念の引用	438
ヘブラとゼンメルワイス	250
ハラーとゼンメルワイス；ゼンメルワイスと革命運動；クラインの陰謀；ゼンメルワイスの2つの講演；ウィーンからの急な出発	59
ブダペストのゼンメルワイス	278, 437
ゼンメルワイス，ランゲ，ウィルヒョウ	59, 134
ゼンメルワイスの抗議	439
ゼンメルワイスの死	473, 378

2．見えない暗殺者たち

南北戦争中の医療体制	163, 139, 190
サイムとリスター	498, 233
グラスゴー；リスターの家；リスターとリストン；アグネス・リスター	498, 495
当時の外科的治療と手術の状況	442, 244, 492, 419, 420
リスター，性格，外見，性癖	233, 498, 255, 501, 478, 531, 332
南北戦争の死傷者	163(vol. 2)
創傷治療の試み	135, 525, 291, 138, 206
ワシントンの病院の状態；分館方式	315
リスターとシンプソン；シンプソンの病床分散運動	498, 192
グラスゴー大学とリスターの病棟	495, 498
リスターが防腐法で治療した最初の症例	233, 498, 322, 379, 490
リスターの研究；リスターとパスツール	233, 498
パスツールの発見	382, 84, 504
リスターの防腐法の基礎概念の発見；石炭酸	149

3．盲目の神々

ダブリンにおける英国医学会年次総会	481, 409
ダブリンにおけるソンプソン，サイム，シンプソン	409
ダブリンでの発表前のリスター；膿瘍；手術	233, 498, 501
リスターの講演	321
リスターの講演に対する小さな反応；ヒンストンの質問；シンプソンの針圧止血法	481, 409
シンプソンとの会話；シンプソンの激怒の原因となった圧止血針	233, 498, 192, 149

文　献

シンプソンの心臓疾患	451
シンプソンとジュール・フランソワ・ルメール	149, 317, 452
シンプソンの都市と田舎における手術統計；彼のウォータールーの戦死についての言及；彼の小屋式病棟論	192, 498
シンプソンの憎悪の限界	78
シンプソンとリスターの論争	149, 233, 498
微生物の存在を考えるに至った過程についてのリスターの主張	498
リスター法のさらなる発展	149, 338, 531
ドイツにおけるリスターの影響	243, 371, 372, 320, 87, 480, 434, 463
リスターの認知への戦い；エジンバラへの移動；ドイツとアメリカ合衆国への旅；ロンドンにおける闘争の再開	233, 498, 104

4. 愛の手袋

アメリカ合衆国における防腐法	284, 340
ヴォルシュタインのロベルト・コッホの家；コッホの最初の妻	355, 503
ロベルト・コッホの性格	355
研究室におけるロベルト・コッホ；コッホとアメリカ	503
コッホの研究の展開と業績	112, 517, 295, 84, 179, 298, 299, 300
ハルステッドとの出会い，ハルステッドの性格；ビルロート，ベルクマン，ティールシュ，フォルクマンのもとへのハルステッドの留学；ハルステッドのニューヨークにおける防腐法の遂行；防腐法と滅菌法についてのハルステッドの考え	333
フォルクマン	143, 303, 87, 506
フォルクマンとベルクマン	140, 116
膿血症の病原菌の発見	136, 430
ビルロートの類酵素論	123
緩やかな防腐法の勝利	333, 338
滅菌法の誕生	115, 508
蒸気滅菌	336, 235, 365
清潔な手の問題	350

1．文献索引

ハルステッドとの2回目の出会い；ニューヨークからボルチモアへのハルステッドの経歴	333, 215
ハルステッドのゴム手袋の発明；キャロライン・ハンプトン	333, 407
ブラッドグッドの言葉	207

第5篇　成　果

1．スーザン

胃腫瘍の摘出に関するペアンの論文と彼の言葉の引用	384
胃手術の歴史	198, 262, 281, 171, 418, 37, 81
アンドレアス・グリュンハイデ	197
ボーモン	83, 188
人工的な胃瘻	198, 281, 41
幽門の腫瘍	198
ペアンの言葉の引用	384
ペアンの経歴，性格，名声，個性	397, 226, 345, 176
「諸君，今日の分は以上だ」	363
ペアンの医学についての考え方	385
カルル・テオドール・メッレム	281
ミクリッツ	283, 118, 276
ビルロートの助手たちによる動物実験	528
シェーンボルン	302
リディギエル	41, 425
リディギエルの最初の幽門癌手術；手術の経過，剖検所見	424（引用はこの報告から）
ビルロートの手術成功例の報告；ウィーンのミクリッツ；ミクリッツとビルロート	283
ビルロートの幽門癌手術	262, 122
ビルロートの性格	84, 520, 383, 329
ビルロートの見解と言明	13, 121
ビルロートⅠ法；ヘレーネ・ヘラーの予後；ビルロートとリディギエルのその後の手術	528, 433
ヴェルフラー	529
ビルロートⅡ法	297

文　献

2. 遥かな道のり

エドワード7世の戴冠式直前のロンドン	314, 344, 326
ウエストミンスター寺院；イングラムの発表	344, 326, 167
バッキンガム宮殿の掲示	263, 326
虫垂炎の歴史	240, 464, 125, 527, 194, 288, 471, 273, 146, 289, 331, 160, 325
阿片	507, 247
パーカー	381
ガンベッタの虫垂炎と死	141, 202
レジナード・ヘーバー・フィッツ	285, 200, 212
フェンガー；手術後のフェンガーの発言；セン；オクスナー	158
ファウラー	217, 41
モートン	358, 359
マックバーニー	386
シカゴでのマーフィー；結核の疑い；ラスベガスのマーフィー；モナハンの虫垂炎に対する早期手術；早期手術のための戦い	175
トリーヴス	396, 496, 456
ヨーロッパにおける虫垂炎手術についての論争	464, 465
パーク・クレセント12番地におけるリスター；ルーシー・サイム	498
エドワード7世の病歴	263, 264, 314, 193, 326

3. 聖域

ユーストゥスの病歴	219
ジーゲルとレーンの診察	404, 405, 406
ビルロートの発言	374
レーン，経歴と性格	306, 403
心臓手術の試み	105, 524, 209, 312, 142
ブロック，デル・ヴェキオ	374
ユーストゥスに行ったレーンの手術と回復の過程	406
カッペレンとファリーナ	105
ウィリアムズ	522
外科学会におけるレーンの結語	406
エリザベート皇后の病歴	168

2. 参考文献一覧

GENERAL WORKS

1. Abbot, F. C.: 'The Life-History of Some Surgical Procedures', *St Thomas Hospital Reports*, 1891. London, 1892.
2. Albert, E.: *Beiträge zur Geschichte der Chirurgie*. 2 parts. 1877.
3. ———: *Lehrbuch der Chirurgie und Operationslehre*. 4 vols. 1881-83.
4. Aschoff, L., and Diepgen, P.: *Kurze Übersichtstabelle zur Geschichte der Medizin*. Munich, 1945.
5. Baas, H.: *Grundriss der Geschichte der Medizin und des heilenden Standes*. Stuttgart, 1876.
6. Bardeleben, A.: *Lehrbuch der Chirurgie und Operationslehre*. 4 vols. 1863-66.
7. Bell, K.: *System der operativen Chirurgie*. German translation by Kosmely. Berlin, 1815.
8. Benedict. T.: *Lehrbuch der allgemienen Chirurgie und Operationslehre*. Breslau, 1842.
9. Berghoff: 'Die Entwicklung der Chirurgie in Wien vor Billroth', *Wiener Medizinische Wochenschrift, 80*, 1537(1930)
10. Bernstein, J.: *Geschichte der Chirurgie*. 2 vols. 1822-23.
11. Bier, A., Braun, H., and Kümmel, H.: *Chirurgische Operationslehre*. Leipzig, 1920.
12. Billings, J. S.: 'The History and Literature of Surgery', in Dennis, F. S., and Billings, J. S., *System of Surgery*. Philadelphia, 1895-96.
13. Billroth, T.: *Über das Lehren und Lernen der medizinischen Wissenschaften*. Vienna, 1876.
14. Bland, Sulton: *The Story of a Surgeon*. Boston and New York, 1930.
15. Brown: *Old Masterpieces in Surgery*. Omaha, 1928.
16. Brüning: 'Hundert Bände Archiv für Klinische Chirurgie', *Archiv für Klinische Chirurgie, 100*, Suppl. 1-124(1913).
17. Brunn, W. v.: *Kurze Geschichte der Chirurgie*. Berlin, 1928.
18. ———: 'Geschichtliche Einführung in die Chirurgie', in *Die Chirurgie*, ed. by Kirshner-Nordmann. 1924.
19. Brunner, C.: 'Geschichte der Wundbehandlung', *Neue deustche Chirurgie, 20* Stuttgart, 1926.
20. Buschan, G.: *Über Medizinzauber und Heilkunst im Leben der Völker*. Berlin, 1941.
21. Camac, C.N.B.: *Epoch-making Contributions to Medicine, Surgery and the Allied Sciences*. Philadelphia, 1909.
22. Comrie, J. D.: *History of Scotish Medicine*. 2 vols. London, 1932.
23. Creuz. R., and Steudel, J.: *Einführung in die Geschichte der Medizin in Einzeldarstellungen*. Iserlohn, 1948.
24. Czerny, V.: *Über die Entwicklung der Chirurgie während des 19. Jahrhunderts und ihre Beziehung zum Unterricht*. Heidelberg, 1903.
25. Diepgen, P.: *Geschichte der Medizin* 5 vols. Berlin and Leipzig. 1913-28.
26. ———: *Die Heilkunde und der ärztliche Beruf*. Munich, 1938.
27. Dumesnil: *Histoire Illustrée de la Médecine*. Paris (1935).
28. Eve, P.F.: *Remarkable Cases in Surgery*. Philadelphia, 1857.
29. Fischer, G.: *Chirurgie vor 100 Jahren*. Leipzig. 1876.
30. Fischer, J.: *Biographisches Lexikon der hervorragenden Ärzte der letzten funfzig Jahre*. 2 vols. Berlin and Vienna, 1932-34.
31. Fourmestraux, T. de.: *Histoire de la chirurgie française, 1790-1920*. Paris, 1934.
32. Garrison, F. H.: *An Introduction to the History of Medicine*, 4th ed. Philadelphia and London, 1929.
33. Gould, G., and Pyle, W.: *Anomalies and Curiosities of Medicine*. New York, 1937.

文　献

34. Graham, H.: *Surgeons All.* London, 1939.
35. ——: *The Story of Surgery.* New York, 1939.
36. Gründer, J. W.: *Geschichte der Chirurgie von den Urzeiten bis zum Anfang des 18. Jahrhunderts.* Breslau, 1859.
37. Günther, G. B.: *Die Lehre von den blutigen Operationen am menschlichen Körper.* Leipzig. 1863-66.
38. Gurlt, E.: *Geschichte der Chirurgie und ihrer Ausübung.* 3 vols. Berlin, 1898.
39. Guthrie, D.: *A History of Medicine.* London, 1945.
40. Haagensen, C. D., and Lloyd, W. E. B.: *A Hundred Years of Medicine.* New York, 1943.
41. Haberling, W., Hübotter, F., and Vierordt, H.: *Biographisches Lexikon der hervorragenden Ärzte aller Zeiten und Völker.* 5 vols. Berlin and Vienna, 1929-35.
42. Hacker: *Die geschichtliche Entwicklung der Chirurgie.* Innsbruck, 1899.
43. Haeser, H.: *Übersicht der Geschichte der Chirurgie und des chirurgischen Standes.* 2 vols. 1879.
44. Haggard, E.H.W.: *The Doctor in History.* New Haven, 1934.
45. ——: *Devils, Drugs and Doctors.* New York and London, 1929.
46. ——: 'Surgery, the Queen of the Arts', *Surgery, Gynaecology, Obstetrics, 58*, 410 (1934).
47. ——: 'The Background of the American Surgeon', *Surgery, Gynaecology, Obstetrics, 60*, 427 (1935).
48. Hecker, J.F.C.: 'Geschichte der Chirurgie', in Rust, *Theoretischpraktisches Handbuch der Chirurgie. Vol. 4*, 613 (1831).
49. Helfreich: 'Geschichte der Chirurgie', in Pagel, J.L., and Neuburger, M., *Puschmans Handbuch der Geschichte der Medizin, 3*, 1-304. Jena, 1902-5.
50. Hirschberg, J.: *Geschichte der Augenheilkunde.* 4 vols. in 10. Leipzig, 1899-1918.
51. Isensee, E.: *Die Geschichte der Medizin, Chirurgie und Geburtshulfe.* 4 vols. in 6. Berlin, 1840-45.
52. Kelly, H.: *Cyclopaedia of American Medical Biography.* Philadelphia and London, 1912; 2nd ed., Boston and New York, 1928.
53. Killian, H., and Krämer, G.: *Meister der Chirurgie und die Chirurgenschulen im deutschen Raum.* Stuttgart, 1951.
54. Kümmel, H.: *Die Entwicklung der Chirurgie in den letzten 50 Jahren.* Hamburg, 1922.
55. Küster, E.: 'Geschichte der Neueren Deutschen Chirurgie', *Neue Deutsche Chirurgie, 15*. Stuttgart, 1915.
56. Laignel-Lavastine, M.: *Historie générale de la médecine, de la pharmacie, de l'art dentaire et de l'art vétérinaire.* 2 vols, publ. Paris, 1936, 1938.
57. Leonardo, R.A.: *History of Surgery.* New York, 1943.
58. Leriche, R.: *Philosophie der Chirurgie.* Zurich, 1954.
59. Lindenberg, W.: *Tragik und Triumph grosser Ärzte.* Ulm, 1948.
60. Majocchi, A.: *Vita di chirurgo.*
61. Manninger, W.: *Kampf und Sieg der Chirurgie.* Zurich, 1942.
62. Mayrhofer, B.: *Kurzes Wörterbuch zur Geschichte der Medizin.* Jena, 1937.
63. Meunier, L.: *Histoire de la médecine.* Paris, 1924.
64. Meyer-Steinegg, T., and Sudhoff, K.: *Geschichte der Medizin in Überblick.* Jena, 1922.
65. Otis, E.: *Report on Surgery.* Manchester, 1884.
66. Packard, F.R.: *History of Medicine in the United States.* New York, 1931.
67. Pagel, J. L.: *Historisch-medizinische Bibliographie für die Jahre 1875-1896.* Berlin, 1898.
68. ——: *Biographisches Lexikon der hervorragenden Ärzte des XIX. Jahrhunderts.* Berlin 1901.
69. ——: 'Geschichte der Chirurgie', in Kocher and Quervain, *Encyclopädie der gesamten Chirurgie.* Leipzig, 1901.
70. ——: and Neuburger, M.: *Puschmanns Handbuch der Geschichte der Medizin.* 3 vols. Jena, 1902-5.

71. Park, R.: 'A Lecture on the Evolution of the Surgeon from the Barber', *Janus*, p. 159. Leiden, 1898.
72. Parker, G.: *The Early History of Surgery in Great Britain*. London, 1920.
73. Portal, M.: *Histoire de l'anatomie et de la chirurgie*. 6 vols, Paris, 1770-73.
74. Power, D'Arcy: 'A Century of British Surgery', *British Medical Journal*, 2, 134 (1932).
75. Power, D'Arcy: 'A Mirror for Surgeons', *Selected Readings for Surgeons*, 1935.
76. ———: *A Short History of Surgery*. London, 1933.
77. Quervain: *Der Weg der Chirurgie vom Handwerk zur Wissenschaft*. Berne, 1936.
78. Robinson, V.: *Pathfinders in Medicine*. New York, 1929.
79. Rochard, J.: *Histoire de la chirurgie française au 19. siècle*. Paris, 1875.
80. Rohlfs, H.: *Die chirurgischen Klassiker Deutschlands*. 1883.
81. Rust, J.: *Theoretisch-praktisches Handbuch der Chirurgie und Augenkrankheiten*. 17 vols. Berlin and Vienna, 1830-36.
82. Schwalbe, E.: *Vorlesungen über die Geschichte der Medizin*. 3rd ed. Jena, 1919.
83. Sigerist, H. E.: *America and Medicine*. New York, 1934.
84. ———: *The Great Doctors, a Biographical History of Medicine*. Tr. by Eden and Cedar Paul. New York, 1933.
85. Sprengel, K. and W.: *Geschichte der Chirurgie*, 2 vols, 1805-19.
86. Sudhoff, K.: *Handbuch der Geschichte der Medizin*. Berlin, 1922.
87. Trendelenburg. F.: *Die ersten 25 Jahre der Deutschen Gesellschaft für Chirurgie*. Liepzig. 1923.
88. Treves, F.: *Handbuch der chirurgischen Operationslehre*. German translation by Teuscher. 2 vols. 1892.
89. Vierordt, H.: *Medizingeschichtliches Hilfsbuch*. Tübingen, 1916.
90. Watson, B.A.: 'A Historical Sketch of Surgery, Ancient, Medieval and Modern', *New York Medical Journal*. New York, 1890.
91. Wheeler, C.: 'Pillars of Surgery', *Surgery, Gynaecology, Obstetrics*, 56, 257 (1933).
92. Witt, W. de: *Advances in Surgery*. New York, 1949.

SPECIAL REFERENCES

93. Abell, J.: *The Professional Attainments of Ephraim McDowell. Bulletin of the History of Medicine*, 1950, 161.
94. Abbot, Samuel L.: 'Recollections of Surgery before the Use of Anaesthetics', *Boston Medical and Surgical Journal*, 136, 7 (1897).
95. Alcock: 'Comparative Claims of Baron Heurteloupe and Mr Civiale', *Medical Gazette*, p. 464 (1892).
96. Anonymous: 'Curious chirurgical operation', *Gentleman's Magazine*, 76. 891 (1794).
97. 'Apropos du voyage (Annual Meeting of the British Medical Association)', *British Medical Journal*, 1867, II, 94.
98. Archer, William Harry: 'Chronological History of Horace Wells, Discoverer of Anaesthesia', *Bulletin of the History of Medicine*, 7, 1140 (1939).
99. ———: 'Letters of Dr and Mrs Horace Wells Discovered', *Dental Rays*, 15, 27 (1940).
100. ———: 'Life and Letters of Horace Wells', *Journal of the American College of Dentists*, 11, 83 (1944), 12, 85 (1945).
101. Arnold, Howard Payson: *Memoirs of Jonathan Mason Warren, MD*. Boston, 1886.
102. Ayer, W.: *Account of an Eye-Witness of the First Public Demonstration of Ether-Anaesthesia, etc.*
103. Beck, Ivor: 'The Correct Life History of Fistula in Ano', *Practitioner*, 95, 31 (1915).
104. Ballance, C. A.: 'Lister and His Time', *The Lancet*, 1936, p. 815.
105. ———: 'The Surgery of the Heart', *The Lancet*, 1920, I. 1.
106. Barbour, A. H. Freeland: 'Simpson as Gynaecologist', *Edinburgh Medical Journal*, 6 (new series), 543 (1911).
107. Baruch: 'Holmes and Semmelweis', *Medical Record*, p. 214 (1911).

文　献

108. Baudelocque, Jean-Louis: *A System of Midwifery*. Translated by John Heath. London, 1790.
109. ──: *Two Memoirs on the Caesarean Operation*. Translated by John Hull. Manchester, Sowler and Russell, 1801.
110. Bauhinus, Caspar: 'Appendix varias et novas historias continens, in Rousset, François, *Foetus vivi ex matre viva....caesura*, p. 176 Basle, 1591.
111. Beach, H. A. A.: 'The Surgical Records of the Massachusetts General Hospital before 1846', *Boston Medical and Surgical Journal, 136*, 10(1897).
112. Becher, W.: *Robert Koch; eine biographische Studie*. Berlin, H. Conitzer (n.d.).
113. Bemis, C. V.: 'Personal Recollections of the Introduction of Anaesthesia', *Boston Medical and Surgical Journal, 86*, No. 1(1891).
114. Berger: *Semmelweis*, Berlin, 1904.
115. Bergmann, E. von: 'Über antiseptische Wundbehandlung', *Deutsche medizinische Wochenschrift, 8*, 559(1882).
116. Bergmann, Gustav von: *Rückschau; Geschelen und Erleben auf meiner Lebensbühune*. Bad Wörishofen, Kindler & Schiermeyer 1953.
117. *Berliner Klinische Wochenschrift, 28*, 806(1891).
118. *Berliner Klinische Wochenschrift*, 1163-5(1906).
119. Bigelow, Henry Jacob: 'A History of the Discovery of Modern Anaesthesia', in *A Century of American Medicine, 1776-1876*, p. 75. Philadelphia, Henry C. Lea. 1876.
120. ──: 'Insensibility during Surgical Operations Produced by Inhalation', *Boston Medical and Surgical Journal, 35*, No. 16. 1846.
121. Billroth, Theodor: *Die Briefe Theodor Billroths*. Hanover, Hahn, 1896.
122. ──: *Offenes Schreiben an Herrn Dr. L. Wittelshöfer*. Vienna, February 4th, 1881.
123. ──: *Untersuchungen über die Vegetationsformen von Coccobacteria septica*. Vienna, G. Reimer, 1874.
124. Bixby, G.H.: (Report on Robinson Storer) *Journal of the Gynaecological Society*. Boston, 1869.
125. Boas, I.: 'Zur Geschichte der Appendizitis', *Müchener Medzinische Wochenschrift, 55*, 2286(1908).
126. *Boston Medical and Surgical Journal, 35* (1846-47).
127. Boulanger, L.: 'A l'occasion du centenaire de la lithotritie. La première lithotritie. Janvier, 1824-Janvier, 1924', *Journal de urologie médicale et chirurgicale, 17*, 49 (1924).
128. Bouquet, H.: 'Frère Côme, un grand Chirurgien au XVII siècle', *Aesculape*.
129. ──: 'La thérapeutique de jadis; les lithotriptiques', *France médicale 59*, 81(1912).
130. Bowditch, Nathaniel Ingersoll: *A History of Massachusetts General Hospital, 1810-1851*. Boston, John Wilson & Son.
131. *British Medical Journal*, 1898, *I*, 468.
132. Brogsitter, C.M.: 'Splenektomie und subkutane Milzruptur', *Charité-Annalen, 33*, 494(1909).
133. Bruck: *Ignaz Semmelweis*. Vienna, 1887.
134. ──: 'Semmelweis und Virchow', *Sudhoffs Archiv für Geschichte der Medizin, 23*, 387(1930).
135. Brunn-Fahrni, R. v.: 'Wundbehandlung und operative Chirurgie vor 100 Jahren', *Ciba-Zeitschrift, 119* (1949).
136. ──: 'Zur Bakteriologie der Wundinfektion und zur Begründung der modernen Aseptik', *Ciba-Zeitschrift, 119* (1949).
137. Brünninghausen, H.J.: 'Über die Lithotritie', *Journal der Chirurgie und Augenheilkunde, 23*, 226(1835).
138. Bruns, Victor von: *Handbuch der chirurgischen Praxis*. Tübingen, H. Saupp, 1873.
139. Buchanan, Lamont: *A Pictorial History of the Confederacy*. New York, Crown, 1951.
140. Buchholtz, A.: *Ernst von Bergmann*. Leipzig, F. C. W. Vogel, 1911.
141. Cabanès, Augusr: *Légendes et curiosités de l'histoire*, Paris, A. Michel, 1921.

142. Callender, George William: 'Removal of a Needle from the Heart, Recovery of the Patient', *Medico-Chirurgical Transactions* (Royal Medical and Chirurgical Society of London), *56* (2nd series, *38*), 203(1873).
143. Callomon, F.: 'Aus dem Lebenskreis Richard von Volkmanns', *Janus, 43,* 257 (1939).
144. Cambon, Henri: *Paul Cambon, ambassadeur de France (1843-1924), par un diplomate.* Paris, Librairie Plon 1937.
145. Carpue, Joseph Constantine: *An account of two successful operations for restoring a lost nose from the integuments of the forehead, in the case of two officers of His Majesty's Army, to which are prefixed, historical and physiological remarks on the nasal operation; including descriptions of the Indian and Italian methods.* London, Longman, Hurst, Rees, Orme-Brown, 1816.
146. 'Case of Diseased Appendix Vermiformis Communicated by James Parkinson, Esq. Read, January 21st, 1812', *Medico-Chirurgical Transactions* (Royal Medical and Chirurgical Society) (1812).
147. Cheselden, William: *Treatise on the High Operation for the Stone.* London, for J. Osborn, 1723.
148. Chesney, J. P.: *Interesting Incidents in the Private Life of Dr. Ephraim McDowell. Cincinnati Med. Reportery 3*, 1870, 133-136.
149. Cheyne, W.: *Antiseptic Surgery, Its Principles, Practice, History and Results.* London, Smith Elder & Co., 1882.
150. 'Le chloroform à la reine', *Chronique médicale, 8,* 67(1901).
151. *Ciba-Zeitschrift, 113* (1948).
152. Civiale, Jean: *Collection de calculs urinaires et d'instruments de chirurgie.* Paris, J. Rothschild, 1869.
153. ———: *De la lithotritie ou broiement de la pierre dans la vessie.* Paris. Béchet Jeune, 1827.
154. ———: *Parallèle des divers moyens de traiter les calculeux, contenant l'examen comparatif de la lithotritie et de la cystotomie.* Paris, J.B. Baillière, 1836.
155. ———: *Letters sur la lithotritie; ou broiement de la pierre dans la vessie.* Paris, J. B. Baillière, 1827-48.
156. ———: *Traité pratique et historique de la lithotritie.* Paris, J. B. Baillière, 1847.
157. Civiale, M.: 'The Case of Leopold I, King of the Belgians', *The Lancet,* 1859, *II,* 635.
158. Clapesattle, Helen Bernice: *The Doctors Mayo.* University of Minnesota Press, 1941.
159. Clark, J. Jackson: 'Orthopaedic Surgery', *Practitioner, 6* (new series), 318(1897).
160. *Clinic chirurgicale,* Paris, 1839.
161. Cock, F. W.: 'The First Major Operation under Ether in England', *American Journal of Surgery, 29* (Anaesthesia Supplement), 98(1951).
162. Colton, Gardner Quincy: *Anaesthesia. Who Made and Developed This Great Discovery?* New York, A. G. Sherwood & Co., 1886.
163. Commager, Henry Steele: *The Blue and Gray.* Indianapolis., Bobbs-Merrill, 1950.
164. Cook, Edward Tyas: *The Life of Florence Nightingale.* London, Macmillan, 1913.
165. Cooper, Astley Paton: 'Lithotomy', in *Lectures on Surgery, I* (1924), 400.
166. Cordier, A. H.: *United States Surgeons as Pioneers in Abdominal and Pelvic Surgery.* Tristate Med. Journal and Pract. St. Louis, 5, 1897, 198.
167. *The Coronation of Edward VII.* London, 1903.
168. Corti, Egon Caesar: *Elisabeth, 'die seltsame Frau'.* Salzburg, A. Pustet, 1934.
169. Cotting, Benjamin Eddy: 'A Bit of Professional Reminiscence, Etherwise and Otherwise', *Boston Medical and Surgical Journal, 136,* 1(1897).
170. Councilman, W. T.: 'Dr Fitz's Contribution to Pathology', *Boston Medical and Surgical Journal, 169,* 895(1913).
171. Crede, ß.: 'Gastrotomie wegen Fremdkörper', *Archiv für klinische Chirurgie, 33,* 574(1886).
172. Cumston, Charles G.: 'A Short Account of the Early History of Suprapubic Cysto-

文 献

173. Dalgetty, A. B.: 'Auto-lithotrity; a record of 150 years ago', *British Medical Journal*, 1936, *II*, 1329.
174. Davide, G.: *Chirurgia renale*. Turin, 1898.
175. Davis, Loyal Edward: *J. B. Murphy, Stormy Petrel of Surgery*. New York, G.P. Putnam & Sons, 1938.
176. De Fleury, Paul Louis Edouard Maurice (pseud. Horace Bianchon): *Nos grands médecins d'aujourd'hui*. Paris, Société d'éditions scientifiques, 1891.
177. Deguéret, Emile Henry Raymond: *Histoire médicale du Grand Roy*, Paris, M. Vigne, 1924.
178. de Kruif, Paul Henry: *The Fight for Life*. New York, Harcourt, Brace, 1938.
179. ———: *Microbe Hunters*. New York, Harcourt, Brace, 1926.
180. 'De quelques Lithotomistes', *Aesculape, 18* (1928).
181. Desnos, Ernest: *Histoire de l'urologie*. Paris, Doin, 1914.
182. *Deutsche medizinische Wochenschrift*, 55. 624 (1929).
183. De Vecchi, Paolo: *Modern Italian Surgery and Old Universities of Italy*. New York, P. B. Hoeber, 1921.
184. Dieffenbach, Johann Friedrich: *Chirurgische Erfahrungen besonders über Wiederherstellung zerstörter Theile des menschlichen Körpers nach neuen Methoden*. Berlin, 1829-34.
185. ———: *Die operative Chirurgie*, 2. Leipzig. F. A. Brockhaus, 1845-48.
186. Dinner to Dr J. Matthews Duncan, *Edinburgh Medical Journal*, November, 1877.
187. Dionis, Pierre: *Cours d'opérations de chirurgie, démontrées au jardin royal*. Paris, 1708.
188. Dobrew: 'Magenfistel', *Deutsche medizinische Wochenschrift, 59*. 1070 (1933).
189. 'Dr William Squire's Account', *The Lancet, I* (1847), and *II* (1888).
190. Donald, David H. (ed.): *Divided We Fought; a Pictorial History of the War, 1861-1865*. New York, Macmillan, 1952.
191. Duclaux, Emile Pierre. *Pasteur, histoire d'un esprit*. Sceaux, Charaire et Cie., 1896.
192. Duns, John: *Memoirs of Sir James Y. Simpson*. Edinburgh, Edmonston & Douglas, 1873.
193. Eckardstein, Hermann von: *Persönliche Erinnerungen an König Eduard (VII) aus der Einkreisungszeit*. Dresden, C. Reissner, 1927.
194. Edebohls, George M.: 'A Review of the History and Literature of Appendicitis', *Medical Record, 56*, 773 (1899).
195. Edger, Irving I.: 'Ignaz Philipp Semmelweis; Outline for a Biography', *Annals of Medical History, 1* (new series), 74 (1939).
196. 'Edoardo Porro', *The Lancet*, 1902.
197. 'Ein fliegendes Blatt über die erste operative Eröffnung des Magens', *Janus*, 101 (1902).
198. Eiselsberg, A.: 'Die Geschichte der Magenoperationen', *Wiener medizinische Wochenschrift, 86*, 3 (1936).
199. Eiselt, Th: 'Spitäler und Ärtzte in Paris', *Allgemeine Wiener Medizinische Zeitschrift* (1859).
200. Eliot, Charles W.: 'Dr Fitz's Service to Medical Education', in *Reginald Heber Fitz, MD. LLD, 1843-1913· Memorial Addresses Delivered at the Harvard Medical School, November 17, 1913*, p. 29. Boston, 1914.
201. Emery, W. D.: 'Puerperal Fever', *Practitioner, 74*, 416 (1905).
202. Endres, F.: *Gambetta*. 1882.
203. *Ephraim McDowell and Ovariotomy. Surgery, Gynecology, Obstetrics, 47*, 1928 Suppl.
204. *Ephraim McDowell in seiner 1826 gedruckten Adresse an die "Physicians and Surgeons of the West, and particulary, to the Medical Faculty and Class at Lexington"*
205. Erving, H. W.: 'The Discoverer of Anaesthesia: Dr Horace Wells of Hartford, *The Yale Journal of Biology and Medicine, 5*, 421, (1933).

206. Esmarch, Johann Friedrich August von: *Handbuch der kriegschirurgischen Technik*, Hanover, C. Rümpler, 1877.
207. Finney, John Miller Turpin: *A Surgeon's Life*. New York, G.P. Putnam, 1940.
208. Fischer: 'Semmelweis' Lehre', *Wiener medizinische Wochenschrift, 31*, 782.
209. ———: 'Die Wunden des Herzens und des Herzbeutels', *Archiv für Klinische Chirurgie* (1868).
210. Fischer, I.: 'Reminiszenzen an die ersten "Aethernarkosen", *Winer klinische Wochenschrift, 38*, 52(1926).
211. Fitz, J.: *Eine Heldin unter Helden*. Stuttgart, 1914.
212. Fitz, R. H.: 'Perforating Inflammation of the Vermiform Appendix' *American Journal of the Medical Sciences, 62* (new series), 321(1886).
213. Flexner, J.: *Doctors on Horseback*. New York 1930.
214. Flexner, James Thomas: *Doctors on Horseback*. New York, Viking, 1937.
215. Flexner, Simon, and James Thomas: *William Henry Welch and the Herioc Age of American Medicine*. New York, Viking, 1941.
216. Fossel, V.: 'Bruchschneider, Lithotomen und Oculisten in früherer Zeit, *Janus, 12* (1902).
217. Fowler, G. R.: 'Diffuse Septic Peritonitis, with Special Reference to a New Method of Treatment', *Medical Record, 57*, 617(1900).
218. Frank, B. S., and Frank, Ira 'Casparo Tagliacozzo and His Contributions to Rhinoplastic', *Annals of Otology, Rhinology and Laryngology, 27*, 505(1918).
219. *Frankfurter Zeitung*, September 8th, 1896, and subsequent issues.
220. 'Frère Côme', *British Medical Journal*, 1912, *II*, (1767).
221. Gall: L'operazione di Giacomo Nufer', *Rassegna clinica scientifica historica biochemica Italiana* (1935).
222. Galli, G.: 'Professor Edoardo Porro', *Müchener medizinische Wochenschrift* (1902).
223. Galloupe, Issac F.: Personal Recollections of the First Use of Anaesthetics', *Boston Medical and Surgical Journal, 86* No. 1(1891).
224. ———: 'Reminiscences of the Harvard Medical School in the Year 1846', *Boston Medical and Surgical Journal, 131*, 426(1894).
225. Gay, Martin: *A Statement of the Claims of Charles T. Jackson MD, to the Discovery of the Applicability of Sulphuric Ether to the Prevention of Pain in Surgical Operations*. Boston, D. Clapp, 1847.
226. *Gazette médical de Paris*, 115(1898).
227. *Gazzetta medicale Italiana Lombarda*, 341-4(1876).
228. 'George William Callender' (obituary), *British Medical Journal*, 1879, *II*, 715.
229. Glaser, Hugo: *Wiens grosse Ärzte*. Vienna, 1947.
230. 'Glimpses of the Man Horace Wells', *Journal of the Second District Dental Society*. New York, December, 1944.
231. Gluck, T.: 'Die plastische Chirurgie im neunzehnten Jarhundert' *Duetsche Klinik, 8*, 174(1905).
232. Gnudi, Martha Teach, and Webster, Jerome Pierce: *The Life and Times of Gasprare Tagliacozzi, Surgeon of Bologna, 1545-1599*. New York, Herbert Reichner, 1950.
233. Godlee, John Rickman: *Lord Lister*. London, Macmillan, 1917.
234. Gorden, Henry Laing: *Sir James Young Simpson and Chloroform (1811-1870)*. London, 1897.
235. Gosset, A.: *Erlebnisse und Erkenntnisse eines Chirurgen (Chirurgie Chirurgiens)*. Stuttgart, 1924.
236. Götz: 'Kasuistische Beiträge zur Fistula ani', *Beiträge zur klinischen Chirurgie*, p. 268, Tübingen, 1916.
237. Great Britain, War Office: *Alleged Deficiency of Lint, Linen, etc. in the General Hospital at Scutari*. London, HM Stationery Office, 1855.
238. ———: *Report upon the State of the Hospitals of the British Army in the Crimea and Scutari*. London, HM Stationery Office, 1855.

文 献

239. ――: *Scutari, etc. Hospitals; Return to an Address of the House of Commons, dated 14 May 1855*, London, HM Stationery Office, 1855.
240. Grohé, Berthold: *Geschichtliche Darstellung des Wesens und der Behandlung der Typhlitis und Perityphlitis*. Greifswald, J. Abel, 1896.
241. Gross, Samuel David (ed.): *Lives of Eminent American Physicians and Surgeons of the 19th Century*. Philadelphia. Lindsay & Blakiston, 1861.
242. Grosse, Johannes: *Ignaz Philipp Semmelweis, der Entdecker der Ursache des Kindbettfiebers; ein Beitrag zur Geschichte der Medizin*. Leipzig. F. Deuticke, 1898.
243. Gruber, Max von: 'Lord Lister und Deutschland', *Münchener medizinische Wochenschrift, 74*, 592(1927).
244. Gussenbauer: 'Septhämie', *Deutsche Chirurgie, 15*.
245. Haeser, Heinrich: *Lehrbuch der Geschichte der Medizin*, Jena 1875.
246. Hall, Sir John: *Observations on the Report of the Sanitary Commissioners in the Crimea during 1855-1856*. London, 1857.
247. Hancock: 'Diseases of Appendix, Cuerd by Operatdon', *The Lancet*, 380(1848).
248. Hart, Smith: *The New Yorkers; the Story of a People and their City*. New York, Sheridan House, 1938.
249. Haslam, W. F.: 'The Lettsomian Lectures on a Review of the Operations for Stone in the Male Bladder', *The Lancet*, 1911, *I*, 423.
250. Hebra, Ferdinand von: 'Höchst wichtige Erfahrungen über die Ätiologie der in den Gebäranstalten epidemischen Kindbettfieber', *Zeitschrift der k.u.k. Gesellschaft der Ärtzte zu Wien* (1847).
251. Hegar, Alfred: *Ignaz Philipp Semmelweiss, sein Leben und seine Lehre. Zugleich ein Beitrag zur Lehre der fieberhaften Wundkrankheiten*. Freiburg. J. C. B. Mohr, 1882.
252. 'Heroes of Medicine: Robert Liston', *Practitioner, 10* (new series), 546(1899).
253. Heyfelder Johann Ferdinand Martin: *Die Versuche mit dem Schwefeläther, salzäther und Chloroform*. Erlangen, C. Heyder, 1848.
254. Heymann: *Die Entbindung lebloser Schwangerer mit Beziehung auf die Lex regia*. Coblenz 1832.
255. Hill, L. L.: 'Some Personal Reminiscences of Lord Lister', *Medical Record, 80*, 327 (1911).
256. 'A Historical Note on the Development of the Operation of Lithotomy', *Medical Journal and Record, 127*, 617(1928).
257. Hodges, R. M.; *The Introduction of Sulphuric Ether. The Introduction of Surgical Anaesthesia. A Narrative of Events Connected with the Introduction of Sulphuric Ether*, etc. Boston, 1891.
258. Hofschläger, 'Der Ursprung des Kaiserschnitts', *Sudhoffs Archiv für Geschichte der Medizin, 36*.
259. Holmes, O. W.: 'On the Contagiousness of Puerperal Fever', *New England Quarterly Journal of Medicine and Surgery* (1843).
260. Horine, E. F.: *The Stagesetting of Ephraim McDowell. Bulletin of Medical History*, 1950, 149.
261. Horndasch, M.: *Die Lady mit der Lampe*. Bonn, 1948.
262. Hüsen: *Die Geschichte des Magengeschwürs*. Düsseldorf, 1936.
263. 'The Illness of the King', *The Lancet*, 1902.
264. 'The Illness of the King' and 'The King's Convalescence' *British Medical Journal*, 1902, *II*, 74, 201.
265. Jackson, Charles Thomas: *A Manual of Etherization....Comprising also a Brief History of the Discovery of Anaesthesia*. Boston, J. B. Mansfield, 1861.
266. ――, and Morton, W. T. G.: United States Patent No 4848. November 12th, 1846.
267. Jaffé, R. H.: *Jane Todd Crawford. Wiener Med. Wochenschr.*, 85, 1935, 1337.
268. 'J. M. Duncan', *The British Medical Journal* (September, 1890).
269. 'J. M. Duncan', *The Lancet* (September, 1890).
270. 'Johann von Mikulicz-Radecki' (obituary), *British Medical Journal, II*, 49(1950).

512

271. Joseph, Jacques: *Nasenplastik und sonstige Gesichtsplastik ; nebst einem Anhang über Mammaplastik.* Leipzig, C. Kabitzsch, 1928-31.
272. *Journal de connaissance médicale practique,* pp. 284-6(1867).
273. *Journal de médicine, chirurgie, pharmacie,* etc. *10,* 441(1759).
274. *Journal de médicine, chirurgie, pharmacie,* etc. (1770).
275. *Journal der Chirurgie und Augenheilkunde, 25,* (1737).
276. *Journal of American Medical Association, 58* (1905).
277. 'Jules Péan' (obituary), *The Lancet,* 1898, *I,* 389.
278. Jung: 'Wortlaut der von Semmelweis erlassenen Desinfektionsanordnung an der geburtshilflichen Klinik zu Pest', *Correspondenzblatt für Schweizer Ärzte, 48,* 1043.
279. Jurie: 'Der Steinschnitt in der Geschichte der Medizin', *Zeitschrift für praktische Heilkunde* (1872).
280. Kahn, M.: 'History of the Lithotomy Operation', *Medical Record, 82,* 652(1912).
281. Kaiser: 'Beiträge zu den Operationen am Magen', in Czerny: *Beiträge zur operativen Chirurgie, 95* (1878).
282. Karell: 'Vollständige Beschreibung von Baron Heurteloupes Lithotripsie', *Zeitschrift für die gesamte Medizin* (1838).
283. Kausch, W.: 'Johannes von Mikulicz-Radecki; sein Leben und seine Bedeutung', in *Mitteilungen aus den Grenzgebieten der Medizin und Chirurgie,* 3rd Supplement. Jena, 1907.
284. Keen, W. W.: 'Before and After Lister', *Science, 41,* 845(1915).
285. ——: 'Dr Fitz's Services to Surgery', in *Reginald Heber Fitz, MD, LLD, 1843-1913. Memorial Address Delivered at the Harvard Medical School, November 17, 1913,* p. 13 Boston, 1914.
286. Kehrer, E.: 'Zur Geschichte des Kaiserschnitts', *Deutsche medizinische Wochenschrift, 77,* 86(1952).
287. Kehrer, Ferdinand Adolf: 'Über ein modificirtes Verfahren beim Kaiserschnitte', *Archiv für Gynäkologie, 19,* 177(1882).
288. Kelly, Howard A.: 'Les débuts de l'histoire de l'appendicite en France', *Presse médicale, I,* 437(1903).
289. ——: 'The Early History of Appendicitis in Great Britain', *The Glagow Medical Journal, 60,* 81(1903).
290. Kelly, R. E.: 'Frère Jacques', *Liverpool Medico-chirurgical Journal, 62,* 271(1912).
291. Kern, V. v.: *Anleitung für Wundärzte zur Einführung einer einfachen, natürlichen und minder kostspieligen Methode, die Verwundeten zu heilen.* Translated from the French by J. Schaul. Stuttgart, 1910.
292. Keys, Thomas Edward: *The History of Surgical Anaesthesia.* New York, Schuman, 1945.
293. 'Kiel Hospital', *Medical Times and Gazette, II,* 108(1874).
294. Killian, H., and Weese, H.(ed.): *Die Narkose; ein Lehr-und Handbuch.* Stuttgart, G. Thieme, 1945.
295. Kirchner, Martin: *Robert Koch.* Vienna, J. Springer, 1924.
296. Kleine, H. O.: 'Das Martyrium des Professor Semmelweis', *Deutsche medizinische Wochenschrift, 56,* 1706(1930).
297. Kleinschmidt: 'Zur Geschichte des "Billroth II",' *Der chirurg, 631* (1921).
298. Koch, Robert: 'Die Aetiologie der Milzbrand-Krankheit; begründet auf die Entwicklungsgeschichte des Bacillus Anthracis', in *Klassiker der Medizin, 9.* Leipzig, J. Barth, 1910.
299. ——: 'Die Aetiologie und die Bekämpfung der Tuberkulose', in *Klassiker der Medizin, 19.* Leipzig, J. Barth, 1910.
300. ——: *Untersuchungen über die Aetiologie der Wundinfektionskrankheiten.* Leipzug, F. C. W. Vogel, 1878.
301. Krafft, Charles, 'Über die frühzetige Behandlung der Perforation des Wurmfortsatzes, hervorgerufen durch Perityphlitis', in Richard von Volkmann (ed.), *Sam-*

文 献

        mlung Klinischer Vorträge. 1889.
302. Kraft, George: *Erinnerungen an Johannes von Mikulicz und Kar Schönborn aus den Jugendtagen der modernen Chirurgie.* Leipzig, J. A. Barth, 1926.
303. Krause: 'Richard von Volkmann'. *Der Chirurg,* 625-31(1929).
304. Krauss, H.: 'Eine königliche Fistel', from *Chirurgische Operationes.* Translated from the French by Selinter. Augsburg, 1712. *Zeitschrift für ärztliche Fortbildung, 36,* 411(1939).
305. ———: 'Zur Geschichte des Steinschnittes', *Zeitschrift für Urologie, 33,* 481(1939).
306. Kümmel, H.: 'Ludwig Rehn', *Zentralblatt für Chirurgie, 56,* 897(1929).
307. Küster, E.: 'Die Chirurgie der Nieren', *Deutsche Chirurgie, 52b.*
308. ———: 'Die Nierenchirurgie im 19. Jahrhundert', *Archiv für klinische Chirurgic* (1900).
309. Lamballe, A. Jobert de: 'Operation der Scheidenfistel par glissement', *Allgemeine Wiener medizinische Zeitung.*
310. Lampe, Friedrich Richard: *Dieffenbach.* Leipzig. J. A. Barth, 1934.
311. Landgraf: 'Zum Andenken an Ignaz Semmelweis', *Münchener medizinische Wochenschrift, 15,* 1295(1920).....
312. Larrey, Dominique Jean: *Chirurgische Klinik; eine Sammlung von Erfahrungen in den Feldzügen und Militärhospitälern von 1792, bis 1832.* Translated from the French by F. Amelung, Leipzig, C. W. Leske, 1831.
313. *La Vie Médicale,* 135(1926).
314. Lee, Sidney Lazarus: *King Edward VII.* London, Macmillan, 1925.
315. Leech, Margaret: *Reveille in Washington, 1860-1865.* New York, Harper, 1941.
316. Leibbrand: 'Erste Narkoseversuche an der Universität Erlangen', *Deutsche medizinische Wochenschrift* (1947).
317. Lemaire, Jules: *Du coaltar saponiné désinfectant énergique arrêtant les fermentations.* Paris, G. Baillière, 1860.
318. Leroy d'Etiolles: 'De la lithotritie, son histoire, description des diverses procédés et instruments', *Journal de comm. méd., 41.* Paris, 1834.
319. Le Roy, R., and Gillard, H.: 'Le plus habile des Lithotomistes de l'Europe au XVII siècle, Jacques Beaulieu dit Frère Jacques', *Paris médical, 4,* 981(1913-14).
320. Lindpaintner, J.: 'Ergebnisse der Listerschen Wundbehandlung', *Deutsche Zeitschrift für Chirurgie. 7,* 187(1877).
321. Lister, Joseph: 'On the Antiseptic Principle in the Practice of Surgery', *British Medical Journal, II,* 246(1867).
322. ———: 'On a New Method of Treating Compound Fracture Abscess, etc.', *The Lancet,* 1867, *I,* 326, *II,* 95.
323. Lobherr: *Geschichte der Schmerzlinderung bei der Geburt.* 1938.
324. Loeb, M.: 'Historie von der Fistula ani bey dem König Ludwig XIV', *Zeitschrift für Balneologie, 3* (1909).
325. ———: 'Zur Geschichte der Perityphlitis', *Deutsche Medizinalzeitung, 99,* 1165 (1902).
326. *The London Illustrated News,* June-July, 1902.
327. Long, Crawford W.: 'An Account of the First Use of Sulphuric Ether by Inhalation as an Anaesthetic in Surgical Operations', *Southern Medical and Surgical Journal, 5* (new series), 705(1849).
328. Lord, Joseph L., and Lord, Henry C.: *A Defence of Dr Charles T. Jackson's Claims to the Discovery of Etherization,* Boston. *Littell's Living Age,* 1848.
329. Lorenz. Adolf: 'Persönliches von Theodor Billroth', *Wiener medizinische Wochenschrift, 79,* 610(1929).
330. Lossen, H.: 'Gustav Simon', *Archiv für klinische Chirurgie* (1876-77).
331. Louyer-Villermay, Jean Baptiste: 'Observations pour servir à l'histoire des inflammations de l'appendice', *Archeive générale du médicine.* Paris, 1824.
332. Lucas-Championière, J.: 'Lord Lister', *Revue de chirurgie, 45,* 529(1912).

333. McCallum, William George: *William Stewart Halsted, Surgeon.* Baltimore, Johns Hopkins Press, 1930.
334. McCormack, A. Th.: *Our Pioneer Heroine of Sugery- Mrs. Jane Todd Crawford. Filson Club History Quarterly, 6,* 1932, 109-123.
335. McDowell, E.: *Three Cases of Exstirpation of Diseased Ovaria. Eclectic Reportery, Bd. 7,* Philadelphia 1817.
336. Magath, T. B.: 'The History of Steam Sterilization', *Annals of Medical History, 9* (new series), 338(1937).
337. Malgaigne, J. F.: 'Bericht über ein neues Mittel, Schmerzen während chirurgischer, Operationen zu unterdrücken, entdeckt Herrn Morton, Boston' (translation from the French), *Revue médico-chirurgicale de Paris,* January, 1847.
338. Manninger, Vilmos: 'Der Entwicklungsgang der Antiseptik und Aseptik', *Abhandlungen zur Geschichte der Medizin, 12* (1904).
339. Mansfeld: *Über das Alter des Bauch-und Gebärmutterschnitts.* Braunschweig, 1824.
340. Marcy, H. O.: 'The Semi-Centennial of the Introduction of Antiseptic Surgery in America', *Transactions of the Southern Surgical Association, 33,* 25(1920).
341. Markoe, T. M.: 'Recollections of Surgey before the Use of Anaesthetics', *Boston Medical and Surgical Journal, 86,* 2(1897).
342. Massachusetts General Hospital, Boston. *The Semi-Centennial of Anaesthesia, October 16, 1846, October 16, 1896.* Boston Massachusetts General Hospital, 1897.
343. Matz, M.: *Evolution of Plastic Surgery.* New York, Froben, 1946.
344. Maurois, André: *King Edward and His Times.* Translated by Hamish Miles. London, Cassell, 1933.
345. *Médecine moderne* (Paris, 1895), p. 93.
346. *Medical and Physical Journal.* London, April, 1799.
347. *The Medical School of Harvard University.* Cambridge, 1893.
348. Medicus: *Geschichtliche Darstellung der unblutigen Steinzertrümmerungs-methoden.* Würzberg, 1827.
349. 'Michaelis, Gustav Adolph', in *Allgemeine deutsche Biographie, 21,* 679. Leipzig, Duncker & Humboldt, 1875-1912.
350. Mikulicz, J.: 'Das Operieren in sterilisierten Zwirnhandschuhen' *Zentralblatt für Chirurgie, 24,* 713(1897).
351. Miles, Alexander: *The Edinburgh School of Surgery before Lister.* London, A. & C. Black, 1918.
352. Miller, I.: *Surgical Experiments on Chloroform.* Edinburgh, 1848.
353. Miller, J. L.: 'Caesarean Section in Virginia in the Pre-Aseptic Era. 1794-1879', *Annals of Medical History, 10,* 23(1938).
354. Mitra, S. M.: 'Hindu Medicine', *International Congress on the History of Medicine, 17,* 363(1913).
355. Möllers, Bernhard: *Robert Koch; Persönlichkeit und Lebenswerk, 1843-1910.* Hanover, Schmorl & von Seefeld, 1950.
356. Monti: 'In Memoriam di Edoardo Porro', *Bolletini della Società Medicale Chirurgica* (1926).
357. Morton, E. Whitman: 'The Discovery of Anaesthesia. Dr W. T. G. Morton and His Heroic Battle for a New Idea—How Painless Surgery Began Fifty Years Ago', *McClure's Magazine, 7,* 311(1896).
358. Morton, T. G.: 'Inflammation of the Vermiform Appendix, its Results, Diagnosis and Treatment', *Maryland Medical Journal, 22,* 484(1889-1890).
359. ——: 'A Note upon the Question of Priority as to the First Designedly Undertaken and Recorded Appendectomy for Appendicitis', *The Medical Bulletin,* 212 (1901).
360. ——: *Memoir to the Academy of Arts and Sciences of Paris.* July. 1847.
361. ——: (A Speech.) Cincinnati *Gazette,* December 28th, 1866.
362. Müller: 'Die Schnittentbindung seit der Einführung der Porro' schen Operation',

文 献

Ciba-Zeitschrift, 56, (1952).
363. Munthe, Axel Martin Fredrik: *The Story of San Michele*. New York, Dutton, 1929.
364. Mydracz, P.: *Sanitätsgeschichte des Krimkrieges 1854-1856*. Vienna, 1895.
365. Neuber, Gustav: *Die aseptische Wundbehandlung in meinen chirurgischen Privathospitälern*. Kiel, Lipsius & Tischer, 1886.
366. Nevius, Laird W.: *The Discovery of Modern Anasethesia. By Whom Was It Made? A Brief Satement of Facts*. New York, 1894.
367. *New York Daily Tribune*, January, 24-26th, 1848.
368. *New York Evening Post*, January 17th and 27th, 1848.
369. *New York Herald*, January 23rd and 25th, 1848.
370. Newman, David: 'History of Renal Surgery', *The Lancet*, I, 649 (1901).
371. Nussbaum, Johann Nepomuk von: *Die chirurgische Klinik in München im jahre 1875*, Stuttgart, F. Enke, 1875.
372. ——: *Leitfaden zur antiseptischen Wundbehandlung*. Stuttgart, F. Enke, 1879.
373. O'Leary, A. J.: 'Who was the Person Who Discovered Chloroform for Anaesthesia: was it Simpson or Waldie?' *British Journal of Anaesthesia*, 12, 41 (1934).
374. 'The Operative Story of the Heart', *Annals of Medical History* (1939).
375. Osborne, Sidney Godolphin: *Scutari and Its Hospitals*. London, Dickinson Bros., 1855.
376. Osiander, Friedrich Benjamin: *Handbuch der Entbindungskunst*. Tübingen, C. F. Osiander, 1818-25.
377. Otterburg, Salomon Jonas: *Das medizinische Paris; ein Beitrag zur Geschichte der Medizin und ein Wegweiser für deutsche Aerzte*. Carlsruhe, A. Bielefeld, 1841.
378. Ottow, B.: 'Ein Bild von Semmelweis aus seinen Lezten Lebensjahren', *Zentralblatt für Gynäkologie*, 53, 1750 (1929).
379. Palm, Theobald A.: 'Lord Lister's Early Case of Operative Treatment of Fracture'. *British Medical Journal*, 1912, II, 1730.
380. Panconcelli: 'Untergang und Wiederaufleben der Nasenplastik', *Zahnäzliche Rundschau*, 52, (1938).
381. Parker, Willard: 'An Operation for Abscess of the Appendix Vermiformis Caeci', *Medical Record*, 2, 25 (1867).
382. Pasteur, L.: 'Recherche sur la putréfaction', *Comptes Rendus Hebdomadaires* (June, 1863).
383. Payr, E.: 'Der Einfluss Billroths auf die deutsche Chirurgie', *Münchener medizinische Wochenschrift*, 76, 695 (1929).
384. Péan, Jules: 'De l'ablation des tumeurs de l'estomac par la gastrectomie', *Gazette des Hôpitaux*, 52, 473 (1879).
385. ——: *Diagnostic et traitement des tumeurs de l'abdomen*. Paris 1880.
386. Peck, Charles H.: 'Master Surgeons of America: Charles McBurney', *Surgery, Gynaecology, Obstetrics*, 36, 430 (1923).
387. Pickles, W.: 'The Treatment of Head Injuries in France in the Early Seventeen Hundreds', *Bulletin of the History of Medicine*, 24, 421 (1950).
388. Pirogov, Nokolay Ivanovich: *Labensfragen; Tagebuch eines alten Arztes*. Translated by August Fischer. Stuttgart, J. G. Cotta, 1894.
389. Piskazek: 'Rückschau über die Puerperalfieberepidemien im Wiener Gebärhaus', *Wiener medizinische Wochenschrift*, 65, 565.
390. Podach, E.: 'Die Entdeckung der Verursachung und Verhütbarkeit des Kindbettfiebers durch I. Semmelweis', *Ärztliche Wochenschrift* (1947).
391. ——: 'Kindbettfiebersterblichkeit und die Revolution 1848', *Medizinische Klinik*, 43 (1948).
392. ——: 'Zur Geschichte der Semmelweis' schen Lehre', *Zeitschrift für Geburtshilfe und Gynäkologie*, 129 (1948).
393. Poore, Benjamin Parley: *Historical Materials for the Biography of W. T. G. Morton, MD, Discoverer of Etherization; with an Account of Anaesthesia*. Washington, G. S.

Gideon, 1856.
394. Porro, Edoardo: 'Della amputazione utero-ovarica come complemento di taglio cesareo', *Annali universali medicina e chirurgia*, *237*, 289(1876).
395. Post, S. E.(ed.): *The Nightingale*. New York, 1890.
396. Power D'Arcy: 'Treves' First Appendix Operation,' *The British Journal of Surgery*, *23*, 1(1935).
397. *Progrès Médicale*, pp. 93-5(1898).
398. Quecke, K.: 'Über die Anfänge des Kaiserschnitts. Der Kaiserschnitt an der Toten. Der Kaiserschnitt an der Levenden', *Ciba-Zeitschrift*, *56* (1952).
399. ―――: 'Zur Frühgeschichte des Wortes "Kaiserschnitt", *Deutsche medizinische Wochenschrift*, *76*, 1312(1951).
400. Randall, Alexander: 'Curiosities from the Collection of Calculi', *Annals of Medical History*, *7*, 181(1925).
401. Raper, Howard Riley: *Man Against Pain; the Epic of Anaesthesia*. New York, Prentice Hall, 1945.
402. Reclus, Paul: 'Maisonneuve (1809-1897)', *Gazette des Hôpitaux*, *73*, 133(1900).
403. Rehn, Louis: 'Autobiographie', in *Medizin der Gegenwart*, p. 201 Leipzig, 1925.
404. ―――: 'Die Chirurgie des Herzens und das Herzbeutels', *Berliner Klinische Wochenschrift*, *1*, 241(1913).
405. ―――: 'On the Suturing of Penetrating Wounds of the Heart', *Annals of Surgery*, *28*, 532(1898).
406. ―――: 'Über penetrierende Herzwunden und Herznaht', *Verhandlungen der deutschen Gesellschart für Chirurgie*, *24*, *56* (1897).
407. Reichert, Frederick Leet: 'William Stewart Halsted and His Account of the Introduction of Rubber Gloves in Surgery', *Surgery, Gynaecology and Obstetrics*, *50*. 339 (1930).
408. Reid, Edith Gittings: *Florence Nightingale, a Drama*, New York, Macmillan, 1922.
409. 'Report of the Thirty-fifth Annual Meeting of the British Medical Association, held in Dublin August 6th, 7th, 8th, and 9th, 1867', *The Lancet*, *II*, 173(1867).
410. Rice, Nathan P.: *Trials of a Public Benefactor, as Illustrated in the Discovery of Etherization*. New York, Pudney & Russell, 1859.
411. Richardson, Benjamin Ward: 'A Sketch of John of John Snow', in *Disciples of Aesculapius*. New York, E. P. Dutton, 1901.
412. Richter: 'Holmes und Semmelweis', *Berliner klinische Wochenschrift*, 1821(1913).
413. Ridenbaugh, M.: *The Biography of Ephraim McDowell*. New York 1880.
414. Rijnberg: 'De geneesheer en de geneeskunst in Nederlandsche preventverbedingen', *Bijdragen Gesch, Geneeskunst*, *9*, 73(1929).
415. Robinson, Victor: *The Story of Medicine*. New York, A & C. Boni, 1931.
416. ―――: *Victory over Pain, a History of Anaesthesia*. New York, Henry Schuman, 1946.
417. Rogers, Lambert: 'History of Craniotomy; an account of the methods which have been practised and the instruments used for opening the human skull during life', *Annals of Medical History*, *2* (new series), 495(1930).
418. Rösch: 'Eine glückliche Magenoperation vor 300 Jahren', *Münchener medizinische Wochenschrift*, 155(1934).
419. Rose: 'Hospitalbrand', *Deutsche Chirurgie*, *6*.
420. ―――: 'Starrkrampf', *Deutsche Chirurgie*, *8*.
421. Rosen, George, and Rosen, Beate C.: *400 Years of a Doctor's Life*. New York Henry Schuman, 1947.
422. Rousset, François: *Traité nouveau de l'hystérotomokie ou enfantement Césarean*. Paris, 1581.
423. Russell, W. H.: Dispatches to *The Times*. 1855.
424. Rydygier, R. von.: 'Exstirpation des carcinomatösen Pylorus', *Deutsche Zeitschrift für Chirurgie*, *14*, 253(1880-81).
425. ―――: *Sammlung der bis jetzt veröffentlichten Arbeiten*. Lemberg, 1912.

426. Sabatier, Raphael Bienvenue: *Lehrbuch für praktische Wundärzte*. Vienna, 1800.
427. Schachner, A.: *Ephraim McDowell "Father of Ovariotomy" and Founder of Abdominal Surgery, with an Appendix on Jane Todd Crawford*. Philadelphia 1921.
428. Schaeuffelen, Eugenie: *Meine indische Reise*. Berlin, Reimer, 1906.
429. Scheele, K.: Vom Steinschnitt und von der Sectio alta (nach der Chirurgie des Lorenz Heister)', *Zeitschrift für Urologie*, 22, 763(1928).
430. Schimmelbusch, Curt: *The Aseptic Treatment of Wounds*. Translated by Theodore Rake. London, H. K. Lewis, 1894.
431. Schlagintweit, Felix: *Napoleon III, Lulu und Eugenie*. Munich, Droemer, 1949.
432. Schlemmer: *Die Porro-Operation und ihre moralischen Grenzen*. Stuttgart, 1881.
433. Schlotter: 'Wandlungen in der Magenchirurgie', *Medizinische Klinik*, 25, 13(1929).
434. Schultze, A.: 'Über Lister's antiseptische Wundbehandlung nach persönlichen Erfahrungen', in Richard von Volkmann(ed.), *Sammlung klinischer Vorträge, 52* (1873).
435. Schürer von Waltheim: *Semmelweis, sein Leben und Wirken*. Leipzig, Hartleben, 1905.
436. Schwalbe, G. F.: *Journal meiner Reise nach Paris im Sommer 1831; Tagebuch eines Ärtztes*. Rostock, H. Warkentien, 1910.
437. Semmelweis, Ignaz Philipp: '*The Etiology, the Concepi and the Prophylaxis of Childbed Fever*'. Pest, 1861. Translated by Frank P. Murphy in *Medical Classics*, 5, 350 (1941).
438. ——: *Gesammelte Werke*. Jena, G. Fischer, 1905.
439. ——: *Die offenen Briefe an Professoren der Geburstchilfe*. Dresden, H. R. Dohrn, 1899.
440. Siebold, Eduard Caspar Jacob von: *Dartstellung des Kindbett-fiebers*. Frankfurt, 1827.
441. ——: *Versuch einer Geschichte der Geburtshife*. Berlin, T. C. F. Enslin, 1839.
442. Sigerist, H. E.: 'Surgery at the Time of the Introduction of Antisepsis', *Journal of the Missouri State Medical Association*, 32, 169(1935).
443. Simon, Gustav: *Archiv für klinische Chirurgie*, 796(1877).
444. ——: *Chirurgie der Nieren*. Vol. 1. Erlangen, F. Enke, 1871.
445. ——: *Die Exstirpation der Milz am Menschen*. Giessen, Heyer, 1857.
446. ——: *Über die Heilung der Blasen-Scheidenfisteln usf*. Giessen, 1854.
447. ——: 'Zur Operation der Blasen-Scheidenfistel', *Wiener medizinische Wochenschrift* (1876).
448. Simpson, A.: 'Memoirs of Sir James Simpson', *Edinburgh Medical Journal*, 6 (new series), 491(1911).
449. Simpson, A. R.: *Introductory Lecture on the Nineteenth International Medical Congress*. British Medical Journal, 2, 1887, 977-982.
450. Simpson, Eva Blantyre: *Sir James Y. Simpson*. Edinburgh, Oliphant, Anderson & Ferrier, 1896.
451. ——: 'Sir James Y. Simpson', *Edinburgh Medical Journal*, 6 (new series), 482 (1911).
452. Simpson, J. Y.: 'Carbolic Acid and Its Compounds in Surgery', *The Lancet, II*, 546 (1867).
453. ——: *Works*, New York, Appleton, 1871-77.
454. Sims, J. Marion: *The Story of Anaesthesia*. Richmond, 1877.
455. 'Sir Charles Locock', *Practitioner*, 5 (new series), 580(1897).
456. 'Sir Frederick Treves' (Obituary), *The Lancet, II*, 1325(1923).
457. 'Sketches of Continental Hospitals', *The Lancet*, 1875.
458. Smilie, E. R.: *An Address....on the History of the Original Application of Anaesthetic Agents, May 17th, 1848*. Boston, Stacy, Richardson & Co., 1848.
459. Smith, Truman: *An Examination of the Question of Anaesthesia, Arising on the Memorial of Charles Thomas Wells, Presented to the United States Senate, 2d Sess.,*

32d Cong. New York, J. A. Gray, 1859.
460. Smith, Truman: *An Inquiry into the Origin of Modern Anaesthesia.* Hartford, Brown & Gross, 1867.
461. Snow, John: *On Chloroform and Other Anaesthetics; their Action and Administration,* London, J. Churchill, 1858.
462. ———: *On the Inhalation of the Vapour of Ether in Surgical Operations.* London, J. Churchill, 1847.
463. Socin, August: *Kriegschirurgische Erfahrungen, gesammelt in Karlsruhe 1870 und 1871.* Leipzig, 1872.
464. Sonnenburg, E.: 'Die Appendcitis einst und jetzt', *Berliner klinische Wochenschrift, 1.* 2313(1913).
465. ———: 'Pathologie und Therapie der Perityphlitis', *Zeitschrift für Chirurgie,* 38 (1894).
466. Spaeth, J.: 'Erfahrungen über Sectio Caesarea (Methode nach Porro)', *Winner medizinische Wochenschrift* (1879).
467. ———: 'Historischer Überblick der Vorkommnisse im Wiener Gebärhaus, mit besonderer Berücksichtigung der Puerperalerkrankungen', *Wiener medizinische Wochenschrift,* 164(1864).
468. Spencer, H. R.: *The History of British Midwifery from 1650 to 1800.* London, Bale, 1927.
469. Spencer, H. R.: *The History of Ovariotomy. Proc. Roy. Soc. Med. Sect. Hist.* 27, 1934.
470. Spiegelberg, O: 'Über die Anwendung des Chloroforms in der Geburtshilfe', *Deutsche Klinik,* 8, 113(1856).
471. Sprengel: 'Appendizitis', *Deutsche Chirurgie, 46d.*
472. Steiner, W. R.: 'Horace Wells and His Discovery of Anaesthesia', *Journal of the Connecticut State Medical Society, 2,* 525(1938).
473. Sticker, G.: 'Semmelweis' Krankengeschichte und Sektionsprotokoll', *Zentralblatt für Geburtshilfe und Gynäkologie, 87,* 314(1924).
474. Storer, Robinson: 'Extirpation of the Puerperal Uterus', *Journal of the Gynaecological Society.* Boston, 1869.
475. Stromeyer, George Friedrich Louis: *Erinnerungen eines deutschen Ärztes.* Vol. Ⅰ. Hanover, C. Rümpler, 1875.
476. *Susruta Samhita. An English Translation Based on the Original Sanskrit Text.* Edited and published by Kaviraj Kunja Lal Bhishagratna. Calcutta, 1907-16.
477. Sutherland, J.: *Reply to Sir John Hall's 'Observations' on the Report of the Sanitary Commission, Dispatched to the Seat of War in the East 1855-1856.* London, 1857.
478. 'Symposium in Memory of Lister', *Bulletin of the New York Academy of Medicine, 4* (2nd series), 133(1938).
479. Taylor, Fanny: *Eastern Hospitals and English Nurses; the Narrative of Twelve Months' Experience in the Hospitals of Koulali and Scutari, by a Lady Volunteer.* London, Hurst & Blackett, 1856.
480. Thiersch, Justus: *Carl Thiersch, sein Leben.* Leipzig, J. A. Barth, 1922.
481. 'Thirty-fifth Annual Meeting of the British Medical Association, held in Dublin August 6th, 7th, 8th and 9th, 1867', *The British Medical Journal, II,* 131(1867).
482. 'Thomas Keith' (Obituary). *The Lancet, II,* 1014(1895).
483. Thompson, Henry: *Clinical Lectures on the Early History of Calculous Disease and the Treatment Best Adapted for Its Prevention.* London, 1871.
484. ———: *Cremation: The Treatment of the Body after Death.* 3rd ed. London, Smith, Elder & Co., 1884.
485. ———: *Diet in Relation to Age and Activity.* London, K. Paul, 1887.
486. ———: 'A Lecture on the Treatment of the Stone in the Bladder by Solvents', *The Lancet, I,* 476(1873).
487. ———: *Practical Lithotomy and Lithotrity, an Inquiry into the Best Modes of Removing Stone from the Bladder.* London, 1863.

文 献

488. ——: *Recent Advances in the Methods of Extracting Stone from the Bladder*. London, 1881.
489. ——: 'Why Vegetarian?" A Reply to Critics', *Nineteenth Century, 43*, 966 (1898).
490. Thomson, Clair: 'A House-Surgeon's Memories of Lister', *Annals of Medical History, 2*, 93 (1919).
491. Thorpe, B. L.: 'John Mankey Riggs', in Koch, *History of Dental Surgery*. Indiana, 1910.
492. Tillmann: 'Erisypel', *Deutsche Chirurgie, 5*.
493. Tinker, Martin B.: 'The First Nephrectomy and the First Cholecystotomy, with a Sketch of the Lives of Doctors Erastus B. Wolcott and John S. Bobbs', *Johns Hopkins Hospital Bulletin, 12*, 247 (1901).
494. Tismer: *Die Würdigung des Kaiserschnitts nach der Methode Porro*. Würzburg, 1888.
495. Trendelenburg, Friedrich: *Aus heiteren Jugendtagen*. Berlin, J. Springer, 1924.
496. ——: *De ceterum Indorum chirurgia*. Berlin, 1866.
497. 'Treves and the King', *Lancet Clinic* (Cincinnati).
498. Truax, Rhoda: *Joseph Lister, Father of Modern Surgery*. Indianapolis, Bobbs-Merrill, 1944.
499. Tulloch Alexander Murray: *The Crimean Commission and the Chelsea Board; being a Review of the Proceedings and Report of the Board*. London, Harrison, 1857.
500. Tulp, Nicolaes: *Observationes medicae*. Amsterdam. L. Elzevirius, 1641.
501. Turner, Arthur Logan (ed.): *Joseph, Baron Lister. Centenary Volume, 1827-1927*. For the Lister Centenary Committee of the British Medical Association. Edinburgh, Oilver & Boyd, 1927.
502. 'Über einen ägyptischen Blasenstein', *Mitteilungen aus dem Gebiet der Medizin und Naturwissenschaften, 4*, 356.
503. Unger, Hellmuth: *Robert Koch; Roman eines grossen Lebens*. Berlin, Verlag Neues. Volk, 1936.
504. Vallery-Radot, R.: *The Life of Pasteur*. Translated by Mrs R. L. Devonshire Garden City, Doubleday, 1924.
505. Vierordt, Hermann: *Medizinisches aus der Geschichte*. 2nd ed. Tübingen, H. Laupp, 1910.
506. Volkmann, J.: 'Richard von Volkmann', *Deutsche Zeitschrift für Chirurgie, 26*, i (1930).
507. Volz: *Die durch Kothsteine bedingte Durchbohrung des Wurmfortsatzes, die häufig verkannte Ursache einer Peritonitis und deren Behandlung mit Opium*. Karlsruhe, 1846.
507a. Wachs, O.: *Wittenberger Kaiserschnitt, 1610*. Leipzig, 1868.
508. Walter, Carl W.: *The Aseptic Treatment of Wounds*. New York, Macmillan, 1948.
509. Walther, Conrad Ludwig: *Thesaurus medico-chirurgicarum observationum curiosarum*. Leipzig. P. C. Monath, 1715.
510. Warren, Edward; *Some Account of Letheon; or, Who was the Discoverer?* 2nd ed. Boston, Dutton & Wentworth, 1847.
511. Warren, J. C.: 'Insensibility during Surgical Operations Produced by Inhalation', *Boston Medical and Surgical Journal, 35*, No. 16 (1846).
512. Weckerling, H.: 'Eine Beschreibung des Hôtel Dieu in Paris aus dem 17, Jh', *Archiv für klinische Medizin* (1876).
513. Wells, C. J.: 'Horace Wells', *Anaesthesia and Analgesia, 14*, 176 (1935).
514. Wells, Horace: *A History of the Discovery of the Application of Nitrous Oxide Gas, Ether, and Other Vapours to Surgical Operations*. Hartford, Connecticut, 1847.
515. ——: (Letter to the Editor) *Boston Medical and Surgical Journal, 36*, 421 (1847).
516. ——: (Letter to the Editor) Hartford *Courant*, December, 7th 1846.
517. Wezel, Karl: *Robert Koch*. Berlin, A. Hirschwald, 1912.
518. Wickersheimer, E.: 'Johann Jakobis Steintractat (Ende des 14. Jahrhunderts)', *Sudhoffs Archiv für Geschichte der Medizin, 3*, 41 (1909).

519. Wiese, E. R.: 'Ignaz Semmelweis', *Annals of Medical History*, 2, (new series), 80 (1930).
520. ——: 'Theodor Billroth, Scholar, Musician, Master Surgeon', *Annals of Medical History*, *10*, 276 (1928).
521. Wild, E.: *Ein Consilium des Dr Johann Widmann aus Möchingen (1440-1524) über Blasengeschwüre und Steinleiden.* Leipzig, E. Lehmann, 1912.
522. Williams, D. H.: 'Stab-wound of the Heart and Pericardium; Patient Alive Three Years Afterwards', *Medical Record*, *51*, 437 (1897).
523. Williams, Henry Willard: 'The First Administration of Ether in Paris, and other Reminiscences', *Boston Medical and Surgical Journal*, *81* (1894).
524. Willius, F. A., and Dry, T.: *The History of the Heart and the Circulation.* Philadelphia, Saunders, 1948.
525. Wilson, J. C.: 'Alphonse François Marie Guérin', *Annals of Medical History*, 2 (new series), 267 (1930).
526. Winckel, Franz K. L. W. von: *A Texbook of Obstetrics Including the Pathology and Therapeutics of the Puerperal State.* Tranlated by J. Clifton Edgar. Philadelphia, P. Blakiston & Co., 1890.
527. Winkler, Karl: *Die Erkrankungen des Blinddarmanhanges.* Jena. G. Fischer, 1910.
528. Wolff, Jacob: *Die Lehre von der Krebskrankheit von den ältesten Zeiten bis zur Gegenwart.* 2nd ed. Jena, G. Fischer, 1929.
529. Wölfler: 'Über Magen-Darm-Chirurgie', *Verhandlungen der deutschen chirurgischen Gesellschaft*, *25*, 97 (1986).
530. Woodham-Smith, (Mrs) Cecil: *Florence Nightingale, 1820-1910.* London, Constable, 1950.
531. Wrench, Guy Theodore: *Lord Lister, His Life and Work*, London, T. F. Unwin, 1914.
532. Wulf, O.: 'Ein Beitrag zur Geschichte der Lithotritie', *Janus*, 301 (1926).
533. Young, H. H.: 'Long, the Discoverer of Anaesthesia, a Presentation of His Original Documents', *Johns Hopkins Hospital Bulletin*, *8*, 174 (1897).
534. Zeiss, E.: *Die Literatur und Geschichte der plastichen Chirurgie.* Leipzig, 1863-64.
535. Zeissl: 'Erinnerungen aus der Semmelweiszeit', *Wienner medizinische Wochenschrift*, *68*, 1205.
536. Zumbusch, L. R. von: 'Sir Henry Thompson', *Deutsche medizinische Wochenschrift*, 887 (1904).

訳者あとがき

「医療従事者だけではない，読んだ者すべてをかならず感動させる医学ドキュメンタリーである」と本書を評しても，決して過言ではないだろう．

　麻酔のない時代，細菌が発見されていない時代，消毒など思いも及ばない時代が，つい150年ほど前まであったのだ．手術に伴う激しい疼痛，手術後の感染や膿血症の発生は避けられなかった．本書には，そこから近代医学がどのように発展してきたのか，あたかもその時代に読者が生きているかのように，生き生きと描写されている．卵巣腫瘍，膀胱結石，鼻の再建手術，腎臓の摘出手術，帝王切開術，心臓の縫合などが，全身麻酔法の発明，接触感染の概念の提唱，消毒法（防腐法）の開発の前後に，どのように変わったかを，著者トールヴァルドは巻末の豊富な文献でみるように，事実に基づき，それの足りない隙間は想像力を駆使して埋め，読者をその場へさそい込む．

　全身麻酔法がようやく導入された19世紀後半に，ロンドンで外科医として活躍したトリーヴス卿（後に作家に転向し「エレファントマン」などを遺している）は『古い応接室』という作品に次のようなことを書いている．手術が必要となった娘の母親に，トリーヴスは手術の内容を詳しく説明した．そして，自信のある態度で，思いやりを示しながら，母親に手術の同意を求めた．彼女の答えは「ええ，同意のお話をするのも結構なのですが，お葬式の支払いは誰がするのですか？」だった（『医学をきずいた人々』による）．

　現在ではごく当たり前の医療は，われわれのほんの数代前の先駆者たちの血のにじむような努力と，名もなき厖大な数の犠牲者の上にたって達成されたのだ．それが本書で克明に記されている．

訳者あとがき

　本書の翻訳には，手元の行動記録によると1999年2月12日朝から2004年5月24日の朝までの5年3カ月間かかっている。出張中を除いて，勤務時間外の毎朝午前5時から6時30分の1時間半を，自宅で翻訳にあてた。途中，熊本大学の副学長に任命された最初の6カ月間と，宮崎県立延岡病院の院長に赴任した最初の数カ月間は，早朝の翻訳を中断せざるを得なかった。この時間を，副学長として20近くの委員会を司会するためにこれまでの記録の下調べをしたり，あるいは院長として初めて経験する医療制度や医療経済について勉強する時間にあてたからである。雑誌「消化器外科」への掲載は，1999年5月号から2004年10月号までであったが，その間何回か中断があるのは，雑誌の特集の都合というよりも，訳者の翻訳原稿が間に合わなかったためである。

　1カ月に15日位は自宅にいて翻訳にあてているわけであるが，ときには何日間も1行も進まない朝が続いた。例えばドイツの軍港キールにデンマークの法律が適用されているのはなぜか（289頁），などでは，手元にあるすべての版を読み返してみても，わからなかった。世界史の知識不足なのだろうが，投げ出したくなることが，何回もあった。

　訳者はトールヴァルトの原著（Steingrüben Verlag 社版），さらに本筋とは無関係の部分にいくつか省略のある Europäischer Buchklub 版，かなりの省略のある Knaur 社のポケットブック版，の3種類のドイツ語版を持っている。さらに省略のある Knaur 版からの英訳版（Pantheon Books），また塩月正雄氏の邦訳版（省略の程度からみて Knaur 版または英訳版からの翻訳），大野和基氏の抄訳版も手元にある。底本が同一であるためであろうが，すべてを読み比べても，どうしても理解できずに，何日も立ち往生した。それでも終わりまでやりとげたのは，あたかも自分が1世紀前に存在していたかのように，医療，医学の進歩を目のあたりにできる喜びがあったからである。

訳者あとがき

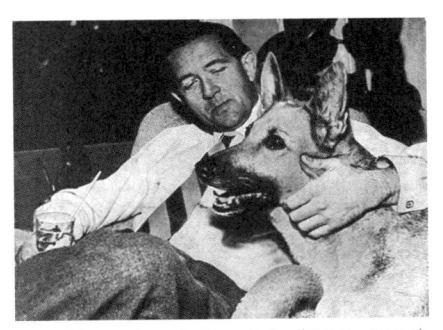

ユルゲン・トールヴァルト（1915〜2006）

　作者ユルゲン・トールヴァルト（Jürgen Thorwald）は1915年10月28日にドイツのゾーリンゲンで生まれた。ケルン大学で医学を学び，のちにドイツ語学，歴史学に転じ，ケルン大学およびドイツはじめヨーロッパ各国でそれを続けた。第2次世界大戦中はシュトゥットガルトで週刊誌の編集者，のちに寄稿者として活躍した。

　彼の名を一躍有名にしたのは，第2次大戦におけるドイツ軍の崩壊を描いたドキュメンタリー「Es begann an der Weichsel」（1948）と「Das Ende an der Elbe」（1950）である。いずれも精細に資料にあたり，また生存者やその家族とのインタビューをもとに，戦史を劇的に再現したもので，その後の彼の作品もこの手法に従っている。

　彼の名声は戦争秘史によって確立されたが，医学史に関するものも，本書をはじめ多数あり，各国語に翻訳されて，圧倒的な人気を集めてきた。戦史，医学史のほかに犯罪史に関する作品も多い。

　晩年はスイスのテッシン州ベリンツォーナで過ごし，2006年4月4日にスイスのルガノで亡くなった。90歳であった。

　トールヴァルトの主な作品としては，以下のものがある。

- Luftmacht Deutschland. Luftwaffe, Industrie, Luftfahrt. Werden und Aufstieg der deutschen Luftmacht, 1939

訳者あとがき

- Es begann an der Weichsel, 1948
- Das Ende an der Elbe, 1950
- Die ungeklärten Falle, 1950
- Wen sie verderben wollen. Der Versuch einer Geschichte der deutschen Eroberungs- und Besatzungspolitik in der Sowjetunion, 1952
- Der Fall Pastorius, 1953
- Blut der Könige. Das Drama der Bluterkrankheit in den europäischen Fürstenhäusern, 1954
- Das Jahrhundert der Chirurgen, 1956……（本書）
- Das Weltreich der Chirurgen, 1957……（「現代外科のいしずえ」として雑誌「消化器外科」に連載中）
- Die Entlassung. Das Ende des Chirurgen Ferdinand Sauerbruch, 1960
- Macht und Geheimnis der frühen Ärzte, 1962
- Das Jahrhundert der Detektive, 1964
- Die Stunde der Detektive. Werden und Welten der Kriminalistik, 1966
- Macht und Geheimnis der frühen Ärzte, 1967
- Die Traum-Oase, 1968
- Die Patienten, 1971
- Die Illusion. Rotarmisten in Hitlers Heeren, 1974
- Das Gewürz. Die Saga der Juden in Amerika, 1978
- Im zerbrechlichen Haus der Seele. Ein Jahrhundert der Gehirnchirurgen, der Gehirnforscher, der Seelensucher, 1986
- Die Monteverdi-Mission, 1989
- Der geplagte Mann. Die Prostata—Geschichte und Geschichten, 1994

訳者あとがき

　なお本書の原題は「外科医の世紀」であり，外科系診療科で取り扱う疾患について主に述べてはいるが，その内容は，広く臨床医学の進歩について触れていることから，訳題を「近代医学のあけぼの」と意訳している。

　また原文でヤード・ポンド単位で記載されているところは，メートル・キログラム単位に変えて統一した。ウィルヒョウ，ゼンメルワイス，モールスなどの人名については，必ずしも各国での発音とは一致しないが，通用しにくいので，日本語として通用するものについては，訳者の判断でそれに従った。

　文献については英訳版の記載形式がもっとも検索しやすい。そのため原著とは異なるが，その形式に統一した。ただ英訳版には本文に省略があるため，文献番号は英訳版とは異なっている。文献番号の整理を担当して下さった㈱へるす出版の生源寺啓三氏に深謝する。

小川　道雄

訳者略歴

熊本労災病院院長
小川　道雄（おがわ　みちお）

1963年大阪大学卒業。ニューヨーク大学医療センター，大阪大学第二外科講師，助教授，熊本大学第二外科教授，同大学副学長を経て，2003年宮崎県立延岡病院院長。2005年より現職。

著　書：「外科学臨床講義（Ⅰ～Ⅴ）」「侵襲とサイトカイン」
　　　　「癌遺伝子と臨床」　など多数
編著書：「一般病棟における緩和ケアマニュアル」
　　　　「癌についての505の質問に答える」　など多数

外科医の世紀
近代医学のあけぼの

定価（本体価格3,600円＋税）

2007年4月3日　　第1版第1刷発行
2008年4月7日　　第1版第2刷発行
2010年5月25日　　第1版第3刷発行

訳　者　　小川　道雄
発行者　　岩井　壽夫
発行所　　株式会社　へるす出版
　　　　　〒164-0001　東京都中野区中野2-2-3
　　　　　☎(03)3384-8035(販売)　　(03)3384-8155(編集)
　　　　　振替00180-7-175971
印刷所　　広研印刷株式会社

　　　　　　　　　　　　　　　　　　　　　〈検印省略〉

Ⓒ Michio OGAWA，2007，Printed in Japan
落丁本，乱丁本はお取り替えいたします。
ISBN978-4-89269-567-4